U0276330

全本插图版

本草纲目

二

【明】李时珍——撰

赵尚华　赵怀舟　点校

中华书局

# 第二册目录

# 第十卷　石部

## 目录

婆娑石《开宝》

礞石《嘉祐》

花乳石《嘉祐》

白羊石《图经》

金牙石《别录》

金刚石《纲目》

砭石《纲目》　石砮附

越砥《别录》（即磨刀石）

姜石《唐本草》

麦饭石《图经》

水中白石《拾遗》

河砂《拾遗》

杓上砂《纲目》

石燕《唐本草》

石蟹《开宝》

石蛇《图经》

石蚕《开宝》

石鳖《纲目》

蛇黄《唐本草》

霹雳砧《拾遗》

雷墨《纲目》

　右附方旧二十五，新九十五。

# 第十卷　石部

## 金石之四 石类下四十种

### 阳起石《本经·中品》

【释名】羊起石（《别录》）、白石（《本经》）、石生（《别录》）。〔时珍曰〕以能命名。

【集解】〔《别录》曰〕阳起石生齐山山谷及琅琊或云山、阳起山，云母根也。采无时。〔普曰〕生太山。〔弘景曰〕此所出与云母同，而甚似云母，但厚异尔。今用乃出益州，与矾石同处，色小黄黑。但矾石、云母根未知何者是？俗用乃稀，《仙经》服之。〔恭曰〕此石以白色肌理似殷孽，仍夹带云母滋润者为良，故《本经》一名白石；今用纯黑如炭者，误矣。云母之黑者名云胆，服之损人，则黑阳起石亦必恶矣。今齐山在齐州西北，无阳起石。石乃在齐山西北六七里卢山出之。《本经》云山或卢字讹也。太山、沂州惟有黑者，白者独出齐州。〔珣曰〕太山所出黄者绝佳，邢州鹊山出白者亦好。〔颂曰〕今惟出

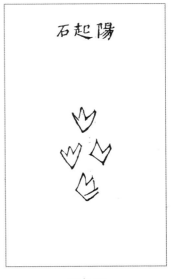

阳起石

齐州,他处不复有。齐州惟一土山,石出其中,彼人谓之阳起山。其山常有温暖气,虽盛冬大雪遍境,独此山无积白,盖石气熏蒸使然也。山惟一穴,官中常禁闭。至初冬则州发丁夫,遣人监取。岁月积久,其穴益深,镵凿他石,得之甚难。以白色明莹若狼牙者为上,亦有挟他石作块者不堪。每岁采择上供之余,州中货之,不尔无由得也。货者虽多,而精好者亦难得。旧说是云母根,其中犹带云母,今不复见此矣。古方服食不见用者,今补下药多使之。〔时珍曰〕今以云头雨脚轻松如狼牙者为佳,其铺茸茁角者不佳。建平王《典术》乃云:黄白而赤重厚者佳,云母之根也。《庚辛玉册》云:阳起,阳石也。齐州拣金山出者胜,其尖似箭镞者力强,如狗牙者力微,置大雪中倏然没者为真。

【修治】〔大明曰〕凡入药烧后水煅用之,凝白者佳。〔时珍曰〕凡用火中煅赤,酒淬七次,研细水飞过,日干。亦有用烧酒浸过,同樟脑入罐升炼,取粉用者。

【气味】咸,微温,无毒。〔普曰〕神农、扁鹊:酸,无毒。桐君、雷公、岐伯:咸,无毒。李当之:小寒。〔权曰〕甘,平。〔之才曰〕桑螵蛸为之使,恶泽泻、菌桂、雷丸、石葵、蛇蜕皮,畏菟丝子,忌羊血,不入汤。

【主治】崩中漏下,破子脏中血,癥瘕结气,寒热腹痛,无子,阴痿不起,补不足(《本经》)。疗男子茎头寒,阴下湿痒,去臭汗,消水肿。久服不饥,令人有子(《别录》)。补肾气精乏,腰疼膝冷湿痹,子宫久冷,冷癥寒瘕,止月水不定(甄权)。治带下温疫冷气,补五劳七伤(大明)。补命门不足(好古)。散诸热肿(时珍)。

【发明】〔宗奭曰〕男子妇人下部虚冷,肾气乏绝,子脏久寒者,须水飞用之。凡石药冷热皆有毒,亦宜斟酌。〔时珍曰〕阳起石,右肾命门气分药也,下焦虚寒者宜用之,然亦非久服之物。张子和《儒门事亲》云:喉痹,相火急速之病也。相火,龙火也,宜以火逐之。一男子病缠喉风肿,表里皆作,药不能下。以凉药灌入鼻中,下十余行。外以阳起石烧赤、伏龙肝等分细末,日以新汲水调扫百遍。三日热始退,肿始消。此亦从治之道也。

**【附方】**新三。

**丹毒肿痒**阳起石煅研,新水调涂(《儒门事亲》)。

**元气虚寒**精滑不禁,大腑溏泄,手足厥冷。阳起石煅研、钟乳粉各等分,酒煮附子末同面糊丸梧子大,每空心米饮服五十丸,以愈为度(《济生方》)。

**阴痿阴汗**阳起石煅为末,每服二钱,盐酒下(《普济方》)。

## 慈石《本经·中品》

**【释名】**玄石(《本经》)、处石(《别录》)、熁铁石(《衍义》)、吸针石((《纲目》))。〔藏器曰〕慈石取铁,如慈母之招子,故名。〔时珍曰〕石之不慈者,不能引铁,谓之玄石,而《别录》复出玄石于后。

**【集解】**〔《别录》曰〕慈石生太山川谷及慈山山阴,有铁处则生其阳。采无时。〔弘景曰〕今南方亦有好者。能悬吸针,虚连三四为佳。《仙经》丹房黄白术中多用之。〔藏器曰〕出相州北山。〔颂曰〕今慈州、徐州及南海傍山中皆有之,慈州者岁贡最佳,能吸铁虚连十数针,或一二斤刀器,回转不落者,尤良。采无时。其石中有孔,孔中黄赤色,其上有细毛,功用更胜。按《南州异物志》云:涨海崎头水浅而多慈石,徼外大舟以铁叶固之者,至此皆不得过。以此言之,海南所出尤多也。〔敩曰〕凡使勿误

慈石、玄石

用玄中石并中麻石。此二石俱似慈石，只是吸铁不得。而中麻石心有赤，皮粗，是铁山石也。误服令人生恶疮，不可疗。真慈石一片，四面吸铁一斤者，此名延年沙；四面只吸铁八两者，名续采石；四面吸五两者，名慈石。〔宗奭曰〕慈石其毛轻紫，石上颇涩，可吸连针铁，俗谓之熁铁石。其玄石，即慈石之黑色者。慈磨针锋，则能指南，然常偏东，不全南也。其法取新矿中独缕，以半芥子许蜡，缀于针腰，无风处垂之，则针常指南。以针横贯灯心，浮水上，亦指南。然常偏丙位，盖丙为大火，庚辛受其制，物理相感尔。〔土宿真君曰〕铁受太阳之气，始生之初，石产焉。一百五十年而成慈石，又二百年孕而成铁。

**【修治】**〔敩曰〕凡修事一斤，用五花皮一镒，地榆一镒，故绵十五两，二件并剉。于石上捶，碎作二三十块。将石入瓷瓶中，下草药，以东流水煮三日夜，漉出拭干，布裹再捶细，乃碾如尘，水飞过再碾用。〔宗奭曰〕入药须火烧醋淬，研末水飞。或醋煮三日夜。

**【气味】**辛，寒，无毒。〔权曰〕咸，有小毒。〔大明曰〕甘、涩，平。〔藏器曰〕性温，云寒误也。〔之才曰〕柴胡为之使，杀铁毒，消金，恶牡丹、莽草，畏黄石脂。〔独孤滔曰〕伏丹砂，养汞，去铜晕。

**【主治】**周痹风湿，肢节中痛，不可持物，洗洗酸痛，除大热烦满及耳聋（《本经》）。养肾脏，强骨气，益精除烦，通关节，消痈肿鼠瘘，颈核喉痛，小儿惊痫，炼水饮之。亦令人有子（《别录》）。补男子肾虚风虚。身强，腰中不利，加而用之（甄权）。治筋骨羸弱，补五劳七伤，眼昏，除烦躁。小儿误吞针铁等，即研细末，以筋肉莫令断，与末同吞，下之（大明）。明目聪耳，止金疮血（时珍）。

**【发明】**〔宗奭曰〕养肾气，填精髓，肾虚耳聋目昏者皆用之。〔藏器曰〕重可去怯，慈石、铁粉之类是也。〔时珍曰〕慈石法水，色黑而入肾，故治肾家诸病而通耳明目。一士子频病目，渐觉昏暗生翳。时珍用东垣羌活胜风汤加减法与服，而以慈朱丸佐之。两月遂如故。盖慈石入肾，镇养真精，使神水不外移；朱砂入心，镇养心血，使邪火不上侵；而佐以神曲，消化滞气，生熟并用，温养脾胃发生之气，乃道家黄婆媒合婴姹之理，制方者宜窥造化之奥乎。方见孙真人《千金方》神曲丸，但云明目，百岁可读细书，而未发出药微义也，孰谓古方不可治今病耶？独孤滔云：慈石乃坚顽之物，无融化之气，止可假其气服食，不可久服渣滓，必有大患。夫药以治病，中病则止，砒硇犹可饵服，何独慈石不可服耶？慈石既炼末，亦匪坚顽之物，惟在用者能得病情而中的尔。《淮南万毕术》云：慈石悬井，亡人自归。注云：以亡人衣裹慈石悬于井中，逃人自反也。

**【附方】**旧三，新一十二。

**耳卒聋闭**熠铁石半钱，入病耳内，铁砂末入不病耳内，自然通透（《直指方》）。

**肾虚耳聋**真慈石一豆大，穿山甲烧存性研一字，新绵裹塞耳内，口含生铁一块，觉耳中如风雨声即通（《济生方》）。

**老人耳聋**慈石一斤捣末，水淘去赤汁，绵裹之。猪肾一具，细切。以水五斤煮石，取二斤，入肾，下盐豉作羹食之。米煮粥食亦可（《养老》方）。

**老人虚损**风湿，腰肢痹痛。慈石三十两，白石英二十两，捶碎瓮盛，水二斗浸于露地。每日取水作粥食，经年气力强盛，颜如童子（《养老》方）。

**阳事不起**慈石五斤研，清酒渍二七日。每服三合，日三夜一（《千金》）。

**眼昏内障**慈朱丸：治神水宽大渐散，昏如雾露中行，渐睹空花，物成二体，久则光不收，及内障神水淡绿、淡白色者。真慈石火煅醋淬七次二两，朱砂一两，神曲生用三两，为末。更以神曲末一两煮糊，加蜜丸梧子大。每服二十丸，空心饭汤下。服后俯视不见，仰视微见星月，此其效也。亦治心火乘金、水衰反制之病。久病累发者服之，永不更作（倪维德《原机启微集》）。

**小儿惊痫**慈石炼水饮之（《圣济录》）。

**子宫不收**名癪疾，痛不可忍。慈石丸：用慈石酒浸煅研末，米糊丸梧子大。每卧时滑石汤下四十丸。次早用慈石散，米汤服二钱。散用慈石酒浸半两，铁粉二钱半，当归五钱，为末。

**大肠脱肛**《直指方》：慈石半两，火煅醋淬七次，为末。每空心米饮服一钱。○《简便方》：用慈石末，面糊调涂囟上。入后洗去。

**金疮肠出**纳入，以慈石、滑石各三两为末。米饮服方寸匕，日再（《刘涓子鬼遗方》）。

**金疮血出**慈石末傅之，止痛断血（《千金方》）。

**误吞针铁**真慈石枣核大，钻孔线穿吞，拽之立出（钱相公

《箧中方》)。

丁肿热毒慈石末,酢和封之,拔根立出(《外台秘要》)。

诸般肿毒吸铁石三钱,金银藤四两,黄丹八两,香油一斤,如常熬膏,贴之(《乾坤秘韫》)。

慈石毛

〔气味〕咸,温,无毒。

〔主治〕补绝伤,益阳道,止小便白数,治腰脚,去疮瘘,长肌肤,令人有子,宜入酒。〔藏器曰〕《本经》言石不言毛,毛、石功状殊也。

## 玄石《别录·中品》

【释名】玄水石(《别录》)、处石(《别录》)。〔时珍曰〕玄以色名。

【集解】〔《别录》曰〕玄石生太山之阳,山阴有铜。铜者雌,铁者雄。〔弘景曰〕《本经》慈石一名玄石。《别录》又出玄石,一名处石。名既同,疗体又相似,而寒温铜铁畏恶有异。俗方不用,亦无识者,不知与慈石相类否?〔恭曰〕此物,铁液也。慈石中有细孔,孔中黄赤色,初破好者能拾针吸铁。其无孔而光泽纯黑者,玄石也。不能拾,疗体亦劣于慈石。〔颂曰〕今北番以慈石作礼物,其块多光泽,吸针无力,疑即此玄石也。医方罕用。〔时珍曰〕慈石生山之阴有铁处,玄石生山之阳有铜处,虽形相似,性则不同,故玄石不能吸铁。

【气味】咸,温,无毒。〔之才曰〕恶松脂、柏实、菌桂。

【主治】大人小儿惊痫,女子绝孕,小腹冷痛,少精身重。服之令人有子(《别录》)。

# 代赭石《本经·下品》

**【释名】**须丸（《本经》）、血师（《别录》）、土朱（《纲目》）、铁朱（《纲目》）。〔《别录》曰〕出代郡者名代赭；出姑幕者，名须丸。〔时珍曰〕赭，赤色也。代，即雁门也。今俗呼为土朱、铁朱。《管子》云：山上有赭，其下有铁。铁朱之名或缘此，不独因其形色也。

**【集解】**〔《别录》曰〕代赭生齐国山谷，赤红青色如鸡冠，有泽染爪甲不渝者良。采无时。〔弘景曰〕是代郡城门下赤土也。江东久绝，俗用乃疏，而为仙方之要，与戎盐、卤咸皆是急须。〔恭曰〕此石多从代州来，云山中采得，非城门下土也。今齐州亭山出赤石，其色有赤红青者。其赤者亦如鸡冠且润泽，土人惟采以丹楹柱，而紫色且暗，与代州出者相似，古来用之。今灵州鸣沙县界河北，平地掘深四五尺得者，皮上赤滑，中紫如鸡肝，大胜齐、代所出者。〔颂曰〕今河东、京东山中亦有之。古方紫丸治小儿用代赭，云无真以左顾牡蛎代使，乃知真者难得。今医家所用，多择取大块，其上文头有如浮沤丁者为胜，谓之丁头代赭。《北山经》云：少阳之山，中多美赭。《西山经》云：石脆之山，灌水出焉。中有流赭，以涂牛马无病。郭璞注云：赭，赤土也。今人以涂牛角，云辟恶。〔时珍曰〕赭石处

代赭石

处山中有之，以西北出者为良。宋时虔州岁贡万斤。崔昉《外丹本草》云：代赭，阳石也，与太一余粮并生山峡中。研之作朱色，可点书，又可罨金益色赤。张华以赤土拭宝剑，倍益精明，即此也。

【修治】〔敩曰〕凡使研细，以腊水重重飞过，水面上有赤色如薄云者去之。乃用细茶脚汤煮一伏时，取出又研一万匝。以净铁铛烧赤，下白蜜蜡一两，待化投新汲水冲之，再煮一二十沸，取出晒干用。〔时珍曰〕今人惟煅赤以醋淬三次或七次，研，水飞过用，取其相制，并为肝经血分引用也。《相感志》云：代赭以酒醋煮之，插铁钉于内，扇之成汁。

【气味】苦，寒，无毒。〔《别录》曰〕甘。〔权曰〕甘，平。〔之才曰〕畏天雄、附子。干姜为之使。

【主治】鬼疰贼风蛊毒，杀精物恶鬼，腹中毒邪气，女子赤沃漏下（《本经》）。带下百病，产难胞不出。堕胎，养血气，除五脏血脉中热，血痹血瘀。大人小儿惊气入腹，及阴痿不起（《别录》）。安胎健脾，止反胃吐血鼻衄，月经不止，肠风痔瘘，泻痢脱精，尿血遗溺，夜多小便。小儿惊痫疳疾，金疮长肉（大明）。辟鬼魅（甄权）。

【发明】〔好古曰〕代赭入手少阴、足厥阴经。怯则气浮，重所以镇之。代赭之重，以镇虚逆。故张仲景治伤寒汗吐下后心下痞硬噫气不除者，旋覆代赭汤主之。用旋覆花三两，代赭石一两，人参二两，生姜五两，甘草三两，半夏半斤，大枣十二枚。水一斗，煮六升，去滓，再煎三升，温服一升，日三服。〔时珍曰〕代赭乃肝与包络二经血分药也，故所主治皆二经血分之病。昔有小儿泻后眼上，三日不乳，目黄如金，气将绝。有名医曰：此慢惊风也,宜治肝。用水飞代赭石末,每服半钱,冬瓜仁煎汤调下,果愈。

**【附方】**旧二,新一十四。

**哮呻有声**卧睡不得。土朱末,米醋调,时时进一二服(《普济方》)。

**伤寒无汗**代赭石、干姜等分为末,热醋调涂两手心,合掌握定,夹于大腿内侧,温覆汗出乃愈(《伤寒蕴要》)。

**婴儿疟疾**无计可施。代赭石五枚煅红醋淬,朱砂五分,砒霜一豆大,同以纸包七重,打湿煨干,入麝香少许为末。香油调一字,涂鼻尖上及眉心、四肢,神应(《保幼大全》)。

**急慢惊风**吊眼撮口,搐搦不定。代赭石火烧醋淬十次,细研水飞,日干。每服一钱,或半钱,煎真金汤调下,连进三服。儿脚胫上有赤斑,即是惊气已出,病当安也。无斑点者,不可治(《直指方》)。

**慢肝惊风**方见发明。

**小肠疝气**代赭石火煅醋淬,为末。每白汤服二钱(《寿域方》)。

**肠风下血**血师一两,火煅,米醋淬,尽醋一升,捣罗如面。每服一钱,白汤下(《斗门》)。

**吐血衄血**方同上。

**堕胎下血**不止。代赭石末一钱,生地黄汁半盏调。日三五服,以瘥为度(《圣济录》)。

**妇人血崩**赭石火煅醋淬七次,为末。白汤服二钱(《普济方》)。

**赤眼肿闭**土朱二分,石膏一分,为末。新汲水调傅眼头尾及太阳穴(《直指方》)。

**喉痹肿痛**紫朱煮汁饮（《普济方》）。

**牙宣有蜃**土朱、荆芥同研，揩之，三日（《普济方》）。

**诸丹热毒**土朱、青黛各二钱，滑石、荆芥各一钱，为末。每服一钱半，蜜水调下，仍外傅之（《直指方》）。

**一切疮疖**土朱、虢丹、牛皮胶等分为末，好酒一碗冲之，澄清服。以渣傅之，干再上（《朱氏集验方》）。

**百合病发**已汗下复发者。百合七个擘破，泉水浸一宿，赭一两，滑石三两。泉水二钟，煎一钟，入百合汁，再煎一钟，温服（《伤寒蕴要》）。

**【附录】玄黄石**〔藏器曰〕出淄川、北海山谷土石中，如赤土、代赭之类，土人以当朱，呼为赤石，一名零陵，恐是代赭之类。味甘，平、温，无毒。主惊恐，身热邪气，镇心。久服令人眼明悦泽。〔时珍曰〕此亦他方代赭耳，故其功效不甚相远也。

## 禹余粮《本经·上品》

**【释名】白余粮**（《《别录》》）。〔时珍曰〕石中有细粉如面，故曰余粮，俗呼为太一禹余粮。见太一下。〔承曰〕会稽山中出者甚多。彼人云昔大禹会稽于此，余粮者本为此尔。

**【集解】**〔《别录》曰〕禹余粮生东海池泽，及山岛中或池泽中。〔弘景曰〕今多出东阳，形如鹅鸭卵，外有壳重叠，中有黄细末如蒲黄，无沙者佳。近年茅山凿地大得之，极精好，状如牛黄，重重甲错。其佳处乃紫色靡靡如面，嚼之无复碜，《仙经》服食用之。南人又呼平泽中一种藤，叶如菝葜，根作块有节，似菝葜而色赤，味似薯蓣，谓为禹余粮，此与生池泽者复有仿佛。或疑今石即是太一也。〔颂曰〕今惟泽州、潞州有之。旧说形如鹅鸭卵，外有壳。今图上者全是山石之形，都不作卵状，与旧说小异。

禹余粮

采无时。张华《博物志》言：扶海洲上有蒒草，其实食之如大麦，名自然谷，亦名禹余粮，世传禹治水弃其所余食于江中而为药。则蒒草与此异物同名，抑与生池泽者同种乎？〔时珍曰〕禹余粮乃石中黄粉，生于池泽；其生山谷者，为太一余粮。本文明白。陶引藤生禹余粮，苏引草生禹余粮，虽名同而实不同，殊为迂远。详太一余粮下。

【修治】〔弘景曰〕凡用，细研水洮，取汁澄之，勿令有沙土也。〔敩曰〕见太一下。

【气味】甘，寒，无毒。〔《别录》曰〕平。〔权曰〕咸。〔之才曰〕牡丹为之使。伏五金，制三黄。

【主治】咳逆寒热烦满，下赤白，血闭癥瘕，大热。炼饵服之，不饥轻身延年（《本经》）。疗小腹痛结烦疼（《别录》）。主崩中（甄权）。治邪气及骨节疼，四肢不仁，痔瘘等疾。久服耐寒暑（大明）。催生，固大肠（时珍）。

【发明】〔成无己曰〕重可去怯，禹余粮之重，为镇固之剂。〔时珍曰〕禹余粮手足阳明血分重剂也。其性涩，故主下焦前后诸病。李知先诗曰："下焦有病人难会，须用余粮赤石脂。"《抱朴子》云：禹余粮丸日再服，三日后令人多气力，负担远行，身轻不极。其方药多不录。

**【附方】**旧三,新六。

大肠咳嗽咳则遗矢者,赤石脂禹余粮汤主之。方同下(《洁古家珍》)。

冷劳肠泄不止。神效太一丹。禹余粮四两,火煅醋淬,乌头一两,冷水浸一夜,去皮脐,焙为末,醋糊丸梧子大。每食前温水下五丸(《圣惠方》)。

伤寒下痢不止,心下痞硬,利在下焦者,赤石脂禹余粮汤主之。赤石脂、禹余粮各一斤,并碎之,水六升,煮取二升,去滓,分再服(仲景《伤寒论要》)。

赤白带下禹余粮火煅醋淬、干姜等分,赤下干姜减半为末。空心服二钱匕(《胜金方》)。

崩中漏下青黄赤白,使人无子。禹余粮煅研,赤石脂煅研,牡砺煅研,乌贼骨,伏龙肝炒,桂心,等分为末。温酒服方寸匕,日二服。忌葱、蒜(张文仲《备急方》)。

育肠气痛妇人少腹痛。禹余粮为末。每米饮服二钱,日二服,极效(《卫生易简方》)。

产后烦躁禹余粮一枚,状如酸镰者,入地埋一半紧筑,炭灰一斤煅之。湿土罨一宿,打破,去外面石,取里面细者研,水淘五七度,日干,再研万遍。用甘草汤服二钱,一服立效(《经验方》)。

身面瘢痕禹余粮、半夏等分为末,鸡子黄和傅。先以布拭赤,勿见风日,三十日,十年者亦灭(《圣济录》)。

大风疠疾眉发堕落,遍身顽痹。禹余粮二斤,白矾一斤,青盐一斤,为末。罐子固济,炭火一秤煅之,从辰至戌。候冷研粉,埋土中,三日取出。每一两,入九蒸九暴炒熟胡麻末三两。每服二钱,荆芥茶下,日二服(《圣惠方》)。

# 太一余粮《本经·上品》

**【释名】**石脑（《本经》）、禹哀（《吴普》）。〔藏器曰〕太一者，道之宗源。太者大也，一者道也。大道之师，即理化神君，禹之师也。师尝服之，故有太一之名。张司空云：还魂石中黄子，鬼物禽兽守之，不可妄得。会稽有地名蓼，出余粮。土人掘之，以物请买，所请有数，依数必得。此犹有神，岂非太一乎？

**【集解】**〔《别录》曰〕太一余粮生太山山谷，九月采。〔普曰〕生太山。上有甲，甲中有白，白中有黄，如鸡子黄色。采无时。〔弘景曰〕本草有太一余粮、禹余粮两种，治体相同。而今世惟有禹余粮，不复识太一。《登真隐诀》：长生四镇丸云，太一禹余粮，定六腑，镇五脏。合其二名，莫辨何者的是？今人亦总呼为太一禹余粮。有人于铜官采空青于石坎，大得黄赤色石，极似今之余粮，而色过赤好，疑此是太一也。彼人呼为雌黄，涂物正如雄色。〔恭曰〕太一余粮及禹余粮，乃一物而以精粗为名尔。其壳若瓷，方圆不定。初在壳中未凝结，犹是黄水，名石中黄子。久凝乃有数色，或青或白，或赤或黄。年多变赤，因赤渐紫。紫及赤者，俱名太一。其诸色通谓禹余粮。今太山不见采得，而会稽、王屋、泽、潞州诸山皆有。陶云黄赤色疑是太一。然无壳裹，殊非的称。〔敩曰〕凡使，勿误用石中黄并卵石黄，二石真相似。其石中黄向里赤黑黄，味淡微粗。卵石黄味酸，个个如卵，内有子一块，不堪用。若误饵之，令人肠干。太一余粮看即如石，轻敲便碎如粉，兼重重如叶子雌黄也。〔宗奭曰〕太一余粮，是用其壳也，故入药须火烧醋淬。石中黄是壳中干者及细末者。石中黄水，是未成余粮黄浊水也。〔时珍曰〕按《别录》言：禹余粮生东海池泽及山岛，太一余粮生太山山谷，石中黄出余粮处有之，乃壳中未成余粮黄浊水也。据此则三者一物也。生于池泽者为禹余粮,生于山谷者为太一余粮,其中水黄浊者为石中黄水,其凝结如粉者为余粮,凝干如石者为石中黄。其说本明,而注者臆度,反致义晦。晋宋以来,不分山谷、池泽所产,故通呼为太一禹余粮。而苏恭复以紫赤色者为太一,诸色为禹余粮。皆由未加详究本文也。寇宗奭及医方乃用石壳为禹余粮,殊不察未成余粮黄浊水之文也。其壳粗顽不入药。《庚辛玉册》云:太一禹余粮,阴石也,所在有之。片片层叠,深紫色。中有黄土,名曰石黄。其性最热,冬月有余粮处,其雪先消。《云林石谱》云:鼎州祈阁山出石,石中有黄土,目之为太一余粮。色紫黑,礧块大小圆扁,外多粘缀碎石,涤去黄土,即空虚可贮水为砚。《丹房镜源》云:五色余粮及石中黄,皆可干汞,出金色。

**【修治】**〔斅曰〕凡修事,用黑豆五合,黄精五合,水二斗,煮取五升,置瓷锅中,下余粮四两煮之,旋添,汁尽为度,其药气自然香如新米,捣了,又研一万杵,方用。

**【气味】**甘,平,无毒。〔普曰〕神农、岐伯、雷公:甘,平。李当之:小寒。扁鹊:甘,无毒。〔之才曰〕杜仲为之使。畏贝母、菖蒲、铁落。

**【主治】**咳逆上气,癥瘕血闭漏下,除邪气,肢节不利。久服耐寒暑不饥,轻身飞行千里,神仙(《本经》)。治大饱绝力身重(《别录》)。益脾,安脏气(雷斅)。定六腑,镇五脏(弘景)。

**【发明】**〔时珍曰〕禹余粮、太一余粮、石中黄水,性味功用皆同,但入药有精粗之等尔。故服食家以黄水为上,太一次之,禹余粮又次之。《列仙传》言:巴戎赤斧上华山饵禹余粮,即此。

# 石中黄子《唐本草》

【释名】〔宗奭曰〕子当作水。既云黄浊水,焉得名子?

【集解】〔恭曰〕此禹余粮壳中,未成余粮黄浊水也。出余粮处有之。〔颂曰〕今惟河中府中条山谷出之。其石形如面剂,紫黑色。石皮内黄色者,谓之中黄。葛洪《抱朴子》云:石中黄子所在有之,沁水山尤多。在大石中,其石常润湿不燥。打其石有数十重,见之赤黄溶溶,如鸡子之在壳中也。即当未坚时饮之。不尔,便渐坚凝如石,不中服也。破一石中,多者有一升,少者数合,可顿服之。〔机曰〕石中干者及细末者,当名余粮,不当名石中黄,详本文未成余粮四字可见。〔时珍曰〕余粮乃石中已凝细粉也,石中黄则坚凝如石者也,石中黄水则未凝者也。故雷敩云:用余粮勿用石中黄,是矣。

【气味】甘,平,无毒。

【主治】久服轻身延年不老(《唐本》)。

## 空青《本经·上品》

【释名】杨梅青(《图经》)。〔时珍曰〕空言质,青言色,杨梅言似也。

【集解】〔《别录》曰〕空青生益州山谷,及越嶲山有铜处。铜精熏则生空青,其腹中空。三月中采,亦无时。能化铜铁铅锡作金。〔弘景曰〕越嶲属益州。益州诸郡无复有,恐久不采之故也。今出铜官者色最鲜深,出始兴者弗如,凉州西平郡有空青山亦甚多。今空青但圆实如铁珠,无空腹者,皆凿土石中取之。而以合丹成,则化铅为金,诸石药中,惟此最贵。医方乃稀用之,而多充画色,殊为可惜。〔恭曰〕出铜处兼有诸青,但空青为难得。

今出蔚州、兰州、宣州、梓州。宣州者最好，块段细，时有腹中空者。蔚州、兰州者片块大，色极深，无空腹者。陶氏所谓圆实如铁珠者，乃白青也。〔大明曰〕空青大者如鸡子，小者如相思子，其青厚如荔枝壳，其内有浆酸甜。〔藏器曰〕铜之精华，大者即空绿，次即空青也。〔颂曰〕今饶、信州亦时有之，状若杨梅，故名杨梅青。其腹中空、破之有浆者，绝难得。〔宗奭曰〕真宗尝诏取空青中有水者，久而方得。其杨梅

空青

青，信州穴山而取，极难得，治翳极有功，中亦或有水者，用与空青同，第有优劣尔。〔时珍曰〕张果《玉洞要诀》云：空青似杨梅，受赤金之精，甲乙阴灵之气，近泉而生，久而含润。新从坎中出，钻破中有水，久即干如珠，金星灿灿。《庚辛玉册》云：空青，阴石也。产上饶，似钟乳者佳，大片含紫色有光采。次出蜀严道及北代山，生金坎中，生生不已，故青为之丹。有如拳大及卵形者，中空有水如油，治盲立效。出铜坑者亦佳，堪画。又有杨梅青、石青，皆是一体，而气有精粗。点化以曾青为上，空青次之，杨梅青又次之。《造化指南》云：铜得紫阳之气而生绿，绿二百年而生石绿，铜始生其中焉。曾、空二青，则石绿之得道者，均谓之矿。又二百年得青阳之气，化为鍮石。观此诸说，则空青有金坑、铜坑二种，或大如拳卵，小如豆粒，或成片块，或若杨梅，虽有精粗之异，皆以有浆为上，不空无浆者为下也。方家以药涂铜物生青，

刮下伪作空青者,终是铜青,非石绿之得道者也。

【气味】甘、酸,寒,无毒。〔《别录》曰〕大寒。〔权曰〕畏菟丝子。酒浸醋拌制过,乃可变化。

【主治】青盲耳聋,明目,利九窍,通血脉,养精神,益肝气。久服轻身延年(《本经》)。疗目赤痛,去肤翳,止泪出,利水道,下乳汁,通关节,破坚积。令人不忘,志高神仙(《别录》)。治头风,镇肝。瞳人破者,得再见物(甄权)。钻孔取浆,点多年青盲内障翳膜,养精气。其壳摩翳(大明)。中风口㖞不正,以豆许含咽,甚效(时珍。出《范汪方》)。

【发明】〔保昇曰〕空青法木,故色青而主肝。〔颂曰〕治眼翳障为最要之药。〔时珍曰〕东方甲乙,是生肝胆,其气之清者为肝血,其精英为胆汁。开窍于目,血五脏之英,皆因而注之为神。胆汁充则目明,汁减则目昏。铜亦青阳之气所生,其气之清者为绿,犹肝血也;其精英为空青之浆,犹胆汁也。其为治目神药,盖亦以类相感应耳。石中空者,埋土中三五日,自有浆水。

【附方】旧二,新三。

眼目昏昏不明。空青少许,渍露一宿,点之(《千金方》)。

黑翳覆瞳空青、矾石烧各一两,贝子四枚,研细,日点(《圣济录》)。

肤翳昏暗空青二钱,蕤仁去皮一两,片脑三钱,细研,日点(《圣济录》)。

一切目疾雀目、赤目、青盲、内外障翳、风眼用此,觉目中凉冷为验。杨梅青洗净、胡黄连洗,各二钱半,槐芽,日未出时勿语采之,入青竹筒内,垂于天、月二德方,候干,勿见鸡犬,为末,一钱半,共末,入龙脑一字密收。每卧时,漱口仰头,吹一字入两鼻内便睡,隔夜便用(《圣济录》)。

中风口喎见主治。

# 曾青《本经·上品》

**【释名】**〔时珍曰〕曾,音层。其青层层而生,故名。或云其生从实至空,从空至层,故曰曾青也。

**【集解】**〔《别录》曰〕曾青,生蜀中山谷及越嶲,采无时。能化金铜。〔普曰〕生蜀郡石山。其山有铜处,曾青出其阳。青者铜之精。〔弘景曰〕旧说与空青同山,疗体亦相似。今铜官更无曾青,惟出始兴。形累累如黄连相缀,色理小类空青,甚难得而贵,《仙经》少用之。化金之事,法同空青。〔恭曰〕出蔚州者好,鄂州者次之,余州并不任用。〔时珍曰〕但出铜处,年古即生。形如黄连相缀,又如蚯蚓屎,方棱,色深如波斯青黛,层层而生,打之如金

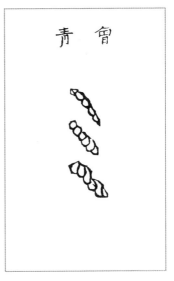

曾青

声者为真。《造化指南》云:层青生铜矿中,乃石绿之得道者。肌肤得东方正色,可以合炼大丹,点化与三黄齐驱。《衡山记》云:山有层青冈,出层青,可合仙药。

**【修治】**〔敩曰〕凡使勿用夹石及铜青。每一两要紫背天葵、甘草、青芝草三件,干湿各一镒,细剉,放瓷锅内,安青于中。东流水二镒,缓缓煮之,五昼夜,勿令水火失时。取出以东流水

浴过,研乳如粉用。

【气味】酸,小寒,无毒。〔之才曰〕畏菟丝子。〔独孤滔云〕曾青住火成膏,可结汞,制丹砂,盖含金气所生也。须酒醋渍煮用。〔葛洪曰〕曾青涂铁,色赤如铜。

【主治】目痛,止泪出,风痹,利关节,通九窍,破癥坚积聚。久服轻身不老(《本经》)。养肝胆,除寒热,杀白虫,疗头风脑中寒,止烦渴,补不足,盛阴气(《别录》)。

【发明】〔时珍曰〕曾青治目,义同空青。古方辟邪太乙神精丹用之,扁鹊治积聚留饮有层青丸,并见《古今录验方》,药多不录。

【附方】新三。

斑疮入目不退者。曾青一钱,丹砂二钱,为末。蛴螬五枚,捣汁和点(《圣济录》)。

风热目病曾青散:治一切风热毒气上攻,目赤或烂,怕日羞明,隐涩眵泪,或痒或痛。曾青四两,蔓荆子二两,白姜炮、防风各一两,为末。每以少许嗞鼻中,立有功效(《和剂局方》)。

耳内恶疮曾青五钱,雄黄七钱半,黄芩二钱五分,为末,傅之(《卫生宝鉴》)。

## 绿青《别录·上品》

【释名】石绿(《唐本》)、大绿(《纲目》)。

【集解】〔《别录》曰〕绿青生山之阴穴中,色青白。〔弘景曰〕此即用画绿色者,亦出空青中,相挟带。今画工呼为碧青,而呼空青作绿青,正相反矣。〔恭曰〕绿青即扁青也,画工呼为石绿。其碧青即白青也,不入画用。〔颂曰〕旧不著所出州土,但云生山之阴穴中。次空青条上云，生益州山谷及越巂山有铜处，此物当是生其山之阴尔。今出韶州、信州。其色青白，画工用为绿色者，极有大块，其中青白花文可爱。信州人琢为腰带器物，及妇人服饰。其入药，当用颗块如乳香者佳。〔宗奭曰〕其色黑绿色者佳。〔时珍曰〕石绿，阴石也。生铜坑中，乃铜之祖气也。铜得紫阳之气而生绿，绿久则成石。谓之石绿，而铜生于中，与空青、曾青同一根源也。今人呼为大绿。

绿青、扁青

范成大《桂海志》云：石绿，铜之苗也，出广西右江有铜处。生石中，质如石者，名石绿。一种脆烂如碎土者，名泥绿，品最下。《大明会典》云：青绿石矿一斤，淘净绿一十一两四钱。暗色绿石矿一斤，淘净绿一十两八钱。硇砂一斤，烧造硇砂绿一十五两五钱。

【气味】酸，寒，无毒。〔时珍曰〕有小毒。

【主治】益气，止泄痢，疗蛃鼻（《别录》）。吐风痰甚效（苏颂）。

【发明】〔颂曰〕今医家多用吐风痰。其法拣上色精好者研筛，水飞再研。如风痰眩闷，取二三钱同生龙脑三四豆许研匀，以生薄荷汁合酒温调服之。偃卧须臾，涎自口角流出乃愈。不呕吐，其功速于他药，今人用之比比皆效，故著之。〔宗奭曰〕同硇砂作吐上涎药，验则验矣，亦能损心。〔时珍曰〕痰在上宜吐之,在下宜利之,亦须观人之虚实强弱而察其脉,乃可投之。初虞世有金虎、碧霞之戒,正此意也。金虎丹治风痰,用天雄、腻粉诸药者。

**【附方】** 新四。

**急惊昏迷** 不省人事。石绿四两,轻粉一钱,为末。薄荷汁入酒调一字服,取吐(《全婴方》)。

**风痰迷闷** 碧霞丹:用石绿十两,乌头尖、附子尖、蝎梢各七十个,为末,糊丸芡子大。每服一丸,薄荷汁入酒半合化下,须臾吐出痰涎(《和剂局方》)。

**小儿疳疮** 肾疳鼻疳、头疮耳疮、久不瘥者。石绿、白芷等分为末。先以甘草水洗疮,拭净傅之,一日愈(《集玄方》)。

**腋下狐臭** 石绿三钱,轻粉一钱,浓醋调涂,五次断根(《集玄方》)。

## 扁青 《本经·上品》

**【释名】** 石青(《纲目》)、大青(《纲目》)。〔时珍曰〕扁以形名。

**【集解】**〔《别录》曰〕扁青生朱崖山谷、武都、朱提,采无时。〔弘景曰〕朱提音殊匙,在南海中。《仙经》、俗方都无用者。〔普曰〕生蜀郡。〔恭曰〕此即绿青也。朱崖已南及林邑、扶南舶上来者,形块大如拳,其色又青,腹中亦时有空者。武昌者,片块小而色更佳。简州、梓州者,形扁作片而色浅。〔时珍曰〕苏恭言即绿青者非也,今之石青是矣。绘画家用之,其色青翠不渝,俗呼为大青,楚、蜀诸处亦有之。而今货石青者,有天青、大青、西夷回回青、佛头青,种种不同,而回青尤贵。《本草》所载扁青、层青、碧青、白青,皆其类耳。

【气味】甘,平,无毒。〔普曰〕神农、雷公:小寒,无毒。

【主治】目痛明目,折跌痈肿,金疮不瘳,破积聚,解毒气,利精神。久服轻身不老（《本经》）。去寒热风痹,及丈夫茎中百病,益精（《别录》）。治丈夫内绝,令人有子（吴普）。吐风痰癫痫,平肝（时珍）。

【附方】新一。

顽痰不化石青一两,石绿半两,并水飞为末,曲糊丸绿豆大。每服十丸,温水下。吐去痰一二碗,不损人（《瑞竹堂方》）。

## 白青《本经·上品》

【释名】碧青（《唐本》）、鱼目青（《唐本》）。

【集解】〔《别录》曰〕白青生豫章山谷,采无时。可消为铜剑,辟五兵。〔弘景曰〕医方不用,市无卖者。《仙经》三十六水方中时有须处。铜剑之法,在《九元子术》中。〔恭曰〕此即陶氏所云空青,圆如铁珠,色白而腹不空者,是也。研之色白如碧,亦谓之碧青,不入画用。无空青时亦用之,名鱼目青,以形似鱼目故也。今出简州、梓州者好。〔时珍曰〕此即石青之属,色深者为石青,淡者为碧青也。今绘彩家亦用。《范子计然》云:白青出弘农、豫章、新淦,青色者善。《淮南万毕术》云:白青得铁,即化为铜也。

【气味】甘、酸、咸,平,无毒。〔普曰〕神农:甘,平。雷公:咸,无毒。

【主治】明目,利九窍,耳聋,心下邪气,令人吐,杀诸毒三虫。久服通神明轻身（《本经》）。

【附录】绿肤青〔《别录》曰〕味辛、咸,平,无毒。主蛊毒及蛇菜肉诸毒,恶疮。不可久服,令人瘦。一名推青,一名推石。生益州山谷。〔弘景曰〕俗方、《仙经》无用，人亦不识。碧石青〔《别录》曰〕味甘，无毒。主明目益精，去白癣，延年。

## 石胆《本经·上品》

【释名】胆矾（《纲目》）、黑石（《吴普》）、毕石（《本经》）、君石（当之）、铜勒（《吴普》）、立制石（〔弘景〕）。〔时珍曰〕胆以色味命名，俗因其似矾，呼为胆矾。

【集解】〔《别录》曰〕石胆生秦州羌道山谷大石间，或羌里句青山。二月庚子、辛丑日采。其为石也，青色多白文，易破，状似空青。能化铁为铜，合成金银。〔弘景曰〕《仙经》时用，俗方甚少，此药殆绝。今人时有采者，其色青绿，状如琉璃而有白文，易破折。梁州、信都无复有，俗乃以青色矾当之，殊无仿佛。〔恭曰〕此物出铜处有之，形似曾青，兼绿相间，味极酸苦，磨铁作铜色，此是真者。出蒲州虞卿县东亭谷窟及薛集窟中，有块如鸡卵者为真。陶云似琉璃者，乃绛矾也。比来人亦以充之，又以醋揉青矾为之，并伪矣。〔颂曰〕今惟信州铅山县有之。生于铜坑中，采得煎炼而成。又有自然生者，尤为珍贵。并深碧色。今南方医人多使之，又著其说云：石胆最上出蒲州，大者如拳，小者如桃栗，击之纵横解皆成叠文，色青，见风久则绿，击破其中亦青。其次出上饶、曲江铜坑间者，粒细有

石胆

廉棱,如钗股、米粒。《本草》言,伪者以醋揉青矾为之。今不然,但取粗恶石胆合消石销溜而成之。块大色浅,浑浑无脉理,击之则碎无廉棱者,是也。亦有挟石者,乃削取石胆床,溜造时投消石中,及凝则相著也。〔时珍曰〕石胆出蒲州山穴中,鸭觜色者为上,俗呼胆矾;出羌里者,色少黑次之;信州者又次之。此物乃生于石,其经煎炼者,即多伪也。但以火烧之成汁者,必伪也。涂于铁及铜上烧之红者,真也。又以铜器盛水,投少许入中,及不青碧,数日不异者,真也。《玉洞要诀》云:石胆,阳石也。出嵩岳及蒲州中条山。禀灵石异气,形如瑟瑟,其性流通,精感入石,能化五金,变化无穷。沈括《笔谈》载:铅山有苦泉,流为涧,挹水熬之,则成胆矾。所熬之釜,久亦化为铜也。此乃煎熬作伪,非真石胆也,不可入药。

**【气味】**酸、辛,寒,有毒。〔普曰〕神农:酸,小寒。李当之:大寒。桐君:辛,有毒。扁鹊:苦,无毒。〔大明曰〕酸、涩,无毒。〔权曰〕有大毒。〔之才曰〕水英为之使。畏牡桂、菌桂、芫花、辛夷、白微。

**【主治】**明目目痛,金疮诸痫痉,女子阴蚀痛,石淋寒热,崩中下血,诸邪毒气,令人有子。炼饵服之,不老。久服,增寿神仙(《本经》)。散癥积,咳逆上气,及鼠瘘恶疮(《别录》)。治虫牙,鼻内瘜肉(大明)。带下赤白,面黄,女子脏急(苏恭)。入吐风痰药最快(苏颂)。

**【发明】**〔时珍曰〕石胆气寒,味酸而辛,入少阳胆经。其性收敛上行,能涌风热痰涎,发散风木相火,又能杀虫,故治咽喉口齿疮毒有奇功也。周密《齐东野语》云:密过南浦,有老医授治喉痹极速垂死方,用真鸭觜胆矾末,醋调灌之,大吐胶痰数升,即瘥。临汀一老兵妻苦此，绝水粒三日矣，如法用之即瘥。屡用无不立验，神方也。又周必大《阴德录》云：治蛊胀及水肿秘方，有用蒲州、信州胆矾明亮如翠琉璃似鸭嘴者，米醋煮以君臣之药，服之胜于铁砂、铁蛾。盖胆矾乃铜之精液，味辛酸，入肝胆制脾鬼故也。安城魏清臣肿科黑丸子，消肿甚妙，不传，即用此者。

【附方】旧五，新一十五。

**老小风痰**胆矾末一钱。小儿一字，温醋汤调下，立吐出涎，便醒（谭氏《小儿方》）。

**女人头运**天地转动，名曰心眩，非血风也。胆子矾一两。细研，用胡饼剂子一个，按平一指厚，以箅子勒成骰子大块，勿界断，于瓦上焙干。每服一骰子，为末，灯心竹茹汤调下（许学士《本事方》）。

**喉痹喉风**二圣散：用鸭嘴胆矾二钱半，白僵蚕炒五钱，研。每以少许吹之，吐涎（《济生方》）。

**齿痛及落**研细石胆，以人乳和膏擦之，日三四次。止痛，复生齿，百日后复故乃止。每日以新汲水漱净（王焘《外台秘要》）。

**口舌生疮**众疗不瘥。胆矾半两，入银锅内火煅赤，出毒一夜，细研。每以少许傅之，吐出酸涎水，二三次瘥（《胜金方》）。

**走马牙疳**北枣一枚去核，入鸭嘴胆矾，纸包煅赤，出火毒，研末傅之，追涎（杨起《简便方》）。

**小儿齿疳**鸭嘴胆矾一钱，匙上煅红，麝香少许，研匀。傅齿上，立效（《活幼口议》）。

**小儿鼻疳**蚀烂。胆矾烧烟尽，研末。掺之，一二日愈（《集简方》）。

**风眼赤烂**胆矾三钱,烧研,泡汤日洗(《明目经验方》)。

**百虫入耳**胆矾末和醋灌之,即出(《千金方》)。

**风犬咬毒**胆矾末傅之,立愈(《济急方》)。

**一切诸毒**胆子矾末,糯米糊丸如鸡头子大,以朱砂为衣,仍以朱砂养之。冷水化一丸服,立愈(《胜金方》)。

**挑生蛊毒**胸口痛者。胆矾二钱,茶清泡服,即吐出(《岭南卫生方》)。

**腋下胡臭**胆矾半生半熟,入腻粉少许,为末。每用半钱,以自然姜汁调涂,十分热痛乃止。数日一用,以愈为度(黎居士《简易方》)。

**赤白癜风**胆矾、牡蛎粉各半两,生研,醋调,摩之(《圣济录》)。

**甲疽肿痛**石胆一两,烧烟尽,研末。傅之,不过四五度瘥(梅师方)。

**痔疮热肿**鸭觜青胆矾煅研,蜜水调傅,可以消脱(《直指方》)。

**肿毒不破**胆矾、雀屎各少许,点之(《直指方》)。

**杨梅毒疮**醋调胆矾末搽之。痛甚者,加乳香、没药。出恶水,一二上即干。○又方:胆矾、白矾、水银各三钱半,研不见星,入香油、津唾各少许,和匀。坐帐内,取药涂两足心,以两手心对足心摩擦,良久再涂再擦,尽即卧。汗出,或大便去垢,口出秽涎为验。每一次,强者用四钱,弱者二钱,连用三日。外服疏风散,并澡洗(刘氏《经验方》)。

## 礜石《本经·下品》

【释名】白礜石(《吴普》)、太白石(《别录》)、立制

礜石、特生礜石

石（《本经》）、青分石（《本经》）、固羊石（《本经》）、食盐（《别录》）、泽乳（《吴普》）、鼠乡（《吴普》）。〔时珍曰〕礜义不解。许氏《说文》云：礜，毒石也。《西山经》云：皋涂之山，有白石，其名曰礜，可以毒鼠。郭璞注云：鼠食则死，蚕食而肥。则鼠乡之意以此。

**【集解】**〔《别录》曰〕礜石生汉中山谷及少室，采无时。〔当之曰〕或生少室，或生魏兴，十二月采。〔弘景曰〕今蜀汉亦有，而好者出南康南野溪及彭城界中，洛阳城南堑，又湘东新宁及零陵皆有。白礜石，能柔金。以黄泥包，炭火烧之，一日一夕则解，可用。丹房及黄白术多用之。〔恭曰〕此石能拒火，久烧但解散，不可脱其坚。今市人乃取洁白理石当之，烧即为灰也。今汉川武当西辽坂名礜石谷，即是真出处。少室有粒细理，不如汉中者。〔颂曰〕今潞州、阶州亦有之。〔时珍曰〕详见特生礜石下。

**【气味】**辛，大热，有毒。〔《别录》曰〕甘，生温、熟热。〔普曰〕神农、岐伯：辛，有毒。桐君、黄帝：甘，有毒。〔权曰〕甘，有小毒。铅丹为之使。恶羊血。不入汤。〔之才曰〕得火良。棘针为之使。恶马目毒公、鹜屎、虎掌、细辛，畏水。

**【主治】**寒热鼠瘘，蚀疮死肌风痹，腹中坚癖邪气（《本经》）。除热明目，下气，除膈中热，止消渴，益肝气，破积聚，痼冷腹痛，去鼻中瘜肉。久服令人筋挛。火炼百日，服一刀圭。不炼服，则杀人及百兽（《别录》）。除胸膈间积气，去冷湿风痹瘙痒积年者（甄权）。

【发明】〔弘景曰〕常取生礜石纳水，令水不冰，如此则生者性亦大热矣。〔张仲景云〕生用，破人心肝。〔恭曰〕此药攻击积冷之病为良。若以余物代之，疗病无效，正为此也。〔宗奭曰〕治久积及久病腹冷有功，直须慎用，其毒不可试也。〔时珍曰〕礜石性气与砒石相近，盖亦其类也。古方礜石、矾石常相混书，盖二字相似，故误耳。然矾石性寒无毒，礜石性热有毒，不可不审。陆农师云：礜石之力，十倍钟乳。按《洪容斋随笔》云：王子敬《静息帖》，言"礜石深是可疑，兄憙散者辄发痈"。盖散者，寒食散也，古人多服之，中有礜石，性热有毒，故云深可疑也。刘表在荆州，与王粲登郢山，见一冈不生百草。粲曰此必古冢，其人在世，服生礜石，热不出外，故草木焦灭。表掘之，果有礜石满茔。又今洛水不冰，下亦有礜石，人谓之温洛是也。取此石安瓮中，水亦不冰。又鹳伏卵，取石置巢中，以助温气。其性如此，岂可服？予兄文安公镇金陵，秋暑减食。医者汤三益教服礜石丸。已而饮啖日进，遂加意服之。越十月而毒作，衄血斗余。自是数数不止，竟至精液皆竭而死。时珍窃谓洪文安之病，未必是礜石毒发。盖亦因其健啖自恃，厚味房劳，纵恣无忌，以致精竭而死。夫因减食而服石，食既进则病去，药当止矣。而犹服之不已，恃药妄作，是果药之罪欤？

【附方】新一。

风冷脚气白礜石煅二斤，酒三斗，渍三日，稍稍饮之（《肘后方》）。

# 特生礜石《别录·下品》

**【释名】**苍礜石、苍石（《别录》）、鼠毒（〖同〗）。〔恭曰〕特生礜石，一名苍礜石。梁州礜石亦有青者，汉中人亦以毒鼠，不入方用。〔宗奭曰〕礜石、特生礜石，止是一物，但以特生、不特生为异耳。所谓特生者，不附著他石为特尔。今用者绝少。〔时珍曰〕礜石有苍、白二种，而苍者多特生，故此云一名苍礜石，则《别录》苍石系重出矣。其功疗皆相同，今并为一。

**【集解】**〔《别录》曰〕特生礜石，一名苍礜石，生西域，采无时。〔又曰〕苍石生西域，采无时。〔弘景曰〕旧说鹳巢中者佳。鹳常入水冷，故取以壅卵令热。今不可得。惟出汉中者，其外形紫赤色，内白如霜，中央有臼，形状如齿者佳。又出荆州新城郡房陵县缥白色者为好。亦先以黄土包烧一日，亦可纳斧孔中烧之，合玉壶诸丸。《仙经》不言特生，止是白礜石耳。〔恭曰〕陶说中如齿白形者正是。今出梁州，北马道戍涧中亦有之。形块小于白礜石，而肌粒大数倍，乃如小豆许。其白礜粒细如粟米耳。今房陵、汉川、均州、荆州与白礜石同处，有色青者，是也。〔宗奭曰〕《博物志》言：鹳伏卵，取礜石入巢助暖，方家得此石乃真。陶氏以注特生礜石，则二石是一物明矣。但屡检鹳巢无此石，况礜石焉得处处有之？若鹳入水冷故取此石，则鸬鹚之类皆食于水，亦自然生化繁息。此则乃俗士之言，未尝穷其实而穷其理也。〔时珍曰〕礜石有数种，白礜石、苍礜石、紫礜石、红皮礜石、桃花礜石、金星礜石、银星礜石、特生礜石，俱是一物，但以形色立名。其性皆热毒，并可毒鼠制汞，惟苍、白二色入药用。诸礜生于山，则草木不生，霜雪不积；生于水，则水不冰冻，或有温泉，其气之热可知矣。《庚辛玉册》云：礜，阳石也，生山谷。

水中濯出似矾,有文理横截在中者为佳。伏火,制砂汞。其状颇与方解石相似,但投水不冰者为真。其出金穴中者,名握雪礜石。

**【气味】** 甘,温,有毒。〔之才曰〕火炼之良,畏水。

**【主治】** 明目利耳,腹内绝寒,破坚结及鼠瘘,杀百虫恶兽。久服延年(《别录》)。苍石:主寒热下气瘘蚀,杀禽兽(《别录》)。

**【发明】** 〔时珍曰〕《别录》言礜石久服令人筋挛,特生礜石久服延年。丹书亦云,礜石化为水,能伏水银,炼入长生药。此皆方士谬说也,与服砒石、汞长生之义同,其死而无悔者乎?

## 握雪礜石《唐本草》

**【集解】** 〔恭曰〕握雪礜石出徐州宋里山。入土丈余,于烂土石间得之。细散如面,黄白色。土人号为握雪礜石,一名化公石,一名石脑,云服之长生。〔时珍曰〕谨按独孤滔《丹房镜源》云:握雪礜石出曲滩泽。盛寒时有髓生于石上,可采。一分结汞十两。又按:南宫从《峋嵝神书》云:石液,即丹矾之脂液也。此石出襄阳曲滩泽中,或在山,或在水,色白而粗糯。至冬月有脂液出其上,旦则见日而伏。当于日未出时,以铜刀刮置器内,火煅通赤,取出,楮汁为丸,其液沾处便如铁色。以液一铢,制水银四两,器中火之立干。但此液亦不多得,乃神理所惜,采时须用白鸡、清酒祭之。此石华山、嵩山皆出,而有脂液者,惟此曲滩。又熊太古《冀越集》亦言:丹山矾十两,可干汞十两。此乃人格物之精,发天地之秘也。据三书所引,则握雪礜石乃石之液,非土中石脑也。苏恭所说,自是石脑。其说与《别录》及陶弘景所注石脑相合,不当复注于此。又按:诸书或作礜石,或作矾(礬)

石,未知孰是？古书二字每每讹混。以理推之,似是矾石。礜石有毒,矾石无毒故也。

**【气味】**甘,温,无毒。

**【主治】**瘤冷积聚,轻身延年。多食令人热（《唐本》）。治大风疮（时珍）。

## 砒石 宋《开宝》

**【释名】**信石（《《蒙筌》）、人言（《纲目》）。生者名砒黄（《《日华》），炼者名砒霜（《《日华》）。〔时珍曰〕砒,性猛如貔,故名。惟出信州,故人呼为信石,而又隐信字为人言。

**【集解】**〔颂曰〕砒霜不著所出郡县,今近铜山处亦有之,惟信州者佳。其块有甚大者,色如鹅子黄,明澈不杂。此类本处自是难得之物,一两大块真者,人竞珍之,不啻千金。古服食方中亦载用之,必得此类,乃可入药。其市肆所畜片如细屑,亦夹土石,入药服之,为害不浅。〔承曰〕信州玉山有砒井,官中封禁甚严。生不夹石者,色赤甚于雄黄,以冷水磨,解热毒,近火即杀人,所谓不啻金价者此也。今市货者,取山中夹砂石者,烧烟飞作白霜,乃碎屑而芒刺。其伤火多者,块大而微黄,所谓如鹅子色明澈者此也。古方并不入药,惟烧炼丹石家用之。近人多以治疟,但以疟本伤暑,而此物生者能解热

砒石

毒也。今俗医不究其理,即以所烧霜服之,必大吐下,因此幸有安者,遂为定法,尔后所损极多,不可不慎。初烧霜时,人在上风十余丈外立,下风所近草木皆死;又以和饭毒鼠,死鼠猫犬食之亦死,毒过于射罔远矣。衡山所出一种,力差劣于信州者。〔宗奭曰〕今信凿坑井下取之。其坑常封锁。坑中有浊绿水,先绞水尽,然后下凿取。生砒谓之砒黄,色如牛肉,或有淡白路,谓石非石,谓土非土。磨酒饮,治癖积气。见火便有毒,不可造次服也。取法:将生砒就置火上,以器覆之,令烟上飞,着器凝结。累然下垂如乳尖者入药为胜,平短者次之,大块乃是下等片,如细屑者极下也。〔时珍曰〕此乃锡之苗,故新锡器盛酒日久能杀人者,为有砒毒也。生砒黄以赤色者为良,熟砒霜以白色者为良。

**【修治】**〔敩曰〕凡使用,以小瓷瓶盛,后入紫背天葵、石龙芮二味,火煅从巳至申,便用甘草水浸,从申至子,出拭干,入瓶再煅,别研三万下用。〔时珍曰〕医家皆言生砒轻见火则毒甚,而雷氏治法用火煅,今所用多是飞炼者,盖皆欲求速效,不惜其毒也,曷若用生者为愈乎?

**【气味】**苦、酸,暖,有毒。〔时珍曰〕辛、酸,大热,有大毒。〔大明曰〕畏绿豆、冷水、醋。入药,醋煮杀毒用。〔土宿真君曰〕砒石用草制,炼出金花,成汁化铜干汞。青盐、鹤顶草、消石、蒜、水蓼、常山、益母、独帚、木律、菖蒲、三角酸、鹅不食草、菠薐、莴苣,皆能伏砒。

**【主治】**砒黄:治疟疾肾气,带之辟蚤虱(大明)。冷水磨服,解热毒,治痰壅(陈承)。磨服,治癖积气(宗奭)。除齁喘积痢,烂肉,蚀瘀腐瘰疬(时珍)。○砒霜:疗诸疟,风痰在胸膈,可作吐药。不可久服,伤人(《开宝》)。治妇人血气冲心痛,落胎(大明)。

蚀痈疽败肉，枯痔杀虫，杀人及禽兽（时珍）。

**【发明】**〔宗奭曰〕砒霜疟家用，或过剂，则吐泻兼作，须煎绿豆汁兼冷水饮之。〔刘纯曰〕疟丹多用砒霜大毒之药。本草谓主诸疟风痰在胸膈，可作吐药。盖以性之至烈，大能燥痰也。虽有燥痰之功，大伤胸气，脾胃虚者，切宜戒之。〔时珍曰〕砒乃大热大毒之药，而砒霜之毒尤烈。鼠雀食少许即死，猫犬食鼠雀亦殆，人服至一钱许亦死。虽钩吻、射罔之力，不过如此，而宋人著本草不甚言其毒，何哉？此亦古者礜石之一种也，若得酒及烧酒，则腐烂肠胃，顷刻杀人，虽绿豆、冷水亦难解矣。今之收瓶酒者，往往以砒烟熏瓶，则酒不坏，其亦嗜利不仁者哉？饮酒潜受其毒者，徒归咎于酒耳。此物不入汤饮，惟入丹丸。凡痰疟及齁喘用此，真有劫病立地之效。但须冷水吞之，不可饮食杯勺之物，静卧一日或一夜，亦不作吐；少物引发，即作吐也。其燥烈纯热之性，与烧酒、焰消同气，寒疾湿痰被其劫而怫郁顿开故也。今烟火家用少许，则爆声更大，急烈之性可知矣。此药亦止宜于山野藜藿之人。若嗜酒膏粱者，非其所宜，疾亦再作，不慎口欲故尔。凡头疮及诸疮见血者，不可用，此其毒入经必杀人。李楼《奇方》云：一妇病心痛数年不愈。一医用人言半分，茶末一分，白汤调下，吐瘀血一块而愈。得《日华子》治妇人血气心痛之旨乎？

**【附方】**旧五，新十。

**中风痰壅**四肢不收，昏愦若醉。砒霜如绿豆大，研。新汲水调下少许，以热水投之，大吐即愈。未吐再服（《圣惠方》）。

**寒热店疾**孙贞宗《秘宝方》：用信砒二两研粉，寒水石三两别捣末。用生铁铫一个，铺石末，后铺砒在上，又以石末盖之。厚盏覆定，醋糊纸条密封十余重，炭火一斤煅之。待纸条黑时取出,候冷,刮盏上砒末乳细,粟米饭丸绿豆大,辰砂为衣。每用三四丸,小儿一二丸,发日早以腊茶清下,一日不得食热物。男人患,女人着药入口中;女人患,男人着药入口中。○《本事方》:用人言一钱,绿豆末一两,为末,无根井水丸绿豆大,黄丹为衣,阴干。发日五更冷水下五七丸。○《卫生宝鉴》一剪金:用人言、醋煮硫黄、绿豆等分,为末。每一豆许,用红绢包之,采丝扎定。每剪下一粒,新汲水空心吞下,治疟圣药也。○《医垒元戎》九转灵砂丹:用砒霜、黄丹、紫河车各一钱,为末,雄黑豆一百粒,水浸一夜,研泥,和丸梧子、绿豆、黍米三样大,量虚实老幼大小服之。每服一二丸或三丸,不发日五更向东无根水下。紫河车、绿豆、黑豆,皆解砒毒也。○《本草权度》不二散:用砒一钱,面二两,和匀,香油一斤煎黄色,以草纸压去油,入茶三两,为末。每服一钱,发日早冷茶下。

一切积痢砒霜、黄丹等分。蜡和收,旋丸绿豆大。每米饮下三丸(《普济方》)。

休息下痢经一二年不瘥,羸瘦衰弱。砒霜成块者为末、黄蜡各半两,化蜡入砒,以柳条搅,焦则换,至七条,取起收之。每旋丸梧子大,冷水送下。小儿,黍米大(《和剂局方》)。

脾疼腰痛即上方,用冷水下。

妇人血气心痛。方见发明下。

走马牙疳恶疮。砒石、铜绿等分,为末。摊纸上贴之,其效如神。○又方:砒霜半两,醋调如糊,碗内盛,待干刮下。用粟米大,绵裹安齿缝,来日取出,有虫自死。久患者,不过三日即愈(《普济方》)。

项上瘰疬信州砒黄研末,浓墨汁丸梧子大,铫内炒干,竹筒盛之。每用针破,将药半丸贴之,自落,蚀尽为度(《灵苑方》)。

痰喘齁䶎方见《谷部》,豉下。

一切漏疮有孔。用信石,新瓦火煅,研末。以津调少许于纸撚上,插入,蚀去恶管,漏多勿齐上。最妙(《救急良方》)。

## 土黄《纲目》

【修治】〔时珍曰〕用砒石二两,木鳖子仁、巴豆仁各半两,硇砂二钱,为末,用木鳖子油、石脑油和成一块,油裹,埋土坑内,四十九日取出,劈作小块,瓷器收用。

【气味】辛、酸,热,有毒。〔独孤滔曰〕土黄制雄黄。

【主治】枯瘤赘、痔乳,食瘘疬并诸疮恶肉(时珍)。

## 金星石宋《嘉祐》　附银星石

【集解】〔颂曰〕金星石、银星石,并出濠州、并州,采无时。二石主疗大体相似。〔宗奭曰〕二石治大风疾,别有法,须烧用之。金星石生于苍石内,外有金色麸片,银星石有银色麸片。又一种深青色坚润,中有金色如麸片者,不入药,工人碾为器,或妇人首饰用。〔时珍曰〕金星有数种。苏颂所说二石,武当山亦有之。或云金星出胶东,银星出雁门,盖亦礞石之类也。寇宗奭所说二石治大风者,今考《圣惠方》大风门,皆作金星礜石、银星礜石,则似是礜石之类。《丹房镜源·礜石》篇

金星石、银星石

中,亦载二石名,似与苏说者不同。且金星、银星无毒,主热涩血病;礜石则有毒,主风癫疾。观此,则金星、银星入药,各有二种矣。又歙州砚石,亦有金星、银星者。琼州亦出金星石,皆可作砚。翡翠石能屑金,亦名金星石。此皆名同物异也。刘河间《宣明方》点眼药方中用金精石、银精石,不知即此金星、银星否也?

**【气味】**甘,寒,无毒。

**【主治】**脾肺壅毒,及肺损吐血嗽血,下热涩,解众毒(《嘉祐》)。水磨少许服,镇心神不宁,亦治骨哽(时珍)。

**【附方】**新二。

吐血嗽血肺损者。金星石、银星石、玄精石、不灰木、羊起石、云母石等分。用坩锅一个,铺冬月水牛粪一二寸,铺药一层,铺灰二寸,又药一层,重重如此,以灰盖之,盐泥固济。用炭一秤,火煅一日夜,埋土中一夜,取出药块,去灰为末。每一两入龙脑、麝香各半钱,阿胶二钱半炒。每服一钱,糯米汤下,日三服(《圣惠方》)。

大风虫疮有五色虫取下。诸石丸:用金星礜石、银星礜石、云母石、禹余粮石、滑石、阳起石、慈石、凝水石、密陀僧、自然铜、龙涎石等分。捣碎瓶盛,盐泥固济之。炭火十斤,煅过为末,醋糊丸小豆大。每服十五丸,白花蛇酒下,一日三服,以愈为度(《太平圣惠方》)。

**【附录】**金石(《拾遗》)〔藏器曰〕味甘,温,无毒。主久羸瘦,不能食,无颜色,补腰脚冷,令人健壮,益阳,有暴热脱发,飞炼服之。生五台山清凉寺石中,金屑作赤褐色也。

# 婆娑石 宋《开宝》

**【释名】**摩挲石（《《庚辛玉册》》）。〔时珍曰〕姚宽《西溪丛语》云：舶船过产石山下，爱其石，以手扪之，故曰摩挲。不知然否？

婆娑石

**【集解】**〔志曰〕婆娑石生南海，胡人采得之。其石绿色，无斑点，有金星，磨成乳汁者为上。又有豆斑石，虽亦解毒，而功力不及。复有鄂绿，有文理，磨铁成铜色，人多以此为之，非真也。验法，以水磨点鸡冠热血，当化成水是也。〔宗奭曰〕石如淡色石绿，间微有金星者佳。又有豆斑石，亦如此石，但有黑斑点，无金星。〔颂曰〕胡人尤珍贵之，以金装饰作指驱带之。每欲食及食罢，辄含吮数次以防毒。今人有得指面许块，则价直百金也。〔时珍曰〕《庚辛玉册》云：摩挲石，阳石也。出三佛齐。海南有山，五色耸峙，其石有光焰。其水下滚如箭，船过其下，人以刀斧击取。烧之作硫黄气。以形如黄龙齿而坚重者为佳。匮五金，伏三黄，制铅汞。

**【气味】**甘、淡，寒，无毒。

**【主治】**解一切药毒，瘴疫热闷头痛（《开宝》）。

# 礞石 宋《嘉祐》

【释名】青礞石（《嘉祐》）。〔时珍曰〕其色濛濛然，故名。

【集解】〔时珍曰〕礞石，江北诸山往往有之，以盱山出者为佳。有青、白二种，以青者为佳。坚细而青黑，打开中有白星点，煅后则星黄如麸金。其无星点者，不入药用。通城县一山产之，工人以为器物。

【修治】〔时珍曰〕用大坩锅一个，以礞石四两打碎，入消石四两拌匀。炭火十五斤簇定，煅至消尽，其石色如金为度。取出研末，水飞去消毒，晒干用。

【气味】甘、咸，平，无毒。

【主治】食积不消，留滞脏腑，宿食癥块久不瘥。小儿食积羸瘦，妇人积年食癥，攻刺心腹。得巴豆、硇砂、大黄、荆三棱作丸服，良（《嘉祐》）。治积痰惊痫，咳嗽喘急（时珍）。

【发明】〔时珍曰〕青礞石气平味咸，其性下行，阴也沉也，乃厥阴之药。肝经风木太过，来制脾土，气不运化，积滞生痰，壅塞上中二焦，变生风热诸病，故宜此药重坠。制以消石，其性疏快，使木平气下，而痰积通利，诸证自除。汤衡《婴孩宝书》，言礞石乃

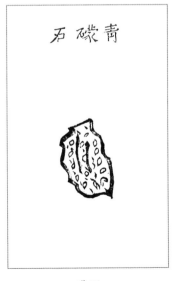

礞石

治惊利痰之圣药。吐痰在水上，以石末糁之，痰即随水而下，则其沉坠之性可知。然止可用之救急，气弱脾虚者，不宜久服。杨士瀛谓其功能利痰，而性非胃家所好。如慢惊之类，皆宜佐以木香。而王隐君则谓痰为百病，不论虚实寒热，概用滚痰丸通治百病，岂理也哉？朱丹溪言：一老人忽病目盲，乃大虚证，一医与礞石药服之，至夜而死。吁！此乃盲医虚虚之过，礞石岂杀人者乎？况目盲之病，与礞石并不相干。

**【附方】**新四。

**滚痰丸**通治痰为百病，惟水泻双娠者不可服。礞石、焰消各二两，煅过研飞晒干，一两。大黄酒蒸八两，黄芩酒洗八两，沉香五钱，为末，水丸梧子大。常服一二十丸，欲利大便则服一二百丸，温水下（王隐君《养生主论》）。

**一切积病**金宝神丹：治一切虚冷久积，滑泄久痢，癖块，血刺心腹，下痢，及妇人崩中漏下。青礞石半斤为末，消石末二两，坩锅内铺头盖底，按实。炭火二十斤，煅过取出，入赤石脂末二两，滴水丸芡子大。候干，入坩锅内，小火煅红，收之。每服一丸至二三丸，空心温水下，以少食压之。久病泻痢，加至五七丸（《杨氏家藏方》）。

**急慢惊风**夺命散：治急慢惊风，痰涎壅塞咽喉，命在须臾，服此坠下风痰，乃治惊利痰之圣药也。真礞石一两，焰消一两。同煅过为末。每服半钱或一钱。急惊痰热者，薄荷自然汁入生蜜调下；慢惊脾虚者，木香汤入熟蜜调下。亦或雪糕丸绿豆大，每服二三丸（汤氏《婴孩宝书》）。

**小儿急惊**青礞石磨水服（《卫生方》）。

# 花乳石宋《嘉祐》

**【释名】**花蕊石（《《嘉祐》》）。〔宗奭曰〕黄石中间有淡白点，以此得花之名。《图经》作花蕊石，是取其色黄也。

**【集解】**〔禹锡曰〕花乳石出陕、华诸郡。色正黄，形之大小方圆无定。〔颂曰〕出陕州阌乡，体至坚重，色如硫黄，形块有极大者，陕西人镌为器用，采无时。〔时珍曰〕《玉册》云：花乳石，阴石也。生代州山谷中，有五色，可代丹砂匮药。蜀中汶山、彭县亦有之。

**【修治】**〔时珍曰〕凡入丸散，以罐固济，顶火煅过，出火毒，研细，水飞，晒干用。

**【气味】**酸、涩，平，无毒。

**【主治】**金疮出血，刮末傅之即合，仍不作脓。又疗妇人血运恶血（《嘉祐》）。治一切失血伤损，内漏目翳（时珍）。

**【发明】**〔颂曰〕花蕊石古方未有用者。近世以合硫黄同煅研末，傅金疮，其效如神。人有仓卒中金刃不及煅合者，但刮末傅之，亦效。〔时珍曰〕花蕊石旧无气味。今尝试之，其气平，其味涩而酸，盖厥阴经血分药也。其功专于止血，能使血化为水，酸以收之也。而又能下死胎，落胞衣，去恶血，恶血化则胎与胞无阻滞

花乳石

之患矣。东垣所谓胞衣不出，涩剂可以下之，故赤石脂亦能下胞胎，与此同义。葛可久治吐血出升斗，有花蕊石散；《和剂局方》治诸血及损伤金疮胎产，有花蕊石散，皆云能化血为水。则此石之功，盖非寻常草木之比也。

**【附方】**新五。

花蕊石散治五内崩损，喷血出斗升，用此治之。花蕊石煅存性，研如粉。以童子小便一钟，男入酒一半，女入醋一半，煎温，食后调服三钱，甚者五钱。能使瘀血化为黄水，后以独参汤补之（葛可久《十药神书》）。

花蕊石散治一切金刃箭镞伤，及打扑伤损，狗咬至死者。急以药掺伤处，其血化为黄水，再掺便活，更不疼痛。如内损血入脏腑，煎童子小便，入酒少许，热调一钱服，立效。畜生抵伤，肠出不损者，急纳入，桑白皮线缝之，掺药，血止立活。妇人产后败血不尽，血运，恶血奔心，胎死腹中，胎衣不下，至死，但心头温暖者。急以童子小便调服一钱，取下恶物如猪肝，终身不患血风血气。若膈上有血，化为黄水，即时吐出，或随小便出，甚效。硫黄四两，花蕊石一两。并为粗末拌匀，以胶泥固济，日干，瓦罐一个盛之，泥封口，焙干，安在四方砖上，砖上书八卦五行字。用炭一秤簇匝，从巳午时自下生火，煅至炭消冷定，取出为细末，瓶收用（《和剂局方》）。

金疮出血方见主治。

多年障翳花蕊石水飞焙、防风、川芎䓖、甘菊花、白附子、牛蒡子各一两，甘草炙半两，为末。每服半钱，腊茶下（《卫生家宝方》）。

脚缝出水好黄丹，入花乳石末，掺之（谈野翁《试效方》）。

## 白羊石 宋《图经》

【集解】〔颂曰〕生兖州白羊山，春中掘地采之，以白莹者为良。又有黑羊石，生兖州宫山之西，亦春中掘地采之，以黑色、有墙壁、光莹者为上。

【气味】淡，生凉、熟热，无毒。

【主治】解药毒。黑羊石同（苏颂）。

## 金牙石 《别录·下品》

【释名】黄牙石（《《小品》》）。〔时珍曰〕象形。

【集解】〔《别录》曰〕金牙生蜀郡，如金色者良。〔弘景曰〕今出蜀汉，似粗金，大如棋子而方。又有铜牙亦相似，但外黑、内色小浅，不入药用。〔恭曰〕金牙离本处，入土水中，久皆黑色，

白羊石

金牙石

不可谓之铜牙也。此出汉中金牙湍，湍两岸石间打出者，内即金色，岸颓入水久者皆黑。近南山溪谷、茂州、维州亦有，胜于汉中者。〔颂曰〕今雍州亦有之。〔时珍曰〕崔昉《本草》云：金牙石，阳石也。生川、陕山中，似蜜栗子，有金点形者妙。《圣济经》治疬风大方中，用金牙石、银牙石。银牙恐即金牙石之白色者尔，方书并无言及者，姑阙之。

**【修治】**〔大明曰〕入药烧赤，去粗乃用。

**【气味】**咸，平，无毒。〔大明曰〕甘，平。

**【主治】**鬼疰毒蛊诸疰（《别录》）。治一切冷风气，筋骨挛急，腰脚不遂，烧浸酒服（甄权）。暖腰膝，补水脏，惊悸，小儿惊痫（大明）。

**【发明】**〔弘景曰〕金牙惟酒、散及五疰丸用之，余方少用。〔颂曰〕葛洪《肘后方》，治风毒厥，有大小金牙酒，但浸其汁饮之。孙思邈《千金方》，治风毒及鬼疰、南方瘴气、传尸等，各有大小金牙散之类是也。小金牙酒主风疰百病，虚劳湿冷，缓弱不仁，不能行步，近人用之多效，故著其法云：金牙、细辛、莽草、防风、地肤子、地黄、附子、茵芋、续断、蜀椒、莾蘑根各四两，独活一斤，十二物。金牙捣末，别盛练囊，余皆薄切，同入一大囊，以清酒四两渍之，密器泥口，四宿酒成。温服二合，日二次取效。

# 金刚石《纲目》

**【释名】**金刚钻（《《丹房镜源》》）。〔时珍曰〕其砂可以钻玉补瓷，故谓之钻。

**【集解】**〔时珍曰〕金刚石出西番、天竺诸国。葛洪《抱朴子》云：扶南出金刚，生水底石上，如钟乳状，体似紫石英，可以刻玉。人没水取之，虽铁椎击之亦不能伤。惟羚羊角扣之，则溃然冰泮。《丹房镜源》云：紫背铅能碎金刚钻。周密《齐东野语》云：玉人攻玉，以恒河之砂，以金刚钻镂之，其形如鼠矢，青黑色如石如铁。相传出西域及回纥高山顶上，鹰隼粘带食入腹中，遗粪于河北砂碛间。未知然否？《玄中记》云：大秦国出金刚，一名削玉刀，大者长尺许，小者如稻黍，着环中，可以刻玉。观此则金刚有甚大者，番僧以充佛牙是也。欲辨真伪，但烧赤淬醋中，如故不酥碎者为真。若觉钝，则煅赤，冷定

金刚石

即锐也。故西方以金刚喻佛性，羚羊角喻烦恼。《十洲记》载西海流砂有昆吾石，治之则剑如铁，光明如水精，割玉如泥，此亦金刚之大者也。又兽有貘及啮铁、狡兔，皆能食铁，其粪俱可为兵切玉，详见《兽部》貘下。

**【主治】**磨水涂汤火伤。作钗镮服佩，辟邪恶毒气（时珍）。

### 砭石音边。《纲目》

**【释名】**针石（《《山海经》》）。

**【集解】**〔时珍曰〕按《东山经》云：高氏之山，凫丽之山，皆多针石。郭璞注云：可为砭针也。《素问·异法方宜论》云：东方之域，鱼盐之地，海滨傍水，其病为痈疡，其治宜砭石，故砭石亦从东方来。王冰注云：砭石如玉，可以为针。盖古者以石为

针，季世以针代石，今人又以瓷针刺病，亦砭之遗意也。但砭石无识者，岂即石砮之属为之欤？

【主治】刺百病痈肿（时珍）。

【附录】石砮〔时珍曰〕石砮出肃慎国。人以楛木为矢，青石为镞，施毒，中人即死。石生山中。《禹贡》荆州、梁州皆贡砮，即此石也。又南方藤州，以青石为刀剑，如铜铁，妇人用作环玦。琉璃国人垦田，以石为刀，长尺余。皆此类也。

## 越砥《别录·中品》

越砥

【释名】磨刀石（藏器）、羊肝石（《纲目》）、砺石（《藏器》）。〔时珍曰〕《尚书》:荆州厥贡砥砺。注云:砥以细密为名，砺以粗粝为称。俗称者为羊肝石，因形色也。〔弘景曰〕越砥，今细砺石也。出临平。

【气味】甘，无毒。

【主治】目盲，止痛，除热瘙（《别录》）。磨汁点目，除障翳。烧赤投酒饮，破血瘕痛切（藏器）。

砺石

〔主治〕破宿血，下石淋，除结瘕，伏鬼物恶气，烧赤投酒中饮之。人言，踏之患带下，未知所由（藏器）。

磨刀垽—名龙白泉粉。

〔主治〕傅蠼螋尿疮,有效(藏器)。涂瘰疬结核(时珍)。

## 姜石《唐本草》

【释名】礓砺石(《保命集》)。〔时珍曰〕姜石以形名。或作礓砾,邵伯温云:天有至戾,地有至幽,石类得之则为礓砾是也。俗作礓砺。

【集解】〔恭曰〕姜石所在有之,生土石间,状如姜。有五种,以色白而烂不碜者良,齐州历城东者好,采无时。〔宗奭曰〕所在皆有,须不见日色旋取,微白者佳。

【气味】咸,寒,无毒。

【主治】热豌豆疮,丁毒等肿(《唐本》)。

【附方】旧二,新二。

丁疮肿痛白姜石末,和鸡子清傅之,干即易,丁自出,神效(崔氏方)。

姜石

乳痈肿大如碗肿痛。方同上(《外台秘要》)。

产后胀冲气噎。礓砺石、代赭石等分,为末,醋糊丸梧子大。每服三五十丸,醋汤下(洁古《保命集》)。

通身水肿姜石烧赤,纳黑牛尿中,热服,日饮一升(《千金方》)。

# 麦饭石 宋《图经》

**【释名】**〔时珍曰〕象形。

**【集解】**〔时珍曰〕李迅云：麦饭石处处山溪中有之。其石大小不等，或如拳，或如鹅卵，或如盏，或如饼，大略状如握聚一团麦饭，有粒点如豆如米，其色黄白，但于溪间麻石中寻有此状者即是。古方云：曾作磨者佳，误矣。此石不可作磨。若无此石，但以旧面磨近齿处石代之，取其有麦性故耳。

**【气味】**甘，温，无毒。

**【主治】**一切痈疽发背（时珍）。

**【发明】**〔颂曰〕大凡石类多主痈疽。世传麦饭石膏，治发背疮甚效，乃中岳山人吕子华秘方。裴员外赎之以名第，河南尹胁之以重刑，吕宁绝荣望，守死不传其方。取此石碎如棋子，炭火烧赤，投米醋中浸之，如此十次，研末筛细，入乳钵内，用数人更碾五七日，要细腻如面，四两。鹿角一具，要生取连脑骨者，其自脱者不堪用，每二三寸截之，炭火烧令烟尽即止，为末研细，二两。白蔹生研末，二两。用三年米醋入银石器内，煎令鱼目沸，旋旋入药在内，竹杖子不住搅，熬一二时久，稀稠得所，倾在盆内，待冷以纸盖收，勿令尘入。用时，以鹅翎拂膏，于肿上四围赤处尽涂之，中留钱大泄气。如未有脓即内消，

麦饭石

已作头即撮小,已溃即排脓如湍水。若病久肌肉烂落,见出筋骨者,即涂细布上贴之,干即易,逐日疮口收敛。但中隔不穴者,即无不瘥。已溃者,用时先以猪蹄汤洗去脓血,故帛挹干,乃用药。其疮切忌手触动,嫩肉仍不可以口气吹风,及腋气、月经、有孕人见之,合药亦忌此等。初时一日一洗一换,十日后二日一换。此药要极细方有效。若不细涂之即极痛也。此方孙真人《千金月令》已有之,但不及此详悉耳。又北齐马嗣明治杨遵彦背疮,取粗黄石如鹅卵大者,猛火烧赤,纳浓醋中,当有屑落醋中,再烧再淬,石至尽,取屑日干捣筛极细末,和醋涂之,立愈。刘禹锡《传信方》谓之炼石法,用傅疮肿无不验。

## 水中白石《拾遗》

**【集解】**〔时珍曰〕此石处处溪涧中有之。大者如鸡子,小者如指头,有黑、白二色,入药用白小者。

**【主治】**食鱼鲙多,胀满成瘕,痛闷,日渐羸弱。取数十枚烧赤,投五升水中七遍,热饮。如此三五度,当利出瘕也。又烧淬水中,纳盐三合,洗风瘙瘾疹(藏器)。治背上忽肿如盘,不识名者。取一二碗,烧热投水中,频洗之,立瘥(苏颂)。

**【发明】**〔时珍曰〕昔人有

水中白石

煮石为粮法,即用此石也。其法用胡葱汁或地榆根等煮之,即熟如芋,谓之石羹。《抱朴子》云:洛阳道士董威辟谷方:用防风、苋子、甘草之属十许种为散,先服三方寸匕,乃吞石子如雀卵十二枚。足百日,不食,气力颜色如故。欲食,则饮葵汤,下去石子。又有赤龙血、青龙膏,皆可煮石。又有引石散,投方寸匕,可煮白石子一斗,立熟如芋,可食。

## 河砂《拾遗》

【释名】砂,小石也。字从少石,会意。

【主治】石淋,取细白沙三升炒热,以酒三升淋汁,服一合,日再服。又主绞肠沙痛,炒赤,冷水淬之,澄清服一二合(时珍)。风湿顽痹不仁,筋骨挛缩,冷风瘫缓,血脉断绝。六月取河砂,烈日暴令极热,伏坐其中,冷即易之。取热彻通汗,随病用药。切忌风冷劳役(藏器)。

【附方】新一。

人溺水死 白沙炒,覆死人面上下,惟露七孔,冷湿即易(《千金》)。

## 杓上砂《纲目》

【集解】〔时珍曰〕此淘米杓也。有木杓、瓢杓,皆可用。

【主治】面上风粟,或青或黄赤,隐暗涩痛,及人唇上生疮者,本家杓上刮去唇砂一二粒,即安。又妇人吹乳,取砂七枚,温酒送下,更以炊帚枝通乳孔。此皆莫解其理(时珍)。

# 石燕《唐本草》

石燕

**【集解】**〔李世勣曰〕石燕出零陵。〔恭曰〕永州祁阳县西北一十五里土冈上,掘深丈余取之。形似蚶而小,坚重如石也。俗云,因雷雨则自石穴中出,随雨飞堕者,妄也。〔颂曰〕祁阳县江畔沙滩上有之。或云:生洞中,凝僵似石者佳,采无时。〔宗奭曰〕石燕如蚬蛤之状,色如土,坚重如石。既无羽翼,焉能飞出?其言近妄。〔时珍曰〕石燕有二:一种是此,乃石类也,状类燕而有文,圆大者为雄,长小者为雌;一种是钟乳穴中石燕,似蝙蝠者,食乳汁能飞,乃禽类也,见《禽部》。禽石燕食乳,食之补助,与钟乳同功,故方书助阳药多用之。俗人不知,往往用此石为助阳药,刊于方册,误矣。

**【气味】**甘,凉,无毒。

**【主治】**淋疾,煮汁饮之。妇人难产,两手各把一枚,立验(《唐本》)。疗眼目障翳,诸般淋沥,久患消渴,脏腑频泻,肠风痔瘘,年久不瘥,面色虚黄,饮食无味,妇人月水湛浊,赤白带下多年者,每日磨汁饮之。一枚用三日,以此为准。亦可为末,水飞过,每日服半钱至一钱,米饮服。至一月,诸疾悉平(时珍)。

**【发明】**〔时珍曰〕石燕性凉,乃利窍行湿热之物。宋人修本草,以食钟乳禽石燕,混收入此石燕下。故世俗误传此石能助阳,不知其正相反也。

**【附方】**旧三,新八。

**伤寒尿涩**小腹胀满。石燕为末,葱白汤调下半钱,频服,胀通为度(《圣惠方》)。

**小便淋痛**石燕子七枚,捣黍米大,新桑根白皮三两剉,拌匀,分作七帖。每帖用水一盏,煎七分,空心、午前各一服(《简要济众》)。

**血淋心烦**石燕子、商陆、赤小豆、红花等分,为末。每服一钱,葱白汤调下(《圣惠方》)。

**久年肠风**石燕磨水,常服勿歇(《灵苑方》)。

**赤白带下**多年不止。石燕一枚,磨水服,立效(徐氏《家传方》)。

**襁褓吐乳**咳嗽,久不愈。石燕子为末。以蜜调少许,涂唇上,日三五次(《卫生宝鉴》)。

**拳毛倒睫**石燕子一雌一雄,磨水点搽眼。先以镊子摘去拳毛,乃点药,后以黄连水洗之(《乾坤生意》)。

**牢牙止痛**石燕三对,火煅醋淬七次,青盐、乳香各一两,细辛半两,为末。揩之,荆芥汤漱口。一方:去乳香、细辛,加麝香。

**齿疏不坚**石燕子五对,火煅米醋淬七次,为末,青盐、麝香各少许,研匀。日用揩牙后,以温酒漱咽之(元遗山方)。

**服石发动**石燕子七个,打碎,水三升,煮二升。频频淋洗,以瘥为度(《圣济》)。

## 石蟹 宋《开宝》

**【集解】**〔志曰〕石蟹生南海,云是寻常蟹尔,年月深久,水沫相着,因化成石,每遇海潮即飘出。又有一种入洞穴年深者亦然。皆细研水飞,入诸药相助用之。〔颂曰〕近海州郡皆有之。体质石也,而都与蟹相似,但有泥与粗石相着尔。〔时珍曰〕按顾岕《海槎录》云:崖州榆林港内半里许,土极细腻,最寒,但蟹入则不能运动,片时成石矣。人获之名石蟹,置之几案,云能明目也。复有石虾似虾,出海边;石鱼似鱼,出湘山县。石鱼、虾并不入药用。《一统志》言:凤翔汧阳县西有山鱼陇,掘地破石得之,云可辟蠹也。

石蟹

【气味】咸,寒,无毒。

【主治】青盲目淫,肤翳丁翳,漆疮(《开宝》)。解一切药毒并蛊毒,天行热疾,催生落胎,疗血运,并熟水磨服(大明)。醋摩傅痈肿。熟水磨服,解金石毒(苏颂)。

【附方】新一。

喉痹肿痛石蟹磨水饮,并涂喉外(《圣济录》)。

## 石蛇 宋《图经》

【集解】〔颂曰〕石蛇出南海水旁山石间,其形盘屈如蛇,无首尾,内空,红紫色,以左盘者良。又似车螺,不知何物所化?大抵与石蟹同类,功用亦相近。〔宗奭曰〕石蛇色如古墙上土,盘结如查梨大,中空,两头巨细一等。不与石蟹同类,蟹则真蟹所化,蛇非真蛇。今人用之绝少。〔时珍曰〕按姚宽《西溪丛语》云:南恩州海边有石山碕,每蟹过之则化为石,蛇过亦然。此说不知果否? 若然,则石蛇亦真蛇所化。

【气味】咸,平,无毒。

【主治】解金石毒(苏颂)。

## 石蚕 宋《开宝》

【释名】石僵蚕(《纲目》)。

【集解】〔志曰〕石蚕生海岸石旁,状如蚕,其实石也。

【气味】苦,热,无毒。〔《药诀》曰〕苦,热,有毒。〔独孤滔曰〕制丹砂。

【主治】金疮止血生肌,破石淋血结,磨服,当下

石蛇

石蚕

碎石（《开宝》）。

## 石鳖《纲目》

**【集解】**〔时珍曰〕石鳖生海边，形状大小俨如蠮虫，盖亦化成者。蠮虫俗名土鳖。

**【气味】**甘，凉，无毒。

**【主治】**淋疾血病，磨水服（时珍）。

## 蛇黄《唐本草》

**【集解】**〔恭曰〕蛇黄出岭南，蛇腹中得之，圆重如锡，黄黑青杂色。〔志曰〕蛇黄多赤色，有吐出者，野人或得之。〔颂曰〕今越州、信州亦有之。今医所用，云是蛇冬蛰时所含土，到春发蛰吐之而去，大如弹丸，坚如石，外黄内黑色，二月采之。与旧说不

石鳖

蛇黄

同,未知孰是?〔时珍曰〕蛇黄生腹中,正如牛黄之意。世人因其难得,遂以蛇含石代之,以其同出于蛇故尔。广西平南县有蛇黄冈,土人九月掘下七八尺,始得蛇黄,大者如鸡子,小者如弹丸,其色紫。《庚辛玉册》云:蛇含自是一种石,云蛇入蛰时,含土一块,起蛰时化作黄石,不稽之言也。有人掘蛇窟寻之,并无此说。

**【修治】**〔大明曰〕入药烧赤醋淬三四次,研末水飞用。

**【气味】**冷,无毒。

**【主治】**心痛疰忤,石淋,小儿惊痫,妇人产难,以水煮研服汁(《唐本》)。镇心(大明)。磨汁,涂肿毒(时珍)。

**【附方】**新六。

暗风痫疾忽然仆地,不知人事,良久方醒。蛇黄,火煅醋淬七次,为末。每调酒服二钱,数服愈。年深者亦效(危氏《得效方》)。

惊风痫疳神穴丹:治急惊风、痫疾、天吊、疳热等证。用紫色蛇黄四两煅过,獖猪屎二两小者泥固煅过,铁粉一两,朱砂半两,麝香一钱,为末,糯粉糊丸芡子大,漆盘晒干。看之每丸有一小穴,故名神穴丹。每服一丸,薄荷酒化下,立苏。疳热,冷水化下(《灵苑方》)。

小儿项软因风虚者。蛇含石一块,煅七次,醋淬七次研,郁金等分,为末,入麝香少许,白米饭丸龙眼大。每服一丸,薄荷汤化服,一日一服(《活幼全书》)。

瘴疟鬼疟食疟。蛇含石末一两,信石末一两,研匀,入水火鼎内,上以盏盖,六一泥固济,煅至药升在盏,刮下为末,米糕糊丸绿豆大,雄黄为衣。每服一丸,黑豆研水,五更送下(《摘玄方》)。

血痢不止蛇含石二枚。火煅醋淬,研末。每服三钱,米饮下(《普济方》)。

　　**肠风下血脱肛。** 蛇黄二颗,火煅醋淬七次,为末。每服三钱,陈米饮下(《普济方》)。

# 霹雳砧《拾遗》

　　**【释名】** 雷楔(《《笔谈》》)。〔时珍曰〕旧作针及屑,误矣。

　　**【集解】** 〔藏器曰〕此物伺候震处,掘地三尺得之。其形非一,有似斧刀者,剉刀者,有安二孔者。一云出雷州,并河东山泽间,因雷震后得者。多似斧色,青黑斑文,至硬如玉。或言是人间石造,纳与天曹,不知事实。〔时珍曰〕按《雷书》云:雷斧如斧,铜铁为之。雷砧似砧,乃石也,紫黑色。雷锤重数斤,雷钻长尺余,皆如钢铁,雷神以劈物击物者。雷环如玉环,乃雷神所佩遗落者。雷珠乃神龙所含遗下者,夜光满室。又《博物志》云:人间往往见细石形如小斧,名霹雳斧,一名霹雳楔。《玄中记》云:玉门之西有一国,山上立庙,国人年年出钻,以给雷用。此谬言也。雷虽阴阳二气激薄有声,实有神物司之,故亦随万物启蛰,斧钻砧锤皆实物也。若曰在天成象,在地成形,如星陨为石。则雨金石、雨粟麦、雨毛血及诸异物者,亦在地成形者乎? 必太虚中有神物使然也。陈时苏绍雷锤重九斤。宋时沈括于震木之下得雷楔,似斧而无孔。鬼神之道幽微,诚不可

霹雳砧

究极。

【气味】无毒。

【主治】大惊失心，恍惚不识人，并石淋，磨汁服，亦煮服。作枕，除魇梦不祥（藏器）。刮末服，主瘵疾，杀劳虫，下蛊毒，止泄泻。置箱箧间，不生蛀虫。诸雷物佩之，安神定志，治惊邪之疾（时珍。出《雷书》）。

## 雷墨《纲目》

【集解】〔时珍曰〕按《雷书》云：凡雷书木石，谓木札，入二三分，青黄色。或云：雄黄、青黛、丹砂合成，以雷楔书之。或云：蓬莱山石脂所书。雷州每雷雨大作，飞下如沙石，大者如块，小者如指，坚硬如石，黑色光艳至重。刘恂《岭表录》云：雷州骤雨后，人于野中得石如黳石，谓之雷公墨，扣之铮然，光莹可爱。又李肇《国史补》云：雷州多雷，秋则伏蛰，状如彘，人掘取食之。观此，则雷果有物矣。

【主治】小儿惊痫邪魅诸病，以桃符汤磨服即安（时珍）。

《本草纲目》第十卷终

# 第十一卷　金石部

## 目录

汤瓶内碱《纲目》

　　右附方旧一百零二,新二百四十九。

附录诸石　二十七种

# 第十一卷　金石部

## 金石之五<sub>卤石类二十种，附录二十七种</sub>

### 食盐《别录·中品》

〔校正〕〔志曰〕元在《米部》，今移入此。〔时珍曰〕并入《本经》大盐。

**【释名】**醎（音碱。《说文》）。〔时珍曰〕盐字象器中煎卤之形。《礼记》：盐曰咸醎。《尔雅》云：天生曰卤，人生曰盐。许慎《说文》云：盐，咸也。东方谓之斥，西方谓之卤，河东谓之咸。黄帝之臣宿沙氏，初煮海水为盐。《本经》大盐，即今解池颗盐也。《别录》重出食盐，今并为一。方士呼盐为海砂。

**【集解】**〔《别录》曰〕大盐出邯郸及河东池泽。〔恭曰〕大盐即河东印盐也，人之常食者，形粗于食盐。〔弘景曰〕有东海盐、北海盐、南海盐、河东盐池、梁益盐井、西羌山盐、胡中树盐，色类不同，以河东者为胜。东海盐官盐白草粒细，北海盐黄草粒粗。以作鱼鲊及咸菹，乃言北胜，而藏茧必用盐官者。蜀中盐小淡，广州盐咸苦，不知其为疗体复有优劣否？〔藏器曰〕四海之内何处无之，惟西南诸夷稍少，人皆烧竹及木盐当之。〔颂曰〕并州末盐，乃刮咸煎炼者，不甚佳，所谓卤咸是也。大盐生河东池泽，粗于末盐，即今解盐也。解州安邑两池取盐，于池旁耕地，沃以池水，每得南风急，则宿夕成盐满畦，彼人谓之种盐，最为精好。东海、北海、南海盐者，今沧、密、楚、秀、温、台、明、泉、福、广、琼、

海盐　　　　　　　　　　　池盐

化诸州,煮海水作之,谓之泽盐,医方谓之海盐。海边掘坑,上布竹木,覆以蓬茅,积沙于上。每潮汐冲沙,则卤咸淋于坑中。水退则以火炬照之,卤气冲火皆灭。因取海卤贮盘中煎之,顷刻而就。其煮盐之器,汉谓之牢盆,今或鼓铁为之,南海人编竹为之,上下周以蜃灰,横丈深尺,平底,置于灶背,谓之盐盘。梁益盐井者,今归州及四川诸郡皆有盐井,汲其水以煎作盐,如煮海法。又滨州有土盐,煎炼草土而成,其色最粗黑,不堪入药。通、泰、海州并有停户刮咸煎盐输官,如并州末盐之类,而味更优,以供给江湖,极为饶衍。〔时珍曰〕盐品甚多:海盐取海卤煎炼而成,今辽冀、山东、两淮、闽浙、广南所出是也。井盐取井卤煎炼而成,今四川、云南所出是也。池盐出河东安邑、西夏灵州,今惟解州种之。疏卤地为畦陇,而堑围之。引清水注入,久则色赤。待夏秋南风大起,则一夜结成,谓之盐南风。如南风不起,则盐失

井盐

石盐

利。亦忌浊水淤淀盐脉也。海丰、深州者,亦引海水入池晒成。并州、河北所出,皆碱盐也,刮取碱土,煎炼而成。阶、成、凤州所出,皆崖盐也,生于土崖之间,状如白矾,亦名生盐。此五种皆食盐也,上供国课,下济民用。海盐、井盐、碱盐三者出于人,池盐、崖盐二者出于天。《周礼》云:盐人掌盐之政令。祭祀供其苦盐、散盐,宾客供其形盐,王之膳羞,供其饴盐。苦盐,即颗盐也,出于池,其盐为颗,未炼治,其味咸苦。散盐,即末盐,出于海及井,并煮碱而成者,其盐皆散末也。形盐,即印盐,或以盐刻作虎形也;或云积卤所结,其形如虎也。饴盐,以饴拌成者;或云生于戎地,味甜而美也。此外又有崖盐生于山崖,戎盐生于土中,伞子盐生于井,石盐生于石,木盐生于树,蓬盐生于草。造化生物之妙,诚难殚知也。

**【修治】**〔时珍曰〕凡盐,人多以矾、消、灰、石之类杂之。

入药须以水化,澄去脚滓,煎炼白色,乃良。

#### 大盐

〔气味〕甘、咸,寒,无毒。〔《别录》曰〕食盐咸,温,无毒。多食伤肺,喜咳。〔权曰〕有小毒。〔时珍曰〕咸、微辛,寒,无毒。〔保昇曰〕多食令人失色肤黑,损筋力。〔之才曰〕漏芦为之使。〔敩曰〕敝箅淡卤,乌贼骨亦淡卤。

〔主治〕肠胃结热喘逆,胸中病,令人吐(《本经》)。伤寒寒热,吐胸中痰癖,止心腹卒痛,杀鬼蛊邪疰毒气,下部䘌疮,坚肌骨(《别录》)。除风邪,吐下恶物,杀虫,去皮肤风毒,调和脏腑,消宿物,令人壮健(藏器)。助水脏,及霍乱心痛,金疮,明目,止风泪邪气,一切虫伤疮肿火灼疮,长肉补皮肤,通大小便,疗疝气,滋五味(大明)。空心揩齿,吐水洗目,夜见小字(甄权)。解毒,凉血润燥,定痛止痒,吐一切时气风热、痰饮关格诸病(时珍)。

【发明】〔弘景曰〕五味之中,惟此不可缺。西北方人食不耐咸,而多寿少病好颜色;东南方人食绝欲咸,而少寿多病,便是损人伤肺之效。然以浸鱼肉,则能经久不败,以沾布帛,则易致朽烂,所施各有所宜也。〔宗奭曰〕《素问》云:咸走血。故东方食鱼盐之人多黑色,走血之验可知。病喘嗽人及水肿者,宜全禁之。北狄用以淹尸,取其不坏也。其烧剥金银熔汁作药,仍须解州大盐为佳。〔时珍曰〕《洪范》:水曰润下作咸。《素问》曰:水生咸。此盐之根源也。夫水周流于天地之间,润下之性无所不在,其味作咸凝结为盐亦无所不在。在人则血脉应之。盐之气味咸腥,人之血亦咸腥。咸走血,血病无多食咸,多食则脉凝泣而变色,从其类也。煎盐者用皂角收之,故盐之味微辛。辛走肺,咸走肾。喘嗽水肿消渴者,盐为大忌。或引痰吐,或泣血脉,或助水邪故也。然盐为百病之主,百病无不用之。故服补肾药用盐汤者,咸归肾,引药气入本脏也。补心药用炒盐者,心苦虚,以咸补之也。补脾药用炒盐者,虚则补其母,脾乃心之子也。治积聚结核用之者,咸能软坚也。诸痈疽眼目及血病用之者,咸走血也。诸风热病用之者,寒胜热也。大小便病用之者,咸能润下也。骨病齿病用之者,肾主骨,咸入骨也。吐药用之者,咸引水聚也。能收豆腐与此同义。诸蛊及虫伤用之者,取其解毒也。

〔颂曰〕唐柳柳州纂《救三死方》云:元和十一年十月,得霍乱,上不可吐,下不可利,出冷汗三大斗许,气即绝。河南房伟传此方,入口即吐,绝气复通。其法用盐一大匙,熬令黄,童子小便一升,合和温服,少顷吐下,即愈也。

**【附方】**旧四十二,新二十七。

**炼盐黑丸**崔中丞炼盐黑丸方:盐末一升,纳粗瓷瓶中,实筑泥头。初以煻火烧,渐渐加炭火,勿令瓶破,候赤彻,盐如水汁,即去火,待凝,破瓶取出。豉一升,熬煎。桃仁一两,和麸炒熟。巴豆二两,去心膜,纸中炒令油出,须生熟得所,熟即少力,生又损人。四物捣匀,入蜜和丸梧子大。每服三丸,平旦时服。天行时气,豉汁及茶下。心痛,酒下,入口便止。血痢,饮下,初变水痢,后便止。鬼疟,茶饮下。骨蒸,蜜汤下。忌久冷浆水。合药久则稍加之。凡服药后吐利,勿怪。吐利若多,服黄连汁止之。或遇杀药人药久不动者,更服一两丸。药后忌口二三日。其药腊月合之,瓷瓶密封,勿令泄气。一剂可救百人。或在道途,或在村落,无药可求,但用此药一刀圭,即敌大黄、朴消数两,曾用有效。小儿,女子不可服,被搅作也(刘禹锡《传信方》)。

**卒中尸遁**其状腹胀,气急冲心,或块起,或牵腰脊者是。

服盐汤取吐（孙真人方）。

**尸疰鬼疰**下部蚀疮。炒盐布裹，坐熨之（《药性论》）。

**鬼击中恶**盐一盏，水二盏，和服，以冷水噀之，即苏（《救急方》）。

**中恶心痛**或连腰脐。盐如鸡子大，青布裹，烧赤，纳酒中，顿服。当吐恶物愈（甄权《药性论》）。

**中风腹痛**盐半斤，熬水干，着口中，饮热汤二升，得吐愈（《肘后方》）。

**脱阳虚证**四肢厥冷，不省人事，或小腹紧痛，冷汗气喘。炒盐熨脐下气海，取暖（《救急方》）。

**心腹胀坚**痛闷欲死。盐五合，水一升，煎服。吐下即定，不吐更服（梅师方）。

**腹胀气满**黑盐，酒服六铢（《后魏书》）。

**酒肉过多**胀满不快。用盐花揉牙，温水漱下二三次，即如汤沃雪也（《简便方》）。

**干霍乱病**上不得吐，下不得利。方见发明。

**霍乱腹痛**炒盐一包，熨其心腹，令气透，又以一包熨其背（《救急方》）。

**霍乱转筋**欲死气绝，腹有暖气者。以盐填脐中，灸盐上七壮，即苏（《救急方》）。

**肝虚转筋**肝脏气虚，风冷抟于筋，遍体转筋，入腹不可忍。热汤三斗，入盐半斤，稍热渍之（《圣惠方》）。

**一切脚气**盐三升，蒸热分裹，近壁，以脚踏之，令脚心热。又和槐白皮蒸之，尤良。夜夜用之（《食疗本草》）。

**脚气疼痛**每夜用盐擦腿膝至足甲，淹少时，以热汤泡洗。有一人病此，曾用验（《救急方》）。

胸中痰饮伤寒热病疟疾须吐者,并以盐汤吐之(《外台秘要》)。

病后胁胀天行病后,两胁胀满,熬盐熨之(《外台秘要方》)。

妊娠心痛不可忍。盐烧赤,酒服一撮(《产宝》)。

妊妇逆生盐摩产妇腹,并涂儿足底,仍急爪搔之(《千金方》)。

妇人阴痛青布裹盐,熨之(《药性论》)。

小儿疝气并内吊肾气。以葛袋盛盐,于户口悬之,父母用手捻抖尽,即愈(《日华子本草》)。

小儿不尿安盐于脐中,以艾灸之(《药性论》)。

小便不通湿纸包白盐,烧过,吹少许入尿孔中,立通(《普济方》)。

气淋脐痛盐和醋服之(《广利方》)。

二便不通盐和苦酒傅脐中,干即易。仍以盐汁灌肛内,并内用纸裹盐投水中饮之(《家藏方》)。

漏精白浊雪白盐一两,并筑紧固济,煅一日,出火毒,白茯苓、山药各一两,为末,枣肉和蜜丸梧子大。每枣汤下三十丸。盖甘以济咸,脾肾两得也(《直指方》)。

下痢肛痛不可忍者。熬盐包坐熨之(《肘后方》)。

血痢不止白盐,纸包烧研,调粥吃,三四次即止也(《救急方》)。

中蛊吐血或下血如肝。盐一升,苦酒一升,煎化顿服,得吐即愈。乃支太医方也(《小品方》)。

金疮血出甚多,若血冷则杀人。宜炒盐三撮,酒调服之(梅师方)。

金疮中风煎盐令热,以匙抄,沥却水,热泻疮上。冷更着,一日勿住,取瘥,大效(《肘后方》)。

**小儿撮口**盐豉捣贴脐上,灸之(《子母秘录》)。

**病笑不休**沧盐煅赤,研入河水煎沸,啜之,探吐热痰数升,即愈。《素问》曰:神有余,笑不休。神,心火也。火得风则焰,笑之象也。一妇病此半年,张子和用此方,遂愈(《儒门事亲》)。

**饮酒不醉**凡饮酒,先食盐一匕,则后饮必倍(《肘后方》)。

**明目坚齿**去翳,大利老眼。海盐,以百沸汤泡散,清汁于银石器内,熬取雪白盐花,新瓦器盛。每早揩牙漱水,以大指甲点水洗目,闭坐良久,乃洗面。名洞视千里法,极神妙(《永类钤方》)。

**风热牙痛**槐枝煎浓汤二碗,入盐一斤,煮干炒研,日用揩牙,以水洗目(唐瑶《经验方》)。

**齿<unclear>蜃</unclear>齿动**盐半两,皂荚两挺,同烧赤,研。夜夜揩齿,一月后并瘥,其齿牢固(《食疗本草》)。

**齿龈宣露**每旦嚼盐,热水含百遍。五日后齿即牢(《千金方》)。

**齿疼出血**每夜盐末厚封龈上,有汁沥尽乃卧。其汁出时,叩齿勿住。不过十夜,疼血皆止。忌猪、鱼、油菜等。极验(《肘后方》)。

**喉中生肉**绵裹箸头,拄盐揩之,日五六度(孙真人方)。

**帝钟喉风**垂长半寸。煅食盐,频点之,即消(《圣惠方》)。

**风病耳鸣**盐五升蒸热,以耳枕之,冷复易之(《肘后方》)。

**耳卒疼痛**方同上。

**目中泪出**盐点目中,冷水洗数次,瘥(范汪方)。

**目中浮翳**遮睛。白盐生研少许,频点屡效,小儿亦宜(《直指方》)。

**小儿目翳**或来或去,渐大侵睛。雪白盐少许,灯心蘸点,日三五次。不痛不碍，屡用有效（《活幼口议》）。

尘物眯目以少盐并豉置水中，视之立出（孙真人方）。

酒齇赤鼻白盐常擦之，妙（《直指方》）。

口鼻急疳蚀烂腐臭。斗子盐、白面等分，为末。每以吹之（《普济方》）。

面上恶疮五色者。盐汤浸绵揾疮上，五六度即瘥（《药性论》）。

体如虫行风热也。盐一斗，水一石，煎汤浴之，三四次。亦疗一切风气（《外台秘要》）。

疮癣痛痒初生者。嚼盐频擦之，妙（《千金翼》）。

手足心毒风气毒肿。盐末、椒末等分，酢和，傅之，立瘥（《肘后方》）。

手足疣目盐傅上，以舌舐之。不过三度，瘥（《肘后方》）。

热病生蜃下部有疮。熬盐绵裹熨之，不过三次瘥（梅师方）。

一切漏疮故布裹盐，烧赤为末。每服一钱（《外台秘要》）。

臁疮经年盐中黑泥，晒研搽之（《永类方》）。

蠼螋尿疮盐汤浸绵，拓疮上（《食疗本草》）。

蜈蚣咬人嚼盐涂之，或盐汤浸之，妙（梅师方）。

蚯蚓咬毒形如大风，眉鬓皆落。惟浓煎盐汤，浸身数遍即愈。浙西军将张韶病此，每夕蚯蚓鸣于体，一僧用此方而安，蚓畏盐也（《经验方》）。

蜂虿叮螫嚼盐涂之（《千金方》）。

解黄蝇毒乌蒙山峡多小黄蝇，生毒蛇鳞中，啮人初无所觉，渐痒为疮。勿搔，但以冷水沃之，擦盐少许，即不为疮（《方舆胜览》）。

**毒蛇伤螫**嚼盐涂之,灸三壮,仍嚼盐涂之（徐伯玉方）。

**虱出怪病**临卧浑身虱出,约至五升,随至血肉俱坏,每宿渐多,痛痒不可言状,惟吃水,卧床昼夜号哭,舌尖出血不止,身齿俱黑,唇动鼻开。但饮盐醋汤十数日,即安（夏子益《奇疾方》）。

**解狼毒毒**盐汁饮之（《千金方》）。

**药箭毒气**盐贴疮上,灸三十壮,良（《集验方》）。

**救溺水死**以大凳卧之,后足放高,用盐擦脐中,待水自流出,切勿倒提出水（《救急方》）。

**溃痈作痒**以盐摩其四围,即止（《外科精义》）。

## 戎盐《本经·下品》

**【释名】**胡盐（《别录》）、羌盐（《日华》）、青盐（《纲目》）、秃登盐（《唐本》）、阴土盐（《《唐本》》）。〔大明曰〕西番所食者,故号戎盐、羌盐。〔恭曰〕戎盐,即胡盐也。沙州名秃登盐,廓州名为阴土盐,生河岸山坂之阴土石间,故名。

**【集解】**〔《别录》曰〕戎盐生胡盐山,及西羌北地、酒泉福禄城东南角。北海青,南海赤。十月采。〔当之曰〕戎盐味苦臭,是海潮水浇山石,经久盐凝着石,取之北海者青,南海者赤。〔弘景曰〕史书言虏中盐有九种:白盐、食盐,常食者;黑盐,主腹胀气满;胡盐,主耳聋目痛;柔盐,主马脊疮;又有赤盐、驳盐、臭盐、马齿盐四种,并不入食。马齿即大盐,黑盐疑是卤咸,柔盐疑是戎盐,而此戎盐又名胡盐,二三相乱。今戎盐虏中甚有,从凉州来,亦从敦煌来。其形作块片,或如鸡鸭卵,或如菱米,色紫白,味不甚咸,口尝气臭正如腌鸡子臭者乃真。又河南盐池泥中,自有凝盐如石片,打破皆方,青黑色,善疗马脊疮,又疑此是戎盐。

又巴东朐䏰县北崖有盐井，盐水
自凝，生伞子盐，方一二寸，中央
突张如伞形，亦有方如石膏、博棋
者。〔恭曰〕戎盐即胡盐，生河崖
山坂之阴土石间，大小不常，坚白
似石，烧之不鸣烨也。〔宗奭曰〕
戎盐成垛，裁之如枕，细白，味甘、
咸。〔颂曰〕陶氏所说九种，今人
不能遍识。医家治眼及补下药多
用青盐，恐即戎盐也。《本草》云：
北海青，南海赤。今青盐从西羌
来者，形块方棱，明莹而青黑色，
最奇。北海来者，作大块而不光

戎盐

莹，又多孔窍，若蜂窠状，色亦浅于西盐，彼人谓之盐枕，入药差
劣。北胡又有一种盐，作片屑，如碎白石，彼人亦谓之青盐，缄封
于匣，与盐枕并作礼贽，不知是何色类？〔时珍曰〕《本草》戎盐
云，北海青，南海赤。而诸注乃用白盐，似与本文不合。按：《凉
州异物志》云：姜赖之墟，今称龙城。刚卤千里，蒺藜之形。其
下有盐，累棋而生。出于胡国，故名戎盐。赞云：盐山二岳，二色
为质。赤者如丹，黑者如漆。小大从意，镂之为物。作兽辟恶，
佩之为吉。或称戎盐，可以疗疾。此说与《本草》本文相合，亦
惟赤、黑二色，不言白者。盖白者乃光明盐，而青盐、赤盐则戎盐
也。故《西凉记》云：青盐池出盐，正方半寸，其形如石，甚甜美。
《真腊记》云：山间有石，味胜于盐，可琢为器。《梁杰公传》言，
交河之间，掘碛下数尺，有紫盐，如红如紫，色鲜而甘。其下丈
许，有璧珀。《北户录》亦言，张掖池中出桃花盐，色如桃花，随月

盈缩。今宁夏近凉州地,盐井所出青盐,四方皎洁如石。山丹卫即张掖地,有池产红盐,红色。此二盐,即戎盐之青、赤二色者。医方但用青盐,而不用红盐,不知二盐皆名戎盐也。所谓南海、北海者,指西海之南北而言,非炎方之南海也。张果《玉洞要诀》云:赤戎盐出西戎,禀自然水土之气,结而成质。其地水土之气黄赤,故盐亦随土气而生。味淡于石盐,力能伏阳精。但于火中烧汁红赤,凝定色转益者,即真也。亦名绛盐。《抱朴子》书有作赤盐法。又岭南一种红盐,乃染成者,皆非真红盐也。又《丹房镜源》云:蛮盐可伏雌雄,作金用红盐为上。

**【气味】**咸,寒,无毒。〔宗奭曰〕甘、咸。〔大明曰〕平。〔独孤滔曰〕戎盐,赤、黑二色,能累卵,干汞,制丹砂。

**【主治】**明目目痛,益气,坚肌骨,去毒蛊(《本经》)。心腹痛,溺血吐血,齿舌血出(《别录》)。助水脏,益精气,除五脏癥结,心腹积聚,痛疮疥癣(大明)。解芫青、斑蝥毒(时珍)。

**【发明】**〔宗奭曰〕戎盐甘咸,功在却血、入肾,治目中瘀赤涩昏。〔时珍曰〕戎盐功同食盐,不经煎炼,而味咸带甘,入药似胜。《周礼注》云:饴盐味甜,即戎盐,不知果否? 或云以饴拌盐也。

**【附方】**新六。

小便不通戎盐汤:用戎盐弹丸大一枚,茯苓半斤,白术二两,水煎,服之(仲景《金匮方》)

风热牙痛青盐一斤,槐枝半斤,水四碗,煎汁二碗,煮盐至干,炒研。日用揩牙洗目(唐氏《经验方》)。

牢牙明目青盐二两,白盐四两,川椒四两,煎汁拌盐炒干。日用揩牙洗目,永无齿疾目疾(《通变要法》)。

风眼烂弦戎盐化水,点之(《普济方》)。

痔疮漏疮 白矾四两，青盐四两，为末，猪尿脬一个盛之，阴干。每服五钱，空心温水下（赵氏《经验方》）。

## 光明盐《唐本草》

**【释名】** 石盐（《唐本》）、圣石（《蜀本》）、水晶盐（《纲目》）。〔时珍曰〕雷敩《炮炙论》序云：圣石开盲，明目而如云离日。则光明者，乃兼形色与功而名也。

**【集解】**〔恭曰〕光明盐生盐州五原，盐池下凿取之。大者如升，皆正方光彻。〔颂曰〕今阶州出一种石盐，生山石中，不由煎炼，自然成盐，色甚明莹，彼人甚贵之，云即光明盐也。〔时珍曰〕石盐有山产、水产二种。山产者即崖盐也，一名生盐，生山崖之间，状如白矾，出于阶、成、陵、凤、永、康诸处。水产者，生池底，状如水晶、石英，出西域诸处。《吴录》云：天竺有新淘水，味甘美，下有石盐，白如水晶。又波斯出自然白盐，如细石子。金幼孜《北征录》云：北虏有盐海子，出白盐，莹洁如水晶。又有盐池盐，色或青或白，军士采食之。此皆水产者也。《梁四公子传》云：高昌国烧羊山出盐，大者如斗，状白如玉。月望收者，其文理粗，明澈如冰；非月望收者，其文理密。金楼子云：胡中白盐，产于崖，映月光明洞澈如水晶。胡人以供国厨，名君王盐，亦名玉华盐。此则山产者也。皆自然之盐，所谓天

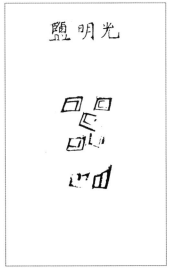

光明盐

成者也。《益州记》云：汶山有咸石，以水渍而煎之成盐。此亦石盐之类，而稍不同者。

**【气味】**咸、甘，平，无毒。

**【主治】**头痛诸风，目赤痛，多眵泪（《唐本》）。

**【发明】**〔时珍曰〕光明盐得清明之气，盐之至精者也，故入头风眼目诸药尤良。其他功同戎盐，而力差次之。

## 卤咸《本经·下品》

**【释名】**卤盐、寒石（《吴普》）、石碱（《补遗》）。〔时珍曰〕咸音有二：音咸者，润下之味；音碱者，盐土之名，后人作硷，作鹻，是矣。许慎《说文》云：卤，西方咸地也。故字从西省文，象盐形。东方谓之斥，西方谓之卤，河东谓之咸。《传》云：兑为泽，其于地也为刚卤，亦西方之义。

卤咸

**【集解】**〔《别录》曰〕卤咸生河东池泽。〔弘景曰〕今俗不复见卤咸，疑是黑盐。又云：是煎盐釜下凝滓。二说未详。〔恭曰〕卤咸生河东，河东盐不釜煎，明非凝滓。又疑是黑盐，皆不然。此是碱土也，今人熟皮用之，于碱地掘取。〔颂曰〕并州人刮咸煎炼，不甚佳，即卤咸也。〔机曰〕卤咸，即卤水也。〔时珍曰〕《说文》既言卤咸皆斥地之名，则谓凝滓及卤水之说皆非矣。卤盐与卤碱不同。山西诸州平野，及太谷、榆次高亢处,秋间皆生卤,望之如水,近之如积雪。土人刮而熬之为盐,微有苍黄色者,即卤盐也。《尔雅》所谓天生曰卤、人生曰盐者是矣。凡盐未经滴去苦水,则不堪食,苦水即卤水也。卤水之下,澄盐凝结如石者,即卤碱也。丹溪所谓石碱者,乃灰碱也,见土类。《吴普本草》谓卤咸一名卤盐者,指卤水之盐,非卤地之盐也,不妨同名。

**【气味】**苦,寒,无毒。〔《别录》〕苦、咸,寒。〔独孤滔曰〕卤盐制四黄,作焊药。同硇砂罨铁,一时即软。

**【主治】**大热消渴狂烦,除邪,及下蛊毒,柔肌肤(《本经》)。去五脏肠胃留热结气,心下坚,食已呕逆喘满,明目目痛(《别录》)。

**【附方】**新二。

风热赤眼虚肿涩痛。卤碱一升,青梅二十七个,古钱二十一文,新瓶盛,密封,汤中煮一炊时。三日后取点,日三五度(《圣惠方》)。

齿腐龈烂不拘大人小儿。用上好咸土,热汤淋取汁,石器熬干刮下,入麝香少许研,掺之(《宣明方》)。

## 凝水石《本经·中品》

**【释名】**白水石(《本经》)、寒水石(《吴普》)、凌水石(《别录》)、盐精石、泥精、盐枕(《纲目》)、盐根(《同》)。〔时珍曰〕拆片投水中,与水同色,其水凝动;又可夏月研末,煮汤入瓶,倒悬井底,即成凌冰,故有凝水、白水、寒水、凌水诸名。生于积盐之下,故有盐精以下诸名。石膏亦有寒水之名,与此不同。

**【集解】**〔《别录》曰〕凝水石,色如云母可析者,盐之精也。

凝水石

生常山山谷、中水县及邯郸。〔弘景曰〕常山即恒山,属并州。中水属河间,邯郸属赵郡。此处地皆咸卤,故云盐精,而碎之亦似朴消。此石末置水中,夏月能为冰者佳。〔时珍曰〕《别录》言凝水,盐之精也。陶氏亦云卤地所生,碎之似朴消。《范子计然》云,出河东。河东,卤地也。独孤滔《丹房镜源》云:盐精出盐池,状如水精。据此诸说,则凝水即盐精石也,一名泥精,昔人谓之盐枕,今人谓之盐根。生于卤地积盐之下,精液渗入土中,年久至泉,结而成石,大块有齿棱,如马牙消,清莹如水精,亦有带青黑色者,皆至暑月回润,入水浸久亦化。陶氏注戎盐,谓盐池泥中自有凝盐如石片,打破皆方,而色青黑者,即此也。苏颂注玄精石,谓解池有盐精石,味更咸苦,乃玄精之类;又注食盐,谓盐枕作精块,有孔窍,若蜂窠,可缄封为礼赘者,皆此物也。唐宋诸医不识此石,而以石膏、方解石为注,误矣。今正之于下。

【正误】〔恭曰〕凝水石有纵理、横理两种,色清明者为上。或云纵理为寒水石,横理为凝水石。今出同州韩城,色青横理如云母为良;出澄州者,斜理文色白为劣也。〔颂曰〕今河东汾、隰州及德顺军亦有之,三月采。又有一种冷油石,全与此相类,但投沸油铛中,油即冷者,是也。此石性冷有毒,误服令人腰以下不能举。〔宗奭曰〕凝水石文理通澈,人或磨刻为枕,以备暑月之用。入药须烧过。或市人末入轻粉以乱真,不可不察。陶氏言夏月能为冰者佳,如此则举世不能得矣。〔阎孝忠曰〕石膏,洁白坚硬,有墙壁。寒水石软烂,可以手碎,外微青黑,中有细文。〔王隐君曰〕寒水石,坚白晶洁,状若明矾、蓬砂之质。或有碎之,粒粒大小皆四方,故又名方解石,今人谓之硬石膏者是也。〔时珍曰〕寒水石有二:一是软石膏,一是凝水石。惟陶弘景所注,是凝水之寒水石,与本文相合。苏恭、苏颂、寇宗奭、阎孝忠四家所说,皆是软石膏之寒水石。王隐君所说,则是方解石。诸家不详本文盐精之说,不得其说,遂以石膏、方解石指为寒水石。唐宋以来相承其误,通以二石为用,而盐精之寒水,绝不知用,此千载之误也。石膏之误近千载,朱震亨氏始明;凝水之误,非时珍深察,恐终于绝响矣。

**【修治】**〔敩曰〕凡使,须用生姜自然汁煮干研粉用。每十两,用生姜一镒也。

**【气味】**辛,寒,无毒。〔《别录》曰〕甘,大寒。〔普曰〕神农:辛。岐伯、医和、扁鹊:甘,无毒。李当之:大寒。〔时珍曰〕辛、咸。〔之才曰〕解巴豆毒,畏地榆。〔独孤滔曰〕制丹砂,伏玄精。

**【主治】**身热,腹中积聚邪气,皮中如火烧,烦满,水饮之。久服不饥(《本经》)。除时气热盛,五脏伏热,胃中热,止渴,水肿,小腹痹(《别录》)。压丹石毒风,解伤寒劳复(甄权)。治小便白,内痹,凉血降火,止牙疼,坚牙明目(时珍)。

**【发明】**〔时珍曰〕凝水石禀积阴之气而成,其气大寒,其味辛咸,入肾走血除热之功,同于诸盐。古方所用寒水石是此石,唐宋诸方寒水石是石膏,近方寒水石则是长石、方解石,俱附各条之下，用者详之。

【附方】旧二，新二。

男女转脬不得小便。寒水石二两，滑石一两，葵子一合，为末，水一斗，煮五升。时服一升，即利（《永类方》）。

牙龈出血有窍。寒水石粉三两，朱砂二钱，甘草脑子一字，为末。干掺（《普济方》）。

汤火伤灼寒水石烧研傅之（《卫生易简方》）。

小儿丹毒皮肤热赤。寒水石半两，白土一分，为末，米醋调涂之（《经验方》）。

## 玄精石宋《开宝》

【释名】太乙玄精石、阴精石（《纲目》）、玄英石（《同》）。〔时珍曰〕此石乃咸卤至阴之精凝结而成，故有诸名。

玄精石

【集解】〔颂曰〕玄精石出解州解池，及通、泰州积盐仓中亦有之。其色青白龟背者佳，采无时。又解池有盐精石，味更咸苦，亦玄精之类也。〔恭曰〕近地亦有之，色亦青白，片大不佳。〔时珍曰〕玄精是咸卤津液流渗入土，年久结成石片，片状如龟背之形。蒲、解出者，其色青白通彻。蜀中赤盐之液所结者，色稍红光。沈存中《笔谈》云：太阴玄精生解州盐泽大卤中，沟渠土内得之。大者如杏叶，小者如鱼鳞，悉皆六角,端正似刻,正如龟甲状。其裙襕小椭,其前则下剡,其后则上剡,正如穿山甲相掩之处,全是龟甲,更无异也。色绿而莹彻,叩之则直理而拆,莹明如鉴,拆处亦六角,如柳叶大。烧过则悉解拆,薄如柳叶,片片相离,白如霜雪,平洁可爱。此乃禀积阴之气凝结,故皆六角。今天下所用玄精,乃绛州山中所出绛石,非玄精也。

**【气味】**咸,温,无毒。〔时珍曰〕甘、咸,寒。〔独孤滔曰〕制硫黄、丹砂。

**【主治】**除风冷邪气湿痹,益精气,妇人痼冷漏下,心腹积聚冷气,止头痛,解肌(《开宝》)。主阴证伤寒,指甲面色青黑,心下胀满结硬,烦渴,虚汗不止,或时狂言,四肢逆冷,咽喉不利肿痛,脉沉细而疾,宜佐他药服之。又合他药,涂大风疮(宗奭)。

**【发明】**〔颂曰〕古方不见用,近世补药及伤寒多用之。其著者,治伤寒正阳丹出汗也。〔时珍曰〕玄精石禀太阴之精,与盐同性,其气寒而不温,其味甘咸而降,同硫黄、消石治上盛下虚,救阴助阳,有扶危拯逆之功。故铁瓮申先生来复丹用之,正取其寒,以配消、硫之热也。《开宝本草》言其性温,误矣。

**【附方】**旧一,新八。

正阳丹治伤寒三日,头痛壮热,四肢不利。太阴玄精石、消石、硫黄各二两,硇砂一两,细研,入瓷瓶固济。以火半斤,周一寸熁之,约近半日,候药青紫色,住火。待冷取出,用腊月雪水拌匀,入罐子中,屋后北阴下阴干。又入地埋二七日,取出细研,面糊和丸鸡头子大。先用热水浴后,以艾汤研下一丸。以衣盖汗出为瘥(《图经本草》)。

小儿风热挟风蕴热,体热。太阴玄精石一两,石膏七钱半,龙脑半两,为末。每服半钱,新汲水下(《普济方》)。

**肺热咳嗽**方见不灰木下。

**冷热霍乱**分利阴阳。玄精石、半夏各一两,硫黄三钱,为末,面糊丸梧子大。每米饮服三十丸(《指南方》)。

**头风脑痛**玄精石末,入羊胆中阴干。水调一字,吹鼻中,立止(《千金方》)。

**目赤涩痛**玄精石半两,黄檗炙一两,为末。点之,良(《普济方》)。

**赤目失明**内外障翳。太阴玄精石阴阳火煅、石决明各一两,蕤仁、黄连各二两,羊子肝七个,竹刀切晒,为末,粟米饭丸梧子大。每卧时茶服二十丸。服至七日,烙顶心以助药力,一月见效。宋丞相言:黄典史病此,梦神传此方,愈(《朱氏集验方》)。

**目生赤脉**玄精石一两,甘草半两,为末。每服一钱,小儿半钱,竹叶煎汤调下(《总微论》)。

**重舌涎出**水浆不入。太阴玄精石二两,牛黄、朱砂、龙脑各一分,为末。以铍针舌上去血,盐汤漱口,掺末咽津,神效(《圣惠方》)。

## 绿盐《唐本草》

【释名】盐绿、石绿(《纲目》)。

【集解】〔恭曰〕绿盐出焉耆国,水中石下取之,状若扁青、空青,为眼药之要。今人以光明盐、硇砂、赤铜屑,酿之为块,绿色,以充之。〔珣曰〕出波斯国,生石上,舶上将来,谓之石绿,装色久而不变。中国以铜、醋造者,不堪入药,色亦不久。〔时珍曰〕方家言波斯绿盐色青,阴雨中干而不湿者为真。又造盐绿法:用熟铜器盛取浆水一升,投青盐一两在内,浸七日取出,即绿色。以物刮末,入浆水再浸一七日或二七取出。此非真绿盐也。

【气味】咸、苦、辛,平,无毒。

【主治】目赤泪出,肤翳眵暗(《唐本》)。点目,明目消翳。疗小儿无辜疳气(李珣)。

【附方】新二。

胎赤眼痛盐绿一分,蜜半两,于蚌蛤壳内相和。每夜卧时浆水洗目,炙热点之,能断根(《圣济录》)。

目暗赤涩多泪。盐绿一钱,蕤仁去皮一钱,研热,入好酥一钱,研匀。每夜点一麻子(《圣惠方》)。

## 盐药《拾遗》

【集解】〔藏器曰〕生海西南雷、罗诸州山谷。似芒消,末细,入口极冷。南人少有服者,恐极冷入腹伤人,宜慎之。

【气味】咸,冷,无毒。

【主治】眼赤眦烂风赤,细研水和点之。又水研服,去热烦痰满头痛,明目镇心。又主蛇虺恶虫毒,药箭镞毒,疥癣痈肿瘰疬,并摩傅之,甚者水化服之。又解独自草箭毒(藏器)。

【附录】悬石〔保昇曰〕人若常服炼石者,至殁,冢中生悬石,若芒消,其冷如雪,杀火毒。

## 朴消《本经·上品》

〔校正〕并入《别录》芒消、《嘉祐》马牙消。

【释名】消石朴(《别录》)、盐消(《纲目》)、皮消(《《直指》》)。〔志曰〕消是本体之名,石乃坚白之号,朴者未化之义也。以其芒消、英消皆从此出,故曰消石朴也。〔时珍曰〕此物见水即消,又能消化诸物,故谓之消。生于盐卤之地,状似末盐,凡牛马诸皮须此治熟,故今俗有盐消、皮消之称。煎炼入盆,凝结在下,粗朴者为朴消,在上有芒者为芒消,有牙者为马牙消。《神农本经》止有朴消、消石,《名医别录》复出芒消,宋《嘉祐本草》又出马牙消。盖不知消石即是火消,朴消即是芒消、马牙消,一物有精粗之异尔。诸说不识此,遂致纷纭也。今并芒消、牙消于一云。

**【集解】**〔《别录》曰〕朴消生益州山谷有咸水之阳,采无时。色青白者佳,黄者伤人,赤者杀人。又曰:芒消,生于朴消。〔敩曰〕朴消中炼出,形似麦芒,号曰芒消。〔志曰〕以暖水淋朴消,取汁炼之,令减半,投于盆中,经宿乃有细芒生,故谓之芒消也。又有英消者,其状若白石英,作四五棱,莹澈可爱,主疗与芒消同,亦出于朴消,其煎炼自别有法,亦呼为马牙消。〔宗奭曰〕朴消是初采得一煎而成者,未经再炼,故曰朴消。可以熟生牛马皮,及治金银有伪。芒消是朴消淋汁再炼者。〔时珍曰〕消有三品:生西蜀者,俗呼川消,最胜;生河东者,俗呼盐消,次之;生河北、青、齐者,俗呼土消。皆生于斥卤之地,彼人刮扫煎汁,经宿结成,状如末盐,犹有沙土猥杂,其色黄白,故《别录》云,朴消黄者伤人,赤者杀人。须再以水煎化,澄去滓脚,入萝卜数枚同煮熟,去萝卜倾入盆中,经宿则结成白消,

朴消

如冰如蜡，故俗呼为盆消。齐、卫之消则底多，而上面生细芒如锋，《别录》所谓芒消者是也。川、晋之消则底少，而上面生牙如圭角，作六棱，纵横玲珑，洞澈可爱，《嘉祐本草》所谓马牙消者是也。状如白石英，又名英消。二消之底，则通名朴消也。取芒消、英消，再三以萝卜煎炼去咸味，即为甜消。以二消置之风日中吹去水气，则轻白如粉，即为风化消。以朴消、芒消、英消同甘草煎过，鼎罐升煅，则为玄明粉。陶弘景及唐宋诸人皆不知诸消是一物，但有精粗之异，因名迷实，谬猜乱度，殊无指归。详见消石正误下。

### 朴消《本经》

〔气味〕苦，寒，无毒。〔《别录》曰〕苦、辛，大寒，无毒。炼白如银，能寒能热，能滑能涩，能辛能苦，能咸能酸，入地千年不变。〔权曰〕苦、咸，有小毒。〔时珍曰〕《别录》所列神化之说，乃消石之功。详见消石下。〔之才曰〕大黄、石韦为之使，恶麦句姜。〔张从正曰〕畏三棱。

〔主治〕百病，除寒热邪气，逐六腑积聚，结固留癖。能化七十二种石。炼饵服之，轻身神仙（《本经》）。胃中食饮热结，破留血闭绝，停痰痞满，推陈致新（《别录》）。疗热胀，养胃消谷（皇甫谧）。治腹胀，大小便不通。女子月候不通（甄权）。通泄五脏百病及癥结，治天行热疾，头痛，消肿毒，排脓，润毛发（大明）。

### 芒消《别录》

〔气味〕辛、苦，大寒，无毒。〔权曰〕咸，有小毒。

〔主治〕五脏积聚，久热胃闭，除邪气，破留血，腹中痰实结搏，通经脉，利大小便及月水，破五淋，推陈致新（《别录》）。下瘰疬黄疸病，时疾壅热，能散恶血，堕胎，傅漆疮（甄权）。

马牙消宋《嘉祐》

〔气味〕甘，大寒，无毒。〔时珍曰〕咸、微甘。即英消也。

〔主治〕除五脏积热伏气（甄权）。末筛点眼赤，去赤肿障翳涩泪痛，亦入点眼药中用（大明）。功同芒消（时珍）。

【发明】〔成无己曰〕《内经》云：咸味下泄为阴。又云：咸以软之。热淫于内，治以咸寒。气坚者以咸软之，热盛者以寒消之。故张仲景大陷胸汤、大承气汤、调胃承气汤皆用芒消，以软坚去实热，结不至坚者不可用也。〔好古曰〕《本草》云，朴消味辛，是辛以润肾燥也。今人不用辛字，只用咸字，咸能软坚也。其义皆是。《本草》言芒消利小便而堕胎，然伤寒妊娠可下者用此，兼大黄引之，直入大肠，润燥软坚泻热，而母子俱安。《经》云，有故无殒，亦无殒也，此之谓软？以在下言之，则便溺俱阴。以前后言之，则前气后血。以肾言之，总主大小便难。溺涩秘结，俱为水少火盛。《经》云，热淫于内，治以咸寒，佐之以苦，故用芒消、大黄相须为使也。〔元素曰〕芒消气薄味厚，沉而降，阴也。其用有三：去实热，一也；涤肠中宿垢，二也；破坚积热块，三也。孕妇惟三四月及七八月不可用，余皆无妨。〔宗奭曰〕朴消是初得一煎而成者，其味醋涩，所以力紧急而不和，治食鲙不消，以此荡逐之。芒消是朴消淋过炼成，故其性和缓，故今多用治伤寒。〔时珍曰〕朴消澄下，消之粗者也，其质重浊。芒消、牙消结于上，消之精者也，其质清明。甜消、风化消，则又芒消、牙消之去气味而甘缓轻爽者也。故朴消止可施于卤莽之人，及傅涂之药；若汤散服饵，必须芒消、牙消为佳。张仲景《伤寒论》只用芒消，不用朴消，正此义也。消禀太阴之精，水之子也。气寒味咸，走血而润下，荡涤三焦肠胃实热阳强之病，乃折治火邪药也。唐时，腊日赐群臣紫雪、红雪、碧雪，皆用此消炼成者，通治积热诸病有神效，贵在用者中的尔。

**【附方】**旧十七，新一十五。

紫雪疗伤寒温疟，一切积热烦热，狂易叫走，瘴疫毒疠，卒死脚气，五尸五疰，心腹诸疾，疗刺切痛，解诸热毒，邪热发黄，蛊毒鬼魅，野道热毒，小儿惊痫百病。黄金一百两，石膏、寒水石、滑石、慈石各三斤，捣碎，水一斛，煮四斗，去滓。入犀角屑、羚羊角、青木香、沉香各五两，玄参洗焙、升麻各一斤，甘草炒八两，丁香一两，入前汁中煮取一斗五升，去滓。入炼朴消十斤，消石三十二两，于药汁中，微火煎之，柳木不住搅，至水气欲尽，倾木盆中。待欲凝，入麝香一两二钱半，朱砂末三两，搅匀，收之。每服一二钱，凉水服。临时加减，甚者一两（《和剂局方》）。

红雪治烦热，消宿食，解酒毒，开三焦，利五脏，除毒热，破积滞。治伤寒狂躁，胃烂发斑，温瘴脚气，黄疸头痛，目昏鼻塞，口疮喉痹，重舌肠痈等病。用川朴消十斤炼去滓，羚羊角屑、黄芩、升麻各三两，人参、赤芍药、槟榔、枳壳麸炒、生甘草、淡竹叶、木香各二两，木通、栀子、葛根、桑白皮、大青、蓝叶各一两半，苏方木六两，并剉片。水二斗五升，煎至九升，去滓，滤过煎沸。下消不住手搅，待水气将尽，倾入器中。欲凝，下朱砂一两，麝香半两，经宿成雪。每服一二钱，新汲水调下。欲行，则热汤化服一两（《和剂方》）。

碧雪治一切积热，天行时疾，发狂昏愦，或咽喉肿塞，口舌生疮，心中烦躁，或大小便不通，胃火诸病。朴消、芒消、马牙消、消石、石膏水飞、寒水石水飞各一斤，以甘草一斤，煎水五升，入诸药同煎，不住手搅，令消熔得所，入青黛一斤，和匀，倾盆内，经宿结成雪，为末。每含咽，或吹之，或水调服二三钱。欲通利，则热水服一两（《和剂局方》）。

**凉膈驱积**王旻山人甘露饮：治热壅，凉胸膈，驱积滞。蜀芒消末一大斤。用蜜十二两，冬加一两，和匀，入新竹筒内，半筒已上即止，不得令满。却入炊甑中，令有药处在饭内，其虚处出其上，蒸之。候饭熟取出，绵滤入瓷钵中，竹篦搅勿停手，待凝，收入瓷盒。每卧时含半匙，渐渐咽之。如要通转，即多服之（刘禹锡《传信方》）。

**乳石发动**烦闷。芒消，蜜水调服一钱，日三服（《圣惠方》）。

**骨蒸热病**芒消末，水服方寸匕，日二，神良（《千金方》）。

**腹中痞块**皮消一两，独蒜一个，大黄末八分，捣作饼。贴于患处，以消为度（邵氏《经验方》）。

**食物过饱**不消，遂成痞膈。马牙消一两，吴茱萸半斤。煎汁投消，乘热服之。良久未转，更进一服，立效。窦群在常州，此方得效也（《经验方》）。

**关格不通**大小便闭，胀欲死，两三日则杀人。芒消三两，泡汤一升服，取吐即通（《百一方》）。

**小便不通**白花散：用芒消三钱，茴香酒下（《简要济众方》）。

**时气头痛**朴消末二两，生油调涂顶上（《圣惠方》）。

**赤眼肿痛**朴消置豆腐上蒸化，取汁收点（《简便方》）。

**风眼赤烂**明净皮消一盏，水二碗煎化，露一夜，滤净澄清。朝夕洗目。三日其红即消，虽半世者亦愈也（杨诚《经验方》）。

**退翳明目**白龙散：用马牙消光净者，厚纸裹实，安在怀内着肉，养一百二十日，研粉，入少龙脑。不计年岁深远，眼生翳膜，远视不明，但瞳人不破散者，并宜日点之（《经验方》）。

诸眼障翳牙消十两，汤泡汁，厚纸滤过，瓦器熬干，置地上一夜，入飞炒黄丹一两，麝香半分。再罗过，入脑子。日点（《济急仙方》）。

逐月洗眼芒消六钱，水一盏六分，澄清。依法洗目，至一年，眼如童子也。正月初三，二月初八，三月初四，四月初四，五月初五，六月初四，七月初三，八月初一，九月十三，十月十三，十一月十六，十二月初五日（《普济方》）。

牙齿疼痛皂荚浓浆，同朴消煎化，淋于石上，待成霜。擦之（《普济方》）。

食蟹龈肿朴消傅之，即消（《普济方》）。

喉痹肿痛《外台》：用朴消一两，细细含咽，立效。或加丹砂一钱。○气塞不通，加生甘草末二钱半，吹之。

小儿重舌马牙消涂于舌上下，日三（姚和众）。

口舌生疮朴消含之良（孙真人方）。

小儿鹅口马牙消擦舌上，日五度（《简要济众》）。

豌豆毒疮未成脓者。猪胆汁和芒消末涂之（梅师）。

代指肿痛芒消煎汤渍之（《圣惠方》）。

火焰丹毒水调芒消末涂之（梅师）。

一切风疹水煮芒消汤拭之（梅师）。

漆疮作痒芒消汤涂之（《千金》）。

灸疮飞蝶因艾灸火疮痂退落，疮内鲜肉片子，飞如蝶状，腾空飞去，痛不可言，是血肉俱热，怪病也。用朴消、大黄各半两，为末。水调下，微利即愈（夏子益《奇疾方》）。

妇人难产芒消末二钱，童子小便温服，无不效者（《信效方》）。

死胎不下方同上。丰城曾尉有猫孕五子，一子已生，四子死腹中，用此灌之即下。又治一牛亦下（《信效方》）。

女人扎足脱骨汤：用杏仁一钱，桑白皮四钱，水五碗，新瓶煎三碗，入朴消五钱，乳香一钱，封口煎化。置足于上，先熏后洗。三日一作，十余次后，软若束绵也（《闺阁事宜》）。

## 风化消

〔修治〕〔时珍曰〕以芒消于风日中消尽水气，自成轻飘白粉也。或以瓷瓶盛，挂檐下，待消渗出瓶外，刮下收之。别有甜瓜盛消渗出刮收者，或黄牯牛胆收消刮取，皆非甜消也。

〔主治〕上焦风热，小儿惊热膈痰，清肺解暑。以人乳和涂，去眼睑赤肿，及头面暴热肿痛。煎黄连，点赤目（时珍）。

〔发明〕〔时珍曰〕风化消甘缓轻浮，故治上焦心肺痰热，而不泄利。

## 玄明粉《药性》

【释名】白龙粉（《《御药院方》》）。〔时珍曰〕玄，水之色也。明，莹澈也。《御药院方》谓之白龙粉。

【修治】〔时珍曰〕制法：用白净朴消十斤，长流水一石，煎化去滓，星月下露一夜，去水取消。每一斗，用萝卜一斤切片，同煮熟滤净，再露一夜取出。每消一斤，用甘草一两，同煎去滓，再露一夜取出。以大沙罐一个，筑实盛之，盐泥固济厚半寸，不盖口，置炉中，以炭火十斤，从文至武煅之。待沸定，以瓦一片盖口，仍前固济，再以十五斤顶火煅之。放冷一伏时，取出，隔纸安地上，盆覆三日出火毒，研末。每一斤，入生甘草末一两，炙甘草末一两，和匀，瓶收用。

【气味】辛、甘,冷,无毒。

【主治】心热烦躁,并五脏宿滞癥结(甄权)。明目,退膈上虚热,消肿毒(大明)。

【发明】〔杲曰〕玄明粉,沉也,阴也。其用有二:去胃中之实热,荡肠中之宿垢。大抵用此以代盆消耳。〔《玄明粉传》曰〕唐明皇帝闻终南山道士刘玄真服食多寿,乃诏而问之。玄真曰:臣按《仙经》,修炼朴消,号玄明粉,止服此方,遂无病长生。其药无滓性温,阴中有阳,能除一百二十种疾。生饵尚能救急难性命,何况修炼长服。益精壮气,助阳证阴。不拘丈夫妇人,幼稚褓褓。不问四时冷热。一切热毒风冷,痃癖气胀满,五劳七伤,骨蒸传尸,头痛烦热,五内气塞,大小肠不通,三焦热淋,痊忤,咳嗽呕逆,口苦舌干,咽喉闭塞,惊悸健忘,营卫不调,中酒中鲙,饮食过度,腰膝冷痛,手足酸痹,久冷久热,四肢壅塞,背膊拘急,目昏眩运,久视无力,肠风痔病,血瘀不调,妇人产后,小儿疳气,阴毒伤寒,表里疫疠。此药久服,令人悦泽,开关健脾,驻颜明目,轻身延寿,功效不可具载。但用一两,分为十二服,临时酌量加减。似觉壅热伤寒,头痛鼻塞,四肢不举,饮食不下,烦闷气胀,须通泻求安者,即看年纪高下,用药二钱半或半两,以桃花煎汤下为使,最上;次用葱汤下;如未通,以沸汤投之即效。或食诸鱼藕菜饮食诸毒药,用葱白汤调服二钱,毒物立泄下。若女人身怀六甲,长服安胎生子,亦无疮肿疾病。若要微畅不闭塞,但长服之,稍稍得力,朝服夕应,不搜刮人五脏,怡怡自泰。其药初服时,每日空腹,酒饮茶汤任下二钱匕,良久更下三钱匕。七日内常微泄利黄黑水涎沫等,此是搜淘诸疾根本出去,勿用畏之。七日后渐知腹内暖,消食下气,长服除故养新,气血日安。用大麻子汤下为使,惟忌苦参。详载《太阴经》中。〔好古曰〕玄明粉治阴毒一句,非伏阳在内不可用。若用治真阴毒,杀人甚速。〔震亨曰〕玄明粉火煅而成,其性当温。曰长服久服,轻身固胎,驻颜益寿,大能补益,岂理也哉?予亲见一二朋友,不信予言而亡,故书以为戒。〔时珍曰〕《神农本草》言朴消炼饵服之,轻身神仙,盖方士窜入之言。后人因此制为玄明粉,煅炼多偏,佐以甘草,去其咸寒之毒。遇有三焦肠胃实热积滞,少年气壮者,量与服之,亦有速效。若脾胃虚冷,及阴虚火动者服之,是速其咎矣。

**【附方】**新三。

**热厥气痛**玄明粉三钱,热童尿调下(《集简方》)。

**伤寒发狂**玄明粉二钱,朱砂一钱,末之,冷水服(《伤寒蕴要》)。

**鼻血不止**玄明粉二钱,水服(《圣济》)。

## 消石《本经·上品》

**【释名】**芒消(《别录》)、苦消(甄权)、焰消(《土宿》)、火消(《纲目》)、地霜(《蜀本》)、生消(宋本)、北帝玄珠(《粉图》)。〔志曰〕以其消化诸石,故名消石。初煎炼时有细芒,而状若朴消,故有芒消之号。不与朴消及《别录》芒消同类。〔宗奭曰〕消石是再煎炼时取去芒消凝结在下者,精英既去,但余滓如石而已。入药功力亦缓,惟能发烟火。〔权曰〕芒消一作苦消,言其味苦也。〔时珍曰〕消石,丹炉家用制五金八石,银工家用化金银,兵家用作烽燧火药,得火即焰起,故有诸名。狐刚子《粉图》谓之北帝玄珠。《开宝本草》重出生消、芒消,今并为一,并详下文。

**【集解】**〔《别录》曰〕消石生益州山谷及武都、陇西、西羌,采无时。〔弘景曰〕消石疗病与朴消相似,《仙经》用此消化诸石,今无真识此者。或云与朴消同山，所以朴消一名消石朴也。又云一名芒消，今芒消乃是炼朴消作之。并未核研其验。有人得一种物，色与朴消大同小异，肭肭如握盐雪不冰，烧之紫青烟起，云是真消石也。今宕昌以北诸山有咸土处皆有之。〔志曰〕此即地霜也。所在山泽，冬月地上有霜，扫取以水淋汁，后乃煎炼而成，状如钗脚，好者长五分以来。陶说多端，盖由不的识之故也。〔又曰〕生消生茂州西山岩石间，形块大

消石

小不定，色青白，采无时。〔时珍曰〕消石，诸卤地皆产之，而河北庆阳诸县及蜀中尤多。秋冬间遍地生白，扫取煎炼而成。货者苟且，多不洁净，须再以水煎化，倾盆中，一夜结成。澄在下者，状如朴消，又名生消，谓炼过生出之消也。结在上者，或有锋芒如芒消，或有圭棱如马牙消，故消石亦有芒消、牙消之名，与朴消之芒、牙同称，而水火之性则异也。崔昉《外丹本草》云：消石，阴石也。此非石类，乃咸卤煎成，今呼焰消。河北商城及怀、卫界，沿河人家，刮卤淋汁炼就，与朴消小异，南地不产也。昇玄子《伏汞图》云：消石生乌场国，其色青白，用白石英炙热点上，便消入石中者为真。其石出处，气极秽恶，飞鸟不能过其上。人或单衣过之，身上诸虫悉化为水。能消金石，为水服之长生，以形若鹅管者佳。谨按昇玄子所说，似与今之消石不同，而姚宽《西溪丛语》以其说为真正消石，岂外国所产与中国异耶？抑别一种

耶？当俟博物者订正。

**【正误】**〔弘景曰〕《神农本经》无芒消，只有消石，一名芒消。《名医别录》乃出芒消，疗与消石同，疑即消石也。旧出宁州，黄白粒大，味极辛苦。今医家多用煮炼作者，色全白粒细，而味不甚烈。皇甫士安言：无朴消可用消石。消石生山之阴，盐之胆也。取石脾与消石以水煮之，一斛得三斗，正白如雪，以水投中即消，故名消石。其味苦无毒，主消渴热中，止烦满，三月采于赤山。朴消者，亦生山之阴，有盐咸苦之水，则朴消生于其阳。其味苦无毒，其色黄白，主疗热，腹中饱胀，养胃消谷，去邪气，亦得水而消，其疗与消石小异。按如此说，是取芒消合煮，更成为真消石，但不知石脾是何物也？以朴消作芒消者，用暖汤淋汁煮之，着木盆中，经宿即成矣。今益州人复炼矾石作消石，绝柔白，而味犹是矾尔。〔又曰〕朴消今出益州北部汶山郡西川、蚕陵二县界，生山崖上，色多青白，亦杂黑斑。土人择取白软者，以当消石用之，当烧令汁沸出，状如矾石也。〔藏器曰〕石脾、芒消、消石，并出西戎卤地，咸水结成。〔恭曰〕朴消有纵理、缦理二种，用之无别。其白软者，朴消苗也，虚软少力。炼为消石，所得不多；以当消石，功力大劣也。〔又曰〕消石即是芒消，朴消一名消石朴。今炼粗恶朴消，取汁煎作芒消，即是消石。《别录》复出芒消，误矣。晋宋古方，多用消石，少用芒消；近代诸医，但用芒消，鲜言消石。理既明白，不合重出。〔颂曰〕旧说朴消、芒消、消石三物同种。初采得苗，以水淋汁煎成者为朴消，一名消石朴。又炼朴消或地霜而成，坚白如石者，为消石，一名芒消。又取朴消淋汁炼煎结成有细芒者，为芒消。虽一体异名，而修炼之法既殊，则主治之功亦别。然《本经》所载，疑是二种。今医方所用，亦不能究。但以未炼成块微青色者为朴消；炼成盆中有芒者为

芒消,亦谓之盆消;芒消之底澄凝者,为消石朴。消力紧,芒消次
之,消石更缓。未知孰是?苏恭言,晋宋古方,多用消石,少用芒
消。按张仲景《伤寒论》,承气、陷胸皆用芒消。葛洪《肘后方》,
伤寒时气亦多用芒消,惟治食鲙不化云,无朴消用芒消代之。是
晋宋以前通用朴消、芒消矣。《胡洽方》十枣汤用芒消,大五饮丸
用消石,并云无消石用芒消。是梁隋间通用芒消、消石矣。以此
言之,朴消、消石为精,芒消为粗。故陶氏引皇甫士安之言为证,
是消石当时已难得其真,故方书通以相代矣。又古方金石凌法,
用朴消、消石、芒消、马牙消四种相参,次第下之。方出唐世,不
知当时如何分别也?又南方医人著《消说》云:本草有朴消、消
石、芒消,而无马牙消。诸家所注,三种竟无断决。或言芒消、
消石是一物,不合重出。或言煎炼朴消,经宿盆中有细芒为芒
消。或言马牙消自是一物。今诸消之体各异,理亦易明,而惑乃
如此。朴消味苦而微咸,出蜀郡者,莹白如冰雪,内地者小黑,皆
苏脆易碎,风吹之则结霜,泯泯如粉,熬之烊沸,亦可熔铸。以水
合甘草、猪胆煮至减半,投大盆中,又下凝水石屑,同渍一宿,则
凝结如白石英者,芒消也。扫地霜煎炼而成,试竹上如解盐,而
味辛苦,烧之成焰都尽者,消石也,能消金石,又性畏火,而能制
诸石使拒火,亦天地之神物也。牙消,即是芒消也。又有生消,
不因煮炼而成,亦出蜀道,类朴消而小坚也。其论虽辨,然与古
人所说殊别,亦未可全信也。〔好古曰〕消石者,消之总名也。但
不经火者,谓之生消、朴消;经火者,谓之芒消、盆消。〔时珍曰〕
诸消,自晋唐以来,诸家皆执名而猜,都无定见。惟马志《开宝
本草》,以消石为地霜炼成,而芒消、马牙消是朴消炼出者,一言
足破诸家之惑矣。诸家盖因消石一名芒消,朴消一名消石朴,之
名相混,遂致费辨不决。而不知消有水火二种,形质虽同,性气

迥别也。惟《神农本经》朴消、消石二条为正。其《别录》芒消、《嘉祐》马牙消、《开宝》生消，俱系多出，今并归并之。《神农》所列朴消，即水消也，有二种，煎炼结出细芒者为芒消，结出马牙者为牙消，其凝底成块者通为朴消，其气味皆咸而寒。《神农》所列消石，即火消也，亦有二种，煎炼结出细芒者亦名芒消，结出马牙者亦名牙消，又名生消，其凝底成块者通为消石，其气味皆辛苦而大温。二消皆有芒消、牙消之称，故古方有相代之说。自唐宋以下，所用芒消、牙消，皆是水消也。南医所辨虽明，而以凝水石、猪胆煎成者为芒消，则误矣。今通正其误。其石脾一名消石者，造成假消石也。见后石脾下。

**【修治】**〔大明曰〕真消石，柳枝汤煎三周时，如汤少，即加热者，伏火即止。〔敩曰〕凡使消石，先研如粉，用鸡肠菜、柏子仁共二十五个，和作一处，丸如小帝珠子，以瓷瓶子于五斤火中煅赤，投消石四两于瓶内，连投药丸入瓶，自然伏火也。〔《抱朴子》曰〕能消柔五金，化七十二石为水。制之须用地莲子、猪牙皂角、苦参、南星、巴豆、汉防己、晚蚕砂。〔时珍曰〕熔化，投甘草入内，即伏火。

### 消石

〔气味〕苦，寒，无毒。〔《别录》曰〕辛，大寒，无毒。〔普曰〕神农：苦。扁鹊：甘。〔权曰〕咸，有小毒。〔时珍曰〕辛、苦、微咸，有小毒，阴中之阳也。得陈皮，性疏爽。〔之才曰〕火为之使，恶苦参、苦菜，畏女菀、杏仁、竹叶。

〔主治〕五脏积热，胃胀闭，涤去蓄结饮食，推陈致新，除邪气。炼之如膏，久服轻身（《本经》）。疗五脏十二经脉中百二十疾，暴伤寒，腹中大热，止烦满消渴，利小便，及瘘蚀疮。天地至神之物，能化七十二种石（《别录》）。破积散坚，治腹胀，破血，下瘰疬，泻得根出（甄权）。含咽，治喉闭（大明）。治伏暑伤冷，霍乱吐利，五种淋疾，女劳黑疸，心肠疼痛，赤眼，头痛牙痛（时珍）。

生消

〔气味〕苦，大寒，无毒。〔时珍曰〕辛、苦，大温，无毒。

〔主治〕风热癫痫，小儿惊邪瘈疭，风眩头痛，肺壅耳聋，口疮喉痹咽塞，牙颔肿痛，目赤热痛，多眵泪（《开宝》）。

【发明】〔土宿真君曰〕消石感海卤之气所产，乃天地至神之物，能寒能热，能滑能涩，能辛能苦，能酸能咸，入地千年，其色不变，七十二石，化而为水，制服草木，柔润五金，制炼八石，虽大丹亦不舍此也。〔时珍曰〕土宿所说，乃消石神化之妙。《别录》列于朴消之下，误矣。朴消属水，味咸而气寒，其性下走，不能上升，阴中之阴也。故惟荡涤肠胃积滞，折治三焦邪火。消石属火，味辛带苦微咸，而气大温，其性上升，水中之火也。故能破积散坚，治诸热病，升散三焦火郁，调和脏腑虚寒。与硫黄同用，则配类二气，均调阴阳，有升降水火之功，治冷热缓急之病。煅制礞石，则除积滞痰饮。盖硫黄之性暖而利，其性下行；消石之性暖而散，其性上行。礞石之性寒而下，消石之性暖而上。一升一降，一阴一阳，此制方之妙也。今兵家造烽火铳机等物，用消石者，直入云汉，其性升可知矣。《雷公炮炙论》序云，脑痛欲死，鼻投消末，是亦取其上升辛散，乃从治之义。《本经》言其寒，《别录》言其大寒，正与龙脑性寒之误相似。凡辛苦物未有大寒者，况此物得火则焰生，与樟脑、火酒之性同，安有性寒、大寒之理哉？《史记·仓公传》云：菑川王美人怀子不乳，来召淳于意。意往饮以茛菪药一撮,以酒饮之,旋乳。意复诊其脉躁,躁者有余病,即饮以消石一剂,出血,血如豆比五六枚而安。此去血结之验也。

【附方】新十四。

头痛欲死消石末吹鼻内,即愈(《炮炙论》)。

诸心腹痛焰消、雄黄各一钱,研细末。每点少许入眦内。名火龙丹(《集玄方》)。

腰腹诸痛方同上。

赤眼肿痛消石末,卧时,以铜箸点黍米大入目眦。至旦,以盐水洗去之(《圣惠方》)。

眼目障翳男女内外障翳,或三五个月不见效者,一点复明。好焰消一两,铜器熔化,入飞过黄丹二分,片脑二分,铜匙急抄入罐内,收之。每点少许,其效如神。兖州朱秀才忽不见物,朝夕拜天,因梦神传此方,点之而愈(《张三丰仙方》)。

风热喉痹及缠喉风病。玉钥匙:用焰消一两半,白僵蚕一钱,硼砂半两,脑子一字,为末,吹之(《三因方》)。

重舌鹅口竹沥同焰消点之(《普济方》)。

伏暑泻痢及肠风下血,或酒毒下血,一服见效,远年者不过三服。消石、舶上硫黄各一两,白矾、滑石半两,飞面四两,为末,滴水丸梧子大。每新汲水下三五十丸。名甘露丸(《普济方》)。

五种淋疾劳淋、血淋、热淋、气淋、石淋及小便不通至甚者。透格散:用消石一两,不夹泥土雪白者,生研为末。每服二钱,各依汤使。劳淋,劳倦虚损,小便不出,小腹急痛,葵子末煎汤下,通后便须服补虚丸散。血淋,小便不出时,下血疼痛满急;热淋,小便热,赤色,脐下急痛,并用冷水调下。气淋,小腹满急,尿后常有余沥,木通煎汤下。石淋,茎内痛,尿不能出,内引小腹膨胀急痛,尿下砂石,令人闷绝,将药末先入铫内,隔纸炒至纸焦为度,再研,用温水调下。小便不通,小麦汤下。卒患诸淋,只以冷水下。并空心,调药使消如水,乃服之(沈存中《灵苑方》)。

**蛟龙癥病**方见雄黄发明下。

**服石发疮**疼不可忍。用纸圈围之,中心填消石令满,以匙抄水淋之。觉不热痛,即止(《兵部手集》)。

**发背初起**恶寒啬啬,或已生疮肿癥疹。消石三两,暖水一升,泡化,待冷,青布折三重,湿搨赤处,热即换,频易取瘥(《外台秘要》)。

**女劳黑疸**〔仲景曰〕黄家日晡发热,反恶寒,此为女劳得之。膀胱急,少腹满,身尽黄,额上黑,足下热,因作黑疸。腹胀如水,大便黑,时溏,非水也。腹满者难治。消石、矾石烧等分,为末。以大麦粥汁和服方寸匕,日三。病随大小便去,小便黄,大便黑,是其候也(《金匮》)。

**手足不遂**大风,及丹石热风不遂。用消石一两,生乌麻油二斤,置铛中,以土墼盖口,纸泥固济,火煎。初时气腥,熟则气香。更以生麻油二升,合煎得所,收不津器中。服时坐室中,重作小纸屋,燃火于内,服一大合,发汗,力壮者日二服。三七日,头面疱疮皆减也,然必以火为使(波罗门僧方)。

## 硇砂 硇音铙。○《唐本草》

**【释名】**碙砂(音硇)、狄盐(《日华》)、北庭砂(《四声》)、气砂(《图经》)、透骨将军(《土宿》)。〔时珍曰〕硇砂性毒。服之使人硇乱,故曰硇砂。狄人以当盐食。《土宿本草》云:硇性透物,五金籍之以为先锋,故号为透骨将军。〔炳曰〕生北庭者为上,人呼为北庭砂。

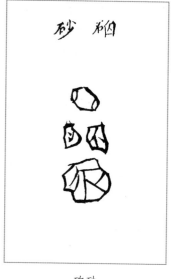

硇砂

【集解】〔恭曰〕硇砂出西戎，形如牙消，光净者良。〔颂曰〕今西凉夏国及河东、陕西近边州郡亦有之。然西戎来者颗块光明，大者有如拳，重三五两，小者如指面，入药最紧。边界出者，杂碎如麻豆粒，又夹砂石，用之须水飞澄去土石讫，亦无力，彼人谓之气砂。〔时珍曰〕硇砂亦消石之类，乃卤液所结，出于青海，与月华相射而生，附盐而成质，虏人采取淋炼而成。状如盐块，以白净者为良。其性至透，用黝罐盛悬火上则常干，或加干姜同收亦良。若近冷及得湿，即化为水或渗失也。《一统志》云：临洮兰县有洞出硇砂。张匡邺《行程记》云：高昌北庭山中，常有烟气涌起而无云雾，至夕光焰若炬火，照见禽鼠皆赤色，谓之火焰山。采硇砂者，乘木屐取之，若皮底即焦矣。北庭即今西域火州也。

【修治】〔宗奭曰〕凡用须水飞过，去尘秽，入瓷器中，重汤煮干，则杀其毒。〔时珍曰〕今时人多用水飞净，醋煮干如霜，刮下用之。

【气味】咸、苦、辛，温，有毒。〔恭曰〕不宜多服。柔金银，可为焊药。〔权曰〕酸、咸，有大毒。能消五金八石，腐坏人肠胃。生食之，化人心为血。中其毒者，生绿豆研汁，饮一二升解之。畏浆水，忌羊血。〔大明曰〕辛、酸，暖，无毒。畏一切酸。凡修治，用黄丹、石灰作柜，煅赤使用，并无毒。世人自疑烂肉，而人被刀刃所伤，以之罨傅，当时生痂。〔藏器曰〕其性大热，服之有暴热损发，云温者误也。〔《抱朴子》曰〕伏硇药甚多：牡蛎、海螵蛸、晚蚕砂、羊酮骨、河豚鱼胶、鱼腥草、萝卜、独帚、卷柏、羊蹄、商陆、冬瓜、羊踯躅、苍耳、乌梅。〔敩曰〕硇遇赤须，汞留金鼎。

**【主治】**积聚，破结血，止痛下气，疗咳嗽宿冷，去恶肉，生好肌，烂胎。亦入驴马药用（《唐本》）。主妇人丈夫羸瘦积病，血气不调，肠鸣，食饮不消，腰脚痛冷，痃癖痰饮，喉中结气，反胃吐水。令人能食肥健（藏器）。除冷病，大益阳事（甄权）。补水脏，暖子宫，消瘀血，宿食不消，食肉饱胀，夜多小便，丈夫腰胯酸重，四肢不任，妇人血气心疼，气块痃癖，及血崩带下，恶疮瘜肉。傅金疮生肉（大明）。去目翳弩肉（宗奭）。消内积（好古）。治噎膈癥瘕，积痢骨哽，除痣黡疣赘（时珍）。

**【发明】**〔藏器曰〕一飞为酸砂，二飞为伏翼，三飞为定精，色如鹅儿黄。入诸补药为丸服之，有暴热。〔颂曰〕此药近出唐世，而方书著古人单服一味伏火作丸子，亦有兼硫黄、马牙消辈合饵者，不知方出何时？殊非古法。此物本攻积聚，热而有毒，多服腐坏人肠胃，生用又能化人心为血，固非平居可饵者。而西土人用淹肉炙以当盐，食之无害，盖积习之久，自不毒也。〔宗奭曰〕金银有伪，投硇砂锅中，伪物尽消化，况人腹中有久积，岂不腐溃？〔元素曰〕硇砂破坚癖，不可独用，须入群队药中用之。〔时珍曰〕硇砂大热有毒之物，噎膈反胃积块内癥之病，用之则有神功。盖此疾皆起于七情饮食所致，痰气郁结，遂成有形，妨碍道路，吐食痛胀，非此物化消，岂能去之？其性善烂金银铜锡，庖人煮硬肉，入硇砂少许即烂，可以类推矣。所谓化人心为血者，亦甚言其不可多服尔。张果《玉洞要诀》云：北庭砂秉阴石之气，含阳毒之精，能化五金八石，去秽益阳，其功甚著，力并硫黄。独孤滔《丹房镜源》云：硇砂性有大毒，为五金之贼，有沉冷之疾，则可服之，疾减便止，多服则成拥塞痈肿。二说甚明，而唐宋医方乃有单服之法，盖欲得其助阳以纵欲，而不虞其损阴以发祸也。其方唐慎微已收附《本草》后，今亦存之，以备考者知警。

**【附方】**旧四，新二十四。

服食法硇砂丸：硇砂不计多少，入罐子内，上面更坐罐子一个，纸筋白土上下通泥了，晒干。上面罐子内盛水，以苍耳干叶为末，铺头盖底，以火烧之。火尽旋添火，水尽旋添水，从辰初起至戌一伏时，住火勿动。次日取出研，米醋面糊和丸梧子大。每服四五丸，温酒或米饮下，并无忌。久服进食无痰（《经验方》）。

元脏虚冷气攻脐腹疼痛。用硇砂一两，以纤霞草末二两和匀，用小砂罐不固济，慢火烧赤，乃入硇在罐内，不盖口，加顶火一秤，待火尽炉寒取出。用川乌头去皮脐，生研末二两，和匀，汤浸蒸饼丸梧子大。每服三丸，木香汤、醋汤任下，日一服（陈巽方）。

肾脏积冷气攻心腹疼痛，面青足冷。硇砂二两，桃仁一两去皮，酒一小盏，煎硇十余沸，去砂石，入桃仁泥，旋旋煎成膏，蒸饼和丸梧子大。每热酒下二十丸（《圣惠方》）。

积年气块脐腹痛疼。硇砂醋煮二两，木瓜三枚切，须去瓢，入硇在内，碗盛，于日中晒至瓜烂，研匀，以米醋五升，煎如稀饧，密收。用时旋以附子末和丸梧子大，热酒化下一丸（《圣惠方》）。

痃癖癥块硇砂丸：治痃癖癥块，暖水脏，杀三虫，妇人血气,子宫冷。腊月收桑条灰,淋去苦汁,日干。每硇砂一两,用灰三两,以水化硇,拌灰干湿得所。以瓶盛灰半寸,入硇于内,以灰填盖固济,文武火煅赤,冷定取出,研。以箕铺纸三重,安药于上,以热水淋之,直待硇味尽即止。以钵盛汁,于热灰火中养之,常令鱼眼沸,待汁干入瓶,再煅一食顷,取出重研,以粟饭和丸绿豆大。每空心,酒下五丸,病去即止(《圣惠方》)。

**噎膈反胃**邓才《清兴方》:用北庭砂二钱,水和荞麦面包之,煅焦,待冷,取中间湿者,焙干一钱,入槟榔二钱,丁香二个,研匀。每服七厘,烧酒送下,日三服,愈即止。后吃白粥半月,仍服助胃丸药。〇孙天仁《集效方》:用北庭砂二两:一两,用人言末一两,同入罐内,文武火升三炷香,取出,灯盏上末;一两,以黄丹末一两,同入罐内,如上法升过,取末。用桑灰霜一两,研匀。每服三分,烧酒下,愈即止。〇又方:平胃散各一钱,入硇砂、生姜各五分,为末。沸汤点服二钱,当吐出黑物如石,屡验。

**一切积痢**灵砂丹:用硇砂、朱砂各二钱半,为末。用黄蜡半两,巴豆仁三七粒去膜,同入石器内,重汤煮一伏时,候豆紫色为度。去二七粒,止将一七粒同二砂研匀,溶蜡和收。每旋丸绿豆大,或三丸、五丸,淡姜汤下(《本事方》)。

**月水不通**脐腹积聚疼痛。硇砂一两,皂角五挺,去皮子,剉为末,以头醋一大盏,熬膏,入陈橘皮末三两,捣三百杵,丸梧子大。每温酒下五丸(《圣惠方》)。

**死胎不下**硇砂、当归各半两,为末。分作二服,温酒调下,如人行五里,再一服(《瑞竹堂方》)。

**喉痹口噤**硇砂、马牙消等分,研匀,点之(《圣济方》)。

**悬痈卒肿**硇砂半两,绵裹含之,咽津即安(《圣惠方》)。

**牙齿肿痛**老鼠一个去皮,以硇砂淹擦,三日肉烂化尽,取骨,瓦上焙干,为末,入樟脑一钱,蟾酥二分。每以少许点牙根上,立止(《孙氏集效方》)。

**偏头风痛**硇砂末一分,水润豉心一分,捣丸皂子大。绵包露出一头,随左右内鼻中,立效(《圣惠方》)。

**损目生瘀**赤肉弩出不退。杏仁百个,蒸熟去皮、尖研,滤取净汁,入硇砂末一钱,水煮化。日点一二次自落(《普济方》)。

**鼻中息肉**硇砂点之,即落(白飞霞方)。

**鼻中毛出**昼夜可长一二尺,渐渐粗圆如绳,痛不可忍,摘去复生,此因食猪羊血过多致生。用乳香、硇砂各一两为末,饭丸梧子大。每空心临卧各服十丸,水下。自然退落(夏子益《奇疾方》)。

**鱼骨哽咽**硇砂少许,嚼咽立下(《外台秘要》)。

**蚰蜒入耳**硇砂、胆矾等分为末。每吹一字,虫化为水(《圣济录》)。

**割甲侵肉**久不瘥。硇砂、矾石为末裹之,以瘥为度(《外台秘要》)。

**蝎虿叮螫**水调硇砂涂之,立愈(《千金方》)。

**代指肿痛**唾和白硇砂,以面作碗子,套指入内,一日瘥(《千金方》)。

**面上疣目**硇砂、硼砂、铁锈、麝香等分研,搽三次自落(《集效方》)。

**疔疮肿毒**好硇砂、雄黄等分研。以银箆刺破疮口,挤去恶血,安药一豆入内,纸花贴住即效。毒气入腹呕吐者,服护心散(《瑞竹堂方》)。

**疝气卵肿**胀痛不可忍。念珠丸:用硇砂、乳香各二钱,黄蜡一两,研溶和丸,分作一百单八丸,以绵缝,露一夜,次日取出,蛤粉为衣。每用一丸，乳香汤吞下，日二服，取效（《本事方》）。

诸劳久嗽方见《兽部》下。

**【附录】石药**（《拾遗》）〔藏器曰〕味苦，寒，无毒。主折伤内损瘀血烦闷欲死者，酒消服之。南人毒箭中人，及深山大蝮伤人，速将病者顶上十字劈之，出血水，药末傅之，并傅伤处，当上下出黄水数升，则闷解。俚人重之，以竹筒盛，带于腰，以防毒箭；亦主恶疮、热毒痈肿、赤白游风、瘘蚀等疮，并水和傅之。出贺州山内石上，似碎石、硇砂之类。

## 蓬砂《日华》

**【释名】**鹏砂（《日华》）、盆砂（《纲目》）。〔时珍曰〕名义未解。一作硼砂。或云：炼出盆中结成，谓之盆砂，如盆消之义也。

**【集解】**〔颂曰〕硼砂出南海，其状甚光莹，亦有极大块者。诸方稀用，可焊金银。〔宗奭曰〕南番者，色重褐，其味和，入药其效速；西戎者，其色白，其味焦，入药其功缓。〔时珍曰〕硼砂生西南番，有黄白二种。西者白如明矾，南者黄如桃胶，皆是炼结成，如硇砂之类。西者柔物去垢，杀五金，与消石同功，与砒石相得也。

**【气味】**苦、辛，暖，无毒。〔颂曰〕温、平。〔时珍曰〕甘、微咸，凉，无毒。〔独孤滔曰〕

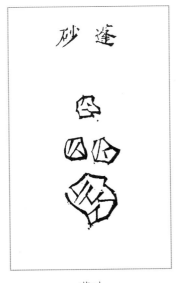

蓬砂

制汞,哑铜,结砂子。〔土宿真君曰〕知母、鹅不食草、芸薹、紫苏、甑带、何首乌,皆能伏硼砂。同砒石煅过,有变化。

**【主治】**消痰止嗽,破癥结喉痹（大明）。上焦痰热,生津液,去口气,消障翳,除噎膈反胃,积块结瘀肉,阴㿗骨哽,恶疮及口齿诸病（时珍）。

**【发明】**〔颂曰〕今医家用硼砂治咽喉,最为要切。〔宗奭曰〕含化咽津,治喉中肿痛,膈上痰热。初觉便治,不能成喉痹,亦缓取效可也。〔时珍曰〕硼砂,味甘微咸而气凉,色白而质轻,故能去胸膈上焦之热。《素问》云:热淫于内,治以咸寒,以甘缓之,是也。其性能柔五金而去垢腻,故治噎膈积聚、骨哽结核、恶肉阴㿗用之者,取其柔物也;治痰热、眼目障翳用之者,取其去垢也。洪迈《夷坚志》云:鄱阳汪友良,因食误吞一骨,哽于咽中,百计不下。恍惚梦一朱衣人曰:惟南蓬砂最妙。遂取一块含化咽汁,脱然而失。此软坚之征也。《日华》言其苦辛暖,误矣。

**【附方】**新十四。

鼻血不止硼砂一钱,水服立止（《集简方》）。

劳瘵有虫硼砂、砌砂、兔屎等分为末,蜜丸梧子大。每服七丸,生甘草一分,新水一钟,揉汁送下。自朔至望,五更时,令病人勿言,服之（《乾坤秘韫》）。

木舌肿强硼砂末,生姜片蘸揩,少时即消（《普济方》）。

咽喉谷贼肿痛。蓬砂、牙消等分为末。蜜和半钱,含咽（《直指方》）。

咽喉肿痛破棺丹:用蓬砂、白梅等分,捣丸芡子大。每噙化一丸（《经验方》）。

喉痹牙疳盆砂末吹,并擦之（《集简方》）。

骨哽在咽方见发明。

**小儿阴㿗**肿大不消。硼砂一分,水研涂之,大有效(《集玄方》)。

**饮酒不醉**先服盆砂二钱妙(《相感志》)。

**饮食毒物**硼砂四两,甘草四两,真香油一斤,瓶内浸之。遇有毒者,服油一小盏。久浸尤佳(《瑞竹堂经验方》)。

**一切恶疮**方同上。

**弩肉瘀突**南鹏砂黄色者一钱,片脑少许,研末。灯草蘸点之(《直指方》)。

**【附录】特蓬杀**(《拾遗》)〔藏器曰〕味辛、苦,温,小毒。主飞金石用之,炼丹亦须用。生西国,似石脂、蛎粉之类,能透金、石、铁无碍下通出。

## 石硫黄《本经·中品》

**【释名】**石留黄(《吴普》)、黄硇砂(《海药》)、黄牙(《镜源》)、阳侯(《纲目》)、将军(《汤液》)。〔时珍曰〕流黄秉纯阳火石之精气而结成,性质通流,色赋中黄,故名流黄。含其猛毒,为七十二石之将,故药品中号为将军。外家谓之阳侯,亦曰黄牙,又曰黄硇砂。

**【集解】**〔《别录》曰〕石流黄生东海牧羊山谷中,及太山、河西山,矾石液也。〔普曰〕或生易阳,或生河西,或五色黄是潘水石液也。烧令有紫焰,八月、九月采。〔弘景曰〕东海郡属北徐州,而箕山亦有。今第一出扶南林邑,色如鹅子初出壳者,名昆仑黄。次出外国,从蜀中来,色深而煌煌。此云矾石液,今南方则无矾石,恐不必尔。〔珣曰〕《广州记》云:生昆仑国及波斯国西方明之境,颗块莹净,不夹石者良。蜀中雅州亦出之,光腻甚好,功力不及舶上来者。〔颂曰〕今惟出南海诸番。岭外州郡或有,

石硫黄

而不甚佳。鹅黄者名昆仑黄，赤色者名石亭脂，青色者名冬结石，半白半黑者名神惊石，并不堪入药。又有一种水流黄，出广南及资州，溪涧水中流出，以茅收取熬出，号真珠黄，气腥臭，止入疮药，亦可煎炼成汁，以模写作器，亦如鹅子黄色。〔时珍曰〕凡产石流黄之处，必有温泉，作流黄气。《魏书》云：悦般国有火山，山旁石皆焦熔，流地数十里乃凝坚，即石流黄也。张华《博物志》云：西域流黄出且弥山。去高昌八百里，有山高数十丈，昼则孔中状如烟，夜则如灯光。《庚辛玉册》云：流黄有二种：石流黄，生南海琉球山中；土流黄，生于广南。以嚼之无声者为佳，舶上倭流黄亦佳。今人用配消石作烽燧烟火，为军中要物。

**【修治】**〔敩曰〕凡使勿用青赤色及半白半青、半赤半黑者。自有黄色，内莹净似物命者，贵也。凡用四两。先以龙尾蒿自然汁一镒，东流水三镒，紫背天葵汁一镒，粟遂子茎汁一镒，四件合之搅令匀。一坩锅，用六乙泥固济底下，将流黄碎之，入锅中，以前汁旋旋添入，火煮汁尽为度。再以百部末十两，柳蚛末二斤，一簇草二斤，细剉，以东流水同流黄煮二伏时。取出，去诸药，用熟甘草汤洗了，入钵研二万匝用。〔时珍曰〕凡用流黄，入丸散用，须以萝卜剜空，入流在内，合定，稻糠火煨熟，去其臭气，以紫背浮萍同煮过，消其火毒；以皂荚汤淘之，去其黑浆。一法：

打碎,以绢袋盛,用无灰酒煮三伏时用。又消石能化流为水,以竹筒盛流埋马粪中一月亦成水,名流黄液。

【气味】酸,温,有毒。〔《别录》曰〕大热。〔普曰〕神农、黄帝、雷公:咸,有毒。医和、扁鹊:苦,无毒。〔权曰〕有大毒,以黑锡煎汤解之,及食冷猪血。〔珣曰〕人能制伏归本色,服之能除百病。如有发动,宜猪肉、鸭羹、余甘子汤并解之。〔葛洪曰〕四黄惟阳侯为尊,金石煅炼者不可用,惟草木制伏者堪入药用。桑灰、益母、紫荷、菠薐、天盐、桑白皮、地骨皮、车前、马鞭草、黄檗、何首乌、石韦、荞麦、独帚、地榆、蛇床、菟丝、蓖麻、蚕砂,或灰或汁,皆可伏之。〔之才曰〕曾青为之使,畏细辛、飞廉、朴消、铁、醋。〔玄寿先生曰〕硫是矾之液,矾是铁之精,慈石是铁之母。故铁砂慈石制,入流黄立成紫粉。〔独孤滔曰〕流能干汞,见五金而黑,得水银则色赤也。

【主治】妇人阴蚀疽痔恶血,坚筋骨,除头秃。能化金银铜铁奇物(《本经》)。疗心腹积聚,邪气冷癖在胁,咳逆上气,脚冷疼弱无力,及鼻衄恶疮,下部䘌疮,止血,杀疥虫(《别录》)。治妇人血结(吴普)。下气,治腰肾久冷,除冷风顽痹,寒热。生用治疥癣,炼服主虚损泄精(甄权)。壮阳道,补筋骨劳损,风劳气,止嗽,杀脏虫邪魅(大明)。长肌肤,益气力,老人风秘,并宜炼服(李珣)。主虚寒久痢,滑泄霍乱,补命门不足,阳气暴绝,阴毒伤寒,小儿慢惊(时珍)。

【发明】〔弘景曰〕俗方用治脚弱及痼冷甚效。《仙经》颇用之,所化奇物,并是黄白术及合丹法。〔颂曰〕古方未有服饵流黄者。《本经》所用,止于治疮蚀、攻积聚、冷气脚弱等,而近世遂火炼治为常服丸散。观其治炼服食之法，殊无本源，非若乳石之有论议节度。故服之其效虽紧，而其患更速，可不戒之？土流黄辛热腥臭，止可治疥杀虫，不可服。〔宗奭曰〕今人治下元虚冷，元气将绝，久患寒泄，脾胃虚弱，垂命欲尽，服之无不效。中病当便已，不可尽剂。世人盖知用而为福，而不知其为祸，此物损益兼行故也。如病势危急，可加丸数服，少则不效，仍加附子、干姜、桂。〔好古曰〕如太白丹、来复丹，皆用流黄佐以消石，至阳佐以至阴，与仲景白通汤佐以人尿、猪胆汁大意相同。所以治内伤生冷、外冒暑热、霍乱诸病，能去格拒之寒，兼有伏阳，不得不尔。如无伏阳，只是阴证，更不必以阴药佐之。何也？流黄亦号将军，功能破邪归正，返滞还清，挺出阳精，消阴化魄。〔时珍曰〕流黄秉纯阳之精，赋大热之性，能补命门真火不足，且其性虽热而疏利大肠，又与躁涩者不同，盖亦救危妙药也。但炼制久服，则有偏胜之害。况服食者，又皆假此纵欲，自速其咎，于药何责焉？按孙升《谈圃》云：流黄，神仙药也。每岁三伏日饵百粒，去脏腑积滞有验。但流黄伏生于石下，阳气溶液凝结而就，其性大热，火炼服之，多发背疽。方勺《泊宅编》云：金液丹，乃流黄炼成，纯阳之物，有瘤冷者所宜。今夏至人多服之，反为大患。韩退之作文戒服食，而晚年服硫黄而死，可不戒乎？夏英公有冷病，服流黄、钟乳，莫之纪极，竟以寿终，此其禀受与人异也。洪迈《夷坚志》云：唐与正亦知医，能以意治疾。吴巡检病不得溲，卧则微通，立则不能涓滴，遍用通利药不效。唐问其平日自制黑锡丹常服，因悟曰：此必结砂时，硫飞去，铅不死。铅砂入膀胱，卧则偏重，犹可溲；立则正塞水道，故不通。取金液丹三百粒，分为十服，煎瞿麦汤下。铅得流气则化，累累水道下，病遂愈。流之化铅，载在经方，苟无通变，岂能臻妙？《类编》云：仁和县一吏,早衰齿落不已。一道人令以生硫黄入猪脏中煮熟捣丸,或入蒸饼丸梧子大,随意服之。饮啖倍常,步履轻捷,年逾九十,犹康健。后醉牛血,遂洞泄如金水,尪悴而死。内医官管范云:猪肪能制硫黄,此用猪脏尤妙。王枢使亦常服之。

**【附方】** 旧八,新四十一。

硫黄杯此杯配合造化,调理阴阳,夺天地冲和之气,乃水火既济之方。不冷不热,不缓不急,有延年却老之功,脱胎换骨之妙。大能清上实下,升降阴阳。通九窍,杀九虫,除梦泄,悦容颜,解头风,开胸膈,化痰涎,明耳目,润肌肤,添精髓,蠲痃坠。又治妇人血海枯寒,赤白带下。其法用瓷碗以胡桃擦过,用无砂石流黄生熔成汁,入明矾少许,则尘垢悉浮,以杖掠去,绵滤过,再入碗熔化,倾入杯内,荡成杯,取出,埋土中一夜,木贼打光用之。欲红入朱砂,欲青则入葡萄,研匀同煮成。每用热酒二杯,清早空心温服,则百病皆除,无出此方也。

紫霞杯叶石林《水云录》云:用流黄袋盛,悬罐内,以紫背浮萍同水煮之,数十沸取出,候干研末十两。用珍珠、琥珀、乳香、雄黄、朱砂、羊起石、赤石脂、片脑、紫粉、白芷、甘松、三奈、木香、血竭、没药、韶脑、安息香各一钱,麝香七分,金箔二十片,为末,入铜杓中,慢火熔化。以好样酒杯一个,周围以粉纸包裹,中开一孔,倾硫入内,旋转令匀,投冷水中取出。每旦盛酒饮二三杯,功同上方。昔中书刘景辉因遘劳瘵,于太白山中遇一老仙,亲授是方,服之果愈。人能清心寡欲而服此,仙缘可到也。

金液丹固真气,暖丹田,坚筋骨,壮阳道。除久寒痼冷,补劳伤虚损。治男子腰肾久冷,心腹积聚,胁下冷痛,腹中诸虫,失精遗尿,形羸力劣,腰膝痛弱,冷风顽痹,上气魟血,咳逆寒热,霍乱转筋,虚滑下利。又治痔瘘湿蟹生疮,下血不止,及妇人血结寒热,阴蚀疽痔等。用石流黄十两研末,用瓷盒盛,以水和赤石脂封口,盐泥固济,日干。地内先埋一小罐,盛水令满,安盒在内,用泥固济。慢火养七日七夜,候足加顶火一斤煅,俟冷取出研末。每一两,用蒸饼一两,水浸为丸,如梧子大。每服三十丸至百丸,空心米饮服。又治伤寒身冷脉微,或吐或利,或自汗不止,或小便不禁,并宜服之,得身热脉出为度(《惠民和剂局方》)。

**暖益腰膝**王方平通灵玉粉散:治腰膝,暖水脏,益颜色,其功不可具载。流黄半斤,桑柴灰五斗,淋取汁,煮三伏时。以铁匙抄于火上试之,伏火即止。候干,以大火煅之。如未伏更煮,以伏为度。煅了研末。穿地坑一尺二寸,投水于中,待水清,取和硫末,坩锅内煎如膏。铁钱抄出,细研,饭丸麻子大。每空心盐汤下十丸,极有效验。乡人王昭遂服之,年九十,颜貌如童子,力倍常人(杜光庭《玉函方》)。

**风毒脚气**痹弱。流黄末三两,钟乳五升,煮沸入水,煎至三升,每服三合。○又法:牛乳三升,煎一升半,以五合调硫黄末一两服,厚盖取汗,勿见风。未汗再服,将息调理数日,更服。北人用此多效。亦可煎为丸服(《肘后方》)。

**阴证伤寒**极冷,厥逆烦躁,腹痛无脉,危甚者。舶上流黄为末,艾汤服三钱,就得睡汗出而愈(《本事方》)。

**阴阳二毒**伤寒。黑龙丹:用舶上流黄一两,柳木槌研二三日。巴豆一两,和壳,计个数,用三升铛子一口,将硫铺底,安豆于上,以酽米醋半斤浇之。盏子紧合定,醋纸固缝,频以醋润之。文武火熬,候豆作声,可一半为度,急将铛子离火,即便入臼中捣细。再以醋两茶脚洗铛中药入臼,旋下蒸饼捣丸鸡头子大。若是阴毒,用椒四十九粒,葱白二茎,水一盏,煎六分,热吞下一丸;阳毒,用豆豉四十九粒,葱白一茎,水一盏,煎同前,吞下不得嚼破。经五六日方可服之。若未传入，或未及日数，不可服。有孕妇人吐泻，亦可服（《博济方》）。

**一切冷气**积块作痛。流黄、焰消各四两结砂，青皮、陈皮各四两，为末，糊丸梧子大。每空心米饮下三十丸（鲍氏方）。

**元脏久冷**腹痛虚泄。应急玉粉丹：用生流黄五两，青盐一两，细研，以蒸饼丸绿豆大。每服五丸，空心热酒下，以食压之（《经验方》）。

**元脏冷泄**腹痛虚极。流黄一两，黄蜡化丸梧子大。每服五丸，新汲水下。一加青盐二钱，蒸饼和丸，酒下（《普济方》）。

**气虚暴泄**日夜三二十行，腹痛不止，夏月路行，备急最妙。朝真丹：用流黄二两，枯矾半两，研细，水浸蒸饼丸梧子大，朱砂为衣。每服十五丸至二十丸，温水下，或米饮盐汤任下（孙尚药《秘宝方》）。

**伏暑伤冷**二气交错，中脘痞结，或泄或呕，或霍乱厥逆。二气丹：流黄、消石等分研末，石器炒成砂，再研，糯米糊丸梧子大。每服四十丸，新井水下（《济生方》）。

**伤暑吐泻**流黄、滑石等分为末。每服一钱，米饮下，即止（《救急良方》）。

**霍乱吐泻**流黄一两，胡椒五钱，为末，黄蜡一两化，丸皂子大。每凉水下一丸（《圣济录》）。

**小儿吐泻**不拘冷热，惊吐反胃，一切吐利，诸治不效者。二气散：用流黄半两，水银二钱半，研不见星。每服一字至半钱，生姜水调下，其吐立止。或同炒结砂为丸，方见灵砂下（钱氏《小儿方》）。

**反胃呕吐**方见水银。

**脾虚下白**脾胃虚冷，停水滞气，凝成白涕下出。舶上流黄一两研末,炒面一分同研,滴冷热水丸梧子大。每米汤下五十丸(杨子建《护命方》)。

**下痢虚寒**流黄半两,蓖麻仁七个,为末。填脐中,以衣隔,热汤熨之,止乃已(《仁存方》)。

**协热下痢**赤白。用流黄、蛤粉等分为末,糊丸梧子大。每服十五丸,米饮下(《指南方》)。

**肠风下血**方见鲫鱼。

**老人冷秘**风秘或泄泻,暖元脏,除积冷,温脾胃,进饮食,治心腹一切疞癖冷气。流黄柳木槌研细,半夏汤泡七次焙研,等分,生姜自然汁调蒸饼和杵百下,丸梧子大。每服十五丸至二十丸,空心温酒或姜汤下,妇人醋汤下(《和剂局方》)。

**久疟不止**鲍氏方:用流黄、朱砂等分为末。每服二钱,腊茶清,发日五更服。当日或大作或不作,皆其效也。寒多倍硫,热多倍砂。〇朱氏方:用流黄、腊茶等分为末。发日早冷水服二钱,二服效。寒多加流,热多加茶。

**酒鳖气鳖**嗜酒任气,血凝于气,则为气鳖。嗜酒痼冷,败血入酒,则为血鳖。摇头掉尾,大者如鳖,小者如钱。上侵人喉,下蚀人肛,或附胁背,或隐肠腹。用生流黄末,老酒调下,常服之(《直指方》)。

**咳逆打呃**流黄烧烟,嗅之立止(《医方摘要》)。

**头痛头风**如神丹:光明流黄、消石各一两,细研,水丸芡子大。空心嚼一丸,茶下(《普济方》)。

**肾虚头痛**《圣惠方》:用流黄一两,胡粉半两,为末,饭丸梧子大。痛时冷水服五丸,即止。〇《本事方》:用流黄末、食盐等分,水调生面糊丸梧子大。每薄荷茶下五丸。〇《普济方》:用生流黄六钱,乌药四钱,为末,蒸饼丸梧子大。每服三五丸,食后茶清下。

**鼻上作痛** 上品流黄末，冷水调搽（《澹寮方》）。

**酒齄赤鼻** 生流黄半两，杏仁二钱，轻粉一钱，夜夜搽之。〇《瑞竹堂方》用舶上流黄、鸡心槟榔等分，片脑少许，为末。绢包，日日擦之。加蓖麻油更妙。

**鼻面紫风** 乃风热上攻阳明经络，亦治风刺瘾疹。舶上流黄、白矾枯等分，为末。每以黄丹少许，以津液和涂之，一月见效（《宣明方》）。

**身面疣目** 蜡纸卷流黄末少许，以火烧点之，淬之有声便拨，根去（《普济方》）。

**病疡风病** 白色成片。以布拭，醋摩流黄、附子涂之，或流黄、白矾擦之（《集验方》）。

**小儿聤耳** 流黄末和蜡作挺插之，日二易（《千金方》）。

**小儿口疮** 糜烂。生流黄水调，涂手心、足心。效即洗去（危氏《得效方》）。

**耳卒聋闭** 流黄、雄黄等分研末。绵裹塞耳，数日即闻人语也（《千金方》）。

**诸疮弩肉** 如蛇出数寸。流黄末一两，肉上薄之，即缩（《圣惠方》）。

**痛疽不合** 石流黄粉，以箸蘸插入孔中，以瘥为度（《外台秘要》）。

**一切恶疮** 真君妙神散：用好流黄三两，荞麦粉二两，为末，井水和捏作小饼，日干收之。临用细研，新汲水调傅之。痛者即不痛，不痛则即痛而愈（坦仙《皆效方》）。

**疥疮有虫** 流黄末，以鸡子煎香油调搽，极效（《救急良方》）。

**顽癣不愈** 倾过银有盖罐子，入流黄一两熔化，取起冷定打开,取流同盖研末,搽之(《孙氏集效方》)。

疠风有虫流黄末酒调少许,饮汁。或加大风子油更好(《直指方》)。

女子阴疮流黄末傅之,瘥乃止(《肘后方》)。

玉门宽冷流黄煎水频洗(《心传方》)。

小儿夜啼流黄二钱半,铅丹二两,研匀,瓶固煅过,埋土中七日取出,饭丸黍米大。每服二丸,冷水下(《普济方》)。

阴湿疮疱流黄傅之,日三(梅师方)。

## 石流赤《别录·有名未用》

【释名】石亭脂(《图经》)、石流丹(弘景)、石流芝(《纲目》)。

【集解】〔《别录》曰〕理如石耆,生山石间。〔普曰〕生羌道山谷。〔时珍曰〕此即流黄之多赤者,名石亭脂,而近世通呼流黄为石亭脂,亦未考此也。按《抱朴子》云:石流丹,石之赤精,石流黄之类也。浸溢于涯岸之间,其濡湿者可丸服,坚结者可散服。五岳皆有,而箕山为多,许由、巢父服之,即石流芝是矣。

【气味】苦,温,无毒。

【主治】妇人带下,止血。轻身长年(《别录》)。壮阳除冷,治疮杀虫,功同流黄(时珍)。

【附方】新二。

赤鼻作痛紫色石亭脂,红色次之,黄色勿用。研末,冷水调搽,半月绝根(《圣济录》)。

风湿脚气石亭脂生用一两,川乌头生一两,无名异二两,为末,葱白自然汁和丸梧子大。每服一钱,空心淡茶、生葱吞下,日一服(《瑞竹堂方》)。

## 石流青《别录·有名未用》

**【释名】**冬结石(《图经》)。〔《别录》曰〕生武都山石间,青白色,故名。〔时珍曰〕此流黄之多青色者。苏颂《图经》言石亭脂、冬结石并不堪入药,未深考此也。

**【气味】**酸,温,无毒。

**【主治】**疗泄,益肝气,明目。轻身长年(《别录》)。治疮杀虫,功同流黄(时珍)。

**【附录】**流黄香(《拾遗》)〔藏器曰〕味辛,温,无毒。去恶气,除冷杀虫。似流黄而香。云出都昆国,在扶南南三千里。

## 矾石《本经·上品》

〔校正〕并入《海药》波斯矾、《嘉祐》柳絮矾。

**【释名】**涅石(《纲目》)、羽涅(《本经》)、羽泽(《别录》),煅枯者名巴石(《传信方》),轻白者名柳絮矾(《嘉祐》)。〔时珍曰〕矾者,燔也,燔石而成也。《山海经》云:女床之山,其阴多涅石。郭璞注云:矾石也。楚人名涅石,秦人名为羽涅。

**【集解】**〔《别录》曰〕矾石生河西山谷,及陇西武都、石门,采无时。能使铁为铜。〔弘景曰〕今出益州北部西川,从河西来。色青白,生者名马齿矾。炼成纯白名白矾,蜀人以当消石。其黄黑者名鸡屎矾,不入药用,惟堪镀作以合熟铜。投苦酒中,涂铁皆作铜色。外虽铜色,内质不变。〔恭曰〕矾石有五种:白矾多入药用;青、黑二矾,疗疳及疮;黄矾亦疗疮生肉,兼染皮;绛矾本来绿色,烧之乃赤,故名绛矾。〔颂曰〕矾石初生皆石也,采得烧碎煎炼,乃成矾也。凡有五种,其色各异,白矾、黄矾、绿

矾石

矾、黑矾、绛矾也。今白矾出晋州、慈州、无为军，入药及染人所用甚多。黄矾丹灶家所须，亦入药。黑矾惟出西戎，亦谓之皂矾，染须鬓药用之，亦染皮用。绿矾入咽喉口齿药及染色。绛矾烧之则赤，今亦稀见。又有矾精、矾蝴蝶、巴石、柳絮矾，皆是白矾也。炼白矾时，候其极沸，盘心有溅溢，如物飞出，以铁匕接之，作虫形者，矾蝴蝶也。但成块光莹如水精者，矾精也。二者入药，力紧于常矾。其煎炼而成，轻虚如绵絮者，柳絮矾。其烧汁至尽，色白如雪者，谓之巴石。〔珣曰〕波斯、大秦所出白矾，色白而莹净，内有束针文，入丹灶家，功力逾于河西、石门者，近日文州诸番往往有之。波斯又出金线矾，打破内有金线文者为上，多入烧炼家用。〔时珍曰〕矾石折而辨之，不止于五种也。白矾，方士谓之白君，出晋地者上，青州、吴中者次之。洁白者为雪矾；光明者为明矾，亦名云母矾；文如束针，状如粉扑者，为波斯白矾，并入药为良。黑矾，铅矾也，出晋地，其状如黑泥者，为昆仑矾；其状如赤石脂有金星者，为铁矾；其状如紫石英，火引之成金线，画刀上即紫赤色者，为波斯紫矾，并不入服饵药，惟丹灶及疮家用之。绿矾、绛矾、黄矾俱见本条。其杂色者，则有鸡屎矾、鸭屎矾、鸡毛矾、粥矾，皆下品，亦入外丹家用。

**【修治】**〔敩曰〕凡使白矾石，以瓷瓶盛，于火中煅令内外通赤，用钳揭起盖，旋安石蜂巢入内烧之。每十两用巢六两，烧尽为度。取出放冷，研粉，以纸裹，安五寸深土坑中一宿，取用。又法：取光明如水晶，酸、咸、涩味全者，研粉。以瓷瓶用六一泥泥之，待干，入粉三升在内，旋旋入五方草、紫背天葵各自然汁一镒，下火逼令药汁干，盖了瓶口，更泥上下，用火一百斤煅之。从巳至未，去火取出，其色如银，研如轻粉用之。〔时珍曰〕今人但煅干汁用，谓之枯矾，不煅者为生矾。若入服食，须循法度。按《九鼎神丹秘诀》，炼矾石入服食法：用新桑合檊一具。于密室净扫，以火烧地令热，洒水于上，或洒苦酒于上，乃布白矾于地上，以檊覆之，四面以灰拥定。一日夜，其石精皆飞于檊上，扫取收之。未尽者，更如前法，数遍乃止，此为矾精。若欲作水，即以扫下矾精一斤，纳三年苦酒一斗中清之，号曰矾华，百日弥佳。若急用之，七日亦可。

**【气味】**酸，寒，无毒。〔普曰〕神农、岐伯：酸。久服伤人骨。扁鹊：咸。雷公：酸，无毒。〔权曰〕涩，凉，有小毒。〔之才曰〕甘草为之使，恶牡蛎，畏麻黄。〔独孤滔曰〕红心灰藋制矾。

**【主治】**寒热，泄痢白沃，阴蚀恶疮，目痛，坚骨齿。炼饵服之，轻身不老增年（《本经》）。除固热在骨髓，去鼻中瘜肉（《别录》）。除风去热，消痰止渴，暖水脏，治中风失音。和桃仁、葱汤浴，可出汗（大明）。生含咽津，治急喉痹。疗鼻衄齆鼻，鼠漏瘰疬疥癣（甄权）。枯矾贴嵌甲，牙缝中血出如衄（宗奭）。吐下痰涎饮澼，燥湿解毒追涎，止血定痛，食恶肉，生好肉，治痈疽疔肿恶疮，癫痫疸疾，通大小便，口齿眼目诸病，虎犬蛇蝎百虫伤（时珍）。

波斯白矾《海药》

〔气味〕酸、涩，温，无毒。

〔主治〕赤白漏下阴蚀，泄痢疮疥，解一切虫蛇等毒，去目赤暴肿齿痛，火炼之良（李珣）。

柳絮矾《嘉祐》

〔气味〕同矾石。

〔主治〕消痰止渴，润心肺（大明）。

**【发明】**〔弘景曰〕俗中合药，火熬令燥，以疗齿痛，多则坏齿，即伤骨之证也。而《经》云坚骨齿，诚为可疑。〔宗奭曰〕不可多服，损心肺，却水故也。水化书纸上，才干则水不能濡，故知其性却水也。治膈下涎药多用者，此意尔。〔时珍曰〕矾石之用有四：吐利风热之痰涎，取其酸苦涌泄也；治诸血痛脱肛阴挺疮疡，取其酸涩而收也；治痰饮泄痢崩带风眼，取其收而燥湿也；治喉痹痈疽中蛊蛇虫伤螫，取其解毒也。按李迅《痈疽方》云：凡人病痈疽发背，不问老少，皆宜服黄矾丸。服至一两以上，无不作效，最止疼痛，不动脏腑，活人不可胜数。用明亮白矾一两生研，以好黄蜡七钱熔化，和丸梧子大。每服十丸，渐加至二十丸，熟水送下。如未破则内消，已破即便合。如服金石发疮者，引以白矾末一二匙，温酒调下，亦三五服见效。有人遍身生疮，状如蛇头，服此亦效。诸方俱称奇效，但一日中服近百粒，则有力。此药不惟止痛生肌，能防毒气内攻，护膜止泻，托里化脓之功甚大，服至半斤尤佳，不可欺其浅近，要知白矾大能解毒也。今人名为蜡矾丸，用之委有效验。

**【附方】**旧二十六，新六十。

中风痰厥四肢不收，气闭膈塞者。白矾一两，牙皂角五钱，为末。每服一钱，温水调下，吐痰为度（陈师古方）。

胸中痰澼头痛不欲食。矾石一两，水二升，煮一升，纳蜜半合，顿服。须臾大吐，未吐，饮少热汤引之（《外台秘要》）。

风痰痫病化痰丸：生白矾一两，细茶五钱，为末，炼蜜丸如梧子大。一岁十丸，茶汤下；大人，五十丸。久服，痰自大便中出，断病根（邓笔峰《杂兴》）。

小儿胎寒躽啼发痫。白矾煅半日，枣肉丸黍米大。每乳下一丸，愈乃止，去痰良（《保幼大全》）。

产后不语胡氏孤凤散：用生白矾末一钱，熟水调下（《妇人良方》）。

牙关紧急不开者。白矾、盐花等分搽之，涎出自开（《集简方》）。

走马喉痹用生白矾末涂于绵针上，按于喉中，立破。绵针者，用榆条，上以绵缠作枣大也（《儒门事亲》方）。

喉痈乳蛾《济生》帐带散：用矾三钱，铁铫内熔化，入劈开巴豆三粒，煎干去豆，研矾用之，入喉立愈。甚者，以醋调灌之。亦名通关散。○法制乌龙胆：用白矾末盛入猪胆中，风干研末。每吹一钱入喉，取涎出妙。

咽喉谷贼肿痛。生矾石末少少点肿处，吐涎，以痒为度（《圣惠方》）。

风热喉痛白矾半斤，研末化水，新砖一片，浸透取晒，又浸又晒，至水干，入粪厕中浸一月，取洗，安阴处，待霜出扫收。每服半钱，水下（《普济方》）。

悬痈垂长咽中妨闷。白矾烧灰、盐花等分，为末。箸头频点药在上，去涎（孙用和《秘宝方》）。

小儿舌膜初生小儿有白膜皮裹舌，或遍舌根。可以指甲刮破令血出，以烧矾末半绿豆许傅之。若不摘去，其儿必哑（姚和众《至宝方》）。

牙齿肿痛白矾一两烧灰，大露蜂房一两微炙，为散。每用二钱，水煎含漱去涎（《简要济众方》）。

**患齿碎坏**欲尽者。常以绵裹矾石含嚼，吐去汁（《肘后方》）。

**齿龈血出**不止。矾石一两烧，水三升，煮一升，含漱（《千金方》）。

**木舌肿强**白矾、桂心等分，为末。安舌下（《圣惠方》）。

**太阴口疮**生甘草二寸，白矾一粟大，嚼之，咽津（《活法机要》）。

**口舌生疮**下虚上壅。定斋方：用白矾泡汤濯足。○张子和方：用白矾末、黄丹水飞炒等分研，擦之。

**小儿鹅口**满口白烂。枯矾一钱，朱砂二分，为末。每以少许傅之，日三次，神验（《普济方》）。

**小儿舌疮**饮乳不得。白矾和鸡子置醋中，涂儿足底，二七日愈（《千金方》）。

**口中气臭**明矾入麝香为末，擦牙上（《生生编》）。

**衄血不止**枯矾末吹之，妙（《圣济方》）。

**鼻中瘜肉**《千金》：用矾烧末，猪脂和，绵裹塞之。数日瘜肉随药出。○一方：用明矾一两，蓖麻仁七个，盐梅肉五个，麝香一字，杵丸。绵裹塞之，化水自下也。

**眉毛脱落**白矾十两烧研，蒸饼丸梧子大。每空心温水下七丸，日加一丸，至四十九日减一丸，周而复始，以愈为度（《圣济录》）。

**发斑怪证**有人眼赤鼻张，大喘，浑身出斑，毛发如铜铁，乃热毒气结于下焦也。白矾、滑石各一两为末，作一服。水三碗，煎减半，不住服，尽即安（夏子益《奇疾方》）。

**目翳胬肉**白矾石纳黍米大入目，令泪出。日日用之，恶汁去尽，其疾日减（《外台秘要》）。

目生白膜<sub></sub>矾石一升，水四合，铜器中煎半合，入少蜜调之，以绵滤过。每日点三四度（姚和众《延龄至宝方》）。

赤目风肿<sub></sub>甘草水磨明矾傅眼胞上效。或用枯矾频擦眉心（《集简方》）。

烂弦风眼<sub></sub>白矾煅一两，铜青三钱，研末，汤泡澄清，点洗（《永类方》）。

聤耳出汁<sub></sub>枯矾一两，铅丹炒一钱，为末，日吹之（《圣济录》）。

卒死壮热<sub></sub>矾石半斤，水一斗半，煮汤浸脚及踝，即得苏也（《肘后方》）。

脚气冲心<sub></sub>白矾三两。水一斗五升，煎沸浸洗（《千金方》）。

风湿膝痛<sub></sub>脚膝风湿，虚汗，少力多痛，及阴汗。烧矾末一匙头，投沸汤，淋洗痛处（《御药院方》）。

黄肿水肿<sub></sub>推车丸：用明矾二两，青矾一两，白面半斤，同炒令赤，以醋煮米粉糊为丸。枣汤下三十丸（《济急方》）。

女劳黄疸<sub></sub>黄家，日晡发热而反恶寒，膀胱急，少腹满，身尽黄，额上黑，足下热，因作黑疸。其腹胀如水状，大便必黑，时溏，此女劳之病，非水也。自大劳大热，交接后入水所致。腹满者难治。用矾石烧、消石熬黄等分，为散。以大麦粥汁和服方寸匕。日三服。病从大小便去，小便正黄，大便正黑，是其候也（张仲景《金匮方》）。

妇人黄疸<sub></sub>经水不调，房事触犯所致。白矾、黄蜡各半两，陈橘皮三钱，为末，化蜡丸梧子大。每服五十丸，以滋血汤或调经汤下（《济阴方》）。

妇人白沃<sub></sub>经水不利，子脏坚癖，中有干血，下白物。用矾石三分烧，杏仁一分，研匀，炼蜜丸枣核大，纳入脏中，日一易之（张仲景《金匮方》）。

妇人阴脱作痒。矾石烧研，空心酒服方寸匕，日三（《千金翼》）。

男妇遗尿枯白矾、牡蛎粉等分，为末。每服方寸匕，温酒下，日三服（余居士《选奇方》）。

二便不通白矾末填满脐中，以新汲水滴之，觉冷透腹内，即自然通。脐平者，以纸围环之（《经验方》）。

霍乱吐泻枯白矾末一钱，百沸汤调下（华佗《危病方》）。

伏暑泄泻玉华丹：白矾煅为末，醋糊为丸。量大小，用木瓜汤下（《经验方》）。

老人泄泻不止。枯白矾一两，诃黎勒煨七钱半，为末。米饮服二钱，取愈（《太平圣惠方》）。

赤白痢下白矾飞过为末，好醋、飞罗面为丸梧子大。赤痢甘草汤，白痢干姜汤下（《生生方》）。

气痢不止巴石丸：取白矾一大斤，以炭火净地烧令汁尽，其色如雪，谓之巴石。取一两研末，熟猪肝作丸梧子大。空腹，量人加减。水牛肝更佳。如素食人，以蒸饼为丸。或云白矾中青黑者，名巴石（刘禹锡《传信方》）。

冷劳泄痢食少，诸药不效。白矾三两烧，羊肝一具去脂，酽醋三升煮烂，擂泥和丸梧子大。每服二十丸，米饮下，早夜各一服（《普济方》）。

泄泻下痢白龙丹：用明矾枯过为末，飞罗面醋打糊丸梧子大。每服二三十丸，白痢姜汤下，赤痢甘草汤下，泄泻米汤下（《经验方》）。

疟疾寒热即上方，用东南桃心七个，煎汤下。

反胃呕吐白矾、流黄各二两，铫内烧过，入朱砂一分，为末，面糊丸小豆大。每姜汤下十五丸。○又方：白矾枯三两，蒸饼丸梧子大。每空心米饮服十五丸（《普济方》）。

**化痰治嗽**明矾二两，生参末一两，苦醋二升，熬为膏子，以油纸包收，旋丸豌豆大。每用一丸，放舌下，其嗽立止，痰即消。○定西侯方：只用明矾末，醋糊丸梧子大。每睡时茶下二三十丸。○《摘要》：用明矾半生半烧，山栀子炒黑，等分为末，姜汁糊为丸。如上服。○《杂兴方》：用白明矾、建茶等分为末，糊丸服。

**诸心气痛**《儒门事亲》方：用生矾一皂子大，醋一盏，煎七分服，立止。○邵真人方：用明矾一两烧，朱砂一钱，金箔三个，为末。每服一钱半，空心白汤下。

**中诸蛊毒**晋矾、建茶等分，为末。新汲水调下二钱，泻吐即效。未吐再服（《济生方》）。

**蛇虫诸毒**毒蛇、射工、沙虱等伤人，口噤目黑，手足直，毒气入腹。白矾、甘草等分，为末。冷水服二钱（《瑞竹堂方》）。

**驴马汗毒**所伤疮痛。白矾飞过，黄丹炒紫，等分，贴之（王氏《博济方》）。

**虎犬伤人**矾末纳入裹之，止痛尤妙（《肘后方》）。

**蛇咬蝎螫**烧刀矛头令赤，置白矾于上，汁出热滴之，立瘥。此神验之方也。真元十三年，有两僧流南方，到邓州，俱为蛇啮，令用此法便瘥，更无他苦（刘禹锡《传信方》）。

**壁镜毒人**必死。白矾涂之（《太平广记》）。

**刀斧金疮**白矾、黄丹等分为末。傅之最妙（《救急方》）。

**折伤止痛**白矾末一匙，泡汤一碗，帕蘸乘热熨伤处。少时痛止，然后排整筋骨，点药（《灵苑方》）。

**漆疮作痒**白矾汤拭之（《千金方》）。

**牛皮癣疮**石榴皮蘸明矾末抹之。切勿用醋，即虫沉下

（《直指方》）。

小儿风疹作痒。白矾烧投热酒中，马尾搵酒涂之（《子母秘录》）。

小儿脐肿出汁不止。白矾烧灰傅之（《圣惠方》）。

干湿头疮白矾半生半煅，酒调涂上（《生生编》）。

身面瘊子白矾、地肤子等分，煎水。频洗之（《多能鄙事》）。

腋下胡臭矾石绢袋盛之，常粉腋下，甚妙（许尧臣方）。

鱼口疮毒白矾枯研，寒食面糊调。傅上，即消（《救急良方》）。

阴疮作臼取高昌白矾、麻仁等分，研末，猪脂和膏。先以槐白皮煎汤洗过，涂之。外以楸叶贴上。不过三度愈（葛洪《肘后方》）。

足疮生虫南方地卑湿，人多患足疮，岁久生虫如蛭，乃风毒攻注而然。用牛或羊或猪肚，去粪不洗，研如泥，看疮大小，入煅过泥矾半两。已上研匀，涂帛上贴之。须臾痒入心，徐徐连帛取下，火上炙之。虫出，丝发马尾千万，或青白赤黑，以汤洗之。三日一作，不过数次，虫尽疮愈（南宫从《岣嵝神书》）。

嵌甲作疮足趾甲入肉作疮，不可履靴。矾石烧灰傅之，蚀恶肉，生好肉。细细割去甲角，旬日取愈，此方神效（《肘后方》）。

鸡眼肉刺枯矾、黄丹、朴消等分，为末，搽之。次日浴二三次，即愈（《多能鄙事》）。

冷疮成漏明矾半生半飞，飞者生肉，生者追脓；五灵脂水飞，各半钱为末。以皮纸裁条，唾和末作小撚子，香油捏湿，于末拖过，剪作大小撚，安入漏，早安午换。候脓出尽后，有些小血出，方得干水住药，自然生肉痊好（《普济方》）。

鱼睛丁疮枯矾末，寒食面糊调贴。消肿无脓（崔氏方）。

丁疮肿毒雪白矾末五钱,葱白煨熟,捣和丸梧子大。每服二钱五分,以酒送下,未效再服。久病、孕妇不可服(《卫生宝鉴》)。

痈疽肿毒方见前发明下。

阴汗湿痒枯矾扑之。○又泡汤沃洗(《御药院方》)。

交接劳复卵肿或缩入,腹痛欲绝。矾石一分,消三分,大麦粥清服方寸匕,日三服,热毒从二便出也(《肘后方》)。

女人阴痛矾石三分炒,甘草末半分,绵裹导之,取瘥(《肘后百一方》)。

丁肿恶疮二仙散:用生矾、黄丹临时等分。以三棱针刺血,待尽傅之。不过三上,决愈。乃太医李管勾方(《卫生宝鉴》)。

虫蛇兽毒及蛊毒。生明矾、明雄黄等分,于端午日研末,黄蜡和丸梧子大。每服七丸,念药王菩萨七遍,熟水送下(《东坡良方》)。

## 绿矾《日华》

【释名】皂矾(《纲目》)、青矾(《唐本》)。煅赤者名绛矾(《唐本》)、矾红(《《普济方》》)。〔时珍曰〕绿矾可以染皂色,故谓之皂矾。又黑矾亦名皂矾,不堪服食,惟疮家用之。煅赤者俗名矾红,以别朱红。

【集解】〔颂曰〕绿矾出隰州温泉县、池州铜陵县,并煎矾处生焉。初生皆石也,煎炼乃成。其形似朴消而绿色,取置铁板上,聚炭烧之,矾沸流出,色赤如金汁者,是真也。沸定时,汁尽,则色如黄丹。又有皂荚矾,或云即绿矾也。〔恭曰〕绿矾新出窟未见风者,正如琉璃色,人以为石胆。烧之赤色,故名绛矾。出瓜州者良。〔时珍曰〕绿矾晋地、河内、西安、沙州皆出之,状如焰消。其中拣出深青莹净者,即为青矾;煅过变赤,则为绛矾。入

绿矾

圬墁及漆匠家多用之,然货者亦杂以沙土为块。昔人往往以青矾为石胆,误矣。

【气味】酸,凉,无毒。

【主治】疥及诸疮（苏恭）。喉痹虫牙口疮,恶疮疥癣。酿鲫鱼烧灰服,疗肠风泻血（大明）。消积滞,燥脾湿,化痰涎,除胀满黄肿疟利,风眼口齿诸病（时珍）。

【发明】〔时珍曰〕绿矾酸涌涩收,燥湿解毒化涎之功与白矾同,而力差缓。按《张三丰仙传方》载伐木丸云:此方乃上清金蓬头祖师所传。治脾土衰弱,肝木气盛,木来克土,病心腹中满,或黄肿如土色,服此能助土益元。用苍术二斤,米泔水浸二宿,同黄酒面曲四两炒赤色,皂矾一斤,醋拌晒干,入瓶火煅,为末,醋糊丸梧子大。每服三四十丸,好酒、米汤任下,日二三服。时珍尝以此方加平胃散,治一贱役中满腹胀,果有效验。盖此矾色绿味酸,烧之则赤,既能入血分伐木,又能燥湿化涎,利小便,消食积,故胀满黄肿疟痢疳疾方往往用之,其源则自张仲景用矾石消石治女劳黄疸方中变化而来。〔颂曰〕刘禹锡《传信方》治喉痹,用皂荚矾,入好米醋同研含之,咽汁立瘥。此方出于李谟,甚奇妙。皂荚矾,即绿矾也。

【附方】旧一,新一十九。

重舌木舌皂矾二钱,铁上烧红,研,掺之（陆氏《积德堂方》）。

**喉风肿闭**皂矾一斤，米醋三斤拌，晒干末，吹之。痰涎出尽，用良姜末少许，入茶内漱口，咽之即愈（《孙氏集效方》）。

**眼暴赤烂**红枣五斤，入绿矾在内，火煨熟，以河水、井水各一碗，桃、柳心各七个，煎稠。每点少许入眦上（《摘玄方》）。

**烂弦风眼**青矾火煅出毒，细研，泡汤澄清，点洗（《永类方》）。

**倒睫拳毛**方同上。

**疟疾寒热**矾红、独蒜头煨等分，捣丸芡子大。每白汤嚼下一丸，端午日合之（《普济方》）。

**少阴疟疾**呕吐。绿矾一钱，干姜炮，半夏姜制，各半两，为末。每服半钱，发日早以醋汤下（《圣济录》）。

**翻胃吐食**白面二斤半，蒸作大馒头一个，头上开口，剜空，将皂矾填满，以新瓦围住，盐泥封固，挖土窑安放。文武火烧一日夜，取出研末，枣肉为丸梧子大。每服二十丸，空心酒、汤任下。忌酒色（《医方摘要》）。

**大便不通**皂矾一钱，巴霜二个，同研，入鸡子内搅匀，封头，湿纸裹，煨熟食之，酒下，即通（《集玄方》）。

**肠风下血**积年不止，虚弱甚者，一服取效。绿矾四两，入砂锅内，新瓦盖定，盐泥固济，煅赤取出，入青盐、生流黄各一两，研匀。再入锅中固济，煅赤取出，去火毒，研。入熟附子末一两，粟米粥糊丸梧子大。每空心米饮、温酒任下三十丸（《永类方》）。

**妇人血崩**青矾二两，轻粉一钱，为末，水丸梧子大。每服二三十丸，新汲水下（《摘玄方》）。

**血证黄肿**绿矾四两，百草霜一升，炒面半升，为末，沙糖和丸梧子大。每服三四十丸，食后姜汤下。郑时举所传。〇又方：小麦淘净一斤，皂矾半斤，同炒黄为末，黑枣肉半斤捣匀，米醋打糊丸梧子大。每姜汤下八九十丸，一日三服（《简便方》）。

脾病黄肿青矾四两，煅成赤珠子，当归四两，酒浮浸七日焙，百草霜三两，为末，以浸药酒打糊丸梧子大。每服五丸至七丸，温水下。一月后黄去立效，此方祖传七世。○又方：绿矾四两，百草霜、五倍子各一两，木香一钱，为末，酒煎，飞面丸梧子大。每空心酒下五丸。○又方：平胃散四两，青矾二两，为末，醋糊丸，米饮下。或加乌沉汤四两，酒糊丸亦可（洁古《活法机要》）。

酒黄水肿黄肿积病。青矾半斤，醋一大盏，和匀，瓦盆内煅干为度；平胃散、乌药顺气散各半两，为末，醋煮糊丸梧子大。每酒或姜汤下二三十丸。不忌口，加锅灰（赵原杨真人《济急方》）。

食劳黄病身目俱黄。青矾锅内安，炭煅赤，米醋拌为末，枣肉和丸梧子大。每服二三十丸，食后姜汤下（《救急方》）。

腹中食积绿矾二两研，米醋一大碗，瓷器煎之，柳条搅成膏，入赤脚乌一两研，丸绿豆大。每空心温酒下五丸（《圣惠方》）。

疳虫食土及生物。研绿矾末，猪胆汁丸绿豆大。每米饮下五七丸（《保幼大全》）。

小儿疳气不可疗者。绿矾煅赤，醋淬三次，为末，枣肉和丸绿豆大。每服十丸，温水下，日三（《集验方》）。

走马疳疮绿矾入锅内，炭火煅红，以醋拌匀，如此三次，为末，入麝香少许。温浆水漱净，掺之（谈野翁《试效方》）。

白秃头疮皂矾、楝树子，烧研，搽之（《普济方》）。

小儿头疮绛矾一两，淡豉一两炒黑，腻粉二钱。研匀。以桑灰汤洗净，掺之良。

小儿甜疮大枣去核，填入绿矾，烧存性研，贴之（《拔萃方》）。

耳生烂疮枣子去核，包青矾煅研，香油调傅之（《摘玄方》）。

**蚰蜒入耳**水调绿矾,灌之(《普济方》)。

**蛆入耳中**绿矾掺之,即化为水(《摘玄方》)。

**疮中生蛆**绿矾末掺贴,即化为水(《摘玄方》)。

**汤火伤灼**皂矾和凉水浇之。其疼即止,肿亦消(杨诚《经验方》)。

**癣疮作痒**螺蛳十四个,槿树皮末一两,入碗内蒸熟,入矾红三钱捣匀,搽之(《孙氏集效方》)。

**甲疽延烂**崔氏方:治甲疽,或因割甲伤肌,或因甲长侵肉,遂成疮肿,黄水浸淫相染,五指俱烂,渐上脚跌,泡浆四边起,如火烧疮,日夜倍增,医不能疗。绿矾石五两,烧至汁尽,研末,色如黄丹,收之。每以盐汤洗拭,用末厚傅之,以软帛缠裹,当日即汁断疮干。每日一遍,盐汤洗濯,有脓处使净傅,其痂干处不须近。但有急痛,即涂酥少许令润。五日即觉上痂起,依前洗傅。十日痂渐剥尽,软处或更生白脓泡,即擦破傅之,自然瘥也。张侍郎病此,卧经六十日,京医并处方无效,得此法如神(王焘《外台秘要》)。

**妇人甲疽**妇人趾甲内生疮,恶肉突出,久不愈,名臭田螺。用皂矾日晒夜露。每以一两,煎汤浸洗。仍以矾末一两,加雄黄二钱,硫黄一钱,乳香、没药各一钱,研匀,搽之(《医方摘要》)。

**涂染白发**绿矾、薄荷、乌头等分为末,以铁浆水浸。日染之(《相感志》)。

**腋下胡气**绿矾半生半煅为末,入少轻粉。以半钱,浴后姜汁调搽,候十分热痛乃止(《仁斋直指方》)。

# 黄矾《纲目》

**【集解】**〔恭曰〕黄矾,丹灶家所须,亦入染皮用。〔时珍曰〕黄矾出陕西、瓜州、沙州及舶上来者为上,黄色状如胡桐泪。人于绿矾中拣出黄色者充之,非真也。波斯出者,打破中有金丝文,谓之金线矾,磨刀剑显花文。《丹房镜源》云:五色山脂,吴黄矾也。

【气味】酸、涩、咸,有毒。

【主治】疗疮生肉(苏恭)。野鸡瘘痔,恶疮疥癣(李珣)。治阳明风热牙疼(李杲)。

【附方】新五。

聤耳出汁黄矾二两烧枯,绵裹二钱塞之(《圣惠方》)。

妇人颊疮每年频发。水银一两半,以猪脂揉擦,令消尽。入黄矾石末二两,胡粉一两,再加猪脂和令如泥。洗疮净,涂之。别以胡粉涂膏上。此甘家秘方也(《肘后方》)。

身上瘢痕黄矾石烧令汁尽,胡粉炒令黄,各八分,细研,以腊月猪脂和研如泥。以生布揩令痛,乃涂药五度。取鹰粪、白燕窠中草烧灰等分,和人乳涂之。其瘢自灭,肉平如故(崔元亮《海上集验方》)。

急疳蚀齿黄矾、青矾半钱,白矾烧一钱,麝香一分,为末。傅之,吐涎(《圣惠方》)。

妒精阴疮黄矾、青矾、麝香等分,为末,傅之,不过三度(《千金方》)。

## 汤瓶内碱《纲目》

【集解】〔时珍曰〕此煎汤瓶内,澄结成水碱,如细砂者也。

【主治】止消渴,以一两为末,粟米烧饭丸梧子大,每人参汤下二十丸。又小儿口疮,卧时以醋调末书十字两足心,验(时珍)。

**【附方】**新二。

消渴引饮汤瓶内碱、葛根、水萍焙等分。每服五钱，水煎服。〇又方：汤瓶内碱、菝葜根炒各一两，乌梅连核二两焙，为散。每服二钱，水一盏，石器煎七分，温呷，日一服（《圣济录》）。

# 附录诸石 二十七种

〔时珍曰〕《别录·有名未用》诸石，及诸家所列而不详，难以类附者，通附于此云。

石脾〔《别录·有名未用》曰〕味甘，无毒。主胃中寒热，益气，令人有子。一名胃石，一名膏石，一名消石。生隐蕃山谷石间，黑如大豆，有赤文，色微黄，而轻薄如棋子，采无时。〔弘景曰〕皇甫士安言消石，取石脾与消石以水煮之，一斛得三斗，正白如雪，以水投中即消，故名消石。按此说，是取消石合煮成为真消石，不知石脾是何物？《本草》有石脾、石肺，人无识者。〔藏器曰〕石脾生西戎卤地，碱水结成者。〔时珍曰〕石脾乃生成者，陶氏所说是造成者。按《九鼎神丹经》云：石脾乃阴阳结气，五盐之精，因矾而成，峨眉山多有之。俗无识者，故古人作成代用。其法用白矾、戎盐各一斤为末，取苦参水二升，铛中煮五沸，下二物煎减半，去滓熬干，色白如雪，此为石脾也。用石脾、朴消、芒消各一斤为末，苦参水二斗，铜铛煎十沸，入三物煮减半，去滓煎，着器中，冷水渍一夜，即成消石。可化诸石为水，此与焰消之消石不同，皆非真也。

石肺〔《别录》曰〕味辛，无毒。主疠咳寒久痿，益气明目。生水中，状如覆肺，黑泽有赤文，出水即干。〔弘景曰〕今浮石亦疗咳，似肺而不黑泽，非此也。

石肝〔《别录》曰〕味酸，无毒。主身痒，令人色美。生常山,色如肝。

**石肾**〔《别录》曰〕味咸,无毒。主泄痢,色白如珠。

**紫石华**〔《别录》曰〕味甘,平,无毒。主渴,去小肠热。一名茈石华。生中牟山阴,采无时。

**白石华**〔《别录》曰〕味辛,无毒。主瘅消渴,膀胱热。生液北乡北邑山,采无时。

**黄石华**〔《别录》曰〕味甘,无毒。主阴痿消渴,膈中热,去百毒。生液北山,黄色,采无时。

**黑石华**〔《别录》曰〕味甘,无毒。主阴痿消渴,去热,疗月水不利。生弗其劳山阴石间,采无时。

**陵石**〔《别录》曰〕味甘,无毒。主益气耐寒,轻身长年。生华山,其形薄泽。〔时珍曰〕按《圣济录》云:汗后耳聋。用陵石,有窍如银眼者,为末。每服一钱,冷水下。

**终石**〔《别录》曰〕味辛,无毒。主阴痿痹,小便难,益精气。生陵阴,采无时。

**封石**〔《别录》曰〕味甘,无毒。主消渴热中,女子疽蚀。生常山及少室,采无时。〔时珍曰〕虎尾之山、游戏之山、婴侯之山、丰山、服山,多封石,即此。

**遂石**〔《别录》曰〕味甘,无毒。主消渴伤中,益气。生太山阴,采无时。

**五羽石**〔《别录》曰〕主轻身长年。一名金黄,生海水中蓬葭山中,黄如金。

**紫佳石**〔《别录》曰〕味酸,无毒。主痹血气。一名赤英,一名石血。生邯郸,石如爵茈,二月采。〔弘景曰〕《三十六水方》呼为紫贺石。

**石耆**〔《别录》曰〕味甘,无毒。主咳逆气。生石间,色赤如铁脂,四月采。

**火药**(《纲目》)〔时珍曰〕味辛、酸,有小毒。主疮癣,杀虫,辟湿气温疫。乃焰消、硫黄、杉木炭所合,以为烽燧铳机诸药者。

**马肝石**(《纲目》)〔时珍曰〕按郭宪《洞冥记》云:郅支国进马肝石百片,青黑如马肝,以金函盛水银养之。用拭白发,应手皆黑。云和九转丹吞一粒,弥年不饥。亦可作砚。

**猪牙石**(《纲目》)〔时珍曰〕明目去翳。出西番,文理如象牙,枣红色。

**碧霞石**(《纲目》)〔时珍曰〕明目,去翳障。

**龙涎石**(《纲目》)〔时珍曰〕主大风疠疮。出齐州。一名龙仙石。

**铅光石**(《纲目》)〔时珍曰〕主哽骨。

**太阳石**(《纲目》)〔时珍曰〕刘守真《宣明方》:治远年近日一切目疾方:用太阳石、太阴石、碧霞石、猪牙石、河洛石、寒水石、紫石英、代赭石、菩萨石、金精石、银精石、禹余石、矾矿石、云母石、炉甘石、井泉石、阳起石、滑石、乌贼骨、青盐、铜青各一两,硇砂半两,密陀僧一两,鹏砂三钱,乳香二钱,麝香、脑子一钱,轻粉一钱半,黄丹四两,各为末,熊胆一斤,白砂蜜二斤,井华水九碗,同熬至四碗,点水内不散为度,滤净收点。此方所用太阳石、太阴石等,多无考证,姑附于此。

**朵梯牙**(《纲目》)〔时珍曰〕周定王《普济方》,眼科去翳,用水飞朵梯牙,火煅大海螺,碗糖霜,为末,日点。又方:用可铁刺一钱,阿飞勇一钱,李子树胶四钱,白雪粉八钱,为末,鸡子白调作锭,每以乳女儿汁磨点之。又方:安咱芦,出回回地面,黑丁香(即蜡粪),海螵蛸,各为末,日点。所谓朵梯牙、碗糖霜、安咱芦、可铁刺、阿飞勇，皆不知何物也。附录于此以俟。

　　**白狮子石**（《拾遗》）〔藏器曰〕主白虎病，江东人呼为历节风是也。置此于病者前自愈，亦厌伏之意也。白虎，粪神名，状如猫。扫粪置门下，令人病此。疗法：以鸡子揩病人痛处，咒愿，送于粪堆之头上，勿反顾。

　　**镇宅大石**（《拾遗》）〔藏器曰〕主灾异不起。《荆楚岁时记》：十二月暮日，掘宅四角，各埋一大石为镇宅。又《鸿宝万毕术》云：埋丸石于宅四隅，捶桃核七枚，则鬼无能殃也。

　　**神丹**（《拾遗》）〔藏器曰〕味辛，温，有小毒。主万病，有寒温。飞金石及诸药合成，服之长生神仙。

　　**烟药**（《拾遗》）〔藏器曰〕味辛，温，有毒。主瘰疬五痔瘘瘿瘤，疮根恶肿。乃石黄、空青、桂心并四两，干姜一两，为末，置铁片上烧之。以猪脂涂碗覆之，待药飞上，如此五度。随疮大小，以鼠屎大纳孔中，面封之，三度根出也。无孔，针破纳之。

　　　　　　　　　《本草纲目》第十一卷终

# 第十二卷　草部

## 目录

李时珍曰：天造地化而草木生焉。刚交于柔而成根荄，柔交于刚而成枝干。叶萼属阳，华实属阴。由是草中有木，木中有草。得气之粹者为良，得气之戾者为毒。故有五形焉金、木、水、火、土，五气焉香、臭、臊、腥、膻，五色焉青、赤、黄、白、黑，五味焉酸、苦、甘、辛、咸，五性焉寒、热、温、凉、平，五用焉升、降、浮、沉、中。炎农尝而辨之，轩岐述而著之，汉、魏、唐、宋明贤良医代有增益。但三品虽存，淄渑交混，诸条重出，泾渭不分。苟不察其精微，审其善恶，其何以权七方、衡十剂而寄死生耶？于是剪繁去复，绳缪补遗，析族区类，振纲分目。除谷、菜外，凡得草属之可供医药者六百一十种，分为十类：曰山，曰芳，曰隰，曰毒，曰蔓，曰水，曰石，曰苔，曰杂，曰有名未用。旧本《草部》上、中、下三品，共四百四十七种。今并入三十一种，移二十三种入《菜部》，三种入《谷部》，四种入《果部》，二种入《木部》。自《木部》移并一十四种，蔓草二十九种，《菜部》移并一十三种，《果部》移并四种，《外类》有名未用共二百四十七种。

《神农本草经》一百六十四种梁陶弘景注

《名医别录》一百三十种陶弘景注　○七十八种有名未用

《李氏药录》一种<sub>魏李当之</sub>

《吴氏本草》一种<sub>魏吴普</sub>

《唐本草》三十三种<sub>唐苏恭</sub>

《本草拾遗》六十八种<sub>唐陈藏器</sub>

《食疗本草》二种<sub>唐孟诜</sub>

《海药本草》四种<sub>唐李珣</sub>

《四声本草》一种<sub>唐萧炳</sub>

《开宝本草》三十八种<sub>宋马志</sub>

《嘉祐本草》一十七种<sub>宋掌禹锡</sub>

《图经本草》五十四种<sub>宋苏颂</sub>

《日华本草》七种<sub>宋人大明</sub>

《用药法象》一种<sub>元李杲</sub>

《本草补遗》一种<sub>元朱震亨</sub>

《救荒本草》一种<sub>明定王</sub>

《本草会编》一种<sub>明汪机</sub>

《本草纲目》八十六种<sub>明李时珍</sub>

〔附注〕

宋雷敩《炮炙论》　　　　北齐徐之才《药对》

唐杨损之《删繁》　　　　唐孙思邈《千金》

蜀韩保昇《重注》　　　　南唐陈士良《食性》

宋寇宗奭《衍义》　　　　唐慎微《证类》

陈承《别说》　　　　　　金张元素《珍珠囊》

元王好古《汤液》　　　　吴瑞《日用》

明汪颖《食物》　　　　　王纶《集要》

陈嘉谟《蒙筌》　　　　　定王《救荒》

甯源《食鉴》

**草之一** 山草类上三十一种

甘草《本经》

黄耆《本经》

人参《本经》

沙参《本经》

荠苨《别录》

桔梗《本经》

长松《拾遗》

黄精《别录》

萎蕤《本经》　鹿药、委蛇附

知母《本经》

肉苁蓉《本经》

列当《开宝》

锁阳《补遗》

赤箭《本经》　天麻《开宝》

术《本经》

狗脊《本经》

贯众《本经》

巴戟天《本经》　巴棘附

远志《本经》

百脉根《唐本草》

淫羊藿《本经》

仙茅《开宝》

玄参《本经》

地榆《本经》

丹参《本经》

紫参《本经》

王孙《本经》

紫草《本经》

白头翁《本经》

白及《本经》

三七《纲目》

　右附方旧八十六,新二百六十。

# 第十二卷 草部

## 草之一山草类三十一种

### 甘草《本经·上品》

【释名】蜜甘（《别录》）、蜜草（《别录》）、美草（《别录》）、蕗草（《别录》）、灵通（《记事珠》）、国老（《别录》）。〔弘景曰〕此草最为众药之主，经方少有不用者，犹如香中有沉香也。国老即帝师之称，虽非君而为君所宗，是以能安和草石而解诸毒也。〔甄权曰〕诸药中甘草为君，治七十二种乳石毒，解一千二百般草木毒，调和众药有功，故有国老之号。

【集解】〔《别录》曰〕甘草生河西川谷积沙山及上郡。二月、八月除日采根，暴干，十日成。〔陶弘景曰〕河西上郡，今不复通市。今出蜀汉中，悉从汶山诸夷中来。赤皮断理，看之坚实者，是抱罕草，最佳。抱罕乃西羌地名。亦有火炙干者，理多虚疏。又有如鲤鱼肠者，被刀破，不复好。青州间有而不如。又有紫甘草，细而实，乏时亦可用。〔苏颂曰〕今陕西、河东州郡皆有之。春生青苗，高一二尺，叶如槐叶，七月开紫花似奈冬，结实作角子如毕豆。根长者，三四尺，粗细不定，皮赤色，上有横梁，梁下皆细根也。采得去芦头及赤皮，阴干用。今甘草有数种，以坚实断理者为佳。其轻虚纵理及细韧者，不堪，惟货汤家用之。谨按《尔雅》云：蘦，大苦。郭璞：蘦，似地黄。又《诗·唐风》云"采苓采苓，首阳之巅"，是也。蘦与苓通用。首阳之山在河东蒲

甘草

坂县,乃今甘草所生处相近,而先儒所说苗叶与今全别,岂种类有不同者乎?〔李时珍曰〕按沈括《笔谈》云:《本草》注,引《尔雅》蘦大苦之注,为甘草者,非矣。郭璞之注,乃黄药也,其味极苦,故谓之大苦,非甘草也。甘草枝叶悉如槐,高五六尺,但叶端微尖而糙涩,似有白毛,结角如相思角,作一本生,至熟时角拆,子扁如小豆,极坚,齿啮不破,今出河东西界。寇氏《衍义》亦取此说,而不言大苦非甘草也。以理度之,郭说形状殊不相类,沈说近之。今人惟以大径寸而结紧断纹者为佳,谓之粉草,其轻虚细小者,皆不及之。刘绩《霏雪录》言安南甘草大者如柱,土人以架屋,不识果然否也?

### 根

〔修治〕〔雷敩曰〕凡使须去头尾尖处,其头、尾吐人。每用切长三寸,擘作六七片,入瓷器中盛,用酒浸蒸,从巳至午,取出暴干,剉细用。一法:每斤用酥七两涂炙,酥尽为度。又法:先炮令内外赤黄用。〔时珍曰〕方书炙甘草皆用长流水蘸湿炙之,至熟刮去赤皮,或用浆水炙熟,未有酥炙、酒蒸者。大抵补中宜炙用,泻火宜生用。

〔气味〕甘,平,无毒。〔寇宗奭曰〕生则微凉,味不佳;炙则温。〔王好古曰〕气薄味厚,升而浮,阳也。入足太阴厥阴经。〔时珍曰〕通入手足十二经。〔徐之才曰〕术、苦参、干漆为之使,恶远志,反大戟、芫花、甘遂、海藻。〔权曰〕忌猪肉。〔时珍曰〕甘草与藻、戟、遂、芫四物相反,而胡洽居士治痰澼,以十枣汤加甘草、大黄,乃是痰在膈上,欲令通泄,以拔去病根也。东垣李杲治项下结核,消肿溃坚汤加海藻。丹溪朱震亨治劳瘵,莲心饮用芫花。二方俱有甘草,皆本胡居士之意也。故陶弘景言古方亦有相恶相反者,乃不为害。非妙达精微者,不知此理。

〔主治〕五脏六腑寒热邪气,坚筋骨,长肌肉,倍气力,金疮𩠐,解毒。久服轻身延年(《本经》。𩠐,音时勇切,肿也)。温中下气,烦满短气,伤脏咳嗽,止渴,通经脉,利血气,解百药毒,为九土之精,安和七十二种石,一千二百种草(《别录》)。主腹中冷痛,治惊痫,除腹胀满,补益五脏,养肾气内伤,令人阴不痿,主妇人血沥腰痛,凡虚而多热者,加用之(甄权)。安魂定魄,补五劳七伤,一切虚损,惊悸烦闷健忘,通九窍,利百脉,益精养气,壮筋骨(大明)。生用泻火热,熟用散表寒,去咽痛,除邪热,缓正气,养阴血,补脾胃,润肺(李杲)。吐肺痿之脓血,消五发之疮疽(好古)。解小儿胎毒惊痫,降火止痛(时珍)。

梢

〔主治〕生用治胸中积热,去茎中痛,加酒煮玄胡索、苦楝子尤妙(元素)。

头

〔主治〕生用能行足厥阴、阳明二经污浊之血,消肿导毒(震亨)。主痈肿,宜入吐药(时珍)。

【发明】〔震亨曰〕甘草味甘,大缓诸火,黄中通理,厚德载物之君子也。欲达下焦,须用梢子。〔杲曰〕甘草气薄味厚,可升可降，阴中阳也。阳不足者，补之以甘。甘温能除大热，故生用则气平，补脾胃不足而大泻心火；炙之则气温，补三焦元气而散表寒，除邪热，去咽痛，缓正气，养阴血。凡心火乘脾，腹中急痛，腹皮急缩者，宜倍用之。其性能缓急，而又协和诸药，使之不争。故热药得之缓其热，寒药得之缓其寒，寒热相杂者用之得其平。〔好古曰〕五味之用，苦泄辛散，酸收咸敛，甘上行而发，而本草言甘草下气何也？盖甘味主中，有升降浮沉，可上可下，可外可内，有和有缓，有补有泄，居中之道尽矣。张仲景附子理中汤用甘草，恐其僭上也；调胃承气汤用甘草，恐其速下也，皆缓之之意。小柴胡汤有柴胡、黄芩之寒，人参、半夏之温，而用甘草者，则有调和之意。建中汤用甘草，以补中而缓脾急也；凤髓丹用甘草，以缓肾急而生元气也，乃甘补之意。又曰：甘者令人中满，中满者勿食甘，甘缓而壅气，非中满所宜也。凡不满而用炙甘草为之补；若中满而用生甘草为之泻，能引诸药直至满所，甘味入脾，归其所喜，此升降浮沉之理也。《经》云：以甘补之，以甘泻之，以甘缓之，是矣。〔时珍曰〕甘草外赤中黄，色兼坤离；味浓气薄，资全土德。协和群品，有元老之功；普治百邪，得王道之化。赞帝力而人不知，敛神功而己不与，可谓药中之良相也。然中满、呕吐、酒客之病，不喜其甘；而大戟、芫花、甘遂、海藻，与之相反。是亦迂缓不可以救昏昧，而君子尝见嫉于宵人之意欤？〔颂曰〕按：孙思邈《千金方》论云：甘草解百药毒，如汤沃雪。有中乌头、巴豆毒，甘草入腹即定，验如反掌。方称大豆汁解百药毒，予每试之不效，加入甘草为甘豆汤，其验乃奇也。又葛洪《肘后备急方》云：席辩刺史尝言：岭南俚人解蛊毒药，并是常用之物，畏人得其法，乃言三百头牛药，或言三百两银药。久与亲狎，乃得其详。凡饮食时，先取炙熟甘草一寸，嚼之咽汁，若中毒，随即吐出。仍以炙甘草三两，生姜四两，水六升，煮二升，日三服。或用都淋藤、黄藤二物，酒煎温常服，则毒随大、小溲出。又常带甘草数寸，随身备急。若经含甘草而食物不吐者，非毒物也。三百头牛药，即土常山也；三百两银药，即马兜铃藤也。详见各条。

**【附方】**旧十五，新二十。

**伤寒心悸**脉结代者。甘草二两，水三升，煮一半，服七合。日一服（《伤寒类要》）。

**伤寒咽痛**少阴证，甘草汤主之。用甘草二两蜜水炙，水二升，煮一升半，服五合，日二服（张仲景《伤寒论》）。

**肺热喉痛**有痰热者。甘草炒二两，桔梗米泔浸一夜一两。每服五钱，水一钟半，入阿胶半片，煎服（钱乙《直诀》）。

**肺痿多涎**肺痿吐涎沫，头眩，小便数而不咳者，肺中冷也，甘草干姜汤温之。甘草炙四两，干姜炮二两。水三升，煮一升五合，分服（张仲景《金匮要略》）。

**肺痿久嗽**涕唾多，骨节烦闷，寒热。以甘草三两炙，捣为末。每日取小便三合，调甘草末一钱，服之（《广利方》）。

**小儿热嗽**甘草二两，猪胆汁浸五宿，炙，研末，蜜丸绿豆大。食后薄荷汤下十丸。名凉膈丸（《圣惠方》）。

**初生解毒**小儿初生，未可便与朱砂、蜜。只以甘草一指节长，炙碎，以水二合，煮取一合，以绵染点儿口中，可为一蚬壳，当吐出胸中恶汁。此后待儿饥渴，更与之。令儿智慧，无病，出痘稀少（王璆《选方》）。

**初生便闭**甘草、枳壳煨各一钱。水半盏，煎服（《全幼心鉴》）。

**小儿撮口**发噤。用生甘草二钱半，水一盏，煎六分，温服。令吐痰涎，后以乳汁点儿口中（《金匮玉函》）。

**婴儿目涩**月内目闭不开，或肿羞明，或出血者，名慢肝风。用甘草一截，以猪胆汁炙，为末。每用米泔调少许，灌之（《幼幼新书》）。

**小儿遗尿**大甘草头，煎汤，夜夜服之（危氏《得效方》）。

**小儿尿血**甘草一两二钱，水六合，煎二合，一岁儿一日服尽（姚和众《至宝方》）。

**小儿羸瘦**甘草三两，炙焦为末，蜜丸绿豆大。每温水下五丸，日二服（《金匮玉函》）。

**大人羸瘦**甘草三两炙，每旦以小便煮三四沸，顿服之，良（《外台秘要》）。

**赤白痢下**崔宣州衍所传方：用甘草一尺，炙，劈破，以淡浆水蘸，三二度，又以慢火炙之，后用生姜去皮半两，二味以浆水一升半，煎取八合，服之立效。○梅师方：用甘草一两炙，肉豆蔻七个煨剉，以水三升，煎一升，分服。

**舌肿塞口**不治杀人。甘草，煎浓汤，热漱频吐（《圣济总录》）。

**太阴口疮**甘草二寸，白矾一栗大，同嚼，咽汁（《保命集》）。

**发背痈疽**崔元亮《海上集验方》云：李北海言，此方乃神授，极奇秘。用甘草三大两生捣筛末，大麦面九两，和匀，取好酥少许入内，下沸水搜如饼状，方圆大于疮一分，热傅肿上，以绸片及故纸隔，令通风，冷则换之。已成者脓水自出；未成者肿便内消，仍当吃黄芪粥为妙。○又一法：甘草一大两，水炙，捣碎，水一大升浸之，器上横一小刀子，露一宿，平明以物搅，令沫出，去沫服之。但是疮肿发背，皆甚效（苏颂《图经》）。

**诸般痈疽**甘草三两，微炙，切，以酒一斗，同浸瓶中，用黑铅一片溶成汁，投酒中取出，如此九度。令病者饮酒至醉，寝后即愈也（《经验方》）。

一切痈疽诸发，预期服之，能消肿逐毒，使毒不内攻，功效不可具述。用大横文粉草二斤捶碎，河水浸一宿，揉取浓汁，再以密绢过，银石器内慢火熬成膏，以瓷罐收之。每服一二匙，无灰酒或白汤下。曾服丹药者，亦解之，或微利无妨，名国老膏（《外科精要》方）。

痈疽秘塞生甘草二钱半，井水煎服，能疏导下恶物（《直指方》）。

乳痈初起炙甘草二钱，新水煎服，仍令人呷之（《直指方》）。

些小痈疖发热时，即用粉草节，晒干为末，热酒服一二钱，连进数服，痛热皆止（《外科精要》方）。

痘疮烦渴粉甘草炙、栝蒌根等分，水煎服之。甘草能通血脉，发疮痘也（《直指方》）。

阴下悬痈生于谷道前后，初发如松子大，渐如莲子，数十日后，赤肿如桃李，成脓即破，破则难愈也。用横文甘草一两，四寸截断，以溪涧长流水一碗，河水、井水不用，以文武火慢慢蘸水炙之，自早至午，令水尽为度，劈开视之，中心水润乃止。细剉，用无灰好酒二小碗，煎至一碗，温服，次日再服，便可保无虞。此药不能急消，过二十日，方得消尽。兴化守康朝病已破，众医拱手，服此两剂即合口，乃韶州刘从周方也（李迅《痈疽方》）。

阴头生疮蜜煎甘草末，频频涂之，神效（《千金方》）。

阴下湿痒甘草，煎汤，日洗三五度（《古今录验》）。

代指肿痛甘草，煎汤渍之（《千金方》）。

冻疮发裂甘草，煎汤洗之。次以黄连、黄檗、黄芩末，入轻粉、麻油调傅（谈野翁方）。

汤火灼疮甘草，煎蜜涂（李楼《奇方》）。

**蛊毒药毒**甘草节，以真麻油浸之，年久愈妙。每用嚼咽，或水煎服，神妙（《直指方》）。

**小儿中蛊欲死者。**甘草半两，水一盏，煎五分，服。当吐出（《金匮玉函》）。

**牛马肉毒**甘草，煮浓汁，饮一二升，或煎酒服，取吐或下。如渴，不可饮水，饮之即死（《千金方》）。

**饮馔中毒**未审何物，卒急无药。只煎甘草荠苨汤，入口便活（《金匮玉函方》）。

**水莨菪毒**菜中有水莨菪，叶圆而光，有毒，误食令人狂乱，状若中风，或作吐。以甘草煮汁服之，即解（《金匮玉函妙方》）。

## 黄耆《本经·上品》

**【释名】**黄芪（《纲目》）、戴糁（《本经》）、戴椹（《别录》又名独椹）、芰草（《别录》又名蜀脂）、百本（《别录》）、王孙（《药性论》）。〔时珍曰〕耆，长也。黄耆色黄，为补药之长，故名。今俗通作黄芪。或作蓍者，非矣。蓍，乃蓍龟之蓍，音尸。王孙与牡蒙同名异物。

**【集解】**〔《别录》曰〕黄耆，生蜀郡山谷、白水、汉中。二月、十月采，阴干。〔弘景曰〕第一出陇西洮阳，色黄白甜美，今亦难得。次用黑水宕昌者，色白肌理粗，新者亦甘而温补。又有蚕陵白水者，色理胜蜀中者而冷补。又有赤色者，可作膏贴。俗方多用，道家不须。〔恭曰〕今出原州及华原者最良，蜀汉不复采用。宜州、宁州者，亦佳。〔颂曰〕今河东、陕西州郡多有之。根长二三尺以来。独茎，或作丛生，枝干去地二三寸。其叶扶疏作羊齿状，又如蒺藜苗。七月中开黄紫花。其实作荚子，长寸许。八月中采根用。其皮折之如绵，谓之绵黄耆。然有数种，有白水耆、赤水耆、木耆,功用并同,而力不及白水耆。木耆,短而理横。今人多以苜蓿根假作黄耆,折皮亦似绵,颇能乱真。但苜蓿根坚而脆,黄耆至柔韧,皮微黄褐色,肉中白色,此为异耳。〔承曰〕黄耆本出绵上者为良,故名绵黄耆,非谓其柔韧如绵也。今《图经》所绘宪州者,地与绵上相邻也。〔好古曰〕绵上即山西沁州,白水在陕西同州。黄耆味甘,柔软如绵,能令人肥;苜蓿根,味苦而坚脆,俗呼为土黄耆,能令人瘦。用

黄耆

者宜审。〔嘉谟曰〕绵上,沁州乡名,今有巡检司;白水、赤水二乡,俱属陇西。〔时珍曰〕黄耆叶似槐叶而微尖小,又似蒺藜叶而微阔大,青白色。开黄紫花,大如槐花。结小尖角,长寸许。根长二三尺,以紧实如箭簳者为良。嫩苗亦可炸淘茹食。其子收之,十月下种,如种菜法亦可。

**【修治】**〔敩曰〕凡使勿用木耆草,真相似,只是生时叶短并根横也。须去头上皱皮,蒸半日,擘细,于槐砧上剉用。〔时珍曰〕今人但捶扁,以蜜水涂炙数次,以熟为度。亦有以盐汤润透,器盛,于汤瓶蒸熟切用者。

根

〔气味〕甘,微温,无毒(《本经》)。白水者冷,补(《别录》)。〔元素曰〕味甘,气温、平。气薄味厚,可升可降,阴中阳也。入手足太阴气分,又入手少阳、足少阴命门。〔之才曰〕

茯苓为之使,恶龟甲、白鲜皮。

〔主治〕痈疽久败疮,排脓止痛,大风癞疾,五痔鼠瘘,补虚,小儿百病（《本经》）。妇人子脏风邪气,逐五脏间恶血,补丈夫虚损,五劳羸瘦,止渴,腹痛泄痢,益气,利阴气（《别录》）。主虚喘,肾衰耳聋,疗寒热,治发背,内补（甄权）。助气壮筋骨,长肉补血,破癥癖,瘰疬瘿赘,肠风血崩,带下赤白痢,产前后一切病,月候不匀,痰嗽,头风热毒赤目（《日华》）。治虚劳自汗,补肺气,泻肺火、心火,实皮毛,益胃气,去肌热及诸经之痛（元素）。主太阴疟疾,阳维为病苦寒热,督脉为病逆气里急（好古）。

〔发明〕〔弘景曰〕出陇西者温补,出白水者冷补。又有赤色者,可作膏,用消痈肿。〔藏器曰〕虚而客热,用白水黄耆;虚而客冷,用陇西黄耆。〔大明曰〕黄耆药中补益,呼为羊肉;白水耆凉无毒,排脓治血,及烦闷热毒骨蒸劳;赤水耆凉无毒,治血退热毒,余功并同;木耆凉无毒,治烦排脓之力,微于黄耆,遇阙即倍用之。〔元素曰〕黄耆甘温纯阳,其用有五:补诸虚不足,一也;益元气,二也;壮脾胃,三也;去肌热,四也;排脓止痛,活血生血,内托阴疽,为疮家圣药,五也。又曰:补五脏诸虚,治脉弦自汗,泻阴火,去虚热,无汗则发之,有汗则止之。〔好古曰〕黄耆治气虚盗汗,并自汗及肤痛,是皮表之药;治咯血,柔脾胃,是中州之药;治伤寒尺脉不至,补肾脏元气,是里药。乃上中下内外三焦之药也。〔杲曰〕《灵枢》云:卫气者,所以温分肉而充皮肤,肥腠理而司开阖。黄耆既补三焦,实卫气,与桂同功;特比桂甘平,不辛热为异耳。但桂则通血脉,能破血而实卫气,耆则益气也。又黄耆与人参、甘草三味,为除躁热肌热之圣药。脾胃一虚,肺气先绝,必用黄耆温分肉，益皮毛，实腠理，不令汗出，以益元气而补三焦。〔震亨曰〕黄耆补元气，肥白而多汗者，为宜；若面黑形实而瘦者服之，令人胸满，宜以三拗汤泻之。〔宗奭曰〕防风、黄耆，世多相须而用。唐许胤宗初仕陈为新蔡王外兵参军时，柳太后病风不能言，脉沉而口噤。胤宗曰：既不能下药，宜汤气蒸之，药入腠理，周时可瘥。乃造黄耆防风汤数斛，置于床下，气如烟雾，其夕便得语也。〔杲曰〕防风能制黄耆，黄耆得防风其功愈大，乃相畏而相使也。〔震亨曰〕人之口通乎地，鼻通乎天。口以养阴，鼻以养阳。天主清，故鼻不受有形而受无形；地主浊，故口受有形而兼乎无形。柳太后之病不言，若以有形之汤，缓不及事；今投以二物，汤气满室，则口鼻俱受。非智者通神，不可回生也。〔杲曰〕小儿外物惊，宜用黄连安神丸镇心药。若脾胃寒湿，呕吐腹痛，泻痢青白，宜用益黄散药。如脾胃伏火、劳役不足之证，及服巴豆之类，胃虚而成慢惊者，用益黄、理中之药，必伤人命。当于心经中，以甘温补土之源，更于脾土中，以甘寒泻火，以酸凉补金，使金旺火衰，风木自平矣。今立黄耆汤泻火补金益土，为神治之法。用炙黄耆二钱，人参一钱，炙甘草五分，白芍药五分，水一大盏，煎半盏，温服。〔机曰〕萧山魏直著《博爱心鉴》三卷，言小儿痘疮，惟有顺、逆、险三证。顺者为吉，不用药。逆者为凶，不必用药。惟险乃悔吝之象，当以药转危为安，宜用保元汤加减主之。此方原出东垣，治慢惊土衰火旺之法。今借而治痘，以其内固营血，外护卫气，滋助阴阳，作为脓血，其证虽异，其理则同。去白芍药，加生姜，改名曰保元汤。炙黄耆三钱，人参二钱，炙甘草一钱，生姜一片，水煎服之。险证者，初出圆晕干红少润也，浆长光泽，顶陷不起也；既出虽起惨色不明也，浆行色灰不荣也，浆定光润不消也，浆老湿润不敛也，结痂而胃弱内虚也,痂落而口渴不食也,痂后生痈肿也,痈肿溃而敛迟也。凡有诸证,并宜此汤。或加芎䓖,加官桂,加糯米以助之。详见本书。〔嘉谟曰〕人参补中,黄耆实表。凡内伤脾胃,发热恶寒,吐泄怠卧,胀满痞塞,神短脉微者,当以人参为君,黄耆为臣;若表虚自汗亡阳,溃疡痘疹阴疮者,当以黄耆为君,人参为臣,不可执一也。

〔附方〕旧五,新九。

**小便不通** 绵黄耆二钱,水二盏,煎一盏,温服。小儿减半(《总微论》)。

**酒疸黄疾** 心下懊痛,足胫满,小便黄,饮酒发赤黑黄斑,由大醉当风,入水所致。黄耆二两,木兰一两,为末。酒服方寸匕,日三服(《肘后方》)。

**气虚白浊** 黄耆盐炒半两,茯苓一两,为末。每服一钱,白汤下(《经验良方》)。

**治渴补虚** 男子妇人诸虚不足,烦悸焦渴,面色萎黄,不能饮食,或先渴而后发疮疖,或先痈疽而后发渴,并宜常服此药,平补气血,安和脏腑,终身可免痈疽之疾。用绵黄耆箭簳者去芦六两,一半生焙,一半以盐水润湿,饭上蒸三次,焙剉,粉甘草一两,一半生用,一半炙黄为末。每服二钱,白汤点服,早晨、日午各一服,亦可煎服,名黄芪六一汤(《外科精要》)。

**老人秘塞** 绵黄耆、陈皮去白各半两,为末。每服三钱,用大麻子一合,研烂,以水滤浆,煎至乳起,入白蜜一匙,再煎沸,调药空心服,甚者不过二服。此药不冷不热,常服无秘塞之患,其效如神(《和剂局方》)。

**肠风泻血** 黄耆、黄连等分,为末。面糊丸绿豆大。每服三十丸,米饮下(孙用和《秘宝方》)。

尿血沙淋痛不可忍。黄耆、人参等分，为末，以大萝卜一个，切一指厚大，四五片，蜜二两，淹炙令尽，不令焦，点末，食无时，以盐汤下（《永类方》）。

吐血不止黄耆二钱半，紫背浮萍五钱，为末。每服一钱，姜、蜜水下（《圣济总录》）。

咳嗽脓血咽干，乃虚中有热，不可服凉药。以好黄耆四两，甘草一两，为末。每服二钱，点汤服（席延赏方）。

肺痈得吐黄耆二两，为末。每服二钱，水一中盏，煎至六分，温服，日三四服（《圣惠方》）。

甲疽疮脓生足趾甲边，赤肉突出，时常举发者。黄耆二两，蔺茹一两。醋浸一宿，以猪脂五合，微火上煎取二合，绞去滓，以封疮口上，日三度，其肉自消（《外台秘要》）。

胎动不安腹痛，下黄汁。黄耆、川芎藭各一两，糯米一合。水一升，煎半升，分服（《妇人良方》）。

阴汗湿痒绵黄耆，酒炒为末，以熟猪心点吃妙（赵真人《济急方》）。

痈疽内固黄耆、人参各一两，为末，入真龙脑一钱，用生藕汁和丸绿豆大。每服二十丸，温水下，日三服（《本事方》）。

茎叶

〔主治〕疗渴及筋挛，痈肿疽疮（《别录》）。

## 人参《本经·上品》

【释名】人薓（音参。《《伤寒论》》。或省作薓）、黄参（《吴普》）、血参（《别录》）、人衔（《本经》）、鬼盖（《本经》）、神草（《别录》）、土精（《别录》）、地精（《广雅》）、海腴（《《东坡诗集》》）、〇皱面还丹（《广雅》）。〇〔时珍曰〕人薓年深，浸渐长成者,根如人形,有神,故谓之人薓、神草。薓字,从浸,亦浸渐之义。浸即浸字,后世因字文繁,遂以参星之字代之,从简便尔。然承误日久,亦不能变矣,惟张仲景《伤寒论》尚作薓字。《别录》一名人微,微乃薓字之讹也。其成有阶级,故曰人衔。其草背阳向阴,故曰鬼盖。其在五参,色黄属土,而补脾胃,生阴血,故有黄参、血参之名。得地之精灵,故有土精、地精之名。《广五行记》云:隋文帝时,上党有人宅后每夜闻人呼声,求之不得。去宅一里许,见人参枝叶异常,掘之入地五尺,得人参,一如人体,四肢毕备,呼声遂绝。观此,则土精之名,尤可证也。《礼斗威仪》云:下有人参,上有紫气。《春秋运斗枢》云:摇光星散而为人参。人君废山渎之利,则摇光不明,人参不生。观此,则神草之名,又可证矣。

**【集解】**〔《别录》曰〕人参生上党山谷及辽东,二月、四月、八月上旬采根,竹刀刮,暴干,无令见风。根如人形者有神。〔普曰〕或生邯郸,三月生叶小锐,枝黑茎有毛。三月、九月采根。根有手足、面目如人者神。〔弘景曰〕上党在冀州西南,今来者形长而黄,状如防风,多润实而甘。俗乃重百济者,形细而坚白,气味薄于上党者。次用高丽者,高丽即是辽东,形大而虚软,不及百济,并不及上党者。其草一茎直上,四五叶相对生,花紫色。高丽人作《人参赞》云:三桠五叶,

人参

背阳向阴。欲来求我，椴树相寻。椴音贾，树似桐，甚大，阴广则多生，采作甚有法。今近山亦有，但作之不好。〔恭曰〕人参见用多是高丽、百济者，潞州太行紫团山所出者，谓之紫团参。〔保昇曰〕今沁州、辽州、泽州、箕州、平州、易州、檀州、幽州、妫州、并州并出人参，盖其山皆与太行连亘相接故也。〔珣曰〕新罗国所贡者，有手足，状如人形，长尺余，以杉木夹定，红丝缠饰之。又沙州参，短小不堪用。〔颂曰〕今河东诸州及泰山皆有之，又有河北榷场及闽中来者，名新罗人参，俱不及上党者佳。春生苗，多于深山背阴，近椴漆下湿润处。初生小者三四寸许，一桠五叶，四五年后生两桠五叶，未有花茎；至十年后生三桠；年深者生四桠，各五叶。中心生一茎，俗名百尺杵。三月、四月有花，细小如粟，蕊如丝，紫白色。秋后结子，或七八枚，如大豆，生青熟红，自落。根如人形者神。泰山出者，叶干青，根白，殊别。江淮间出一种土人参，苗长一二尺，叶如匙而小，与桔梗相似，相对生，生五七节。根亦如桔梗而柔，味极甘美。秋生紫花，又带青色。春秋采根，土人或用之。相传欲试上党参，但使二人同走，一含人参，一空口，度走三五里许，其不含人参者，必大喘；含者气息自如，其人参乃真也。〔宗奭曰〕上党者根颇纤长，根下垂，有及一尺余者，或十歧者，其价与银等，稍为难得。土人得一窠，则置板上，以新彩绒饰之。〔嘉谟曰〕紫团参，紫大稍扁；百济参，白坚且圆，名白条参，俗名羊角参；辽东参，黄润纤长有须，俗名黄参，独胜；高丽参，近紫体虚；新罗参，亚黄味薄。肖人形者神；其类鸡腿者，力洪。〔时珍曰〕上党，今潞州也。民以人参为地方害，不复采取。今所用者皆是辽参。其高丽、百济、新罗三国，今皆属于朝鲜矣。其参犹来中国互市。亦可收子，于十月下种，如种菜法。秋冬采者坚实，春夏采者虚软，非地产有虚实也。辽参连皮者,黄润色如防风,去皮者坚白如粉。伪者皆以沙参、荠苨、桔梗采根造作乱之。沙参体虚无心而味淡,荠苨体虚无心,桔梗体坚有心而味苦,人参体实有心而味甘,微带苦,自有余味,俗名金井玉阑也。其似人形者,谓之孩儿参,尤多赝伪。宋苏颂《图经本草》所绘潞州者,三桠五叶,真人参也;其滁州者,乃沙参之苗叶;沁州、兖州者,皆荠苨之苗叶。其所云江淮土人参者,亦荠苨也。并失之详审。今潞州者尚不可得,则他处者尤不足信矣。近又有薄夫以人参先浸取汁自啜,乃晒干复售,谓之汤参,全不任用,不可不察。考月池翁讳言闻,字子郁,衔太医吏目。尝著《人参传》上、下卷甚详,不能备录,亦略节要语于下条云耳。

**【修治】**〔弘景曰〕人参易蛀蛀,唯纳新器中密封,可经年不坏。〔炳曰〕人参频见风日则易蛀,惟用盛过麻油瓦罐,泡净焙干。入华阴细辛与参相间收之,密封,可留经年。一法:用淋过灶灰,晒干罐收亦可。〔李言闻曰〕人参生时背阳,故不喜见风日。凡生用宜咬咀,熟用宜隔纸焙之,或醇酒润透咬咀、焙熟用,并忌铁器。

### 根

〔气味〕甘,微寒,无毒。〔《别录》曰〕微温。〔普曰〕神农:小寒。桐君、雷公:苦。黄帝、岐伯:甘,无毒。〔元素曰〕性温,味甘、微苦,气味俱薄,浮而升,阳中之阳也。又曰:阳中微阴。〔之才曰〕茯苓,马蔺为之使,恶溲疏、卤咸,反藜芦。一云:畏五灵脂,恶皂荚、黑豆,动紫石英。〔元素曰〕人参得升麻引用,补上焦之元气,泻肺中之火;得茯苓引用,补下焦之元气,泻肾中之火。得麦门冬则生脉,得干姜则补气。〔杲曰〕得黄耆、甘草,乃甘温除大热,泻阴火,补元气,又为疮家圣药。〔震亨曰〕人参入手太阴。与藜芦相反,服参一两,入藜芦一钱,其功尽废也。

〔言闻曰〕东垣李氏理脾胃,泻阴火,交泰丸内用人参、皂荚,是恶而不恶也。古方疗月闭四物汤加人参、五灵脂,是畏而不畏也。又疗痰在胸膈,以人参、藜芦同用而取涌越,是激其怒性也。此皆精微妙奥,非达权衡者不能知。

〔主治〕补五脏,安精神,定魂魄,止惊悸,除邪气,明目开心益智。久服轻身延年(《本经》)。疗肠胃中冷,心腹鼓痛,胸胁逆满,霍乱吐逆,调中,止消渴,通血脉,破坚积,令人不忘(《别录》)。主五劳七伤,虚损瘦弱,止呕哕,补五脏六腑,保中守神。消胸中痰,治肺痿及痫疾,冷气逆上,伤寒不下食,凡虚而多梦纷纭者加之(甄权)。止烦躁,变酸水(李珣)。消食开胃,调中治气,杀金石药毒(大明)。治肺胃阳气不足,肺气虚促,短气少气,补中缓中,泻心肺脾胃中火邪,止渴生津液(元素)。治男妇一切虚证,发热自汗,眩运头痛,反胃吐食,疟疾,滑泻久痢,小便频数淋沥,劳倦内伤,中风中暑,痿痹,吐血嗽血下血,血淋血崩,胎前产后诸病(时珍)。

〔发明〕〔弘景曰〕人参为药切要,与甘草同功。〔杲曰〕人参甘温,能补肺中元气,肺气旺则四脏之气皆旺,精自生而形自盛,肺主诸气故也。张仲景云:病人汗后身热、亡血、脉沉迟者,下痢身凉、脉微、血虚者,并加人参。古人血脱者益气,盖血不自生,须得生阳气之药乃生,阳生则阴长,血乃旺也。若单用补血药,血无由而生矣。《素问》言:无阳则阴无以生,无阴则阳无以化。故补气须用人参,血虚者亦须用之。《本草・十剂》云:补可去弱,人参、羊肉之属是也。盖人参补气,羊肉补形,形气者,有无之象也。〔好古曰〕洁古老人言,以沙参代人参,取其味甘也。

然人参补五脏之阳,沙参补五脏之阴,安得无异?虽云补五脏,亦须各用本脏药相佐使引之。〔言闻曰〕人参生用气凉,熟用气温;味甘补阳,微苦补阴。气主生物,本乎天;味主成物,本乎地。气味生成,阴阳之造化也。凉者,高秋清肃之气,天之阴也,其性降;温者,阳春生发之气,天之阳也,其性升。甘者,湿土化成之味,地之阳也,其性浮;微苦者,火土相生之味,地之阴也,其性沉。人参气味俱薄。气之薄者,生降熟升;味之薄者,生升熟降。如土虚火旺之病,则宜生参,凉薄之气,以泻火而补土,是纯用其气也;脾虚肺怯之病,则宜熟参,甘温之味,以补土而生金,是纯用其味也。东垣以相火乘脾,身热而烦,气高而喘,头痛而渴,脉洪而大者,用黄檗佐人参。孙真人治夏月热伤元气,人汗大泄,欲成痿厥,用生脉散,以泻热火而救金水。君以人参之甘寒,泻火而补元气;臣以麦门冬之苦甘寒,清金而滋水源,佐以五味子之酸温,生肾津而收耗气。此皆补天元之真气,非补热火也。白飞霞云:人参炼膏服,回元气于无何有之乡。凡病后气虚及肺虚嗽者,并宜之。若气虚有火者,合天门冬膏对服之。

〔正误〕〔敩曰〕夏月少使人参,发心痃之患。〔好古曰〕人参甘温,补肺之阳,泄肺之阴。肺受寒邪,宜此补之;肺受火邪,则反伤肺,宜以沙参代之。〔王纶曰〕凡酒色过度,损伤肺肾真阴,阴虚火动,劳嗽吐血、咳血等证,勿用之。盖人参入手太阴能补火,故肺受火邪者忌之。若误服参、耆甘温之剂,则病日增;服之过多,则死不可治。盖甘温助气,气属阳,阳旺则阴愈消;惟宜苦甘寒之药,生血降火。世人不识,往往服参、耆为补,而死者多矣。〔言闻曰〕孙真人云:夏月服生脉散、肾沥汤三剂,则百病不生。李东垣亦言生脉散、清暑益气汤,乃三伏泻火益金之圣药,而雷敩反谓发心痃之患非矣。痃乃脐旁积气,非心病也。人参能养正破坚积,岂有发疮之理?观张仲景治腹中寒气上冲,有头足,上下痛不可触近,呕不能食者,用大建中汤,可知矣。又海藏王好古言人参补阳泄阴,肺寒宜用,肺热不宜用。节斋王纶因而和之,谓参、芪能补肺火,阴虚火动失血诸病,多服必死。二家之说皆偏矣。夫人参能补元阳,生阴血,而泻阴火,东垣李氏之说也明矣。仲景张氏言:亡血血虚者,并加人参。又言:肺寒者去人参加干姜,无令气壅。丹溪朱氏亦言:虚火可补,参、芪之属;实火可泻,芩、连之属。二家不察三氏之精微,而谓人参补火,谬哉。夫火与元气不两立,元气胜则邪火退。人参既补元气而又补邪火,是反复之小人矣,何以与甘草、芩、术谓之四君子耶?虽然,三家之言不可尽废也。惟其语有滞,故守之者泥而执一,遂视人参如蛇蝎,则不可也。凡人面白、面黄、面青黧悴者,皆脾、肺、肾气不足,可用也;面赤、面黑者,气壮神强,不可用也。脉之浮而芤、濡、虚、大、迟缓无力,沉而迟、涩、弱、细、结、代无力者,皆虚而不足,可用也;若弦长紧实、滑数有力者,皆火郁内实,不可用也。洁古谓喘嗽勿用者,痰实气壅之喘也;若肾虚气短喘促者,必用也。仲景谓肺寒而咳勿用者,寒束热邪壅郁在肺之咳也;若自汗恶寒而咳者,必用也。东垣谓久病郁热在肺勿用者,乃火郁于内宜发不宜补也;若肺虚火旺,气短自汗者,必用也。丹溪言诸痛不可骤用者,乃邪气方锐,宜散不宜补也;若里虚吐利及久病胃弱虚痛喜按者,必用也。节斋谓阴虚火旺勿用者,乃血虚火亢能食,脉弦而数,凉之则伤胃,温之则伤肺,不受补者也。若自汗气短,肢寒脉虚者,必用也。如此详审,则人参之可用不可用,思过半矣。〔机曰〕节斋王纶之说,本于海藏王好古,但纶又过于矫激。丹溪言虚火可补,须用参、芪。又云阴虚潮热,喘嗽吐血,盗汗等证,四物加人参、黄檗、知母。又云好色之人,肺肾受伤,咳嗽不愈,琼玉膏主之。又云肺肾虚极者,独参膏主之。是知阴虚劳瘵之证,未尝不用人参也。节斋,私淑丹溪者也,而乃相反如此。斯言一出,印定后人眼目。凡遇前证,不问病之宜用不宜,辄举以籍口。致使良工掣肘,惟求免夫病家之怨。病家亦以此说横之胸中,甘受苦寒,虽至上呕下泄,去死不远,亦不悟也。古今治劳莫过于葛可久,其独参汤、保真汤,何尝废人参而不用耶? 节斋之说,诚未之深思也。〔杨起曰〕人参功载本草,人所共知。近因病者吝财薄医,医复算本惜费,不肯用参疗病,以致轻者至重,重者至危。然有肺寒、肺热、中满、血虚四证,只宜散寒、消热、消胀、补营,不用人参,其说近是。殊不知各加人参在内,护持元气,力助群药,其功更捷。若曰气无补法,则谬矣。古方治肺寒以温肺汤,肺热以清肺汤,中满以分消汤,血虚以养营汤,皆有人参在焉。所谓邪之所辏,其气必虚。又曰养正邪自除,阳旺则生阴血,贵在配合得宜尔。庸医每谓人参不可轻用,诚哉庸也。好生君子,不可轻命薄医,医亦不可计利不用。书此奉勉,幸勿曰迂。

〔**附方**〕旧九,新六十八。

**人参膏**用人参十两细切,以活水二十盏浸透,入银石器内,桑柴火缓缓煎取十盏,滤汁,再以水十盏,煎取五盏,与前汁合煎成膏,瓶收,随病作汤使。丹溪云:多欲之人,肾气衰惫,咳嗽不止,用生姜、橘皮煎汤,化膏服之。浦江郑兄,五月患痢,又犯房室,忽发昏运,不知人事,手撒目暗,自汗如雨,喉中痰鸣如曳锯声,小便遗失,脉大无伦,此阴亏阳绝之证也。予令急煎大料人参膏,仍与灸气海十八壮,右手能动,再三壮,唇口微动,遂与膏服一盏,半夜后服三盏,眼能动,尽三斤,方能言而索粥,尽五斤而痢止,至十斤而全安,若作风治则误矣。一人背疽,服内托十宣药已多,脓出作呕,发热,六脉沉数有力,此溃疡所忌也。遂与大料人参膏,入竹沥饮之,参尽一十六斤,竹伐百余竿而安。后经旬余,值大风拔木,疮起有脓,中有红线一道,过肩胛,抵右肋。予曰:急作参膏,以芎、归、橘皮作汤,入竹沥、姜汁饮之。尽三斤而疮溃,调理乃安。若痈疽溃后,气血俱虚,呕逆不食,变证不一者,以参、耆、归、术等分,煎膏服之,最妙。

**治中汤**〔颂曰〕张仲景治胸痹,心中痞坚,留气结胸,胸满,胁下逆气抢心,治中汤主之。即理中汤,人参、术、干姜、甘草各三两。四味以水八升,煮三升,每服一升,日三服,随证加减。此方自晋宋以后至唐名医,治心腹病者,无不用之,或作汤,或蜜丸,或为散,皆有奇效。胡洽居士治霍乱,谓之温中汤。陶隐居《百一方》云:霍乱余药乃或难求,而治中方、四顺汤、厚朴汤不可暂缺,常须预合自随也。唐石泉公王方庆云:数方不惟霍乱可医,诸病皆疗也。四顺汤,用人参、甘草、干姜、附子炮各二两,水六升,煎二升半,分四服。

**四君子汤**治脾胃气虚,不思饮食,诸病气虚者,以此为主。人参一钱,白术二钱,白茯苓一钱,炙甘草五分,姜三片,枣一枚。水二钟,煎一钟,食前温服。随证加减(《和剂局方》)。

**开胃化痰**不思饮食,不拘大人小儿。人参焙二两,半夏姜汁浸焙五钱,为末,飞罗面作糊,丸绿豆大。食后姜汤下三五十丸,日三服。《圣惠方》:加陈橘皮五钱(《经验后方》)。

**胃寒气满**不能传化,易饥不能食。人参末二钱,生附子末半钱,生姜二钱。水七合,煎二合,鸡子清一枚,打转空心服之(《圣济总录》)。

**脾胃虚弱**不思饮食。生姜半斤取汁,白蜜十两,人参末四两。银锅煎成膏,每米饮调服一匙(《普济方》)。

**胃虚恶心**或呕吐有痰。人参一两,水二盏,煎一盏,入竹沥一杯,姜汁三匙,食远温服,以知为度,老人尤宜(《简便方》)。

**胃寒呕恶**不能腐熟水谷,食即呕吐。人参、丁香、藿香各二钱半,橘皮五钱,生姜三片,水二盏,煎一盏,温服(《拔萃方》)。

**反胃呕吐**饮食入口即吐,困弱无力,垂死者。上党人参三大两拍破,水一大升,煮取四合,热服,日再。兼以人参汁,入粟米、鸡子白、薤白,煮粥与啖。李直方司勋,于汉南患此,两月余,诸方不瘥。遂与此方,当时便定。后十余日,遂入京师。绛每与名医论此药,难可为俦也(李绛《兵部手集》方)。

**食入即吐**人参半夏汤:用人参一两,半夏一两五钱,生姜十片。水一斗,以杓扬二百四十遍,取三升,入白蜜三合,煮一升半,分服(张仲景《金匮方》)。

**霍乱呕恶**人参二两,水一盏半,煎汁一盏,入鸡子白一枚,再煎温服。一加丁香(《卫生家宝方》)。

**霍乱烦闷**人参五钱,桂心半钱。水二盏,煎服(《圣惠方》)。

**霍乱吐泻**烦躁不止。人参二两,橘皮三两,生姜一两。水六升,煮三升,分三服(《圣济总录》)。

**妊娠吐水**酸心腹痛,不能饮食。人参、干姜炮等分,为末,以生地黄汁和丸梧子大。每服五十丸,米汤下(《和剂局方》)。

**阳虚气喘**自汗盗汗,气短头运。人参五钱,熟附子一两。分作四帖,每帖以生姜十片,流水二盏,煎一盏,食远温服(《济生方》)。

**喘急欲绝**上气鸣息者。人参末,汤服方寸匕,日五六服效(《肘后方》)。

**产后发喘**乃血入肺窍,危症也。人参末一两,苏木二两,水二碗,煮汁一碗,调参末服,神效(《圣惠方》)。

**产后血运**人参一两,紫苏半两以童尿、酒、水三合,煎服(《医方摘要》)。

**产后不语**人参、石菖蒲、石莲肉等分,每服五钱,水煎服(《妇人良方》)。

**产后诸虚**发热自汗。人参、当归等分,为末,用猪腰子一个,去膜切小片,以水三升,糯米半合,葱白二茎,煮米熟,取汁一盏,入药煎至八分,食前温服(《永类方》)。

**产后秘塞**出血多。以人参、麻子仁、枳壳麸炒为末,炼蜜丸梧子大。每服五十丸,米饮下(《济生方》)。

**横生倒产**人参末、乳香末各一钱,丹砂末五分。研匀,鸡子白一枚,入生姜自然汁三匙,搅匀,冷服,即母子俱安,神效,此施汉卿方也(《妇人良方》)。

**开心益智**人参末一两,炼成獖猪肥肪十两。以淳酒和匀。每服一杯,日再服。服至百日,耳目聪明,骨髓充盈,肌肤润泽,日记千言,兼去风热痰病(《千金方》)。

**闻雷即昏**一小儿七岁,闻雷即昏倒,不知人事,此气怯也。以人参、当归、麦门冬各二两,五味子五钱。水一斗,煎汁五升。再以水五升,煎滓取汁二升,合煎成膏。每服三匙,白汤化下。服尽一斤,自后闻雷自若矣(杨起《简便方》)。

**忽喘闷绝**方见大黄下。

**离魂异疾**有人卧则觉身外有身,一样无别,但不语。盖人卧则魂归于肝,此由肝虚邪袭,魂不归舍,病名曰离魂。用人参、龙齿、赤茯苓各一钱。水一盏,煎半盏,调飞过朱砂末一钱,睡时服。一夜一服,三夜后,真者气爽,假者即化矣(夏子益《怪证奇疾方》)。

**怔忡自汗**心气不足也。人参半两,当归半两,用獖猪腰子二个,以水二碗,煮至一碗半,取腰子细切,人参、当归同煎至八分,空心吃腰子,以汁送下。其滓焙干为末,以山药末作糊丸绿豆大。每服五十丸,食远枣汤下,不过两服即愈。此昆山神济大师方也,一加乳香二钱(王璆《百一选方》)。

**心下结气**凡心下硬,按之则无,常觉膨满,多食则吐,气引前后,噫呃不除,由思虑过多,气不以时而行则结滞,谓之结气。人参一两,橘皮去白四两,为末,炼蜜丸梧子大,每米饮下五六十丸(《圣惠方》)。

**房后困倦**人参七钱,陈皮一钱,水一盏半,煎八分,食前温服,日再服,千金不传(赵永庵方)。

**虚劳发热**愚鲁汤:用上党人参、银州柴胡各三钱,大枣一枚,生姜三片。水一钟半,煎七分,食远温服,日再服,以愈为度(《奇效良方》)。

**肺热声哑**人参二两,诃子一两,为末噙咽(《丹溪摘玄》)。

**肺虚久咳**人参末二两,鹿角胶炙研一两。每服三钱,用薄荷、豉汤一盏,葱少许,入铫子煎一二沸,倾入盏内。遇咳时,温呷三五口,甚佳(《食疗本草》)。

**止嗽化痰**人参末一两,明矾二两。以酽醋二升,熬矾成膏,入参末、炼蜜和收。每以豌豆大一丸,放舌下,其嗽即止,痰自消(《简便方》)。

**小儿喘咳**发热自汗吐红,脉虚无力者。人参、天花粉等分。每服半钱,蜜水调下,以瘥为度(《经济方》)。

**喘咳嗽血**咳喘上气,喘急,嗽血吐血,脉无力者。人参末每服三钱,鸡子清调之,五更初服便睡,去枕仰卧,只一服愈。年深者,再服。咯血者,服尽一两甚好。一方以乌鸡子水磨千遍,自然化作水,调药尤妙。忌醋咸腥酱,面鲊醉饱,将息乃佳(沈存中《灵苑方》)。

咳嗽吐血人参、黄耆、飞罗面各一两,百合五钱,为末,水丸梧子大。每服五十丸,食前茅根汤下。○《朱氏集验方》:用人参、乳香、辰砂等分,为末,乌梅肉和丸弹子大。每白汤化下一丸,日一服。

虚劳吐血甚者,先以十灰散止之,其人必困倦,法当补阳生阴,独参汤主之。好人参一两,肥枣五枚。水二钟,煎一钟服,熟睡一觉,即减五六,继服调理药(葛可久《十药神书》)。

吐血下血因七情所感,酒色内伤,气血妄行,口鼻俱出,心肺脉破,血如涌泉,须臾不救。用人参焙、侧柏叶蒸焙、荆芥穗烧存性各五钱,为末。用二钱,入飞罗面二钱,以新汲水调如稀糊服,少倾再啜,一服立止(华佗《中藏经》)。

衄血不止人参、柳枝(寒食采者)等分,为末。每服一钱,东流水服,日三服。无柳枝,用莲子心(《圣济总录》)。

齿缝出血人参、赤茯苓、麦门冬各二钱,水一钟,煎七分,食前温服,日再。苏东坡得此,自谓神奇。后生小子多患此病,予累试之,累如所言(谈野翁《试验方》)。

阴虚尿血人参焙、黄耆盐水炙,等分为末。用红皮大萝卜一枚,切作四片,以蜜二两,将萝卜逐片蘸炙,令干再炙,勿令焦,以蜜尽为度。每用一片,蘸药食之,仍以盐汤送下,以瘥为度(《三因方》)。

沙淋石淋方同上。

消渴引饮人参为末,鸡子清调服一钱,日三四服。○《集验》:用人参、栝蒌根等分。生研为末,炼蜜丸梧子大。每服百丸,食前麦门冬汤下,日二服,以愈为度。名玉壶丸。忌酒面炙煿。○《郑氏家传》消渴方:人参一两,粉草二两。以雄猪胆汁浸炙,脑子半钱,为末,蜜丸芡子大。每嚼一丸,冷水下。○《圣济总录》:用人参一两,葛粉二两,为末。发时以煿猪汤一升,入药三钱,蜜二两,慢火熬至三合,状如黑饧,以瓶收之,每夜以一匙含咽,不过三服取效也。

**虚疟寒热**人参二钱二分,雄黄五钱,为末,端午日用粽尖捣丸梧子大。发日侵晨,井华水吞下七丸,发前再服。忌诸般热物,立效。一方:加神曲等分(《丹溪纂要》)。

**冷痢厥逆**六脉沉细。人参、大附子各一两半。每服半两,生姜十片,丁香十五粒,粳米一撮。水二盏,煎七分,空心温服(《经验方》)。

**下痢禁口**人参、莲肉各三钱,以井华水二盏,煎一盏,细细呷之。或加姜汁炒黄连三钱(《经验良方》)。

**老人虚痢**不止,不能饮食。上党人参一两,鹿角去皮炒研五钱,为末。每服方寸匕,米汤调下,日三服(《十便良方》)。

**伤寒坏证**凡伤寒时疫,不问阴阳,老幼妊妇,误服药饵,困重垂死,脉沉伏,不省人事,七日以后,皆可服之,百不失一。此名夺命散,又名复脉汤。人参一两,水二钟,紧火煎一钟,以井水浸冷服之,少顷鼻梁有汗出,脉复立瘥。苏韬光侍郎云:用此救数十人。予作清流宰,县倅申屠行辅之子妇患时疫三十余日,已成坏病,令服此药而安(王璆《百一选方》)。

**伤寒厥逆**身有微热,烦躁,六脉沉细微弱,此阴极发躁也。无忧散:用人参半两,水一钟,煎七分,调牛胆南星末二钱,热服立苏(《三因方》)。

**夹阴伤寒**先因欲事,后感寒邪,阳衰阴盛,六脉沉伏,小腹绞痛,四肢逆冷,呕吐清水,不假此药,无以回阳。人参、干姜炮各一两,生附子一枚,破作八片。水四升半,煎一升,顿服。脉出身温即愈（吴绶《伤寒蕴要》）。

**筋骨风痛**人参四两，酒浸三日，晒干，土茯苓一斤，山慈姑一两，为末，炼蜜丸梧子大。每服一百丸，食前米汤下（《经验方》）。

**小儿风痫**瘈疭。用人参、蛤粉、辰砂等分，为末，以獖猪心血和丸绿豆大。每服五十丸，金银汤下，一日二服，大有神效（《卫生宝鉴》）。

**脾虚慢惊**黄耆汤，见黄耆发明下。

**痘疹险证**保元汤，见黄耆发明下。

**惊后瞳斜**小儿惊后瞳人不正者。人参、阿胶糯米炒成珠，各一钱。水一盏，煎七分，温服，日再服。愈乃止，效（《直指方》）。

**小儿脾风**多困。人参、冬瓜仁各半两，南星一两。浆水煮过，为末。每用一钱，水半盏，煎二三分，温服（《本事方》）。

**酒毒目盲**一人形实，好饮热酒，忽病目盲而脉涩，此热酒所伤，胃气污浊，血死其中而然。以苏木煎汤，调人参末一钱服。次日鼻及两掌皆紫黑，此滞血行矣。再以四物汤，加苏木、桃仁、红花、陈皮，调人参末服，数日而愈（《丹溪纂要》）。

**酒毒生疽**一妇嗜酒，胸生一疽，脉紧而涩。用酒炒人参、酒炒大黄，等分为末，姜汤服一钱，得睡汗出而愈，效（《丹溪医案》）。

**狗咬风伤**肿痛。人参置桑柴炭上烧存性，以碗覆定，少顷为末，掺之立瘥（《经验后方》）。

**蜈蚣咬伤**嚼人参涂之（《医学集成》）。

**蜂虿螫伤**人参末傅之（《证治要诀》）。

**胁破肠出**急以油抹入，煎人参、枸杞汁淋之，内吃羊肾粥，十日愈（危氏《得效方》）。

**气奔怪疾**方见虎杖。

芦

〔气味〕苦,温,无毒。

〔主治〕吐虚劳痰饮(时珍)。

〔发明〕〔吴绶曰〕人弱者,以人参芦代瓜蒂。〔震亨曰〕人参入手太阴,补阳中之阴,芦则反能泻太阴之阳。亦如麻黄,苗能发汗,根则止汗。谷属金而糠之性热,麦属阳而麸之性凉。先儒谓物物具一太极,学者可不触类而长之乎?一女子性躁味厚,暑月因怒而病呃,每作则举身跳动,昏冒不知人。其形气俱实,乃痰因怒郁,气不得降,非吐不可。遂以人参芦半两,逆流水一盏半,煎一大碗饮之,大吐顽痰数碗,大汗昏睡一日而安。又一人作劳发疟,服疟药变为热病,舌短痰嗽,六脉洪数而滑,此痰蓄胸中,非吐不愈。以参芦汤加竹沥二服,涌出胶痰三块,次与人参、黄耆、当归煎服,半月乃安。

## 沙参《本经·上品》

〔校正〕并入《别录·有名未用》部羊乳。

**【释名】**白参(《吴普》)、知母(《别录》)、羊乳(《别录》)、羊婆奶(《纲目》)、铃儿草(《别录》)、虎须(《别录》)、苦心(《别录》,又名文希,一名识美,一名志取)。〔弘景曰〕此与人参、玄参、丹参、苦参是为五参,其形不尽相类,而主疗颇同,故皆有参名。又有紫参,乃牡蒙也。〔时珍曰〕沙参白色,宜于沙地,故名。其根多白汁,俚人呼为羊婆奶。《别录·有名未用》,羊乳即此也。此物无心味淡,而《别录》一名苦心,又与知母同名,不知所谓也。铃儿草,象花形也。

**【集解】**〔《别录》曰〕沙参,生河内川谷及兖句般阳续山,二月、八月采根,暴干。又曰:羊乳,一名地黄,三月采,立夏后母死。〔恭曰〕出华山者为善。〔普曰〕二月生苗，如葵，叶青色，根白，实如芥，根大如芜菁，三月采。〔弘景曰〕今出近道，丛生，叶似枸杞，根白实者佳。〔保昇曰〕其根若葵根，其花白色。〔颂曰〕今淄、齐、潞、随、江、淮、荆、湖州郡皆有之。苗长一二尺以来，丛生崖壁间，叶似枸杞而有叉丫，七月开紫花，根如葵根，大如指许，赤黄色，中正白实者佳。二月、八月采根。南土生者叶有细有大，花白，瓣上仍有白粘，此为小异。

沙参

〔藏器曰〕羊乳根如荠苨而圆，大小如拳，上有角节，折之有白汁，人取根当荠苨。苗作蔓，折之有白汁。〔时珍曰〕沙参处处山原有之。二月生苗，叶如初生小葵叶，而团扁不光。八九月抽茎，高一二尺。茎上之叶，则尖长如枸杞叶，而小有细齿。秋月叶间开小紫花，长二三分，状如铃铎，五出，白蕊，亦有白花者。并结实，大如冬青实，中有细子。霜后苗枯。其根生沙地者长尺余，大一虎口，黄土地者则短而小。根茎皆有白汁。八九月采者，白而实；春月采者，微黄而虚。小人亦往往絷蒸压实以乱人参，但体轻松，味淡而短耳。

### 根

**【气味】**苦，微寒，无毒。〔《别录》曰〕羊乳，温，无毒。〔普曰〕沙参，岐伯：咸。神农、黄帝、扁鹊：无毒。李当之：大寒。〔好古曰〕甘、微苦。〔之才曰〕恶防己，反藜芦。

【主治】血积惊气,除寒热,补中,益肺气(《本经》)。疗胃痹心腹痛,结热邪气头痛,皮间邪热,安五脏。久服利人。又云:羊乳,主头眩痛,益气,长肌肉(《别录》)。去皮肌浮风,疝气下坠,治常欲眠,养肝气,宣五脏风气(甄权)。补虚,止惊烦,益心肺,并一切恶疮疥癣及身痒,排脓,消肿毒(大明)。清肺火,治久咳肺痿(时珍)。

【发明】〔元素曰〕肺寒者,用人参;肺热者,用沙参代之,取其味甘也。〔好古曰〕沙参味甘微苦,厥阴本经之药,又为脾经气分药。微苦补阴,甘则补阳,故洁古取沙参代人参。盖人参性温,补五脏之阳;沙参性寒,补五脏之阴。虽云补五脏,亦须各用本脏药相佐,使随所引而相辅之可也。〔时珍曰〕人参甘苦温,其体重实,专补脾胃元气,因而益肺与肾,故内伤元气者宜之。沙参甘淡而寒,其体轻虚,专补肺气,因而益脾与肾,故金能受火克者宜之。一补阳而生阴,一补阴而制阳,不可不辨之也。

【附方】旧一,新二。

肺热咳嗽沙参半两。水煎服之(《卫生易简方》)。

卒得疝气小腹及阴中相引痛如绞,白汗出,欲死者。沙参捣筛为末,酒服方寸匕,立瘥(《肘后方》)。

妇人白带多因七情内伤或下元虚冷所致。沙参为末,每服二钱,米饮调下(《证治要诀》)。

## 荠苨 音齐尼,并上声。○《别录·中品》

〔校正〕并入《图经》杏参。

【释名】杏参(《图经》)、杏叶沙参(《救荒》)、菧苨(菧音底。《尔雅》)、甜桔梗(《纲目》)、白面根(《救荒》)。苗

名隐忍（《《纲目》》）。〔时珍曰〕荠苨多汁，有济�之状，故以名之。济泥，浓露也。其根如沙参而叶如杏，故河南人呼为杏叶沙参。苏颂《图经》杏参，即此也。俗谓之甜桔梗。《尔雅》云：泥，苨苨也。郭璞云：即荠苨也。隐忍，说见下文。

**【集解】**〔弘景曰〕荠苨根茎都似人参，而叶小异，根味甜绝，能杀毒。以其与毒药共处，毒皆自然歇，不正入方家用也。〔又曰〕魏文帝言荠苨乱人参，即此也。荠苨叶甚似桔梗，但叶下光明滑泽无毛为异，又不如人参相对耳。〔恭曰〕人参苗似五加而阔短，茎圆有三四桠，桠头有五叶，陶引荠苨乱人参，误矣。且荠苨、桔梗又有叶差互者，亦有叶三四对者，皆一茎直上，叶既相乱，惟以根有心为别尔。〔颂曰〕今川蜀、江浙皆有之。春生苗茎，都似人参，而叶小异，根似桔梗，但无心为异。润州、陕州尤多，人家收以为果，或作脯啖，味甚甘美，兼可寄远。二月、八月采根，暴干。〔承曰〕今人多以蒸过压扁乱人参，但味淡尔。〔宗奭曰〕陶以根言，故云荠苨乱人参；苏以苗言，故以陶为误也。〔机曰〕荠苨苗茎与桔梗相似，其根与人参相乱。今言苗茎都似人参，近于误也。当以人参、荠苨、桔梗三注参看自明矣。〔时珍曰〕荠苨苗似桔梗，根似沙参，故奸商往往以沙参、荠苨通乱人参。苏颂《图经》所谓杏参，周定王《救荒本草》所谓杏叶沙参，皆此荠苨也。《图经》云：杏参生淄州田野，

荠苨

根如小菜根。土人五月采苗叶,治咳嗽上气。《救荒本草》云:杏叶沙参,一名白面根。苗高一二尺,茎色青白。叶似杏叶而小,微尖而背白,边有叉牙。杪间开五瓣白碗子花。根形如野胡萝卜,颇肥,皮色灰黪,中间白色,味甜微寒。亦有开碧花者。嫩苗炸熟水淘,油盐拌食。根换水煮,亦可食。人以蜜煎充果。又陶弘景注桔梗,言其叶名隐忍,可煮食之,治蛊毒。谨按《尔雅》云:蒡,隐忍也。郭璞注云:似苏,有毛。江东人藏以为菹,亦可瀹食。葛洪《肘后方》云:隐忍草,苗似桔梗,人皆食之。捣汁饮,治蛊毒。据此则隐忍非桔梗,乃荠苨苗也。荠苨苗甘,可食;桔梗苗苦,不可食,尤为可证。《神农本经》无荠苨,止有桔梗一名荠苨,至《别录》始出荠苨。盖荠苨、桔梗乃一类,有甜、苦二种,则其苗亦可呼为隐忍也。

### 根

〔气味〕甘,寒,无毒。

〔主治〕解百药毒(《别录》)。杀蛊毒,治蛇虫咬,热狂温疾,署毒箭(大明)。利肺气,和中明目止痛,蒸切作羹粥食,或作齑菹食(诜殷)。食之,压丹石发动(孟诜)。主咳嗽消渴强中,疮毒丁肿,辟沙虱短狐毒(时珍)。

〔发明〕〔时珍曰〕荠苨寒而利肺,甘而解毒,乃良品也,而世不知用,惜哉。按葛洪《肘后方》云:一药而兼解众毒者,惟荠苨汁浓饮二升,或煮嚼之,亦可作散服。此药在诸药中,毒皆自解也。又张鷟《朝野佥载》云:名医言虎中药箭,食清泥而解;野猪中药箭,豗荠苨而食。物犹知解毒,何况人乎? 又孙思邈《千金方》:治强中为病,茎长兴盛,不交精出,消渴之后,发为痈疽,有荠苨丸、猪肾荠苨汤方,此皆本草所未及者。然亦取其解热解毒之功尔，无他义。

〔附方〕旧四，新三。

**强中消渴猪肾荠苨汤**：治强中之病，茎长兴盛，不交精液自出，消渴之后，即发痈疽。皆由恣意色欲，或饵金石所致，宜此以制肾中热也。用猪肾一具，荠苨、石膏各三两，人参、茯苓、磁石、知母、葛根、黄芩、栝蒌根、甘草各二两，黑大豆一升，水一斗半，先煮猪肾、大豆取汁一斗，去滓下药，再煮三升，分三服。后人名为石子荠苨汤。○又荠苨丸：用荠苨、大豆、茯神、磁石、栝蒌根、熟地黄、地骨皮、玄参、石斛、鹿茸各一两，人参、沉香各半两，为末，以猪肚治净煮烂，杵和丸梧子大。每服七十丸，空心盐汤下（并《千金方》）。

**丁疮肿毒**生荠苨根捣汁，服一合，以滓傅之，不过三度（《千金翼》）。

**面上皯疱**荠苨、肉桂各一两，为末。每用方寸匕，酢浆服之，日一服。又灭瘢痣（《圣济总录》）。

**解诸蛊毒**荠苨根捣末，饮服方寸匕，立瘥（陈延之《小品方》）。

**解钩吻毒**钩吻叶与芹叶相似，误食之杀人。惟以荠苨八两，水六升，煮取三升，每服五合，日五服（仲景《金匮玉函》）。

**解五石毒**荠苨生捣汁，多服之，立瘥（苏颂《图经》）。

**隐忍叶**

〔气味〕甘、苦，寒，无毒。

〔主治〕蛊毒腹痛，面目青黄，淋露骨立，煮汁一二升饮（时珍）。主腹脏风壅，咳嗽上气（苏颂）。

# 桔梗《本经·下品》

**【释名】**白药（《别录》）、梗草（《别录》）、荠苨（《本经》）。

〔时珍曰〕此草之根结实而梗直,故名。《吴普本草》一名利如,一名符扈,一名房图,方书并无见,盖亦廋辞尔。桔梗、荠苨乃一类,有甜、苦二种,故《本经》桔梗一名荠苨,而今俗呼荠苨为甜桔梗也。至《别录》始出荠苨条,分为二物,然其性味功用皆不同,当以《别录》为是。

桔梗

**【集解】**〔《别录》曰〕桔梗,生嵩高山谷及冤句。二八月采根暴干。〔普曰〕叶如荠苨,茎如笔管,紫赤色,二月生苗。〔弘景曰〕近道处处有,二三月生苗,可煮食之。桔梗疗蛊毒甚验。俗方用此,乃名荠苨。今别有荠苨,能解药毒,可乱人参,叶甚相似。但荠苨叶下光明滑泽无毛为异,叶生又不如人参相对耳。〔恭曰〕荠苨、桔梗,叶有差互者,亦有叶三四对者,皆一茎直上,叶既相乱,惟以根有心为别耳。〔颂曰〕今在处有之。根如小指大,黄白色。春生苗,茎高尺余。叶似杏叶而长椭,四叶相对而生,嫩时亦可煮食。夏开小花紫碧色,颇似牵牛花,秋后结子。八月采根,其根有心,若无心者为荠苨。关中所出桔梗,根黄皮,似蜀葵根。茎细,青色。叶小,青色,似菊叶也。

根

〔修治〕〔敩曰〕凡使勿用木梗,真似桔梗,只是咬之腥涩不堪。凡用桔梗,须去头上尖硬二三分已来,并两畔附枝。于槐砧上细剉,用生百合捣膏,投水中浸一伏时滤出,缓火熬令干用。每桔梗四两,用百合二两五钱。〔时珍曰〕今但刮去浮皮,米泔水浸一夜,切片微炒用。

〔气味〕辛,微温,有小毒。〔普曰〕神农、医和:苦,无毒。黄帝、扁鹊:辛、咸。岐伯、雷公:甘,无毒。李当之:大寒。〔权曰〕苦,辛。〔时珍曰〕当以苦、辛、平为是。〔之才曰〕节皮为之使。畏白及、龙眼、龙胆草,忌猪肉。得牡蛎、远志,疗恚怒;得消石、石膏,疗伤寒。白粥解其痘毒。〔时珍曰〕伏砒。徐之才所云节皮,不知何物也。

〔主治〕胸胁痛如刀刺,腹满肠鸣幽幽,惊恐悸气(《本经》)。利五脏肠胃,补血气,除寒热风痹,温中消谷,疗喉咽痛,下蛊毒(《别录》)。治下痢,破血去积气,消积聚痰涎,去肺热气促嗽逆,除腹中冷痛,主中恶及小儿惊痫(甄权)。下一切气,止霍乱转筋,心腹胀痛,补五劳,养气,除邪辟温,破癥瘕肺痈,养血排脓,补内漏及喉痹(大明)。利窍,除肺部风热,清利头目咽嗌,胸膈滞气及痛,除鼻塞(元素)。治寒呕(李杲)。主口舌生疮,赤目肿痛(时珍)。

〔发明〕〔好古曰〕桔梗气微温,味苦辛,味厚气轻,阳中之阴,升也。入手太阴肺经气分及足少阴经。〔元素曰〕桔梗清肺气,利咽喉,其色白,故为肺部引经。与甘草同行,为舟楫之剂。如大黄苦泄峻下之药,欲引至胸中至高之分成功,须用辛甘之剂升之。譬如铁石入江,非舟楫不载。所以诸药有此一味,不能下沉也。〔时珍曰〕朱肱《活人书》治胸中痞满不痛,用桔梗、枳壳,取其通肺利膈下气也。张仲景《伤寒论》治寒实结胸,用桔梗、贝母、巴豆,取其温中消谷破积也。又治肺痈唾脓,用桔梗、甘草，取其苦辛清肺，甘温泻火，又能排脓血、补内漏也。其治少阴证二三日咽痛，亦用桔梗、甘草，取其苦辛散寒，甘平除热，合而用之，能调寒热也。后人易名甘桔汤，通治咽喉口舌诸病。宋仁宗加荆芥、防风、连翘，遂名如圣汤，极言其验也。按：王好古《医垒元戎》载之颇详，云：失音加诃子，声不出加半夏，上气加陈皮，涎嗽加知母、贝母，咳渴加五味子，酒毒加葛根，少气加人参，呕加半夏、生姜，唾脓血加紫菀，肺痿加阿胶，胸膈不利加枳壳，心胸痞满加枳实，目赤加栀子、大黄，面肿加茯苓，肤痛加黄耆，发斑加防风、荆芥，疫毒加鼠粘子、大黄，不得眠加栀子。〔震亨曰〕干咳嗽，乃痰火之邪郁在肺中，宜苦梗以开之；痢疾腹痛，乃肺金之气郁在大肠，亦宜苦梗开之，后用痢药。此药能开提气血，故气药中宜用之。

〔附方〕旧十，新七。

**胸满不痛** 桔梗、枳壳等分。水二钟，煎一钟，温服（《南阳活人书》）。

**伤寒腹胀** 阴阳不和也，桔梗半夏汤主之。桔梗、半夏、陈皮各三钱，姜五片。水二钟，煎一钟服（《南阳活人书》）。

**痰嗽喘急** 桔梗一两半，为末。用童子小便半升，煎四合，去滓温服（《简要济众方》）。

**肺痈咳嗽** 胸满振寒，脉数咽干，不渴，时出浊唾腥臭，久久吐脓如粳米粥者，桔梗汤主之。桔梗一两，甘草二两。水三升，煮一升，分温再服。朝暮吐脓血则瘥（张仲景《金匮玉函方》）。

**喉痹毒气** 桔梗二两，水三升，煎一升，顿服（《千金方》）。

**少阴咽痛** 少阴证，二三日，咽痛者，可与甘草汤；不瘥者，与桔梗汤主之。桔梗一两，甘草二两。水三升，煮一升，分服（张仲景《伤寒论》）。

口舌生疮方同上。

齿䘌肿痛桔梗、薏苡仁等分，为末服（《永类方》）。

骨槽风痛牙根肿痛。桔梗为末，枣瓤和丸皂子大，绵裹咬之。仍以荆芥汤漱之（《经验后方》）。

牙疳臭烂桔梗、茴香等分。烧研傅之（《卫生易简方》）。

肝风眼黑目睛痛，肝风盛也，桔梗丸主之。桔梗一斤，黑牵牛头末三两，为末，蜜丸梧子大。每服四十丸，温水下，日二服（《保命集》）。

鼻出衄血桔梗为末，水服方寸匕，日四服。一加生犀角屑（《普济方》）。

吐血下血方同上。

打击瘀血在肠内，久不消，时发动者。桔梗为末，米饮下一刀圭（《肘后要方》）。

中蛊下血如鸡肝，昼夜出血石余，四脏皆损，惟心未毁，或鼻破将死者。苦桔梗为末，以酒服方寸匕，日三服。不能下药，以物拗口灌之。心中当烦，须臾自定，七日止。当食猪肝膓以补之，神良。一方加犀角等分（《古今录验》）。

妊娠中恶心腹疼痛。桔梗一两剉，水一钟，生姜三片，煎六分，温服（《圣惠方》）。

小儿客忤死不能言。桔梗烧研三钱，米汤服之。仍吞麝香豆许（张文仲《备急方》）。

芦头

〔主治〕吐上膈风热痰实，生研末，白汤调服一二钱，探吐（时珍）。

# 长松《拾遗》

【释名】仙茆（《《东坡诗集》》）。〔时珍曰〕其叶如松，服之长年，功如松脂及仙茆，故有二名。

长松

【集解】〔藏器曰〕长松生关内山谷中，草似松，叶上有脂，山人服之。〔时珍曰〕长松生古松下，根色如荠苨，长三五寸。味甘微苦，类人参，清香可爱。按《张天觉文集》云：僧普明居五台山，患大风，眉发俱堕，哀苦不堪。忽遇异人，教服长松，示其形状。明采服之，旬余毛发俱生，颜色如故。今并代间士人，多以长松杂甘草、山药为汤，煎服甚佳。然本草及方书皆不载，独释慧祥《清凉传》始叙其详如此。韩悉《医通》云：长松产太行西北诸山，根似独活而香。

根

【气味】甘，温，无毒。

【主治】风血冷气宿疾，温中去风（藏器）。治大风恶疾，眉发堕落，百骸腐溃。每以一两，入甘草少许，水煎服，旬日即愈。又解诸虫毒，补益长年（时珍）。

【附方】新一。

长松酒滋补一切风虚,乃庐山休休子所传。长松一两五钱,状似独活而香,乃酒中圣药也。熟地黄八钱,生地黄、黄芪蜜炙、陈皮各七钱,当归、厚朴、黄檗各五钱,白芍药煨、人参、枳壳各四钱,苍术米泔制、半夏制、天门冬、麦门冬、砂仁、黄连各三钱,木香、蜀椒、胡桃仁各二钱,小红枣肉八个,老米一撮,灯心五寸长一百二十根。一料分十剂,绢袋盛之。凡米五升,造酒一尊,煮一袋,窨久乃饮(《韩氏医通》)。

## 黄精《别录·上品》

〔校正〕并入《拾遗》救荒草。

**【释名】**黄芝(《瑞草经》)、戊己芝(《五符经》)、菟竹(《别录》)、鹿竹(《别录》)、仙人余粮(弘景)、救穷草(《别录》)、米铺(《蒙筌》)、野生姜(《蒙筌》)、重楼(《别录》)、鸡格(《别录》)、龙衔(《广雅》)、垂珠(《图经》)。〔颂曰〕隋时羊公服黄精法云:黄精是芝草之精也,一名葳蕤,一名白及,一名仙人余粮,一名苟格,一名马箭,一名垂珠,一名菟竹。〔时珍曰〕黄精为服食要药,故《别录》列于《草部》之首,仙家以为芝草之类,以其得坤土之精粹,故谓之黄精。《五符经》云:黄精获天地之淳精,故名为戊己芝,是此义也。余粮、救穷,以功名也;鹿竹、菟竹,因叶似竹,而鹿兔食之也。垂珠,以子形也。陈氏《拾遗》救荒草即此也,今并为一。〔嘉谟曰〕根如嫩姜,俗名野生姜。九蒸九曝,可以代粮,又名米铺。

**【集解】**〔《别录》曰〕黄精生山谷。二月采根阴干。〔弘景曰〕今处处有之。二月始生,一枝多叶,叶状似竹而短。根似葳蕤。葳蕤根如荻根及菖蒲,概节而平直;黄精根如鬼臼、黄连,大节而不平。虽燥,并柔软有脂润。俗方无用此,而为《仙经》所

黄精

贵。根、叶、花、实，皆可饵服，酒散随宜，具在断谷方中。其叶乃与钩吻相似，惟茎不紫、花不黄为异，而人多惑之。其类乃殊，遂致死生之反，亦为奇事。〔敩曰〕钩吻真似黄精，只是叶头尖有毛钩子二个，若误服之害人。黄精叶似竹也。〔恭曰〕黄精肥地生者，即大如拳；薄地生者，犹如拇指。萎蕤肥根，颇类其小者，肌理形色，大都相似。今以鬼臼、黄连为比，殊无仿佛。黄精叶似柳及龙胆、徐长卿辈而坚。其钩吻蔓生，叶如柿叶，殊非比类。〔藏器曰〕黄精叶偏生不对者名偏精，功用不如正精。正精叶对生。钩吻乃野葛之别名，二物殊不相似，不知陶公凭何说此？〔保昇曰〕钩吻一名野葛，陶说叶似黄精者当是。苏说叶似柿者，当别是一物。〔颂曰〕黄精南北皆有，以嵩山、茅山者为佳。三月生苗，高一二尺以来。叶如竹叶而短，两两相对。茎梗柔脆，颇似桃枝，本黄末赤。四月开细青白花，状如小豆花。结子白如黍粒，亦有无子者。根如嫩生姜而黄色，二月采根，蒸过暴干用。今遇八月采，山中人九蒸九暴作果卖，黄黑色而甚甘美。其苗初生时，人多采为菜茹，谓之笔菜，味极美。江南人说黄精苗叶稍类钩吻，但钩吻叶头极尖而根细，而苏恭言钩吻蔓生，恐南北所产之异耳。〔时珍曰〕黄精野生山中，亦可劈根长二寸，稀种之，一年后极稠，子亦可种。其叶似竹而不尖，或两叶、三叶、四五叶，俱对节而生。其根横行，状如萎蕤，俗采

其苗炸熟,淘去苦味食之,名笔管菜。陈藏器《本草》言青粘是
萎蕤,见萎蕤发明下。又黄精、钩吻之说,陶弘景、雷敩、韩保昇
皆言二物相似。苏恭、陈藏器皆言不相似。苏颂复设两可之辞。
今考《神农本草》《吴普本草》,并言钩吻是野葛,蔓生,其茎如
箭,与苏恭之说相合。张华《博物志》云:昔黄帝问天老曰:天地
所生,有食之令人不死者乎? 天老曰:太阳之草名黄精,食之可
以长生;太阴之草名钩吻,不可食之,入口立死。人信钩吻杀人,
不信黄精之益寿,不亦惑乎? 按此但以黄精、钩吻相对待而言,
不言其相似也。陶氏因此遂谓二物相似,与神农所说钩吻不合。
恐当以苏恭所说为是,而陶、雷所说别一毒物,非钩吻也。历代
本草惟陈藏器辨物最精审,尤当信之。余见钩吻条。

## 根

**【修治】**〔敩曰〕凡采得以溪水洗净蒸之,从巳至子,薄切
暴干用。〔颂曰〕羊公服黄精法:二月、三月采根,入地八九寸为
上。细切一石,以水二石五斗,煮去苦味,漉出,囊中压取汁,澄
清再煎,如膏乃止。以炒黑黄豆末,相和得所,捏作饼子,如钱
大。初服二枚,日益之。亦可焙干筛末,水服。〔诜曰〕饵黄精
法:取瓷子去底,釜内安置得所,入黄精令满,密盖,蒸至气溜,即
暴之。如此九蒸九暴。若生则刺人咽喉。若服生者,初时只可
一寸半,渐渐增之,十日不食,服止三尺五寸。三百日后,尽见鬼
神,久必升天。根、叶、花、实皆可食之。但以相对者是正,不对
者名偏精也。

**【气味】**甘,平,无毒。〔权曰〕寒。〔时珍曰〕忌梅实,
花、叶、子并同。

**【主治】**补中益气,除风湿,安五脏。久服轻身
延年不饥(《别录》)。补五劳七伤,助筋骨,耐寒暑,

益脾胃,润心肺。单服九蒸九暴食之,驻颜断谷(大明)。补诸虚,止寒热,填精髓,下三尸虫(时珍)。

**【发明】**〔时珍曰〕黄精受戊己之淳气,故为补黄宫之胜品。土者万物之母,母得其养,则水火既济,木金交合,而诸邪自去,百病不生矣。《神仙芝草经》云:黄精宽中益气,使五脏调良,肌肉充盛,骨髓坚强,其力增倍,多年不老,颜色鲜明,发白更黑,齿落更生。又能先下三尸虫:上尸名彭质,好宝货,百日下;中尸名彭矫,好五味,六十日下;下尸名彭居,好五色,三十日下,皆烂出也。根为精气,花实为飞英,皆可服食。又按:雷氏《炮炙论》序云:驻色延年,精蒸神锦。注云:以黄精自然汁拌研细神锦,于柳木甑中蒸七日,以木蜜丸服之。木蜜,枳椇也。神锦不知是何物,或云朱砂也。〔禹锡曰〕按《抱朴子》云:黄精服其花胜其实,服其实胜其根。但花难得,得其生花十斛,干之才可得五六斗尔,非大有力者不能办也。日服三合,服之十年,乃得其益。其断谷不及术。术饵令人肥健,可以负重涉险;但不及黄精甘美易食,凶年可与老少代粮,谓之米脯也。〔慎微曰〕徐铉《稽神录》云:临川士家一婢,逃入深山中,久之见野草枝叶可爱,取根食之,久久不饥。夜息大树下,闻草中动,以为虎攫,上树避之。及晓下地,其身欻然凌空而去,若飞鸟焉。数岁家人采薪见之,捕之不得,临绝壁下网围之,俄而腾上山顶。或云此婢安有仙骨,不过灵药服食尔。遂以酒饵置往来之路,果来,食讫,遂不能去,擒之,具述其故。指所食之草,即是黄精也。

**【附方】**旧一,新四。

服食法《圣惠方》:用黄精根茎不限多少,细剉阴干捣末。每日水调末服,任多少。一年内变老为少,久久成地仙。○臞仙《神隐书》:以黄精细切一石,用水二石五斗煮之,自旦至夕,候冷,以手捼碎,布袋榨取汁煎之。渣晒干为末,同入釜中,煎至可丸,丸如鸡子大。每服一丸,日三服。绝粮轻身,除百病。渴则饮水。

**补肝明目**黄精二斤,蔓菁子一斤淘,同和,九蒸九晒,为末。空心每米饮下二钱,日二服,延年益寿(《圣惠方》)。

**大风癞疮**营气不清,久风入脉,因而成癞,鼻坏色败,皮肤痒溃。用黄精根去皮洗净二斤,日中暴令软,纳粟米饭甑中,同蒸至二斗米熟,时时食之(《圣济总录》)。

**补虚精气**黄精、枸杞子等分。捣作饼,日干为末,炼蜜丸梧子大。每汤下五十丸(《奇效良方》)。

## 萎蕤 音威绥。○《本经·上品》

【释名】女萎(《本经》)、葳蕤(《吴普》)、萎莎(音威移。《说文》)、委萎(《尔雅》)、萎香(《纲目》)、荧(《尔雅》。音行)、玉竹(《别录》)、地节(《别录》)。〔时珍曰〕按黄公绍《古今韵会》云:葳蕤,草木叶垂之貌。此草根长多须,如冠缨下垂之绥而有威仪,故以名之。凡羽盖旌旗之缨绥,皆象葳蕤,是矣。张氏《瑞应图》云:王者礼备,则葳蕤生于殿前。一名萎香。则威仪之义,于此可见。《别录》作萎蕤,省文也。《说文》作萎莎,音相近也。《尔雅》作委萎,字相近也。其叶光莹而象竹,其根多节,故有荧及玉竹、地节诸名。《吴普本草》又有乌女、虫蝉之名。宋本一名马薰,即乌萎之讹者也。

【正误】〔弘景曰〕《本经》有女萎无萎蕤,《别录》无女萎有萎蕤,而功用正同,疑女萎即萎蕤,惟名异尔。〔恭曰〕女萎功用及苗蔓与萎蕤全别。今《本经》朱书是女萎功效,故《别录》墨书乃萎蕤功效也。〔藏器曰〕本草女萎、萎蕤同传。陶云是一物,苏云二物不同,于中品别出女萎一条。然其主霍乱泄痢肠鸣,正与上品女萎相合,则是更非二物矣。〔颂曰〕观古方书所用,胡洽治时气洞下有女萎丸,治伤寒冷下结肠丸中用女萎,治虚劳下痢小黄耆酒中加女萎,详此数方所用,乃似中品女萎,缘其性温主霍乱泄痢故也。又治贼风手足枯痹四肢拘挛茵蓣酒中用女萎,《古今录验》治身体痱疡斑驳有女萎膏,乃似上品《本经》朱书女萎,缘其主中风不能动摇及去奸好色故也。又治伤寒七八日不解续命鳖甲汤,及治脚弱鳖甲汤,并用萎蕤,及《延年方》治风热项急痛四肢骨肉烦热有萎蕤饮,又主虚风热发即头热有萎蕤丸,乃似上品《别录》墨书萎蕤,缘其主虚热湿毒腰痛故也。三者既别,则非一物明矣。且萎蕤甘平,女萎辛温,安得为一物?〔时珍曰〕《本经》女萎,乃《尔雅》委萎二字,即《别录》萎蕤也,上古钞写讹为女萎尔。古方治伤寒风虚用女萎者,即萎蕤也,皆承本草之讹而称之。诸家不察,因中品有女萎名字相同,遂致费辩如此。今正其误,只依《别录》书萎蕤为纲,以便寻检。其治泄痢女萎,乃蔓草也,见本条。

萎蕤

【集解】〔《别录》曰〕萎蕤生太山山谷及丘陵,立春后采,阴干。〔普曰〕叶青黄色,相值如姜叶,二月、七月采。〔弘景曰〕今处处有之。根似黄精,小异。服食家亦用之。〔颂曰〕今滁州、舒州及汉中、均州皆有之。茎干强直,似竹箭箬,有节。叶狭而长,表白里青,亦类黄精。根黄而多须,大如指,长一二尺。或云可啖。三月开青花,结圆实。〔时珍曰〕处处山中有之。其根横生似黄精,差小,黄白色,性柔多须,最难燥。其叶如竹,两两相值。亦可采根种之,极易繁也。嫩叶及根,并可煮淘食茹。

## 根

**【修治】**〔敩曰〕凡使勿用黄精并钩吻,二物相似。萎蕤节上有须毛,茎斑,叶尖处有小黄点,为不同。采得以竹刀刮去节皮,洗净,以蜜水浸一宿,蒸了焙干用。

**【气味】**甘,平,无毒。〔普曰〕神农:苦。桐君、雷公、扁鹊:甘,无毒。黄帝:辛。〔之才曰〕畏卤咸。

**【主治】**女萎:主中风暴热,不能动摇,跌筋结肉,诸不足。久服去面黑䵟,好颜色润泽,轻身不老(《本经》)。萎蕤:主心腹结气,虚热湿毒腰痛,茎中寒,及目痛眦烂泪出(《别录》)。时疾寒热,内补不足,去虚劳客热。头痛不安,加而用之,良(甄权)。补中益气(萧炳)。除烦闷,止消渴,润心肺,补五劳七伤虚损,腰脚疼痛。天行热狂,服食无忌(大明)。服诸石人不调和者,煮汁饮之(弘景)。主风温自汗灼热,及劳疟寒热,脾胃虚乏,男子小便频数,失精,一切虚损(时珍)。

**【发明】**〔杲曰〕萎蕤能升能降,阳中阴也。其用有四:主风淫四末,两目泪烂,男子湿注腰痛,女子面生黑䵟。〔时珍曰〕萎蕤性平味甘,柔润可食。故朱肱《南阳活人书》,治风温自汗身重,语言难出,用萎蕤汤,以之为君药。予每用治虚劳寒热痁疟,及一切不足之证,用代参、耆,不寒不燥,大有殊功,不止于去风热湿毒而已,此昔人所未阐者也。〔藏器曰〕陈寿《魏志·樊阿传》云:青粘,一名黄芝,一名地节。此即萎蕤,极似偏精。本功外,主聪明,调血气,令人强壮。和漆叶为散服,主五脏益精,去三虫,轻身不老,变白,润肌肤,暖腰脚,惟有热不可服。晋嵇绍有胸中寒疾,每酒后苦唾,服之得愈。草似竹,取根花叶阴干用。昔华佗入山见仙人所服,以告樊阿,服之寿百岁也。〔颂曰〕陈藏器以青粘即萎蕤。世无识者,未敢以为信然。〔时珍曰〕苏颂注黄精,疑青粘是黄精,与此说不同。今考黄精、萎蕤性味功用大抵相近,而萎蕤之功更胜。故青粘,一名黄芝,与黄精同名;一名地节,与萎蕤同名,则二物虽通用亦可。

**【附方】**旧一,新六。

**服食法**二月、九月采萎蕤根,切碎一石,以水二石煮之,从旦至夕,以手挼烂,布囊榨取汁,熬稠。其渣晒为末,同熬至可丸,丸如鸡头子大。每服一丸,白汤下,日三服。导气脉,强筋骨,治中风湿毒,去面皱颜色,久服延年(臞仙《神隐书》)。

**赤眼涩痛**萎蕤、赤芍药、当归、黄连等分。煎汤熏洗(《卫生家宝方》)。

**眼见黑花**赤痛昏暗。甘露汤:用萎蕤焙四两。每服二钱,水一盏,入薄荷二叶,生姜一片,蜜少许,同煎七分,卧时温服,日一服(《圣济总录》)。

**小便卒淋**萎蕤一两,芭蕉根四两。水二大碗,煎一碗半,入滑石二钱,分三服(《太平圣惠方》)。

**发热口干**小便涩。用萎蕤五两,煎汁饮之(《外台秘要》)。

**乳石发热**萎蕤三两,炙甘草二两,生犀角一两,水四升,煮一升半,分三服(《圣惠方》)。

**痫后虚肿**小儿痫病瘥后,血气上虚,热在皮肤,身面俱肿。萎蕤、葵子、龙胆、茯苓、前胡等分，为末。每服一钱，水煎服（《圣济总录》）。

**【附录】**鹿药（《开宝》）〔志曰〕鹿药甘，温，无毒。主风血，去诸冷，益老起阳，浸酒服之。生姑臧已西，苗根并似黄精，鹿好食其根。〔时珍曰〕胡洽居士言鹿食九种解毒之草，此其一也。或云即是萎蕤，理亦近之。姑附以俟考访。委蛇（音威贻）〔《别录》曰〕味甘，平，无毒。主消渴少气，令人耐寒。生人家园中，大枝长须，多叶而两两相值，子如芥子。〔时珍曰〕此亦似是萎蕤，并俟考访。

## 知母《本经·中品》

**【释名】**蚳母（《本经》。音迟。《说文》作芪）、连母（《本经》）、蝭母（《《本经》》。蝭音匙，又音提。或作莐，《《玉篇》》）、货母（《本经》）、地参（《本经》）、水参（《《本经》》。又名水须、水浚）、莐（《尔雅》。音覃）、茷藩（音沉烦。《《尔雅》》）、苦心（《别录》）、儿草（《别录》。又名儿踵草、女雷、女理、鹿列、韭逢、东根、野蓼、昌支）。〔时珍曰〕宿根之旁，初生子根，状如蚳虻之状，故谓之蚳母，讹为知母、蝭母也。余多未详。

**【集解】**〔《别录》曰〕知母生河内川谷。二月、八月采根暴干。〔弘景曰〕今出彭城。形似菖

知母

蒲而柔润,叶至难死,掘出随生,须枯燥乃止。〔禹锡曰〕按《范子》云:提母出三辅,黄白者善。郭璞释《尔雅》云:蓵,蝭母也。生山上,叶如韭。〔颂曰〕今濒河怀、卫、彰、德诸郡及解州、滁州亦有之。四月开青花如韭花,八月结实。

## 根

**【修治】**〔教曰〕凡使,先于槐砧上剉细,焙干,木臼杵捣,勿犯铁器。〔时珍曰〕凡用,拣肥润里白者,去毛切。引经上行则用酒浸焙干,下行则用盐水润焙。

**【气味】**苦,寒,无毒。〔大明曰〕苦、甘。〔权曰〕平。〔元素曰〕气寒,味大辛、苦。气味俱厚,沉而降,阴也。又云:阴中微阳,肾经本药,入足阳明、手太阴经气分。〔时珍曰〕得黄檗及酒良,能伏盐及蓬砂。

**【主治】**消渴热中,除邪气,肢体浮肿,下水,补不足,益气(《本经》)。疗伤寒久疟烦热,胁下邪气,膈中恶,及风汗内疸。多服令人泄(《别录》)。心烦躁闷,骨热劳往来,产后蓐劳,肾气劳,憎寒虚烦(甄权)。热劳传尸疰痛,通小肠,消痰止嗽,润心肺,安心,止惊悸(大明)。凉心去热,治阳明火热,泻膀胱、肾经火,热厥头痛,下痢腰痛,喉中腥臭(元素)。泻肺火,滋肾水,治命门相火有余(好古)。安胎,止子烦,辟射工、溪毒(时珍)。

**【发明】**〔权曰〕知母治诸热劳,患人虚而口干者,加用之。〔杲曰〕知母入足阳明、手太阴。其用有四:泻无根之肾火,疗有汗之骨蒸,止虚劳之热,滋化源之阴。仲景用此入白虎汤治不得眠者,烦躁也。烦出于肺,躁出于肾。君以石膏,佐以知母之苦寒,以清肾之源,缓以甘草、粳米,使不速下也。又凡病小便闷塞而渴者,热在上焦气分,肺中伏热不能生水,膀胱绝其化源,宜用气薄味薄、淡渗之药,以泻肺火、清肺金而滋水之化源。若热在下焦血分而不渴者,乃真水不足,膀胱干涸,乃无阴则阳无以化,法当用黄檗、知母大苦寒之药,以补肾与膀胱,使阴气行而阳自化,小便自通。方法详载《木部》黄檗下。〔时珍曰〕肾苦燥,宜食辛以润之。肺苦逆,宜食苦以泻之。知母之辛苦寒凉,下则润肾燥而滋阴,上则清肺金而泻火,乃二经气分药也。黄檗则是肾经血分药。故二药必相须而行,昔人譬之虾与水母,必相依附。补阴之说,详黄檗条。

**【附方】**旧二,新五。

久近痰嗽自胸膈下塞停饮,至于脏腑。用知母、贝母各一两为末,巴豆三十枚去油,研匀。每服一字,用姜三片,二面蘸药,细嚼咽下,便睡,次早必泻一行,其嗽立止。壮人乃用之。一方不用巴豆(《医学集成》)。

久嗽气急知母去毛切五钱,隔纸炒,杏仁姜水泡去皮尖焙五钱。以水一钟半,煎一钟,食远温服。次以萝卜子、杏仁等分,为末,米糊丸。服五十丸,姜汤下,以绝病根(邓笔峰《杂兴方》)。

妊娠子烦因服药致胎气不安,烦不得卧者。知母一两洗焙为末,枣肉丸弹子大。每服一丸,人参汤下。医者不识此病,作虚烦治,反损胎气。产科郑宗文得此方于陈藏器《本草拾遗》中,用之良验(杨归厚《产乳集验方》)。

妊娠腹痛月未足,如欲产之状。用知母二两为末,蜜丸梧子大。每粥饮下二十丸(《圣惠方》)。

溪毒射工凡中溪毒,知母连根叶捣作散服,亦可投水捣绞汁饮一二升。夏月出行,多取其屑自随。欲入水,先取少许投水上流,便无畏。兼辟射工。亦可煮汤浴之,甚佳(《肘后良方》)。

紫癜风疾<sub>醋磨知母擦之,日三次(《卫生易简方》)。</sub>

嵌甲肿痛<sub>知母烧存性研,掺之(《多能方》)。</sub>

## 肉苁蓉《本经·上品》

【释名】肉松容(《吴普》)、黑司命(《吴普》)。〔时珍曰〕此物补而不峻,故有从容之号。从容,和缓之貌。

【集解】〔《别录》曰〕肉苁蓉,生河西山谷及代郡雁门,五月五日采,阴干。〔普曰〕生河西山阴地,丛生,二月至八月采。〔弘景曰〕代郡雁门属并州,多马处便有之,言是野马精落地所生。生时似肉,以作羊肉羹补虚乏极佳,亦可生啖。芮芮河南间至多。今第一出陇西,形扁广,柔润多花而味甘。次出北国者,形短而少花。巴东建平间亦有,而不嘉也。〔恭曰〕此乃论草苁蓉也,陶未见肉者。今人所用亦草苁蓉刮去花,代肉苁蓉,功力稍劣。〔保昇曰〕出肃州福禄县沙中。三月、四月掘根,长尺余,切取中央好者三四寸,绳穿阴干,八月始好,皮有松子鳞甲。其草苁蓉四月中旬采,长五六寸至一尺以来,茎圆紫色。〔大明曰〕生敦落树下,并土堑上,此即非马交之处,陶说误尔。又有花苁蓉,即暮春抽苗者,力较微尔。〔颂曰〕今

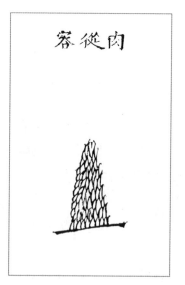

肉苁蓉

陕西州郡多有之，然不及西羌界中来者，肉厚而力紧。旧说是野马遗沥所生，今西人云大木间及土堑垣中多生，乃知自有种类尔。或疑其初生于马沥，后乃滋殖，如茜根生于人血之类是也。五月采取，恐老不堪，故多三月采之。〔震亨曰〕河西混一之后，今方识其真形，何尝有所谓鳞甲者？盖苁蓉罕得，人多以金莲根用盐盆制而为之，又以草苁蓉充之，用者宜审。〔嘉谟曰〕今人以嫩松梢盐润伪之。

【修治】〔敦曰〕凡使先须清酒浸一宿，至明以棕刷去沙土浮甲，劈破中心，去白膜一重，如竹丝草样。有此，能隔人心前气不散，令人上气也。以甑蒸之，从午至酉取出，又用酥炙得所。

【气味】甘，微温，无毒。〔《别录》曰〕酸、咸。〔普曰〕神农、黄帝：咸。雷公：酸。李当之：小温。

【主治】五劳七伤，补中，除茎中寒热痛，养五脏，强阴，益精气，多子，妇人癥瘕。久服轻身（《本经》）。除膀胱邪气腰痛，止痢（《别录》）。益髓，悦颜色，延年，大补壮阳，日御过倍，治女人血崩（甄权）。男子绝阳不兴，女子绝阴不产，润五脏，长肌肉，暖腰膝，男子泄精尿血遗沥，女子带下阴痛（大明）。

【发明】〔好古曰〕命门相火不足者，以此补之，乃肾经血分药也。凡服苁蓉以治肾，必妨心。〔震亨曰〕峻补精血，骤用，反动大便滑也。〔藏器曰〕强筋健髓，以苁蓉、鳝鱼二味为末，黄精汁丸服之，力可十倍。此说出《乾宁记》。〔颂曰〕西人多用作食。只刮去鳞甲，以酒浸洗去黑汁，薄切，合山芋、羊肉作羹，极美好，益人，胜服补药。〔宗奭曰〕洗去黑汁，气味皆尽矣。然嫩者方可作羹，老者味苦。入药少则不效。

【附方】旧一，新四。

**补益劳伤**精败面黑。用苁蓉四两,水煮令烂,薄切细研精羊肉,分为四度,下五味,以米煮粥空心食(《药性论》)。

**肾虚白浊**肉苁蓉、鹿茸、山药、白茯苓等分,为末,米糊丸梧子大,每枣汤下三十丸(《圣济总录》)。

**汗多便秘**老人虚人皆可用。肉苁蓉酒浸焙二两,研沉香末一两,为末,麻子仁汁打糊,丸梧子大。每服七十丸,白汤下(《济生方》)。

**消中易饥**肉苁蓉、山茱萸、五味子为末。蜜丸梧子大。每盐酒下二十丸(《医学指南》)。

**破伤风病**口噤身强。肉苁蓉切片晒干,用一小盏,底上穿定,烧烟于疮上熏之,累效(《卫生总微》)。

### 列当 宋《开宝》

列当

**【释名】**栗当(《开宝》)、草苁蓉(《开宝》)、花苁蓉(《日华》)。

**【集解】**〔志曰〕列当生山南岩石上,如藕根,初生掘取阴干。〔保昇曰〕原州、秦州、渭州、灵州皆有之。暮春抽苗,四月中旬采取,长五六寸至一尺以来,茎圆紫色,采取压扁日干。〔颂曰〕草苁蓉根与肉苁蓉极相类,刮去花,压扁以代肉者,功力殊劣。即列当也。

根

**【气味】**甘,温,无毒。

【主治】男子五劳七伤,补腰肾,令人有子,去风血,煮酒、浸酒服之(《开宝》)。

【附方】旧一。

阳事不兴栗当好者二斤,即列当。捣筛毕,以好酒一斗浸之经宿,随性日饮之(咎殷《食医心镜》)。

## 锁阳《补遗》

【集解】〔时珍曰〕锁阳出肃州。按陶九成《辍耕录》云:锁阳,生鞑靼田地,野马或与蛟龙遗精入地,久之发起如笋,上丰下俭,鳞甲栉比,筋脉连络,绝类男阳,即肉苁蓉之类。或谓里之淫妇,就而合之,一得阴气,勃然怒长。土人掘取洗涤,去皮薄切晒干,以充药货,功力百倍于苁蓉也。时珍疑此自有种类,如肉苁蓉、列当,亦未必尽是遗精所生也。

锁阳

【气味】甘,温,无毒。

【主治】大补阴气,益精血,利大便。虚人大便燥结者,啖之可代苁蓉,煮粥弥佳。不燥结者勿用(震亨)。润燥养筋,治痿弱(时珍)。

## 赤箭《本经·上品》　天麻宋《开宝》

〔校正〕天麻系宋本重出，今并为一。

【释名】赤箭芝（《药性》）、独摇芝（《抱朴子》）、定风草（《药性》）、离母（《本经》）、合离草（《抱朴子》）、神草（《吴普》）、鬼督邮（《本经》）。〔弘景曰〕赤箭亦是芝类。其茎如箭簳，赤色，叶生其端。根如人足，又云如芋，有十二子为卫。有风不动，无风自摇。如此，亦非俗所见。而徐长卿亦名鬼督邮。又有鬼箭，茎有羽，其主疗并相似，而益大乖异，并非此赤箭也。〔颂曰〕按《抱朴子》云：仙方有合离草，一名独摇芝，一名离母。所以谓之合离、离母者，此草下根如芋魁，有游子十二枚周环之，以仿十二辰也。去大魁数尺，皆有细根如白发，虽相须而实不相连，但以气相属尔。如菟丝之草，下有伏菟之根，无此则丝不得上，亦不相属也。然则赤箭之异，陶隐居已云非俗所见，菟丝之下有伏菟，亦不闻有见者，殆其种类，时有神异者而如此尔。〔时珍曰〕赤箭，以状而名；独摇、定风，以性异而名；离母、合离，以根异而名；神草、鬼督邮，以功而名。天麻即赤箭之根，《开宝本草》重出一条，详后集解下。

【集解】〔《别录》曰〕赤箭生陈仓川谷、雍州及太山少室。三月、四月、八月采根，暴干。〔弘景曰〕陈仓，今属雍州扶风郡。〔志曰〕天麻，生郓州、利州、太山、劳山诸处，五月采根暴干。叶如芍药而小，当中抽一茎，直上如箭簳。茎端结实，状若续随子。至叶枯时，子黄熟。其根连一二十枚，犹如天门冬之类。形如黄瓜，亦如芦菔，大小不定。彼人多生啖，或蒸煮食之。今多用郓州者佳。〔恭曰〕赤箭是芝类。茎似箭簳，赤色。端有花，叶赤色，远看如箭有羽。四月开花，结实似苦楝子，核作五六棱，中有肉如面，日暴则枯萎。其根皮肉汁，大类天门冬，惟无心脉尔。去根五六寸，有十余子卫之，似芋，可生啖之，无干服之法。〔颂曰〕赤箭，今江湖间亦有之，然不中药用。其苗如苏恭所说，但《本经》云三月、四月、八月采根，不言用苗。而今方家乃三月、四月采苗，七月、八月、九月采根，与《本经》参差不同，难以兼著，故但从今法。又曰：天麻今汴京东西、湖南、淮南州郡皆有之。春生苗，初出若芍药，独抽一茎直上，高三四

赤箭、天麻

尺，如箭簳状，青赤色，故名赤箭芝。茎中空，依半以上，贴茎微有尖小叶。梢头生成穗，开花结子，如豆粒大。其子至夏不落，却透虚入茎中，潜生土内。其根形如黄瓜，连生一二十枚，大者至重半斤，或五六两。其皮黄白色，名曰龙皮。肉名天麻，二月、三月、五月、八月内采。初得乘润刮去皮，沸汤略煮过，暴干收之。嵩山、衡山人，或取生者，蜜煎作果食，甚珍之。〔宗奭曰〕赤箭，天麻苗也。与天麻治疗不同，故后人分为二条。〔承曰〕今医家见用天麻，即是赤箭根。《开宝本草》又于中品出天麻一条，云出郓州。今之赤箭根苗，皆自齐、郓而来者为上。苏颂《图经》所载天麻之状，即赤箭苗之未长大者也。赤箭用苗，有自表入里之功；天麻用根，有自内达外之理；根则抽苗径直而上，苗则结子成熟而落，返从簳中而下，至土而生，此粗可识其外内主治之理。今翰林沈括最为博识，尝云：古方用天麻不用赤箭，用赤箭

不用天麻,则天麻、赤箭本为一物明矣。〔机曰〕赤箭、天麻,一物也,经分为二,以根与苗主治不同也。产不同地者,各有所宜也。〔时珍曰〕《本经》止有赤箭,后人称为天麻。甄权《药性论》云:赤箭芝一名天麻,本自明白。宋人马志重修《本草》,重出天麻,遂致分辩如此。沈括《笔谈》云:《神农本草》明言赤箭采根,后人谓其茎如箭,疑当用茎,盖不然也。譬如鸢尾、牛膝,皆因茎叶相似,其用则根,何足疑哉?上品五芝之外,补益上药,赤箭为第一。世人惑于天麻之说,遂止用之治风,良可惜哉。沈公此说虽是,但根、茎并皆可用。天麻子从茎中落下,俗名还筒子。其根暴干,肉色坚白,如羊角色,呼羊角天麻;蒸过黄皱如干瓜者,俗呼酱瓜天麻,皆可用者。一种形尖而空,薄如玄参状者,不堪用。《抱朴子》云:独摇芝,生高山深谷之处,所生左右无草。其茎大如手指,赤如丹素。叶似小苋。根有大魁如斗,细者如鸡子十二枚绕之。人得大者,服之延年。按:此乃天麻中一种神异者,如人参中之神参也。〔敩曰〕凡使天麻,勿用御风草,二物相似,只是叶、茎不同。御风草根茎斑,叶背白有青点。使御风草,即勿使天麻。若同用,令人有肠结之患。

【正误】〔藏器曰〕天麻生平泽,似马鞭草,节节生紫花。花中有子,如青葙子。子性寒,作饮去热气。茎叶捣傅痈肿。〔承曰〕藏器所说,与赤箭不相干,乃别一物也。〔时珍曰〕陈氏所说,乃一种天麻草,是益母草之类是也。《嘉祐本草》误引入天麻下耳。今正其误。

【修治】〔敩曰〕修事天麻十两,剉安于瓶中。用蒺藜子一镒,缓火熬焦,盖于天麻上,以三重纸封系,从巳至未取出,蒺藜炒过,盖系如前,凡七遍。用布拭上气汗,刀劈焙干,单捣用。若用御风草,亦同此法。〔时珍曰〕此乃治风痹药,故如此修事也。

若治肝经风虚,惟洗净,以湿纸包,于煻火中煨熟,取出切片,酒浸一宿,焙干用。

赤箭

〔气味〕辛,温,无毒。〔志曰〕天麻,辛、平,无毒。〔大明曰〕甘,暖。〔权曰〕赤箭芝,一名天麻。味甘,平,无毒。〔好古曰〕苦,平,阴中之阳也。

〔主治〕杀鬼精物,蛊毒恶气。久服益气力,长阴肥健,轻身增年(《本经》)。消痈肿,下支满,寒疝下血(《别录》)。天麻:主诸风湿痹,四肢拘挛,小儿风痫惊气,利腰膝,强筋力。久服益气,轻身长年(《开宝》)。治冷气痹痹,摊缓不随,语多恍惚,善惊失志(甄权)。助阳气,补五劳七伤,鬼疰,通血脉,开窍。服食无忌(大明)。治风虚眩运头痛(元素)。

〔发明〕〔杲曰〕肝虚不足者,宜天麻、芎藭以补之。其用有四:疗大人风热头痛,小儿风痫惊悸,诸风麻痹不仁,风热语言不遂。〔时珍曰〕天麻乃肝经气分之药。《素问》云:诸风掉眩,皆属于肝。故天麻入厥阴之经而治诸病。按罗天益云:眼黑头旋,风虚内作,非天麻不能治。天麻乃定风草,故为治风之神药。今有久服天麻药,遍身发出红丹者,是其祛风之验也。〔宗奭曰〕天麻须别药相佐使,然后见其功,仍须加而用之。人或蜜渍为果,或蒸煮食,当深思则得矣。

〔附方〕新二。

天麻丸消风化痰,清利头目,宽胸利膈。治心忪烦闷,头运欲倒,项急,肩背拘倦,神昏多睡,肢节烦痛,皮肤瘙痒,偏正头痛,鼻齆,面目虚浮,并宜服之。天麻半两,芎藭二两,为末,炼蜜丸如芡子大。每食后嚼一丸,茶酒任下(《普济方》)。

腰脚疼痛<sub>天麻、半夏、细辛各二两。绢袋二个,各盛药令</sub>匀,蒸热交互熨痛处,汗出则愈。数日再熨(《卫生易简方》)。

还筒子

〔主治〕定风补虚,功同天麻(时珍)。

〔附方〕新一。

益气固精补血黑发益寿,有奇效。还筒子半两,芡实半两,金银花二两,破故纸酒浸,春三、夏一、秋二、冬五日,焙研末二两,各研末,蜜糊丸梧子大。每服五十丸,空心盐汤温酒任下。郑西泉所传方(邓才《杂兴方》)。

术直律切。○《本经·上品》

【释名】山蓟(《本经》)、杨枹(音孚。〖《尔雅》〗)、枹蓟(《尔雅》)、马蓟(《纲目》)、山姜(《别录》)、山连(《别录》)、吃力伽(《日华》)。 ○〔时珍曰〕按《六书本义》,术字篆文,象其根干枝叶之形。《吴普本草》一名山芥,一名天蓟。因其叶似蓟,而味似姜、芥也。西域谓之吃力伽,故《外台秘要》有吃力伽散。扬州之域多种白术,其状如枹,故有杨枹及枹蓟之名,今人谓之吴术是也。枹乃鼓槌之名。古方二术通用。后人始有苍、白之分,详见下。

【集解】〔《别录》曰〕术生郑山山谷、汉中、南郑。二月、三月、八月、九月采根,暴干。〔弘景曰〕郑山,即南郑也。今处处有,以蒋山、白山、茅山者为胜。十一月、十二月采者好,多脂膏而甘。其苗可作饮,甚香美。术有两种:白术,叶大有毛而作桠,根甜而少膏,可作丸散用;赤术叶细无桠,根小苦而多膏,可作煎用。东境术大而无气烈,不任用。今市人卖者,皆以米粉涂令白,非自然矣,用时宜刮去之。〔颂曰〕术今处处有之,以茅山、嵩山者为佳。春生苗,青色无桠。茎作蒿干状,青赤色,长三二尺以来。夏开花,紫碧色,亦似刺蓟花,或有黄白色者。入伏后结子,至秋而苗枯。根似姜而旁有细根,皮黑,心黄白色,中有膏液紫色。其根干湿并通用。陶隐居言术有二种,则《尔雅》所谓枹蓟,即白术也。今白术生杭、越、舒、宣州高山岗上,叶叶相对,上有毛,方茎,茎端生花,淡紫碧红数色,根作桠生。二月、三月、八月、九月采,暴干用,以大块紫花为胜。古方所用术者,皆白术也。〔宗奭曰〕苍术长如大拇指,肥实,皮色褐,其气味辛烈,须米泔浸洗,去皮用。白术粗促,色微褐,其气亦微辛苦而不烈。古方及《本经》止言术,不分苍、白二种,亦宜两审。〔时珍曰〕苍术,山蓟也,处处山中有之。苗高二三尺,其叶抱茎而生,梢间叶似棠梨叶,其脚下叶有三五叉,皆有锯齿小刺。根如老姜之状,苍黑色,肉白有油膏。白术,枹蓟也,吴越有之。人多取根栽莳,

白术

苍术

一年即稠。嫩苗可茹,叶稍大而有毛。根如指大,状如鼓槌,亦有大如拳者。彼人剖开暴干,谓之削术,亦曰片术。陈自明言:白而肥者,是浙术;瘦而黄者,是幕阜山所出,其力劣。昔人用术不分赤、白。自宋以来,始言苍术苦辛气烈,白术苦甘气和,各自施用,亦颇有理。并以秋采者佳;春采者虚软易坏。嵇含《南方草木状》云:药有吃力伽,即术也。濒海所产,一根有至数斤者,采饵尤良。〔嘉谟曰〕浙术,俗名云头术,种平壤,颇肥大,由粪力也,易润油。歙术俗名狗头术,虽瘦小,得土气充也,甚燥白,胜于浙术。宁国、昌化、池州者,并同歙术,境相邻也。

术白术也。

〔气味〕甘,温,无毒。〔《别录》曰〕甘。〔权曰〕甘,辛。〔杲曰〕味苦而甘,性温,味厚气薄,阳中阴也,可升可降。〔好古曰〕入手太阳、少阴,足太阴、阳明、少阴、厥阴六经。〔之才曰〕防风、地榆为之使。〔权曰〕忌桃、李、菘菜、雀肉、青鱼。〔嘉谟曰〕咀后人乳汁润之,制其性也。脾病以陈壁土炒过,窃土气以助脾也。

〔主治〕风寒湿痹,死肌痉疸,止汗除热消食。作煎饵久服,轻身延年不饥(《本经》)。主大风在身面,风眩头痛,目泪出,消痰水,逐皮间风水结肿,除心下急满,霍乱吐下不止,利腰脐间血,益津液,暖胃消谷嗜食(《别录》)。治心腹胀满,腹中冷痛,胃虚下利,多年气痢,除寒热,止呕逆(甄权)。止反胃,利小便,主五劳七伤,补腰膝,长肌肉,治冷气,痃癖气块,妇人冷癥痕(大明)。除湿益气,和中补阳,消痰逐水,生津止渴,止泻痢,消足胫湿肿,除胃中热、肌热。得枳实,消痞满气分。佐黄芩,安胎清热(元素）。理胃益脾，补肝风虚，主舌本强，食则呕，胃脘痛，身体重，心下急痛，心下水痞。冲脉为病逆气里急，脐腹痛（好古）。

〔发明〕〔好古曰〕本草无苍白术之名。近世多用白术，治皮间风，止汗消痞，补胃和中，利腰脐间血，通水道。上而皮毛，中而心胃，下而腰脐，在气主气，在血主血，无汗则发，有汗则止，与黄耆同功。〔元素曰〕白术除湿益燥，和中补气。其用有九：温中，一也；去脾胃中湿，二也；除胃中热，三也；强脾胃，进饮食，四也；和胃，生津液，五也；止肌热，六也；四肢困倦，嗜卧，目不能开，不思饮食，七也；止渴，八也；安胎，九也。凡中焦不受湿不能下利，必须白术以逐水益脾。非白术不能去湿，非枳实不能消痞，故枳术丸以之为君。〔机曰〕脾恶湿，湿胜则气不得施化，津何由生？故曰膀胱者津液之府，气化则能出焉。用白术以除其湿，则气得周流而津液生矣。

〔附方〕旧七，新二十四。

**枳术丸**消痞强胃，久服令人食自不停也。白术一两，黄壁土炒过，去土，枳实麸炒去麸一两，为末，荷叶包饭烧熟，捣和丸梧子大。每服五十丸，白汤下。气滞，加橘皮一两；有火，加黄连一两；有痰，加半夏一两；有寒，加干姜五钱，木香三钱；有食，加神曲、麦蘖各五钱（《洁古家珍》）。

**枳术汤**心下坚大如盘，边如旋杯，水饮所作。寒气不足，则手足厥逆，腹满胁鸣相逐。阳气不通即身冷，阴气不通即骨疼。阳前通则恶寒，阴前通则痹不仁。阴阳相得，其气乃行；大气一转，其气乃散。实则失气，虚则遗尿。名曰气分，宜此主之。白术一两，枳实七个。水五升，煮三升，分三服。腹中软即散（仲景《金匮玉函》）。

白术膏服食滋补,止久泄痢。上好白术十斤,切片,入瓦锅内,水淹过二寸,文武火煎至一半,倾汁入器内,以渣再煎,如此三次,乃取前后汁同熬成膏,入器中一夜,倾去上面清水,收之。每服二三匙,蜜汤调下(《千金良方》)。

参术膏治一切脾胃虚损,益元气。白术一斤,人参四两。切片,以流水十五碗浸一夜,桑柴文武火煎取浓汁,熬膏,入炼蜜收之。每以白汤点服(《集简方》)。

胸膈烦闷白术末,水服方寸匕(《千金方》)。

心下有水白术三两,泽泻五两。水三升,煎一升半,分三服(梅师方)。

五饮酒癖一留饮,水停心下;二癖饮,水在两胁下;三痰饮,水在胃中;四溢饮,水在五脏间;五流饮,水在肠间。皆由饮食冒寒,或饮茶过多致此。倍术丸:用白术一斤,干姜炮、桂心各半斤,为末,蜜丸梧子大。每温水服二三十丸(《惠民和剂局方》)。

四肢肿满白术三两,㕮咀。每服半两,水一盏半,大枣三枚,煎九分,温服,日三四服,不拘时候(《本事方》)。

中风口噤不知人事。白术四两,酒三升,煮取一升,顿服(《千金方》)。

产后中寒遍身冷直,口噤,不识人。白术四两,泽泻一两,生姜五钱。水一升,煎服(《产宝》)。

头忽眩运经久不瘥,四体渐羸,饮食无味,好食黄土。用术三斤,曲三斤。捣筛,酒和丸梧子大。每饮服二十丸,日三服。忌菘菜、桃、李、青鱼(《外台秘要》)。

湿气作痛白术切片,煎汁熬膏,白汤点服(《集简方》)。

中湿骨痛术一两,酒三盏,煎一盏,顿服。不饮酒,以水煎之（《三因良方》）。

**妇人肌热**血虚者。吃力伽散：用白术、白茯苓、白芍药各一两，甘草半两。为散。姜、枣煎服（王焘《外台秘要》）。

**小儿蒸热**脾虚羸瘦，不能饮食。方同上。

**风瘙瘾疹**白术为末，酒服方寸匕，日二服（《千金方》）。

**面多黚黯**雀卵色。苦酒渍术，日日拭之。极效（《肘后方》）。

**自汗不止**白术末，饮服方寸匕，日二服（《千金方》）。

**脾虚盗汗**白术四两，切片，以一两同黄耆炒，一两同牡蛎炒，一两同石斛炒，一两同麦麸炒，拣术为末。每服三钱，食远粟米汤下，日三服（丹溪方）。

**老小虚汗**白术五钱，小麦一撮。水煮干，去麦为末，用黄耆汤下一钱（《全幼心鉴》）。

**产后呕逆**别无他疾者。白术一两二钱，生姜一两五钱。酒、水各二升，煎一升，分三服（《妇人良方》）。

**脾虚胀满**脾气不和，冷气客于中，壅遏不通，是为胀满。宽中丸：用白术二两，橘皮四两，为末，酒糊丸梧子大。每食前木香汤送下三十丸，效（《指迷方》）。

**脾虚泄泻**白术五钱，白芍药一两，冬月用肉豆蔻煨，为末，米饭丸梧子大。每米饮下五十丸，日二（《丹溪心法》）。

**湿泻暑泻**白术、车前子等分。炒为末，白汤下二三钱（《简便方》）。

**久泻滑肠**白术炒、茯苓各一两，糯米炒二两，为末，枣肉拌食，或丸服之（《简便方》）。

**老小滑泻**白术半斤黄土炒过，山药四两炒，为末，饭丸。量人大小，米汤服。或加人参三钱（《濒湖集简方》）。

**老人常泻**白术二两，黄土拌蒸，焙干去土，苍术五钱泔浸炒,茯苓一两,为末,米糊丸梧子大,每米汤下七八十丸(《简便方》)。

**小儿久泻**脾虚,米谷不化,不进饮食。温白丸:用白术炒二钱半,半夏曲二钱半,丁香半钱,为末,姜汁面糊丸黍米大,每米饮随大小服之(《全幼心鉴》)。

**泻血萎黄**肠风痔漏,脱肛泻血,面色萎黄,积年不瘥者。白术一斤,黄土炒过,研末,干地黄半斤。饭上蒸熟,捣和,干则入少酒,丸梧子大。每服十五丸,米饮下,日三服(《普济方》)。

**孕妇束胎**白术、枳壳麸炒等分,为末,烧饭丸梧子大。入月一日,每食前温水下三十丸。胎瘦则易产也(《保命集》)。

**牙齿日长**渐至难食,名髓溢病。白术煎汤,漱服取效,即愈也(张锐《鸡峰备急方》)。

## 苍术

〔释名〕赤术(《别录》)、山精(《抱朴》)、仙术(《纲目》)、山蓟(《本经》)。〔时珍曰〕《异术》言:术者山之精也,服之令人长生辟谷,致神仙,故有山精、仙术之号。术有赤、白二种,主治虽近,而性味止发不同。本草不分苍、白,亦未可据。今将《本经》并《别录》、甄权、大明四家所说功用,参考分别,各自附方,庶使用者有所依凭。

〔修治〕〔大明曰〕用术以米泔浸一宿,入药。〔宗奭曰〕苍术辛烈,须米泔浸洗,再换泔浸二日,去上粗皮用。〔时珍曰〕苍术性燥,故以糯米泔浸去其油,切片,焙干用。亦有用脂麻同炒,以制其燥者。

〔气味〕苦,温,无毒。〔《别录》曰〕甘。〔权曰〕甘、辛。〔时珍曰〕白术甘而微苦,性温而和;赤术甘而辛烈,性温而燥,阴中阳也,可升可降,入足太阴、阳明、手太阴、阳明、太阳之经。

〇忌同白术。

〔主治〕风寒湿痹，死肌痉疸。作煎饵久服，轻身延年不饥（《本经》）。主头痛，消痰水，逐皮间风水结肿，除心下急满及霍乱吐下不止，暖胃消谷嗜食（《别录》）。除恶气，弭灾沴（弘景）。主大风痛痹，心腹胀痛，水肿胀满，除寒热，止呕逆下泄冷痢（甄权）。治筋骨软弱，痃癖气块，妇人冷气癥瘕，山岚瘴气温疾（大明）。明目，暖水脏（刘完素）。除湿发汗，健胃安脾，治痿要药（李杲）。散风益气，总解诸郁（震亨）。治湿痰留饮，或挟瘀血成窠囊，及脾湿下流，浊沥带下，滑泻肠风（时珍）。

〔发明〕〔宗奭曰〕苍术气味辛烈，白术微辛苦而不烈。古方及《本经》止言术，未分苍、白。只缘陶隐居言术有两种，自此人多贵白者，往往将苍术置而不用。如古方平胃散之类，苍术为最要药，功效尤速。殊不详本草原无白术之名。〔嵇康曰〕闻道人遗言，饵术、黄精，令人久寿。亦无白字，用宜两审。〔杲曰〕本草但言术，不分苍、白。而苍术别有雄壮上行之气，能除湿，下安太阴，使邪气不传入脾也。以其经泔浸、火炒，故能出汗，与白术止汗特异，用者不可以此代彼。盖有止、发之殊，其余主治则同。〔元素曰〕苍术与白术主治同，但比白术气重而体沉。若除上湿发汗，功最大；若补中焦，除脾胃湿，力少不如白术。腹中窄狭者，须用之。〔震亨曰〕苍术治湿，上、中、下皆有可用。又能总解诸郁。痰、火、湿、食、气、血六郁，皆因传化失常，不得升降。病在中焦，故药必兼升降。将欲升之，必先降之；将欲降之，必先升之。故苍术为足阳明经药，气味辛烈，强胃强脾，发谷之气，能径入诸经，疏泄阳明之湿，通行敛涩。香附乃阴中快气之药，下气最速。一升一降，故郁散而平。〔杨士瀛曰〕脾精不禁，小便漏浊淋不止，腰背酸疼，宜用苍术以敛脾精，精生于谷故也。○〔弘景曰〕白术少膏，可作丸散；赤术多膏，可作煎用。昔刘涓子接取其精而丸之，名守中金丸，可以长生。〔颂曰〕服食多单饵术，或合白茯苓，或合石菖蒲，并捣末。旦日水服，晚再进，久久弥佳。剉取生术，去土水浸，再三煎如饴糖，酒调饮之，更善。今茅山所造术煎，是此法也。陶隐居言取其精丸之，今乃是膏煎，恐非真也。〔慎微曰〕梁庾肩吾《答陶隐居赍术煎启》云："绿叶抽条，紫花标色。百邪外御，六腑内充。山精见书，华神在录。木荣火谢，尽采撷之难；启旦移申，穷淋漉之剂。"又《谢术蒸启》云："味重金浆，芳逾玉液。足使坐致延生，伏深铭感。"又葛洪《抱朴子・内篇》云：南阳文氏，汉末逃难壶山中，饥困欲死。有人教之食术，遂不饥。数十年乃还乡里，颜色更少，气力转胜。故术一名山精，《神农药经》所谓必欲长生，常服山精，是也。〔时珍曰〕按《吐纳经》云：紫微夫人术序云：吾察草木之胜速益于己者，并不及术之多验也。可以长生久视，远而更灵。山林隐逸，得服术者，五岳比肩。又《神仙传》云：陈子皇得饵术要方，其妻姜氏得疲病，服之自愈，颜色气力如二十时也。时珍谨案已上诸说，皆似苍术，不独白术。今服食家亦呼苍术为仙术，故皆列于苍术之后。又张仲景辟一切恶气，用赤术同猪蹄甲烧烟。陶隐居亦言术能除恶气，弭灾沴。故今病疫及岁旦，人家往往烧苍术以辟邪气。《类编》载越民高氏妻，病恍惚谵语，亡夫之鬼凭之。其家烧苍术烟，鬼遽求去。《夷坚志》载江西一士人，为女妖所染。其鬼将别曰：君为阴气所浸，必当暴泄，但多服平胃散为良。中有苍术能去邪也。许叔微《本事方》云：微患饮癖三十年。始因少年夜坐写文，左向伏几，是以饮食多坠左边。中夜必饮酒数杯，又向左卧。壮时不觉，三五年后，觉酒止从左下有声，胁痛食减嘈杂，饮酒半杯即止。十数日，必呕酸水数升。暑月止右边有汗，左边绝无。遍访名医及海上方，间或中病，止得月余复作。其补如天雄、附子、矾石辈，利如牵牛、甘遂、大戟，备尝之矣。自揣必有癖囊，如潦水之有科臼，不盈科不行。但清者可行，而浊者停滞，无路以决之，故积至五七日必呕而去。脾土恶湿，而水则流湿，莫若燥脾以去湿，崇土以填科臼。乃悉屏诸药，只以苍术一斤，去皮切片为末，生油麻半两，水二盏，研滤汁，大枣五十枚，煮去皮核。捣和丸梧子大。每日空腹温服五十丸，增至一二百丸。忌桃、李、雀肉。服三月而疾除。自此常服，不呕不痛，胸膈宽利，饮啖如故，暑月汗亦周身，灯下能书细字，皆术之力也。初服时必觉微燥，以山栀子末，沸汤点服解之，久服亦自不燥矣。

〔附方〕旧三，新三十。

**服术法**乌髭发，驻颜色，壮筋骨，明耳目，除风气，润肌肤，久服令人轻健。苍术不计多少，米泔水浸三日，逐日换水，取出刮去黑皮，切片暴干，慢火炒黄，细捣为末。每一斤，用蒸过白茯苓末半斤，炼蜜和丸梧子大，空心卧时热水下十五丸。别用术末六两，甘草末一两，拌和作汤点之，吞丸尤妙。忌桃、李、雀、蛤，及三白、诸血（《经验方》）。

**苍术膏**邓才《笔峰杂兴》方：除风湿，健脾胃，变白驻颜，补虚损，大有功效。苍术新者，刮去皮，薄切，米泔水浸二日，一日一换，取出，以井华水浸过二寸，春、秋五日，夏三日，冬七日，漉出，以生绢袋盛之，放在一半原水中，揉洗津液出，纽干。将渣又捣烂，袋盛于一半原水中，揉至汁尽为度。将汁入大砂锅中，慢火熬成膏。每一斤，入白蜜四两，熬二炷香。每膏一斤，入水澄白茯苓末半斤，搅匀瓶收。每服三匙，侵早、临卧各一服，以温酒送下。忌醋及酸物、桃、李、雀、蛤、菘菜、青鱼等物。○吴球《活人心统》苍术膏：治脾经湿气，少食，足肿无力，伤食，酒色过度，劳逸有伤，骨热。用鲜白苍术二十斤，浸刮去粗皮，晒切，以米泔浸一宿，取出，同溪水一石，大砂锅慢火煎半干，去渣。再入石南叶三斤，刷去红衣，楮实子一斤，川当归半斤，甘草四两，切，同煎黄色，滤去滓，再煎如稀粥，乃入白蜜三斤。熬成膏。每服三五钱，空心好酒调服。

**苍术丸**萨谦斋《瑞竹堂方》云：清上实下，兼治内外障眼。茅山苍术洗刮净一斤，分作四分，用酒、醋、糯泔、童尿各浸三日，一日一换，取出，洗捣晒焙，以黑脂麻同炒香，共为末，酒煮面糊丸梧子大。每空心白汤下五十丸。○李仲南《永类方》八制苍术丸：疏风顺气养肾，治腰脚湿气痹痛。苍术一斤洗刮净，分作四分，用酒、醋、米泔、盐水各浸三日，晒干。又分作四分，用川椒红、茴香、补骨脂、黑牵牛各一两，同炒香，拣去不用，只取术研末，醋糊丸梧子大。每服五十丸，空心盐酒送下。五十岁后，加沉香末一两。

**苍术散**治风湿，常服壮筋骨，明目。苍术一斤，粟米泔浸过，竹刀刮去皮。半斤以无灰酒浸，半斤以童子小便浸，春五、夏三、秋七、冬十日，取出。净地上掘一坑，炭火煅赤，去炭，将浸药酒，小便倾入坑内，却放术在中，以瓦器盖定，泥封一宿，取出为末。每服一钱，空心温酒或盐汤下。○万表《积善堂方》六制苍术散：治下元虚损，偏坠茎痛。茅山苍术净刮六斤，分作六分：一斤，仓米泔浸二日，炒；一斤，酒浸二日，炒；一斤，青盐半斤炒黄，去盐；一斤，小茴香四两炒黄，去茴；一斤，大茴香四两炒黄，去茴；一斤，用桑椹子汁浸二日，炒。取术为末。每服三钱，空心温酒下。

固真丹《瑞竹堂方》固真丹：燥湿养脾，助胃固真。茅山苍术刮净一斤，分作四分：一分青盐一两炒，一分川椒一两炒，一分川楝子一两炒，一分小茴香、破故纸各一两炒。并拣术研末，酒煮，面糊丸梧子大。每空心米饮下五十丸。○《乾坤生意》平补固真丹：治元脏久虚，遗精白浊，妇人赤白带下崩漏。金州苍术刮净一斤，分作四分：一分川椒一两炒，一分破故纸一两炒，一分茴香、食盐各一两炒，一分川楝肉一两炒。取净术为末，入白茯苓末二两，酒洗当归末二两，酒煮，面糊丸梧子大。每空心盐酒下五十丸。

固元丹治元脏久虚，遗精白浊五淋，及小肠膀胱疝气，妇人赤白带下，血崩便血等疾，以小便频数为效。好苍术刮净一斤，分作四分：一分小茴香、食盐各一两同炒，一分川椒、补骨脂各一两同炒，一分川乌头、川楝子肉各一两同炒，一分用醇醋、老酒各半升，同煮干焙，连同炒药通为末，用酒煮糊丸梧子大。每服五十丸，男以温酒，女以醋汤，空心下。此高司法方也（王璆《百一选方》）。

少阳丹苍术米泔浸半日，刮皮晒干为末一斤，地骨皮温水洗净，去心晒研一斤，熟桑椹二十斤入瓷盆揉烂，绢袋压汁。和末如糊，倾入盘内，日晒夜露，采日精月华，待干研末，炼蜜和丸赤小豆大。每服二十丸，无灰酒下，日三服。一年变发返黑，三年面如童子（刘松石《保寿堂方》）。

交感丹补虚损，固精气，乌髭发。此铁瓮城申先生方也，久服令人有子。茅山苍术刮净一斤分作四分，用酒、醋、米泔、盐汤各浸七日，晒研，川椒红、小茴香各四两，炒研，陈米糊和丸梧子大。每服四十丸，空心温酒下（《圣济总录》）。

交加丸升水降火，除百病。苍术刮净一斤，分作四分：一分米泔浸炒，一分盐水浸炒，一分川椒炒，一分破故纸炒。黄檗皮刮净一斤，分作四分：一分酒炒，一分童尿浸炒，一分小茴香炒，一分生用。拣去各药，只取术、檗为末，炼蜜丸梧子大。每服六十丸，空心盐汤下（邓才《笔峰杂兴》方）。

**坎离丸**滋阴降火，开胃进食，强筋骨，去湿热。白苍术刮净一斤，分作四分：一分川椒一两炒，一分破故纸一两炒，一分五味子一两炒，一分川芎藭一两炒，只取术研末。川檗皮四斤，分作四分：一斤酥炙，一斤人乳汁炙，一斤童尿炙，一斤米泔炙，各十二次，研末。和匀，炼蜜丸梧子大。每服三十丸，早用酒，午用茶，晚用白汤下（《积善堂方》）。

**不老丹**补脾益肾，服之，七十亦无白发。茅山苍术刮净，米泔浸软，切片四斤：一斤酒浸焙，一斤醋浸焙，一斤盐四两炒，一斤椒四两炒。赤、白何首乌各二斤，泔浸，竹刀刮切，以黑豆、红枣各五升，同蒸至豆烂，曝干。地骨皮去骨一斤。各取净末，以桑椹汁和成剂，铺盆内，汁高三指，日晒夜露，取日月精华，待干，以石臼捣末，炼蜜和丸梧子大。每空心酒服一百丸。此皇甫敬之方也（王海藏《医垒元戎》）。

**灵芝丸**治脾肾气虚，添补精髓，通利耳目。苍术一斤。米泔水浸，春、夏五日，秋、冬七日，逐日换水，竹刀刮皮切晒，石臼为末，枣肉蒸，和丸梧子大。每服三五十丸，枣汤空心服（《奇效良方》）。

**补脾滋肾**生精强骨，真仙方也。苍术去皮五斤为末，米泔水漂，澄取底用，脂麻二升半去壳研烂，绢袋滤去渣。澄浆拌术，暴干。每服三钱，米汤或酒空心调服（《孙氏集效方》）。

**面黄食少**男妇面无血色，食少嗜卧。苍术一斤，熟地黄半斤，干姜炮冬一两，春秋七钱，夏五钱，为末，糊丸梧子大，每温水下五十丸（《济生拔萃》方）。

**小儿癖疾**苍术四两，为末。羊肝一具，竹刀批开，撒术末线缚，入砂锅煮熟，捣作丸服（《生生编》）。

**好食生米**男子、妇人因食生熟物留滞肠胃，遂至生虫，久则治食生米，否则终日不乐，至憔悴萎黄，不思饮食，以害其生。用苍术米泔水浸一夜，到焙为末，蒸饼丸梧子大。每服五十丸，食前米饮下，日三服。益昌伶人刘清啸，一娼名曰花翠，年逾笄病此。惠民局监赵尹，以此治之，两旬而愈。盖生米留滞，肠胃受湿，则谷不磨而成此疾，苍术能去湿暖胃消谷也（《杨氏家藏经验方》）。

**腹中虚冷**不能饮食，食辄不消，羸弱生病。术二斤，曲一斤。炒为末，蜜丸梧子大。每服三十丸，米汤下，日三服。大冷加干姜三两，腹痛加当归三两，羸弱加甘草二两（《肘后方》）。

**脾湿水泻**注下，困弱无力，水谷不化，腹痛甚者。苍术二两，白芍药一两，黄芩半两，淡桂二钱。每服一两，水一盏半，煎一盏，温服。脉弦头微痛，去芍药，加防风二两（《保命集》）。

**暑月暴泻**壮脾温胃，及疗饮食所伤。曲术丸：用神曲炒、苍术米泔浸一夜，焙，等分为末，糊丸梧子大。每服三五十丸，米饮下（《和剂局方》）。

**飧泻久痢**椒术丸：用苍术二两，川椒一两，为末，醋糊丸梧子大。每服二十丸，食前温水下。恶痢久者，加桂（《保命集》）。

**脾湿下血**苍术二两，地榆一两。分作二服，水二盏，煎一盏，食前温服。久痢虚滑，以此下桃花丸（《保命集》）。

**肠风下血**苍术不拘多少，以皂角挼浓汁浸一宿，煮干，焙研为末，面糊丸如梧子大。每服五十丸，空心米饮下，日三服（《妇人良方》）。

**湿气身痛**苍术泔浸切，水煎，取浓汁熬膏，白汤点服（《简便方》）。

**补虚明目**健骨和血。苍术泔浸四两，熟地黄焙二两，为末，酒糊丸梧子大。每温酒下三五十丸，日三服（《普济方》）。

**青盲雀目**《圣惠方》：用苍术四两，泔浸一夜，切焙研末。每服三钱，猪肝三两，批开掺药在内，扎定，入粟米一合，水一碗，砂锅煮熟，熏眼，临卧食肝饮汁，不拘大人、小儿皆治。〇又方：不计时月久近。用苍术二两，泔浸，焙捣为末。每服一钱，以好羊子肝一斤，竹刀切破，掺药在内，麻扎，以粟米泔煮熟，待冷食之，以愈为度。

**眼目昏涩**苍术半斤，泔浸七日，去皮切焙，蛤粉腻者、木贼各二两，为末。每服一钱，茶、酒任下（《圣惠方》）。

**婴儿目涩**不开，或出血。苍术二钱，入猪胆中扎煮。将药气熏眼后，更嚼取汁与服妙（《幼幼新书》）。

**风牙肿痛**苍术盐水浸过，烧存性，研末揩牙。去风热（《普济方》）。

**脐虫怪病**腹中如铁石，脐中水出，旋变作虫行，绕身匝痒难忍，拨扫不尽。用苍术浓煎汤浴之。仍以苍术末，入麝香少许，水调服（夏子益《奇疾方》）。

**苗**

〔主治〕作饮甚香，去水（弘景）。亦止自汗。

# 狗脊《本经·中品》

【释名】强膂（《别录》）、扶筋（《别录》）、百枝（《本经》）、狗青（《吴普》）。〔恭曰〕此药苗似贯众，根长多歧，状如狗之脊骨，而肉作青绿色，故以名之。〔时珍曰〕强膂、扶筋，以功名也。《别录》又名扶盖,乃扶筋之误。《本经》狗脊一名百枝,《别录》萆薢一名赤节,而《吴普本草》谓百枝为萆薢,赤节为狗脊,皆似误也。

【集解】〔《别录》曰〕狗脊生常山川谷。二月、八月采根,暴干。〔普曰〕狗脊如萆薢,茎节如竹有刺,叶圆赤,根黄白,亦如竹根,毛有刺。《岐伯经》云:茎无节,叶端圆青赤,皮白有赤脉。〔弘景曰〕今山野处处有之,与菝葜相似而小异。其茎叶小肥,其节疏,其茎大直,上有刺,叶圆有赤脉,根凸凹龙苁如羊角强细者是。〔颂曰〕今太行山、淄、温、眉州亦有之。苗尖细碎青色,高一尺以来,无花。其茎叶似贯众而细。其根黑色,长三四寸,多歧,似狗之脊骨,大有两指许。其肉青绿色。春秋采根,暴干。今方亦有用金毛者。陶氏所说乃有刺萆薢,非狗脊也,今江左俗犹用之。〔敩曰〕凡使狗脊,勿用透山藤根,形状一般,只是入顶苦,不可饵也。〔时珍曰〕狗脊有二种:一种根黑色,如狗脊骨,一种有金黄毛,如狗形,皆可入药。其茎细而叶、花两两对生,正似大叶蕨,比贯众叶有齿,面背皆光。其根大如拇指,有硬黑须簇之。吴普、陶弘景所说根苗,皆是菝葜;苏恭、苏颂所说,即真狗脊也。按张揖《广雅》云:菝葜,狗脊也。张华《博物志》云:菝葜,与萆薢相乱,一名狗脊。观此则昔人以菝葜为狗脊,相承之误久矣。然菝葜、萆薢、狗脊三者,形状虽殊,而

狗脊

功用亦不甚相远。

## 根

【修治】〔敩曰〕凡修事，火燎去须，细剉了，酒浸一夜，蒸之，从巳至申，取出晒干用。〔时珍曰〕今人惟剉炒，去毛须用。

【气味】苦，平，无毒。〔《别录》曰〕甘，微温。〔普曰〕神农：苦。桐君、黄帝、岐伯、雷公、扁鹊：甘，无毒。李当之：小温。〔权曰〕苦、辛，微热。〔之才曰〕萆薢为之使，恶败酱、莎草。

【主治】腰背强，关机缓急，周痹寒湿膝痛，颇利老人（《本经》）。疗失溺不节，男子脚弱腰痛，风邪淋露，少气目暗，坚脊利俯仰，女子伤中关节重（《别录》）。男子女人毒风软脚，肾气虚弱，续筋骨，补益男子（甄权）。强肝肾，健骨，治风虚（时珍）。

【附方】新四。

男子诸风四宝丹：用金毛狗脊，盐泥固济，煅红去毛，苏木、萆薢、川乌头生用等分，为末，米醋和丸梧子大。每服二十丸，温酒、盐汤下（《普济方》）。

室女白带冲任虚寒。鹿茸丸：用金毛狗脊燎去毛、白蔹各一两，鹿茸酒蒸，焙二两，为末，用艾煎醋汁打糯米糊丸梧子大。每服五十丸，空心温酒下（《济生方》）。

固精强骨金毛狗脊、远志肉、白茯神、当归身等分，为末，炼蜜丸梧子大。每酒服五十丸（《集简方》）。

病后足肿但节食以养胃气。外用狗脊煎汤渍洗（吴绶《蕴要》）。

## 贯众《本经·下品》

【释名】贯节（《本经》）、贯渠（《本经》）、百头（《本经》又名虎卷、扁苻）、草鸱头（《别录》）、黑狗脊（《纲目》）、凤尾草（《图经》）。〔时珍曰〕此草叶茎如凤尾，其根一本而众枝贯之，故草名凤尾，根名贯众、贯节、贯渠。渠者，魁也。《吴普本草》作贯中，俗作贯仲、管仲者，皆谬称也。《尔雅》云：泺（音灼），贯众，即此也。《别录》一名伯萍，一名药藻，皆字讹也。金星草一名凤尾草，与此同名，宜互考之。〔弘景曰〕近道皆有之。叶如大蕨。其根形色毛芒，全似老鸱头，故呼为草鸱头。

**【集解】**〔《别录》曰〕贯众生玄山山谷及冤句少室山。二月、八月采根，阴干。〔普曰〕叶青黄色，两两相对，茎有黑毛，丛生，冬夏不死。四月花白，七月实黑，聚相连卷旁生。三月、八月采根，五月采叶。〔保昇曰〕苗似狗脊，状如雉尾，根直多枝，皮黑肉赤，曲者名草鸱头，所在山谷阴处则有之。〔颂曰〕今陕西、河东州郡及荆、襄间多有之，而少有花者。春生苗，赤。叶大如蕨。茎干三棱。叶绿色似鸡翎，又名凤尾草。其根紫黑色，形如大瓜，下有黑须毛，又似老鸱。郭璞注《尔雅》云：叶圆锐，茎毛黑，布地，冬不死，《广雅》谓之贯节是矣。〔时珍曰〕多生山阴近水处。数根丛生，一根数茎，茎大如箸，其涎滑。其叶两两对生，如狗脊之叶而无锯齿，青黄色，面深背浅。其根曲而有尖嘴，黑须丛簇，亦似狗脊根而大，状如伏鸱。

贯众

根

〔气味〕苦，微寒，有毒。

〔之才曰〕藋菌、赤小豆为之使，伏石钟乳。

〔主治〕腹中邪热气，诸毒，杀三虫（《本经》）。去寸白，破癥瘕，除头风，止金疮（《别录》），为末，水服一钱，止鼻血有效（苏颂）。治下血崩中带下，产后血气胀痛，斑疹毒，漆毒，骨哽。解猪病（时珍）。

〔发明〕〔时珍曰〕贯众大治妇人血气，根汁能制三黄，化五金，伏钟乳，结砂制汞，且能解毒软坚。王海藏治夏月痘出不快，快斑散用之。云贯众有毒，而能解腹中邪热之毒。病因内感而发之于外者多效，非古法之分经也。又黄山谷《煮豆帖》，言荒年以黑豆一升挼净，入贯众一斤，剉如骰子大，同以水煮，文火斟酌至豆熟，取出日干，覆令展尽余汁，簸去贯众。每日空心啖豆五七粒，能食百草木枝叶有味可饱。又王璆《百一选方》，言滁州蒋教授，因食鲤鱼玉蝉羹，为肋肉所哽，凡药皆不效。或令以贯众浓煎汁一盏半，分三服，连进至夜，一咯而出。亦可为末，水服一钱。观此可知其软坚之功，不但治血、治疮而已也。

〔附方〕新一十五。

**鼻衄不止**贯众根末，水服一钱（《普济方》）。

**诸般下血**肠风酒痢，血痔鼠痔下血。黑狗脊，黄者不用，须内肉赤色者，即本草贯众也。去皮毛，剉焙为末。每服二钱，空心米饮下。或醋糊丸梧子大，每米饮下三四十丸。或烧存性，出火毒为末，入麝香少许，米饮服二钱（《普济方》）。

**女人血崩**贯众半两，煎酒服之，立止（《集简方》）。

**产后亡血**过多，心腹彻痛者。用贯众状如刺猬者一个，全用不剉，只揉去毛及花萼，以好醋蘸湿，慢火炙令香熟，候冷为末，米饮空心每服二钱，甚效（《妇人良方》）。

**赤白带下**年深，诸药不能疗者，用上方治之亦验，名独圣汤。方同上。

**年深咳嗽**出脓血。贯众、苏方木等分，每服三钱，水一盏，生姜三片，煎服，日二服。○久咳，渐成劳瘵。凤尾草为末，用鱼鲊蘸食之（《圣惠方》）。

**痘疮不快**快斑散：用贯众、赤芍药各一钱，升麻、甘草各五分。入淡竹叶三片，水一盏半，煎七分，温服（王海藏方）。

**头疮白秃**贯众、白芷为末，油调涂之。○又方：贯众烧末，油调涂（《圣惠方》）。

**漆疮作痒**油调贯众末，涂之（《千金方》）。

**鸡鱼骨哽**贯众、缩砂、甘草等分。为粗末，绵包少许，含之咽汁，久则随痰自出（《普济方》）。

**解轻粉毒**齿缝出血，臭肿。贯众、黄连各半两。煎水，入冰片少许，时时漱之（陆氏《积德堂方》）。

**血痢不止**凤尾草根即贯众五钱，煎酒服。陈解元吉言所传（《集简方》）。

**便毒肿痛**贯众，酒服二钱，良（《多能鄙事》）。

**花**

〔主治〕恶疮，令人泄（《别录》）。

## 巴戟天《本经·上品》

**【释名】**不凋草（《日华》）、三蔓草（《唐本》）。〔时珍曰〕名义殊不可晓。

**【集解】**〔《别录》曰〕巴戟天生巴郡及下邳山谷。二月、八月采根，阴干。〔弘景曰〕今亦用建平、宜都者，根状如牡丹而细，外赤内黑，用之打去心。〔恭曰〕其苗俗名三蔓草。叶似茗，经冬不枯。根如连珠，宿根青色，嫩根白紫，用之亦同，以连珠多

巴戟天

肉厚者为胜。〔大明曰〕紫色如小念珠，有小孔子，坚硬难捣。〔宗奭曰〕巴戟天本有心，干缩时偶自落，或抽去，故中心或空，非自有小孔也。今人欲要中间紫色，则多伪以大豆汁沃之，不可不察。〔颂曰〕今江淮、河东州郡亦有，但不及蜀川者佳。多生竹林内。内地生者，叶似麦门冬而厚大，至秋结实。今方家多以紫色为良。蜀人云：都无紫色者。采时或用黑豆同煮，欲其色紫，殊失气味，尤宜辨之。又有一种山葎根，正似巴戟，但色白。土人采得，以醋水煮之，乃以杂巴戟，莫能辨也。但击破视之，中紫而鲜洁者，伪也；其中虽紫，又有微白，掺有粉色，而理小暗者，真也。真巴戟嫩时亦白，干时亦煮治使紫，力劣弱耳。

根

**【修治】**〔敩曰〕凡使须用枸杞子汤浸一宿，待稍软漉出，再酒浸一伏时，漉出，同菊花熬焦黄，去菊花，以布拭干用。〔时珍曰〕今法：惟以酒浸一宿，剉焙入药。若急用，只以温水浸软去心也。

**【气味】**辛、甘，微温，无毒。〔大明曰〕苦。〔之才曰〕覆盆子为之使，恶雷丸、丹参、朝生。

**【主治】**大风邪气，阴痿不起，强筋骨，安五脏，补中增志益气（《本经》）。疗头面游风，小腹及阴中相引痛,补五劳,益精,利男子(《别录》)。治男子夜梦鬼交精泄,强阴下气,治风癞(甄权)。治一切风,疗水胀(《日华》)。治脚气,去风疾,补血海(时珍。出《仙经》)。

**【发明】**〔好古曰〕巴戟天,肾经血分药也。〔权曰〕病人虚损,加而用之。〔宗奭曰〕有人嗜酒,日须五七杯,后患脚气甚危。或教以巴戟半两,糯米同炒,米微转色,去米不用,大黄一两,剉炒。同为末,熟蜜丸。温水服五七十丸。仍禁酒,遂愈。

**【附录】**巴棘〔《别录》曰〕味苦,有毒。主恶疥疮出虫。生高地,叶白有刺,根连数十枚。一名女木。

## 远志《本经·上品》

**【释名】**苗名小草(《本经》)、细草(《本经》)、棘菀(《本经》)、葽绕(《本经》)。〔时珍曰〕此草服之能益智强志,故有远志之称。《世说》载郝隆讥谢安云:"处则为远志,出则为小草。"《记事珠》谓之醒心杖。

**【集解】**〔《别录》曰〕远志生太山及冤句川谷。四月采根、叶,阴干。〔弘景曰〕冤句属兖州济阴郡。今此药犹从彭城北兰陵来。用之去心取皮,一斤止得三两尔。亦入仙方用。小草状似麻黄而青。〔志曰〕茎叶似大青而小。比之麻黄,陶不识也。〔禹锡

远志

曰〕按《尔雅》云：葽绕，棘蒬。郭璞注云：今远志也。似麻黄，赤华，叶锐而黄。其上谓之小草。〔颂曰〕今河、陕、洛西州郡亦有之。根形如蒿根，黄色。苗似麻黄而青，又如毕豆。叶亦有似大青而小者。三月开白花。根长及一尺。泗州出者花红，根叶俱大于他处。商州出者根又黑色。俗传夷门出者最佳。四月采根晒干。古方通用远志、小草。今医但用远志，稀用小草。〔时珍曰〕远志有大叶、小叶二种，陶弘景所说者，小叶也；马志所说者，大叶也。大叶者花红。

## 根

〔修治〕〔敩曰〕凡使须去心，否则令人烦闷。仍用甘草汤浸一宿，暴干或焙干用。

〔气味〕苦，温，无毒。〔之才曰〕远志、小草，得茯苓、冬葵子、龙骨良。畏珍珠、藜芦、蜚蠊、齐蛤。〔弘景曰〕药无齐蛤，恐是百合也。〔权曰〕是蛴螬也。〔恭曰〕《药录》下卷有齐蛤，陶说非也。

〔主治〕咳逆伤中，补不足，除邪气，利九窍，益智慧，耳目聪明，不忘，强志倍力，久服轻身不老（《本经》）。利丈夫，定心气，止惊悸，益精，去心下膈气，皮肤中热，面目黄（《别录》）。杀天雄、附子、乌头毒，煎汁饮之（之才）。治健忘，安魂魄，令人不迷，坚壮阳道（甄权）。长肌肉，助筋骨，妇人血噤失音，小儿客忤（《日华》）。肾积奔豚（好古）。治一切痈疽（时珍）。

## 叶

〔主治〕益精补阴气，止虚损梦泄（《别录》）。

**【发明】**〔好古曰〕远志，肾经气分药也。〔时珍曰〕远志入足少阴肾经，非心经药也。其功专于强志益精，治善忘。盖精与志,皆肾经之所藏也。肾精不足,则志气衰,不能上通于心,故迷惑善忘。《灵枢经》云:肾藏精,精舍志。肾盛怒而不止则伤志,志伤则喜忘其前言,腰脊不可以俯仰屈伸,毛悴色夭。又云:人之善忘者,上气不足,下气有余,肠胃实而心肺虚,虚则营卫留于下,久之不以时上,故善忘也。陈言《三因方》远志酒,治痈疽,云有奇功,盖亦补肾之力尔。葛洪《抱朴子》云:陵阳子仲服远志二十年,有子三十七人,能开书所视不忘,坐在立亡也。

**【附方】**旧三,新四。

**心孔昏塞**多忘善误。丁酉日密自至市买远志,着巾角中,还为末服之,勿令人知(《肘后方》)。

**胸痹心痛**逆气,膈中饮不下。小草丸:用小草、桂心、干姜、细辛、蜀椒出汗各三分,附子二分炮。六物捣下筛,蜜和丸梧子大。先食米汁下三丸,日三服,不知稍增,以知为度。忌猪肉、冷水、生葱、生菜(范汪《东阳方》)。

**喉痹作痛**远志肉为末,吹之,涎出为度(《直指方》)。

**脑风头痛**不可忍。远志末嗜鼻(《宣明方》)。

**吹乳肿痛**远志焙研,酒服二钱,以滓傅之(《袖珍方》)。

**一切痈疽**远志酒:治一切痈疽、发背、疖毒,恶候侵大。有死血阴毒在中则不痛,傅之即痛。有忧怒等气积而怒攻则痛不可忍,傅之即不痛。或蕴热在内,热逼人手不可近,傅之即清凉。或气虚血冷,溃而不敛,傅之即敛。此本韩大夫宅用以救人方,极验。若七情内郁,不问虚实寒热,治之皆愈。用远志不以多少,米泔浸洗,捶去心,为末。每服三钱,温酒一盏调,澄少顷饮其清,以滓傅患处(《三因方》)。

**小便赤浊**远志,甘草水煮半斤,茯神、益智仁各二两,为末,酒糊丸梧子大。每空心枣汤下五十丸(《普济》)。

## 百脉根《唐本草》

【集解】〔恭曰〕出肃州、巴西。叶似苜蓿，花黄，根如远志。二月、八月采根，日干。〔时珍曰〕按《唐书》作柏脉根，肃州岁贡之。《千金》《外台》大方中亦时用之。今不复闻此，或者名称又不同也。

### 根

【气味】甘，苦，微寒，无毒。

【主治】下气止渴去热，除虚劳，补不足。酒浸或水煮，丸散兼用（《唐本》）。

## 淫羊藿《本经·中品》

【释名】仙灵脾（《唐本》）、放杖草（《日华》）、弃杖草（《日华》）、千两金（《日华》）、干鸡筋（《日华》）、黄连祖（《日华》）、三枝九叶草（《图经》）、刚前（《本经》）。〔弘景曰〕服之使人好为阴阳。西川北部有淫羊，一日百遍合，盖食此藿所致，故名淫羊藿。〔时珍曰〕豆叶曰藿，此叶似之，故亦名藿。仙灵脾、千两金、放杖、刚前，皆言其功力也。鸡筋、黄连祖，皆因其根形也。柳子厚文作仙灵毗，人脐曰毗，此物补下，于理尤通。

淫羊藿

【集解】〔《别录》曰〕淫羊

藿生上郡阳山山谷。〔恭曰〕所在皆有。叶形似小豆而圆薄,茎细亦坚,俗名仙灵脾是也。〔颂曰〕江东、陕西、泰山、汉中、湖湘间皆有之。茎如粟秆。叶青似杏,叶上有刺。根紫色有须。四月开白花,亦有紫花者,碎小独头子。五月采叶,晒干。湖湘出者,叶如小豆,枝茎紧细,经冬不凋,根似黄连。关中呼为三枝九叶草,苗高一二尺许,根叶俱堪用。《蜀本草》言生处不闻水声者,良。〔时珍曰〕生大山中。一根数茎,茎粗如线,高一二尺。一茎三桠,一桠三叶。叶长二三寸,如杏叶及豆藿,面光背淡,甚薄而细齿,有微刺。

### 根叶

**【修治】**〔敩曰〕凡使时呼仙灵脾,以夹刀夹去叶四畔花枝,每一斤用羊脂四两拌炒,待脂尽为度。

**【气味】**辛,寒,无毒。〔普曰〕神农、雷公:辛。李当之:小寒。〔权曰〕甘,平。可单用。〔保昇曰〕性温。〔时珍曰〕甘、香、微辛,温。〔之才曰〕薯蓣、紫芝为之使,得酒良。

**【主治】**阴痿绝伤,茎中痛,利小便,益气力,强志(《本经》)。坚筋骨,消瘰疬赤痈,下部有疮,洗出虫。丈夫久服,令人无子(《别录》)。〔机曰〕无子字误,当作有子。丈夫绝阳无子,女人绝阴无子,老人昏耄,中年健忘,一切冷风劳气,筋骨挛急,四肢不仁,补腰膝,强心力(大明)。

**【发明】**〔时珍曰〕淫羊藿味甘气香,性温不寒,能益精气,乃手足阳明、三焦、命门药也。真阳不足者宜之。

**【附方】**旧三,新五。

仙灵脾酒益丈夫兴阳,理腰膝冷。用淫羊藿一斤,酒一斗,浸三日,逐时饮之(《食医心镜》)。

偏风不遂皮肤不仁，宜服。仙灵脾酒：仙灵脾一斤，细锉，生绢袋盛，于不津器中，用无灰酒二斗浸之，重封，春、夏三日、秋、冬五日后，每日暖饮，常令醺然，不得大醉，酒尽再合，无不效验。合时，切忌鸡、犬见（《圣惠方》）。

三焦咳嗽腹满不饮食，气不顺。仙灵脾、覆盆子、五味子炒各一两，为末，炼蜜丸梧子大。每姜茶下二十丸（《圣济录》）。

目昏生翳仙灵脾，生王瓜即小栝蒌红色者等分，为末。每服一钱，茶下，日二服（《圣济总录》）。

病后青盲日近者可治。仙灵脾一两，淡豆豉一百粒。水一碗半，煎一碗，顿服即瘳（《百一选方》）。

小儿雀目仙灵脾根、晚蚕蛾各半两，炙甘草、射干各二钱半，为末。用羊子肝一枚，切开掺药二钱，扎定，以黑豆一合，米泔一盏，煮熟，分二次食，以汁送之（《普济方》）。

痘疹入目仙灵脾、威灵仙等分，为末。每服五分，米汤下（《痘疹便览》）。

牙齿虚痛仙灵脾为粗末，煎汤频漱，大效（《奇效方》）。

## 仙茅宋《开宝》

【释名】独茅（《开宝》）、茅爪子（《开宝》）、婆罗门参（《开宝》）。〔珣曰〕其叶似茅，久服轻身，故名仙茅。梵音呼为阿输乾陀。〔颂曰〕其根独生。始因西域婆罗门僧献方于唐玄宗，故今江南呼为婆罗门参，言其功补如人参也。

【集解】〔珣曰〕仙茅生西域。叶似茅。其根粗细有筋，或如笔管，有节文理。其花黄色多涎。自武城来，蜀中诸州亦皆有之。〔颂曰〕今大庾岭、蜀川、江湖、两浙诸州亦有之。叶青如茅而软，且略阔，面有纵文。又似初生棕榈秧，高尺许。至冬尽枯，春初乃生。三月有花如栀子花，黄色，不结实。其根独茎而直，大如小指，下有短细肉根相附，外皮稍粗褐色，内肉黄白色。二月、八月采根，暴干用。衡山出者花碧，五月结黑子。〔时珍曰〕苏颂所说详尽得之。但四五月中抽茎四五寸，开小花深黄色六出。不似栀子，处处大山中有之。人惟取梅岭者用，而《会典》成都岁贡仙茅二十一斤。

仙茅

### 根

**【修治】**〔敩曰〕采得以清水洗，刮去皮，于槐砧上用铜刀切豆许大，以生稀布袋盛，于乌豆水中浸一宿，取出，用酒拌湿蒸之，从巳至亥，取出暴干。勿犯铁器及牛乳，斑人髭须。〔大明曰〕彭祖单服法：以竹刀刮切，糯米泔浸去赤汁出毒，后无妨损。

**【气味】**辛，温，有毒。〔珣曰〕甘，微温，有小毒。又曰：辛，平，宣而复补，无大毒，有小热、小毒。

**【主治】**心腹冷气不能食，腰脚风冷挛痹不能行，丈夫虚劳，老人失溺无子，益阳道。久服通神强记，助筋骨，益肌肤，长精神，明目（《开宝》）。治一切风气，补暖腰脚，清安五脏。久服轻身，益颜色。丈夫五劳七伤，明耳目，填骨髓（李珣）。开胃消食下气，益房事不倦（大明）。

**【发明】**〔颂曰〕五代唐筠州刺史王颜著《续传信方》，因国书编录西域婆罗门僧服仙茅方，当时盛行。云五劳七伤，明目益筋力，宣而复补。云十斤乳石，不及一斤仙茅，表其功力也。本西域道人所传。开元元年婆罗门僧进此药，明皇服之有效，当时禁方不传。天宝之乱，方书流散，上都僧不空三藏始得此方，传与司徒李勉、尚书路嗣恭、给事齐杭、仆射张建封服之，皆得力。路公久服金石无效，得此药，其益百倍。齐给事守缙云日，少气力，风疹继作，服之遂愈。八九月采得，竹刀刮去黑皮，切如豆粒，米泔浸两宿，阴干捣筛，熟蜜丸梧子大。每旦空心酒饮任便下二十丸。忌铁器，禁食牛乳及黑牛肉，大减药力。〔机曰〕五台山有仙茅，患大风者，服之多瘥。〔时珍曰〕按《许真君书》云：仙茅久服长生。其味甘能养肉，辛能养节，苦能养气，咸能养骨，滑能养肤，酸能养筋，宜和苦酒服之，必效也。又范成大《虞衡志》云：广西英州多仙茅，其羊食之，举体悉化为筋，不复有血肉，食之补人，名乳羊。沈括《笔谈》云：夏文庄公禀赋异于人，但睡则身冷如逝者，既觉须令人温之，良久乃能动。常服仙茅、钟乳、硫黄，莫知纪极。观此则仙茅盖亦性热，补三焦命门之药也。惟阳弱精寒，禀赋素怯者宜之。若体壮相火炽盛者服之，反能动火。按张杲《医说》云：一人中仙茅毒，舌胀出口，渐大与肩齐。因以小刀劙之，随破随合，劙至百数，始有血一点出，曰可救矣。煮大黄、朴消与服，以药掺之，应时消缩。此皆火盛性淫之人过服之害也。弘治间东海张弼《庾岭仙茅诗》，有"使君昨日才持去，今日书来乞墓铭"之句。皆不知服食之理，惟藉药纵恣以速其生者，于仙茅何尤？

**【附方】**新二。

仙茅丸壮筋骨，益精神，明目，黑髭须。仙茅二斤，糯米泔浸五日，去赤水，夏月浸三日，铜刀刮剉阴干，取一斤；苍术二斤,米泔浸五日,刮皮焙干,取一斤;枸杞子一斤;车前子十二两;白茯苓去皮、茴香炒,柏子仁去壳各八两;生地黄焙、熟地黄焙各四两,为末,酒煮糊丸如梧子大。每服五十丸,食前温酒下,日二服(《圣济总录》)。

定喘下气补心肾。神秘散:用白仙茅半两,米泔浸三宿,晒炒;团参二钱半;阿胶一两半炒;鸡腒胵一两烧,为末。每服二钱,糯米饮空心下,日二(《三因方》)。

## 玄参《本经·中品》

【释名】黑参(《纲目》)、玄台(《吴普》)、重台(《本经》)、鹿肠(《吴普》)、正马(《别录》)、逐马(《药性》)、馥草(《开宝》)、野脂麻(《纲目》)、鬼藏(《吴普》)。〔时珍曰〕玄,黑色也。《别录》一名端,一名咸,多未详。〔弘景曰〕其茎微似人参,故得参名。〔志曰〕合香家用之,故俗呼馥草。

【集解】〔《别录》曰〕玄参,生河间川谷及冤句,三月、四月采根,暴干。〔普曰〕生冤句山阳。三月生苗。其叶有毛,四四相值,似芍药。黑茎,茎方,高四五尺。叶亦生枝间。四月实黑。〔弘景曰〕今出近道,处处有之。茎似人参而长大。根甚黑,亦微香,道家时用,亦以合香。〔恭曰〕玄参根苗并臭,茎亦不似人参,未见合香。〔志曰〕其茎方大,高四五尺,

玄参

紫赤色而有细毛。叶如掌大而尖长。根生青白,干即紫黑,新者
润腻。陶云茎似人参,苏言根苗并臭,似未深识。〔颂曰〕二月生
苗。叶似脂麻对生,又如槐柳而尖长有锯齿。细茎青紫色。七
月开花青碧色。八月结子黑色。又有白花者,茎方大,紫赤色而
有细毛,有节若竹者,高五六尺。其根一根五七枚。三月、八月
采,暴干。或云蒸过日干。〔时珍曰〕今用玄参,正如苏颂所说。
其根有腥气,故苏恭以为臭也。宿根多地蚕食之,故其中空。花
有紫、白二种。

### 根

**【修治】**〔敩曰〕凡采得后,须用蒲草重重相隔,入甑蒸两
伏时,晒干用。勿犯铜器,饵之噎人喉,丧人目。

**【气味】**苦,微寒,无毒。《别录》曰〕咸。〔普曰〕神
农、桐君、黄帝、雷公:苦,无毒。岐伯:寒。〔元素曰〕足少阴肾经
君药也,治本经须用。〔之才曰〕恶黄耆、干姜、大枣、山茱萸,反
藜芦。

**【主治】**腹中寒热积聚,女子产乳余疾,补肾气,
令人目明(《本经》)。主暴中风伤寒,身热支满,狂邪
忽忽不知人,温疟洒洒,血瘕,下寒血,除胸中气,下
水止烦渴,散颈下核,痈肿,心腹痛,坚癥,定五脏。
久服补虚明目,强阴益精(《别录》)。热风头痛,伤寒
劳复,治暴结热,散瘤瘰瘻疬(甄权)。治游风,补劳
损,心惊烦躁,骨蒸传尸邪气,止健忘,消肿毒(大明)。
滋阴降火,解斑毒,利咽喉,通小便血滞(时珍)。

**【发明】**〔元素曰〕玄参乃枢机之剂,管领诸气上下,清肃
而不浊,风药中多用之。故《活人书》治伤寒阳毒,汗下后毒不
散,及心下懊恼,烦不得眠,心神颠倒欲绝者,俱用玄参。以此论

之,治胸中氤氲之气,无根之火,当以玄参为圣剂也。〔时珍曰〕肾水受伤,真阴失守,孤阳无根,发为火病。法宜壮水以制火,故玄参与地黄同功。其消瘰疬亦是散火,刘守真言:结核是火病。

**【附方】** 旧二,新七。

诸毒鼠瘘玄参渍酒,日日饮之(《开宝本草》)。

年久瘰疬生玄参,捣傅之,日二易之(《广利方》)。

赤脉贯瞳玄参为末,以米泔煮猪肝,日日蘸食之(《济急仙方》)。

发斑咽痛玄参升麻汤:用玄参、升麻、甘草各半两。水三盏,煎一盏半,温服(《南阳活人书》)。

急喉痹风不拘大人小儿。玄参、鼠粘子半生半炒各一两,为末。新水服一盏,立瘥(《圣惠方》)。

鼻中生疮玄参末涂之,或以水浸软塞之(《卫生易简方》)。

三焦积热玄参、黄连、大黄各一两,为末,炼蜜丸梧子大。每服三四十丸,白汤下。小儿丸粟米大(丹溪方)。

小肠疝气黑参㕮咀炒,为丸。每服一钱半,空心酒服,出汗即效(孙天仁《集效方》)。

烧香治瘵《经验方》:用玄参一斤,甘松六两,为末,炼蜜一斤和匀,入瓶中封闭,地中埋署十日取出。更用炭末六两,炼蜜六两,同和入瓶,更署五日取出。烧之,常令闻香,疾自愈。○〔颂曰〕初入瓶中封固,煮一伏时,破瓶取捣入蜜,别以瓶盛,埋地中署过用。亦可熏衣。

## 地榆《本经·中品》

〔校正〕并入《别录·有名未用》酸赭。

**【释名】** 玉豉(《弘景》)、酸赭(《别录》)。〔弘景曰〕

地榆

其叶似榆而长,初生布地,故名。其花子紫黑色如豉,故又名玉豉。〔时珍曰〕按《外丹方》言:地榆一名酸赭,其味酸、其色赭故也。今蕲州俚人呼地榆为酸赭,又讹赭为枣,则地榆、酸赭为一物甚明,其主治之功亦同,因并《别录·有名未用》酸赭为一云。

【集解】〔《别录》曰〕地榆生桐柏及冤句山谷。二月、八月采根暴干。又曰:酸赭生昌阳山。采无时。〔颂曰〕今处处平原川泽皆有之。宿根三月内生苗,初生布地,独茎直上,高三四尺,对分出叶。叶似榆叶而稍狭,细长作锯齿状,青色。七月开花如椹子,紫黑色。根外黑里红,似柳根。〔弘景曰〕其根亦入酿酒。道方烧作灰,能烂石,故煮石方用之。其叶山人乏茗时,采作饮亦好,又可炸茹。

根

〔气味〕苦,微寒,无毒。〔《别录》曰〕甘、酸。〔权曰〕苦,平。〔元素曰〕气微寒,味微苦,气味俱薄,其体沉而降,阴中阳也,专主下焦血。〔杲曰〕味苦、酸,性微寒,沉也,阴也。〔之才曰〕得发良,恶麦门冬,伏丹砂、雄黄、硫黄。

〔主治〕妇人乳产痉痛七伤,带下五漏,止痛止汗,除恶肉,疗金疮《本经》。止脓血,诸瘘恶疮热疮,补绝伤,产后内塞,可作金疮膏,消酒,除渴,明目《别录》。止冷热痢疳痢极效《开宝》。止吐血鼻衄肠风，月经不止，血崩，产前后诸血疾，并水泻（大明）。治胆气不足（李杲）。汁酿酒治风痹，补脑。捣汁涂虎犬蛇虫伤（时珍）。酸赭：味酸。主内漏，止血不足（《别录》）。

〔发明〕〔颂曰〕古者断下多用之。〔炳曰〕同樗皮治赤白痢。〔宗奭曰〕其性沉寒，入下焦。若热血痢则可用。若虚寒人及水泻白痢，即未可轻使。〔时珍曰〕地榆除下焦热，治大小便血证。止血取上截切片炒用。其梢则能行血，不可不知。杨士瀛云：诸疮，痛者加地榆，痒者加黄芩。

〔附方〕旧八，新六。

男女吐血 地榆三两。米醋一升，煮十余沸，去滓，食前稍热服一合（《圣惠方》）。

妇人漏下 赤白不止，令人黄瘦。方同上。

血痢不止 地榆晒研。每服二钱，掺在羊血上，炙熟食之，以捻头煎汤送下。一方：以地榆煮汁似饧，每服三合（《普济》）。

赤白下痢 骨立者。地榆一斤。水三升，煮一升半，去滓，再煎如稠饧，绞滤，空腹服三合，日再服（崔元亮《海上方》）。

久病肠风 痛痒不止。地榆五钱，苍术一两。水二钟，煎一钟，空心服，日一服（《活法机要》）。

下血不止 二十年者。取地榆、鼠尾草各二两。水二升，煮一升，顿服。若不断，以水渍屋尘饮一小杯投之（《肘后方》）。

结阴下血 腹痛不已。地榆四两，炙甘草三两。每服五钱，水三盏，入缩砂仁七枚，煎一盏半，分二服（《宣明方》）。

小儿疳痢 地榆煮汁，熬如饧糖，与服便已（《肘后方》）。

毒蛇螫人 新地榆根捣汁饮，兼以渍疮（《肘后方》）。

虎犬咬伤 地榆煮汁饮，并为末傅之。亦可为末，白汤服，日三。忌酒（梅师方）。

代指肿痛地榆煮汁渍之，半日愈（《千金方》）。

小儿湿疮地榆煮浓汁，日洗二次（《千金方》）。

小儿面疮㾦赤肿痛。地榆八两。水一斗，煎五升，温洗之（《卫生总微方》）。

煮白石法七月七日取地榆根，不拘多少阴干，百日烧为灰。复取生者，与灰合捣万下。灰三分，生末一分，合之。若石二三斗，以水浸过三寸，以药入水搅之，煮至石烂可食乃已（臞仙《神隐书》）。

叶

〔主治〕作饮代茶，甚解热（苏恭）。

## 丹参《本经·上品》

【释名】赤参（《别录》）、山参（《日华》）、郄蝉草（《本经》）、木羊乳（《吴普》）、逐马（弘景）、奔马草（《《四声》》）。〔时珍曰〕五参五色配五脏。故人参入脾曰黄参，沙参入肺曰白参，玄参入肾曰黑参，牡蒙入肝曰紫参，丹参入心曰赤参。其苦参则右肾命门之药也。古人舍紫参而称苦参，未达此义尔。〔炳曰〕丹参治风软脚，可逐奔马，故名奔马草。曾用实有效。

【集解】〔《别录》曰〕丹参生桐柏山川谷及太山。五月采根暴干。〔弘景曰〕此桐柏山在义阳，是淮水发源之山，非江东临海之桐柏也。今近道处处有之。茎方有毛，紫花，时人呼为逐马。〔普曰〕茎叶小房如荏有毛，根赤色，四月开紫花。二月、五月采根，阴干。〔颂曰〕今陕西、河东州郡及随州皆有之。二月生苗，高一尺许。茎方有棱，青色。叶相对，如薄荷而有毛。三月至九月开花成穗,红紫色,似苏花。根赤色,大者如指,长尺余,一苗数根。〔恭曰〕冬采者良,夏采者虚恶。〔时珍曰〕处处山中有之。一枝五叶,叶如野苏而尖,青色皱毛。小花成穗如蛾形,中有细子。其根皮丹而肉紫。

丹参

### 根

【气味】苦,微寒,无毒。〔普曰〕神农、桐君、黄帝、雷公:苦,无毒。岐伯:咸。李当之:大寒。〔弘景曰〕久服多眼赤,故应性热,今云:微寒,恐谬也。〔权曰〕平。〔之才曰〕畏咸水,反藜芦。

【主治】心腹邪气,肠鸣幽幽如走水,寒热积聚,破癥除瘕,止烦满,益气(《本经》)。养血,去心腹痼疾结气,腰脊强脚痹,除风邪留热。久服利人(《别录》)。渍酒饮,疗风痹足软(弘景)。主中恶及百邪鬼魅,腹痛气作,声音鸣吼,能定精(甄权)。养神定志,通利关脉,治冷热劳,骨节疼痛,四肢不遂,头痛赤眼,热温狂闷,破宿血,生新血,安生胎,落死胎,止血崩带下,调妇人经脉不匀,血邪心烦,恶疮疥癣,瘿赘肿毒丹毒,排脓止痛,生肌长肉(大明)。活血,通心包络,治疝痛(时珍)。

【发明】〔时珍曰〕丹参色赤味苦,气平而降,阴中之阳也。入手少阴、厥阴之经,心与包络血分药也。按:《妇人明理论》云:

四物汤治妇人病,不问产前产后,经水多少,皆可通用。惟一味丹参散,主治与之相同。盖丹参能破宿血,补新血,安生胎,落死胎,止崩中带下,调经脉,其功大类当归、地黄、芎䓖、芍药故也。

【附方】旧三,新四。

丹参散治妇人经脉不调,或前或后,或多或少,产前胎不安,产后恶血不下,兼治冷热劳,腰脊痛,骨节烦疼。用丹参洗净,切晒为末每服二钱,温酒调下(《妇人明理方》)。

落胎下血丹参十二两,酒五升,煮取三升,温服一升,一日三服。亦可水煮(《千金方》)。

寒疝腹痛小腹阴中相引痛,白汗出,欲死。以丹参一两为末。每服二钱,热酒调下(《圣惠方》)。

小儿身热汗出拘急,因中风起。丹参半两,鼠屎炒三十枚,为末。每服三钱,浆水下(《圣济总录》)。

惊痫发热丹参摩膏:用丹参、雷丸各半两,猪膏二两。同煎七上七下,滤去滓盛之。每以摩儿身上,日三次(《千金方》)。

妇人乳痈丹参、白芷、芍药各二两。㕮咀,以醋淹一夜,猪脂半斤,微火煎成膏,去滓傅之(孟诜《必效方》)。

热油火灼除痛生肌。丹参八两剉,以水微调,取羊脂二斤,煎三上三下,以涂疮上(《肘后方》)。

## 紫参《本经·中品》

【释名】牡蒙(《本经》)、童肠(《别录》)、马行(《别录》)、众戎(《别录》)、五鸟花(《纲目》)。〔时珍曰〕紫参、王孙,并有牡蒙之名。古方所用牡蒙,多是紫参也。按《钱起诗集》云:"紫参,幽芳也。五葩连萼,状如飞禽羽举。故俗名五鸟花。"

【集解】〔《别录》曰〕紫参生河西及冤句山谷。三月采根,

火炙使紫色。〔普曰〕紫参一名牡
蒙,生河西或商山。圆聚生根,黄
赤有文,皮黑中紫,五月花紫赤,
实黑大如豆。〔弘景曰〕今方家皆
呼为牡蒙,用之亦少。〔恭曰〕紫
参叶似羊蹄,紫花青穗。其根皮
紫黑,肉红白,肉浅皮深。所在
有之。长安见用者,出蒲州。牡
蒙乃王孙也,叶似及己而大,根
长尺余,皮肉亦紫色,根苗不相
似。〔颂曰〕今河中、晋、解、齐及
淮、蜀州郡皆有之。苗长一二尺,
茎青而细。其叶青似槐叶,亦有

紫参

似羊蹄者。五月开花白色,似葱花,亦有红紫而似水荭者。根淡
紫,根皮紫黑色,如地黄状,肉红白色,肉浅而皮深。三月采根,
火炙紫色。又云:六月采,晒干用。〔时珍曰〕紫参根干紫黑色,
肉带红白,状如小紫草。《范子计然》云:紫参出三辅,有三色,以
青赤色为善。

根

**【气味】**苦,辛,寒,无毒。〔《别录》曰〕微寒。〔普曰〕
牡蒙:神农、黄帝:苦。李当之:小寒。〔之才曰〕畏辛夷。

**【主治】**心腹积聚,寒热邪气,通九窍,利大小便
(《本经》)。疗肠胃大热,唾血衄血,肠中聚血,痈肿诸
疮,止渴益精(《别录》)。治心腹坚胀,散瘀血,治妇
人血闭不通(甄权)。主狂疟瘟疟,鼽血汗出(好古)。
治血痢(好古)。牡蒙:治金疮,破血,生肌肉,止痛,

赤白痢，补虚益气，除脚肿，发阴阳（苏恭）。

**【发明】**〔时珍曰〕紫参色紫黑，气味俱厚，阴也，沉也。入足厥阴之经，肝脏血分药也。故治诸血病，及寒热疟痢、痈肿积块之属厥阴者。古方治妇人肠覃病乌啄丸，所用牡蒙，即此物也。唐苏恭注王孙，引陈延之《小品方》牡蒙所主之证，正是紫参；若王孙则止治风湿痹证，不治血病。故今移附于此。

**【附方】**旧一，新二。

**紫参汤**治痢下。紫参半斤。水五升，煎二升，入甘草二两，煎取半升，分三服（张仲景《金匮玉函》）。

**吐血不止**紫参、人参、阿胶炒等分，为末。乌梅汤服一钱。一方去人参，加甘草，以糯米汤服（《圣惠方》）。

**面上酒刺**五参丸：用紫参、丹参、人参、苦参、沙参各一两，为末，胡桃仁杵和丸，梧子大。每服三十丸，茶下（《普济》）。

# 王孙《本经·中品》

〔校正〕并入《拾遗》旱藕。

**【释名】**牡蒙（弘景）、黄孙（《别录》）、黄昏（《别录》）、旱藕（《拾遗》）。〔普曰〕楚名王孙。齐名长孙，又名海孙。吴名白功草，又名蔓延。〔时珍曰〕紫参一名牡蒙，《木部》合欢一名黄昏，皆与此名同物异。

**【集解】**〔《别录》曰〕王孙生海西川谷，及汝南城郭垣下。〔普曰〕蔓延赤文，茎叶相当。〔弘景曰〕今方家皆呼为黄昏，云牡蒙，市人少识者。〔恭曰〕按陈延之《小品方》，述本草牡蒙一名王孙。徐之才《药对》有牡蒙，无王孙。此则一物明矣。牡蒙叶似及己而大，根长尺余，皮肉皆紫色。〔藏器曰〕旱藕生太行山中，状如藕。〔时珍曰〕王孙叶生颠顶，似紫河车叶。按《神农》

及《吴普本草》，紫参一名牡蒙。陶弘景亦曰，今方家呼紫参为牡蒙。其王孙并无牡蒙之名，而陶氏于王孙下乃云：又名牡蒙，且无形状。唐苏恭始以紫参、牡蒙为二物，谓紫参叶似羊蹄，王孙叶似及己。但古方所用牡蒙，皆为紫参。后人所用牡蒙，乃王孙，非紫参也。不可不辨。唐玄宗时隐民姜抚上言：终南山有旱藕，饵之延年，状类葛粉。帝取作汤饼，赐大臣。右骁骑将军甘守诚曰：旱藕者，牡蒙也，方家久不用，抚易

王孙

名以神之尔。据此牡蒙乃王孙也。盖紫参止治血证积聚疟痢；而王孙主五脏邪气痹痛，疗百病之文，自可推也。苏恭引《小品方》牡蒙所主之证，乃紫参，非王孙，故今移附紫参之下。

根

**【气味】**苦，平，无毒。〔普曰〕神农、雷公：苦，无毒。黄帝。甘。〔藏器曰〕旱藕：甘，平，无毒。

**【主治】**五脏邪气，寒湿痹，四肢疼酸，膝冷痛（《本经》）。疗百病，益气（《别录》）。旱藕：主长生不饥，黑毛发（藏器）。

### 紫草《本经·中品》

**【释名】**紫丹（《别录》）、紫芙（《《本经》》。音袄）、茈萸（《广雅》。音紫戾）、藐（《尔雅》。音邈）、地血（《吴普》）、鸦

紫草

衔草（《《溪蛮丛笑》》）。〔时珍曰〕此草花紫根紫，可以染紫，故名。《尔雅》作茈草。瑶、僮人呼为鸦衔草。

**【集解】**〔《别录》曰〕紫草生砀山山谷及楚地。三月采根阴干。〔弘景曰〕今出襄阳，多从南阳新野来，彼人种之，即是今染紫者，方药都不复用。《博物志》云：平氏阳山紫草特好。魏国者染色殊黑。比年东山亦种之，色小浅于北者。〔恭曰〕所在皆有，人家或种之。苗似兰香，茎赤节青。二月开花紫白色。结实白色，秋月熟。〔时珍曰〕种紫草，三月逐垄下子，九月子熟时刈草，春社前后采根阴干，其根头有白毛如茸。未花时采，则根色鲜明；花过时采，则根色黯恶。采时以石压扁，曝干。收时，忌人溺及驴马粪并烟气，皆令草黄色。

根

**【修治】**〔敩曰〕凡使，每一斤，用蜡三两溶水拌蒸之，待水干，取去头并两畔髭，细剉用。

**【气味】**苦，寒，无毒。〔权曰〕甘，平。〔元素曰〕苦，温。〔时珍曰〕甘、咸，寒。入手、足厥阴经。

**【主治】**心腹邪气，五疸，补中益气，利九窍，通水道（《本经》）。疗腹肿胀满痛。以合膏，疗小儿疮，及面齇（《别录》）。治恶疮病瘑癣（甄权）。治斑疹痘毒，活血凉血，利大肠（时珍）。

**【发明】**〔颂曰〕紫草古方稀用。今医家多用治伤寒时疾发疮疹不出者，以此作药，使其发出。韦宙《独行方》治豌豆疮，煮紫草汤饮，后人相承用之，其效尤速。〔时珍曰〕紫草味甘咸而气寒，入心包络及肝经血分。其功长于凉血活血，利大小肠。故痘疹欲出未出，血热毒盛，大便闭涩者，宜用之。已出而紫黑便闭者，亦可用。若已出而红活，及白陷大便利者，切宜忌之。故杨士瀛《直指方》云：紫草治痘，能导大便，使发出亦轻。得木香、白术佐之，尤为有益。又曾世荣《活幼心书》云：紫草性寒，小儿脾气实者犹可用，脾气虚者反能作泻。古方惟用茸，取其初得阳气，以类触类，所以用发痘疮。今人不达此理，一概用之，非矣。

**【附方】**旧三，新六。

消解痘毒　紫草一钱，陈皮五分，葱白三寸。新汲水煎服（《直指方》）。

婴童疹痘　三四日，隐隐将出未出，色赤便闭者。紫草二两剉，以百沸汤一盏泡，封勿泄气，待温时服半合，则疮虽出亦轻。大便利者，勿用。煎服亦可（《经验后方》）。

痘毒黑疔　紫草三钱，雄黄一钱，为末，以胭脂汁调，银簪挑破，点之极妙（《集简方》）。

痈疽便闭　紫草、栝蒌实等分，新水煎服（《直指方》）。

小儿白秃　紫草煎汁涂之（《圣惠方》）。

小便卒淋　紫草一两，为散，每食前用井华水服二钱（《千金翼》）。

产后淋沥　方同上（《产宝》）。

恶虫咬人　紫草煎油涂之（《圣惠方》）。

火黄身热　午后却凉，身有赤点。如生黑点者，不可治。

宜烙手足心、背心、百会、下廉。内服紫草汤：紫草、吴蓝各一两，木香、黄连各半两。粗捣筛，每服五钱匕，水煎服（《三十六黄方》）。

# 白头翁《本经·下品》

【释名】野丈人（《本经》）、胡王使者（《本经》）、奈何草（《别录》）。〔弘景曰〕处处有之。近根处有白茸，状似白头老翁，故以为名。〔时珍曰〕丈人、胡使、奈何，皆状老翁之意。

【集解】〔《别录》曰〕白头翁生高山山谷及田野，四月采。〔恭曰〕其叶似芍药而大，抽一茎。茎头一花，紫色，似木槿花。实大者如鸡子，白毛寸余，皆披下，似纛头，正似白头老翁，故名焉。陶言近根有白茸，似不识也。太常所贮蔓生者，乃是女萎。其白头翁根，似续断而扁。〔保昇曰〕所在有之。有细毛，不滑泽，花蕊黄。二月采花，四月采实，八月采根，皆日干。〔颂曰〕处处有之。正月生苗，作丛生，状似白微而柔细稍长。叶生茎头，如杏叶，上有细白毛而不滑泽。近根有白茸。根紫色，深如蔓菁。其苗有风则静，无风而摇，与赤箭、独活同也。陶注未述茎叶，苏注言叶似芍药，实如鸡子，白毛寸余者，皆误矣。〔宗奭曰〕白头翁生河南洛阳界，其新安山野中屡尝见之，正如苏恭所说。至今本处山中人卖白头翁丸，言服之寿

白头翁

考，又失古人命名之义。陶氏所说，失于不审，宜其排叱也。〔机曰〕寇宗奭以苏恭为是，苏颂以陶说为是。大抵此物用根，命名取象，当准苏颂《图经》，而恭说恐别是一物也。

根

〔气味〕苦，温，无毒。〔《别录》曰〕有毒。〔吴绶曰〕苦、辛，寒。〔权曰〕甘、苦，有小毒。豚实为之使。〔大明曰〕得酒良。花、子、茎、叶同。

〔主治〕温疟狂易寒热，癥瘕积聚瘿气，逐血止痛，疗金疮（《本经》）。鼻衄（《别录》）。止毒痢（弘景）。赤痢腹痛，齿痛，百骨节痛，项下瘤疬（甄权）。一切风气，暖腰膝，明目消赘（大明）。

〔发明〕〔颂曰〕俗医合补下药甚验，亦冲人。〔杲曰〕气厚味薄，可升可降，阴中阳也。张仲景治热痢下重，用白头翁汤主之。盖肾欲坚，急食苦以坚之。痢则下焦虚，故以纯苦之剂坚之。男子阴疝偏坠，小儿头秃膻腥，鼻衄无此不效，毒痢有此获功。〔吴绶曰〕热毒下痢紫血鲜血者，宜之。

〔附方〕旧二，新三。

白头翁汤治热痢下重。用白头翁二两，黄连、黄檗、秦皮各三两。水七升，煮二升，每服一升，不愈更服。妇人产后痢虚极者，加甘草、阿胶各二两（仲景《金匮玉函方》）。

下痢咽肿春夏病此，宜用白头翁、黄连各一两，木香二两。水五升，煎一升半，分三服（《圣惠方》）。

阴癞偏肿白头翁根生者，不限多少，捣傅肿处。一宿当作疮，二十日愈（《外台秘要》）。

外痔肿痛白头翁草，一名野丈人，以根捣涂之，逐血止痛（《卫生易简方》）。

小儿秃疮<sub></sub>白头翁根捣傅，一宿作疮，半月愈（《肘后方》）。

花

〔主治〕疟疾寒热，白秃头疮（时珍）。

## 白及《本经·下品》

〔校正〕并入《别录》白给。

**【释名】**连及草（《本经》）、甘根（《本经》）、白给（《别录》）。〔时珍曰〕其根白色，连及而生，故曰白及。其味苦，而曰甘根，反言也。《吴普》作白根，其根有白，亦通。《金光明经》谓之罔达罗喝悉多。又《别录·有名未用》白给，即白及也，性味功用皆同，系重出，今并为一。

**【集解】**〔《别录》曰〕白及，生北山川谷及冤句及越山。又曰：白给生山谷，叶如藜芦，根白相连，九月采。〔普曰〕茎叶如生姜、藜芦。十月花，直上，紫赤色。根白连。二月、八月、九月采。〔弘景曰〕近道处处有之。叶似杜若，形根似菱米，节间有毛。方用亦稀，可以作糊。〔保昇曰〕今出申州。叶似初生棕苗叶及藜芦。三四月抽出一苔，开紫花。七月实熟，黄黑色。冬凋。根似菱，有三角，白色，角头生芽。八月采根用。〔颂曰〕今江淮、河、陕、汉、黔诸州皆有之，生石山上。春生苗，长一尺许。叶似枸橘，两指大，青色。夏开紫花。二月、七月采根。

白及

〔时珍曰〕韩保昇所说形状正是，但一科止抽一茎。开花长寸许，红紫色，中心如舌。其根如菱米，有脐，如凫茈之脐，又如扁扁螺旋纹。性难干。

根

**【气味】**苦，平，无毒。〔《别录》曰〕辛，微寒。白给：辛，平，无毒。〔普曰〕神农：苦。黄帝：辛。李当之：大寒。雷公：辛，无毒。〔大明曰〕甘、辛。〔杲曰〕苦、甘，微寒，性涩，阳中之阴也。〔之才曰〕紫石英为之使，恶理石，畏李核、杏仁，反乌头。

**【主治】**痈肿恶疮败疽，伤阴死肌，胃中邪气，贼风鬼击，痱缓不收（《本经》）。除白癣疥虫（《别录》）。结热不消，阴下痿，面上皯疱，令人肌滑（甄权）。止惊邪血邪血痢，痫疾风痹，赤眼癥结，温热疟疾，发背瘰疬，肠风痔瘘，扑损，刀箭疮，汤火疮，生肌止痛（大明）。止肺血（李杲）。

白给：主伏虫白癣肿痛（《别录》）。

**【发明】**〔恭曰〕山野人患手足皲拆者，嚼以涂之，有效。为其性粘也。〔颂曰〕今医家治金疮不瘥及痈疽方，多用之。〔震亨曰〕凡吐血不止，宜加白及。〔时珍曰〕白及性涩而收，得秋金之令，故能入肺止血，生肌治疮也。按洪迈《夷坚志》云：台州狱吏悯一大囚。因感之，因言：吾七次犯死罪，遭讯拷，肺皆损伤，至于呕血。人传一方：只用白及为末，米饮日服，其效如神。后其囚凌迟，刽者剖其胸，见肺间窍穴数十处，皆白及填补，色犹不变也。洪贯之闻其说，赴任洋州，一卒忽苦咯血，甚危，用此救之，一日即止也。《摘玄》云：试血法：吐在水碗内，浮者肺血也，沉者肝血也，半浮半沉者心血也。各随所见，以羊肺、羊肝、羊心煮熟，蘸白及末，日日食之。

【附方】旧一,新八。

**鼻衄不止**津调白及末,涂山根上,仍以水服一钱,立止(《经验方》)。

**心气疼痛**白及、石榴皮各二钱为末,炼蜜丸黄豆大。每服三丸,艾醋汤下(《生生编》)。

**重舌鹅口**白及末,乳汁调涂足心(《圣惠方》)。

**妇人阴脱**白及、川乌头等分,为末,绢裹一钱,纳阴中,入三寸,腹内热即止,日用一次(《广济方》)。

**疔疮肿毒**白及末半钱,以水澄之,去水,摊于厚纸上贴之(《袖珍方》)。

**打跌骨折**酒调白及末二钱服,其功不减自然铜、古铢钱也(《永类方》)。

**刀斧伤损**白及、石膏煅等分,为末。掺之,亦可收口(《济急方》)。

**手足皲裂**白及末水调塞之。勿犯水(《济急方》)。

**汤火伤灼**白及末,油调傅之(赵真人方)。

# 三七《纲目》

【释名】山漆(《纲目》)、金不换(《纲目》)。〔时珍曰〕彼人言其叶左三右四,故名三七,盖恐不然。或云本名山漆,谓其能合金疮,如漆粘物也,此说近之。金不换,贵重之称也。

【集解】〔时珍曰〕生广西、南丹诸州番峒深山中,采根暴干,黄黑色。团结者,状略似白及;长者,如老干地黄,有节。味微甘而苦,颇似人参之味。或云:试法,以末掺猪血中,血化为水者乃真。近传一种草,春生苗,夏高三四尺。叶似菊艾而劲厚,有歧尖。茎有赤棱。夏秋开黄花,蕊如金丝,盘纽可爱,而气不香。花干则吐絮如苦荬絮。根叶味甘。治金疮折伤出血,及上下血病,甚效。云是三七,而根大如牛蒡根,与南中来者不类,恐是刘寄奴之属,甚易繁衍。

三七

根

〔气味〕甘、微苦,温,无毒。

〔主治〕止血散血定痛,金刃箭伤跌扑杖疮血出不止者,嚼烂涂,或为末掺之,其血即止。亦主吐血衄血,下血血痢,崩中经水不止,产后恶血不下,血运血痛,赤目痛肿,虎咬蛇伤诸病(时珍)。

〔发明〕〔时珍曰〕此药近时始出,南人军中用为金疮要药,云有奇功。又云:凡杖扑伤损,瘀血淋漓者,随即嚼烂,罨之即止,青肿者即消散。若受杖时,先服一二钱,则血不冲心,杖后尤宜服之。产后服,亦良。大抵此药气温、味甘微苦,乃阳明、厥阴血分之药,故能治一切血病,与骐驎竭、紫矿相同。

〔附方〕新八。

吐血衄血山漆一钱,自嚼,米汤送下。或以五分,加入八核汤(《濒湖集简方》)。

赤痢血痢三七三钱,研末,米泔水调服。即愈(同上)。

大肠下血三七研末,同淡白酒调一二钱服,三服可愈。加五分入四物汤,亦可(同上)。

妇人血崩方同上。

产后血多山漆研末，米汤服一钱（同上）。

男妇赤眼十分重者，以山漆根磨汁，涂四围。甚妙（同上）。

无名痈肿疼痛不止，山漆磨米醋调涂即散。已破者，研末干涂。

虎咬蛇伤山漆研末，米饮服三钱，仍嚼涂之（并同上）。

叶

〔主治〕折伤跌扑出血，傅之即止，青肿经夜即散，余功同根（时珍）。

# 第十三卷　草部

## 目录

地筋《别录》（即菅茅）

芒《拾遗》

龙胆《本经》

细辛《本经》

杜衡《别录》

及己《别录》

鬼督邮《唐本草》

徐长卿《本经》

白微《本经》

白前《别录》

草犀《拾遗》

钗子股《海药》

吉利草《纲目》

朱砂根《纲目》

辟虺雷《唐本草》

锦地罗《纲目》

紫金牛《图经》

拳参《图经》

铁线草《图经》

金丝草《纲目》

右附方旧七十一，新二百一十四。

# 第十三卷　草部

## 草之二山草类下三十九种

### 黄连《本经·上品》

**【释名】**王连（《本经》）、支连（《药性》）。○〔时珍曰〕其根连珠而色黄,故名。

**【集解】**〔《别录》曰〕黄连生巫阳川谷及蜀郡、太山之阳,二月、八月采根。〔弘景曰〕巫阳在建平。今西间者色浅而虚,不及东阳、新安诸县最胜。临海诸县者不佳。用之当布裹挼去毛,令如连珠。〔保昇曰〕苗似茶,丛生,一茎生三叶,高尺许,凌冬不凋,花黄色。江左者,节高若连珠。蜀都者,节下不连珠。今秦地及杭州、柳州者佳。〔颂曰〕今江、湖、荆、夔州郡亦有,而以宣城九节坚重相击有声者为胜,施、黔者次之,东阳、歙州、处州者又次之。苗高一尺以来,叶似甘菊,四月开花,黄色,六月结实似芹子,色亦黄。江左者根若连珠,其苗经冬不凋,叶如小雉尾草,正月开花作细穗,淡白微黄色。六七月

黄连

根紧,始堪采。〔恭曰〕蜀道者粗大,味极浓苦,疗渴为最。江东者节如连珠,疗痢大善。澧州者更胜。〔时珍曰〕黄连,汉末《李当之本草》,惟取蜀郡黄肥而坚者为善。唐时以澧州者为胜。今虽吴、蜀皆有,惟以雅州、眉州者为良。药物之兴废不同如此。大抵有二种:一种根粗无毛有珠,如鹰鸡爪形而坚实,色深黄;一种无珠多毛而中虚,黄色稍淡。各有所宜。

### 根

**【修治】**〔斅曰〕凡使以布拭去肉毛,用浆水浸二伏时,漉出,于柳木火上焙干用。〔时珍曰〕五脏六腑皆有火,平则治,动则病,故有君火相火之说,其实一气而已。黄连入手少阴心经,为治火之主药。治本脏之火,则生用之;治肝胆之实火,则以猪胆汁浸炒;治肝胆之虚火,则以醋浸炒;治上焦之火,则以酒炒;治中焦之火,则以姜汁炒;治下焦之火,则以盐水或朴消研细调水和炒;治气分湿热之火,则以茱萸汤浸炒;治血分块中伏火,则以干漆末调水炒;治食积之火,则以黄土研细调水和炒。诸法不独为之引导,盖辛热能制其苦寒,咸寒能制其燥性,在用者详酌之。

**【气味】**苦,寒,无毒。〔《别录》曰〕微寒。〔普曰〕神农、岐伯、黄帝、雷公:苦,无毒。李当之:小寒。〔之才曰〕黄芩、龙骨、理石为之使,恶菊花、玄参、白鲜皮、芫花、白僵蚕,畏款冬、牛膝,胜乌头,解巴豆毒。〔权曰〕忌猪肉,恶冷水。〔斅曰〕服此药至十两,不得食猪肉;若服至三年,一生不得食也。〔时珍曰〕道书言服黄连犯猪肉令人泄泻,而方家有猪肚黄连丸、猪脏黄连丸,岂只忌肉而不忌脏腑乎?

**【主治】**热气,目痛眦伤泣出,明目,肠澼腹痛下痢,妇人阴中肿痛。久服令人不忘(《本经》)。主五脏冷热,久下泄澼脓血,止消渴大惊,除水利骨,调胃厚肠益胆，疗口疮（《别录》）。治五劳七伤，益气，止心腹痛、惊悸烦躁，润心肺，长肉止血，天行热疾，止盗汗并疮疥。猪肚蒸为丸，治小儿疳气，杀虫（大明）。羸瘦气急（藏器）。治郁热在中，烦躁恶心，兀兀欲吐，心下痞满（元素）。主心病逆而盛，心积伏梁（好古）。去心窍恶血，解服药过剂烦闷及巴豆、轻粉毒（时珍）。

【发明】〔元素曰〕黄连性寒味苦，气味俱厚，可升可降，阴中阳也，入手少阴经。其用有六：泻心脏火一也，去中焦湿热二也，诸疮必用三也，去风湿四也，赤眼暴发五也，止中部见血六也。张仲景治九种心下痞、五等泻心汤，皆用之。〔成无己曰〕苦入心，寒胜热，黄连、大黄之苦寒，以导心下之虚热。蛔得甘则动，得苦则安，黄连、黄檗之苦，以安蛔也。〔好古曰〕黄连苦燥，苦入心，火就燥。泻心者其实泻脾也，实则泻其子也。〔震亨曰〕黄连，去中焦湿热而泻心火。若脾胃气虚，不能转运者，则以茯苓、黄芩代之。以猪胆汁拌炒，佐以龙胆草，则大泻肝胆之火。下痢胃口热禁口者，用黄连、人参煎汤，终日呷之，如吐再强饮，但得一呷下咽便好。〔刘完素曰〕古方以黄连为治痢之最。盖治痢惟宜辛苦寒药，辛能发散开通郁结，苦能燥湿，寒能胜热，使气宣平而已。诸苦寒药多泄，惟黄连、黄檗性冷而燥，能降火去湿而止泻痢，故治痢以之为君。〔宗奭曰〕今人多用黄连治痢，盖执以苦燥之义。下俚但见肠虚渗泄，微似有血，便即用之，又不顾寒热多少，惟欲尽剂，由是多致危困。若气实初病，热多血痢，服之便止，不必尽剂。虚而冷者，慎勿轻用。〔杲曰〕诸痛痒疮疡，皆属心火。凡诸疮宜以黄连、当归为君，甘草、黄芩为佐。凡眼暴发赤肿，痛不可忍者，宜黄连、当归以酒浸煎之。宿食不消，心下痞满者,须用黄连、枳实。〔颂曰〕黄连治目方多,而羊肝丸尤奇异。今医家洗眼,以黄连、当归、芍药等分,用雪水或甜水煎汤热洗之,冷即再温,甚益眼目。但是风毒赤目花翳,用之无不神效。盖眼目之病,皆是血脉凝滞使然,故以行血药合黄连治之。血得热则行,故乘热洗也。〔韩⻍曰〕火分之病,黄连为主,不但泻心火,而与芩、檗诸苦药例称者比也。目疾入以人乳浸蒸,或点或服之。生用为君,佐以官桂少许,煎百沸,入蜜空心服之,能使心肾交于顷刻。入五苓、滑石,大治梦遗。以黄土、姜汁、酒、蜜四炒为君,以使君子为臣,白芍药酒煮为佐,广木香为使,治小儿五疳。以茱萸炒者,加木香等分,生大黄倍之,水丸,治五痢。此皆得制方之法也。〔时珍曰〕黄连治目及痢为要药。古方治痢:香连丸,用黄连、木香;姜连散,用干姜、黄连;变通丸,用黄连、茱萸;姜黄散,用黄连、生姜。治消渴,用酒蒸黄连;治伏暑,用酒煮黄连;治下血,用黄连、大蒜;治肝火,用黄连、茱萸;治口疮,用黄连、细辛。皆是一冷一热,一阴一阳,寒因热用,热因寒用,君臣相佐,阴阳相济,最得制方之妙,所以有成功而无偏胜之害也。○〔弘景曰〕俗方多用黄连治痢及渴,道方服食长生。〔慎微曰〕刘宋王微《黄连赞》云:“黄连味苦,左右相因。断凉涤暑,阐命轻身。缙云昔御,飞跸上旻。不行而至,吾闻其人。”又梁江淹《黄连颂》云:“黄连上草,丹砂之次。御孽辟妖,长灵久视。骖龙行天,驯马匝地。鸿飞以仪,顺道则利。”〔时珍曰〕《本经》《别录》并无黄连久服长生之说,惟陶弘景言道方久服长生。《神仙传》载封君达、黑穴公,并服黄连五十年得仙。窃谓黄连大苦大寒之药,用之降火燥湿,中病即当止。岂可久服,使肃杀之令常行,而伐其生发冲和之气乎?《素问》载岐伯言:“五味入胃,各归所喜攻。久而增气,物化之常也。气增而久,夭之由也。”王冰注云："酸入肝为温,苦入心为热,辛入肺为清,咸入肾为寒,甘入脾为至阴而四气兼之,皆增其味而益其气,故各从本脏之气为用。"所以久服黄连、苦参反热,从火化也,余味皆然。久则脏气偏胜,即有偏绝,则有暴夭之道。是以绝粒服饵之人不暴亡者,无五味偏助也。又秦观《与乔希圣论黄连书》云:闻公以眼疾饵黄连,至十数两犹不已,殆不可也。医经有久服黄连、苦参反热之说。此虽大寒,其味至苦,入胃则先归于心,久而不已,心火偏胜则热,乃其理也。况眼疾本于肝热,肝与心为子母。心火也,肝亦火也,肾孤脏也,人患一水不胜二火。岂可久服苦药,使心有所偏胜,是以火救火,其可乎?秦公此书,盖因王公之说而推详之也。我明荆端王素多火病,医令服金花丸,乃芩、连、栀、檗四味,饵至数年,其火愈炽,遂至内障丧明。观此则寒苦之药,不但使人不能长生,久则气增偏胜,速夭之由矣。当以《素问》之言为法,陶氏道书之说,皆谬谈也。杨士瀛云:黄连能去心窍恶血。

**【附方】**旧二十二,新四十。

**心经实热**泻心汤:用黄连七钱,水一盏半,煎一盏,食远温服。小儿减之(《和剂局方》)。

**卒热心痛**黄连八钱,㕮咀,水煎热服(《外台秘要》)。

**肝火为痛**黄连、姜汁炒为末,粥糊丸梧子大。每服三十丸,白汤下。○左金丸:用黄连六两,茱萸一两,同炒为末,神曲糊丸梧子大。每服三四十丸,白汤下(丹溪方)。

**伏暑发热**作渴呕恶,及赤白痢,消渴,肠风酒毒,泄泻诸病,并宜酒煮黄龙丸主之。川黄连一斤切,以好酒二升半,煮干焙研,糊丸梧子大。每服五十丸,熟水下,日三服(《和剂局方》)。

**阳毒发狂**奔走不定。宜黄连、寒水石等分,为末。每服三钱，浓煎甘草汤下（《易简方》）。

**骨节积热**渐渐黄瘦。黄连四分切。以童子小便五大合浸经宿，微煎三四沸，去滓，分作二服（《广利方》）。

**小儿疳热**流注，遍身疮蚀，或潮热，肚胀作渴。猪肚黄连丸：用猪肚一个洗净，宣黄连五两，切碎水和，纳入肚中缝定，放在五升粳米上蒸烂，石臼捣千杵，或入少饭同杵，丸绿豆大。每服二十丸，米饮下。仍服调血清心之药佐之。盖小儿之病，不出于疳，则出于热，常须识此（《直指方》）。

**三消骨蒸**黄连末，以冬瓜自然汁浸一夜，晒干又浸，如此七次，为末，以冬瓜汁和丸梧子大。每服三四十丸，大麦汤下。寻常渴，只一服见效（《易简方》）。

**消渴尿多**《肘后方》：用黄连末，蜜丸梧子大。每服三十丸，白汤下。○《宝鉴》：用黄连半斤，酒一升浸，重汤内煮一伏时，取晒为末，水丸梧子大。每服五十丸，温水下。○崔氏：治消渴，小便滑数如油。黄连五两，栝蒌根五两，为末，生地黄汁丸梧子大。每牛乳下五十丸，日二服。忌冷水、猪肉。○《总录》：用黄连末，入猪肚内蒸烂，捣丸梧子大，饭饮下。

**湿热水病**黄连末，蜜丸梧子大。每服二丸至四五丸，饮下，日三四服（范汪方）。

**破伤风病**黄连五钱，酒二盏，煎七分，入黄蜡三钱，溶化热服之（高文虎《蓼花洲闲录》）。

**小便白淫**因心肾气不足，思想无穷所致。黄连、白茯苓等分，为末，酒糊丸梧子大。每服三十丸，煎补骨脂汤下，日三服（《普济方》）。

**热毒血痢**宣黄连一两，水二升，煮取半升，露一宿，空腹热服，少卧将息，一二日即止（《千金方》）。

**赤痢久下** 累治不瘥。黄连一两，鸡子白和为饼，炙紫为末，以浆水三升，慢火煎成膏。每服半合，温米饮下。一方：只以鸡子白和丸服（《胜金方》）。

**热毒赤痢** 黄连二两切，瓦焙令焦，当归一两，焙为末，入麝香少许。每服二钱，陈米饮下。佛智和尚在闽，以此济人（《本事方》）。

**赤白久痢** 并无寒热，只日久不止。用黄连四十九个，盐梅七个，入新瓶内，烧烟尽，热研。每服二钱，盐米汤下（杨子建《护命方》）。

**赤白暴痢** 如鹅鸭肝者，痛不可忍。用黄连、黄芩各一两，水二升，煎一升，分三次热服（《经验方》）。

**冷热诸痢** 胡洽九盏汤：治下痢，不问冷热赤白，谷滞休息久下，悉主之。黄连长三寸三十枚，重一两半，龙骨如棋子大四枚，重一两，大附子一枚，干姜一两半，胶一两半。细切。以水五合着铜器中，去火三寸煎沸，便取下，坐土上，沸止，又上水五合，如此九上九下。纳诸药入水内，再煎沸，辄取下，沸止又上，九上九下，度可得一升，顿服即止（《图经本草》）。

**下痢腹痛** 赤白痢下，令人下部疼重，故名重下，日夜数十行，脐腹绞痛。以黄连一升。酒五升，煮取一升半，分再服，当止绞痛也（《肘后方》）。

**治痢香连丸** 李绛《兵部手集》：治赤白诸痢，里急后重，腹痛。用宣黄连、青木香等分，捣筛，白蜜丸梧子大。每服二三十丸，空腹饮下，日再服，其效如神。久冷者，以煨蒜捣和丸之。不拘大人婴孺皆效。〇《易简方》：黄连茱萸炒过四两，木香面煨一两，粟米饭丸。〇钱仲阳香连丸：治小儿冷热痢，加煨熟诃子肉。〇又治小儿泻痢，加煨熟肉豆蔻。〇又治小儿气虚泻痢腹痛，加白附子尖。○刘河间治久痢，加龙骨。○朱丹溪治禁口痢，加石莲肉。○王氏治痢渴，加乌梅肉，以阿胶化和为丸。

**五痔八痢**四治黄连丸：用连珠黄连一斤，分作四分：一分用酒浸炒，一分用自然姜汁炒，一分用吴茱萸汤浸炒，一分用益智仁同炒，去益智，研末。白芍药酒煮切焙四两，使君子仁焙四两，广木香二两，为末，蒸饼和丸绿豆大。每服三十丸，米饮食前下，日三服。忌猪肉冷水（《韩氏医通》）。

**伤寒下痢**不能食者。黄连一升，乌梅二十枚去核，炙燥为末，蜡一棋子大，蜜一升，合煎，和丸梧子大。一服二十丸，日三服。○又方：黄连二两，熟艾如鸭子大一团。水三升，煮取一升，顿服立止（并《肘后方》）。

**气痢后重**里急或下泄。《杜壬方》：姜连散：用宣连一两，干姜半两，各为末，收。每用连一钱，姜半钱，和匀，空心温酒下，或米饮下，神妙。○《济生方》秘传香连丸：用黄连四两，木香二两，生姜四两，以姜铺砂锅底，次铺连，上铺香，新汲水三碗，煮焙研，醋调仓米糊为丸。如常日服五次。

**小儿下痢**赤白多时，体弱不堪。以宣连用水浓煎，和蜜，日服五六次（《子母秘录》）。

**诸痢脾泄**脏毒下血。雅州黄连半斤，去毛切，装肥猪大肠内，扎定，入砂锅中，以水酒煮烂，取连焙，研末，捣肠和丸梧子大。每服百丸，米汤下，极效（《直指》）。

**湿痢肠风**《百一选方》：变通丸：治赤白下痢，日夜无度，及肠风下血。用川黄连去毛，吴茱萸汤泡过，各二两，同炒香，拣出各为末，以粟米饭和丸梧子大，各收。每服三十丸，赤痢甘草汤下黄连丸，白痢姜汤下茱萸丸，赤白痢各用十五丸，米汤下。此乃浙西河山纯老方，救人甚效。○《局方》戊己丸：治脾胃受湿，下痢腹痛，米谷不化。用二味加白芍药，同炒研，蒸饼和丸服。

**积热下血**聚金丸：治肠胃积热，或因酒毒下血，腹痛作渴，脉弦数。黄连四两，分作四分：一分生用，一分切炒，一分炮切，一分水浸晒研末。条黄芩一两，防风一两，为末，面糊丸如梧子大。每服五十丸，米泔浸枳壳水，食前送下。冬月加酒蒸大黄一两（《杨氏家藏方》）。

**脏毒下血**黄连为末，独头蒜煨研，和丸梧子大，每空心陈米饮下四十丸（《济生方》）。

**酒痔下血**黄连酒浸，煮熟为末，酒糊丸梧子大。每服三四十丸，白汤下。一方：用自然姜汁浸焙炒（《医学集成》）。

**鸡冠痔疾**黄连末傅之。加赤小豆末尤良（《斗门方》）。

**痔病秘结**用此宽肠。黄连、枳壳等分，为末，糊丸梧子大。每服五十丸，空心米饮下（《医方大成》）。

**痢痔脱肛**冷水调黄连末涂之，良（《经验良方》）。

**脾积食泄**川黄连二两，为末，大蒜捣和丸梧子大。每服五十丸，白汤下（《活人心统》）。

**水泄脾泄**神圣香黄散：宣连一两，生姜四两。同以文火炒至姜脆，各自拣出为末。水泄用姜末，脾泄用连末，每服二钱，空心白汤下。甚者不过二服。亦治痢疾（《博济方》）。

**吐血不止**黄连一两捣散，每服一钱，水七分，入豉二十粒，煎至五分，去滓温服。大人、小儿皆治（《简要济众方》）。

**眼目诸病**《胜金》黄连丸：用宣连不限多少，捶碎，以新汲水一大碗，浸六十日，绵滤取汁，入原碗内，重汤上熬之，不住搅之，候干。即穿地坑子可深一尺，以瓦铺底，将熟艾四两坐在瓦上，以火然之。以药碗覆上，四畔泥封，开孔出烟尽，取刮下，丸小豆大,每甜竹叶汤下十丸。○刘禹锡《传信方》羊肝丸:治男女肝经不足,风热上攻,头目昏暗羞明,及障翳青盲。用黄连末一两,羊子肝一具,去膜,擂烂和丸梧子大。每食后暖浆水吞十四丸,连作五剂瘥。昔崔承元活一死囚,囚后病死。一旦崔病内障,逾年半夜独坐,闻阶除悉窣之声,问之。答曰:是昔蒙活之囚,今故报恩。遂告以此方而没。崔服之,不数月,眼复明。因传于世。

**暴赤眼痛**宣黄连剉,以鸡子清浸,置地下一夜,次早滤过,鸡羽蘸滴目内。○又方:苦竹两头留节,一头开小孔,入黄连片在内,油纸封,浸井中一夜。次早服竹节内水,加片脑少许,外洗之。○《海上方》:用黄连、冬青叶煎汤洗之。○《选奇方》:用黄连、干姜、杏仁等分,为末,绵包浸汤,闭目乘热淋洗之。

**小儿赤眼**水调黄连末,贴足心,甚妙(《全幼心鉴》)。

**烂弦风眼**黄连十文,槐花、轻粉少许,为末,男儿乳汁和之,饭上蒸过,帛裹,熨眼上,三四次即效,屡试有验(《仁存方》)。

**目卒痒痛**乳汁浸黄连,频点眦中。《抱朴子》云:治目中百病(《外台秘要》)。

**泪出不止**黄连浸浓汁渍拭之(《肘后方》)。

**牙痛恶热**黄连末掺之,立止(李楼《奇方》)。

**口舌生疮**《肘后》:用黄连煎酒,时含呷之。○赴筵散:用黄连、干姜等分,为末掺之。

**小儿口疳**黄连、芦荟等分,为末,每蜜汤服五分。走马疳,入蟾灰等分,青黛减半,麝香少许(《简便方》)。

**小儿鼻䘌**鼻下两道赤色,有疮。以米泔洗净,用黄连末傅之,日三四次(张杰《子母秘录》)。

**小儿月蚀**生于耳后。黄连末傅之(同上)。

小儿食土取好黄土煎黄连汁搜之,晒干与食(姚和众《童子秘诀》)。

预解胎毒小儿初生,以黄连煎汤浴之,不生疮及丹毒。○又方:未出声时,以黄连煎汁灌一匙,令终身不出斑;已出声者灌之,斑虽发亦轻。此祖方也(王海藏《汤液本草》)。

腹中鬼哭黄连煎浓汁,母常呷之(《熊氏补遗》)。

因惊胎动出血。取黄连末酒服方寸匕,日三服(《子母秘录》)。

妊娠子烦口干不得卧。黄连末,每服一钱,粥饮下。或酒蒸黄连丸,亦妙(《妇人良方》)。

痈疽肿毒已溃未溃皆可用。黄连、槟榔等分,为末,以鸡子清调搽之(王氏《简易方》)。

中巴豆毒下利不止。黄连、干姜等分,为末,水服方寸匕(《肘后方》)。

## 胡黄连宋《开宝》

**【释名】**割孤露泽(《《开宝》》)。〔时珍曰〕其性味功用似黄连,故名。割孤露泽,胡语也。

**【集解】**〔恭曰〕胡黄连出波斯国,生海畔陆地。苗若夏枯草,根头似鸟嘴,折之内似鸜鹆眼者良。八月上旬采之。〔颂曰〕今南海及秦陇间亦有之。初生似芦,干则似杨柳枯枝,心黑外黄,不拘时月收采。〔承曰〕折之尘出如烟者,乃为真也。

根

**【气味】**苦,平,无毒。〔恭曰〕大寒。恶菊花、玄参、白鲜皮,解巴豆毒。忌猪肉,令人漏精。

**【主治】**补肝胆,明目,治骨蒸劳热三消,五心烦

胡黄连

热，妇人胎蒸虚惊，冷热泄痢，五痔，厚肠胃，益颜色。浸人乳汁，点目甚良（苏恭）。治久痢成疳，小儿惊痫寒热不下食，霍乱下痢，伤寒咳嗽温疟，理腰肾，去阴汗（《开宝》）。去果子积（震亨）。

**【附方】**旧二，新一十三。

**伤寒劳复**身热，大小便赤如血色。用胡黄连一两，山栀子二两，去壳，入蜜半两，拌和，炒令微焦为末，用猪胆汁和丸梧子大。每服十丸，用生姜二片，乌梅一个，童子小便三合，浸半日去滓，食后暖小便令温吞之，卧时再服，甚效（苏颂《图经本草》）。

**小儿潮热**往来盗汗。用南番胡黄连、柴胡等分，为末，炼蜜丸芡子大。每服一丸至五丸，安器中，以酒少许化开，更入水五分，重汤煮二三十沸，和滓服（孙兆《秘宝方》）。

**小儿疳热**肚胀潮热发焦，不可用大黄、黄芩伤胃之药，恐生别证。以胡黄连五钱，灵脂一两，为末，雄猪胆汁和丸绿豆大。米饮服，每服一二十丸（《全幼心鉴》）。

**肥热疳疾**胡黄连丸：用胡黄连、黄连各半两，朱砂二钱半，为末，入猪胆内扎定，以杖子钓悬于砂锅内，浆水煮一炊久，取出研烂，入芦荟、麝香各一分，饭和丸麻子大。每服五七丸至一二十丸，米饮下（钱乙《小儿方诀》）。

**五心烦热**胡黄连末，米饮服一钱（《易简方》）。

小儿疳泻冷热不调。胡黄连半两，绵姜一两炮，为末。每服半钱，甘草节汤下（《卫生总微论》）。

小儿自汗盗汗，潮热往来。胡黄连、柴胡等分，为末，蜜丸芡子大。每用一二丸，水化开，入酒少许，重汤煮一二十沸，温服（《保幼大全》）。

小儿黄疸胡黄连、川黄连各一两，为末，用黄瓜一个，去瓤留盖，入药在内合定，面裹煨熟，去面，捣丸绿豆大，每量大小温水下（《总微论》）。

吐血衄血胡黄连、生地黄等分，为末，猪胆汁丸梧子大，卧时茅花汤下五十丸（《普济方》）。

血痢不止胡黄连、乌梅肉、灶下土等分，为末，腊茶清下（《普济方》）。

热痢腹痛胡黄连末，饭丸梧子大，每米汤下三十丸（鲜于枢《钩玄》）。

婴儿赤目茶调胡黄连末，涂手足心，即愈（《济急仙方》）。

痈疽疮肿已溃未溃皆可用之。胡黄连、穿山甲烧存性，等分为末，以茶或鸡子清调涂（《简易方》）。

痔疮疼肿不可忍者。胡黄连末，鹅胆汁调搽之（《孙氏集效方》）。

血余怪病方见《木部》茯苓下。

## 黄芩《本经·中品》

【释名】腐肠（《本经》）、空肠（《别录》）、内虚（《别录》）、妒妇（《吴普》）、经芩（《别录》）、黄文（《别录》）、印头（《吴普》）、苦督邮（《记事》）。内实者名子芩（弘景）、条芩（《纲目》）、独尾芩（《唐本》）、鼠尾芩（《纲目》）。

芩黄

黄芩

〔弘景曰〕圆者名子芩,破者名宿芩,其腹中皆烂,故名腐肠。〔时珍曰〕芩《说文》作菳,谓其色黄也。或云芩者黔也,黔乃黄黑之色也。宿芩乃旧根,多中空,外黄内黑,即今所谓片芩,故又有腐肠、妒妇诸名。妒妇心黯,故以比之。子芩乃新根,多内实,即今所谓条芩。或云西芩多中空而色黔,北芩多内实而深黄。

**【集解】**〔《别录》曰〕黄芩生秭归川谷及冤句,三月三日采根阴干。〔弘景曰〕秭归属建平郡。今第一出彭城,郁州亦有之。惟深色坚实者好。俗方多用,道家不须。〔恭曰〕今出宜州、鄜州、泾州者佳。兖州大实亦好,名独尾芩。〔颂曰〕今川蜀、河东、陕西近郡皆有之。苗长尺余,茎干粗如箸,叶从地四面作丛生,类紫草,高一尺许,亦有独茎者,叶细长青色,两两相对,六月开紫花,根如知母粗细,长四五寸,二月、八月采根暴干。《吴普本草》云:二月生赤黄叶,两两四四相值。其茎空中,或方圆,高三四尺。四月花紫红赤。五月实黑根黄。二月至九月采。与今所说有小异也。

根

〔气味〕苦,平,无毒。〔《别录》曰〕大寒。〔普曰〕神农、桐君、雷公:苦,无毒。李当之:小温。〔杲曰〕可升可降,阴也。〔好古曰〕气寒,味微苦而甘,阴中微阳,入手太阴血分。〔元素曰〕气凉,味苦、甘,气厚味薄,浮而升,阳中阴也,入手少阳、阳明经。酒炒则上行。〔之才曰〕山茱萸、龙骨为之使,恶葱实,畏丹砂、牡丹、藜芦。得厚朴、黄连,止腹痛。得五味子、牡蒙、牡蛎,令人有子。得黄耆、白蔹、赤小豆,疗鼠瘘。〔时珍曰〕得酒,上行。得猪胆汁,除肝胆火。得柴胡,退寒热。得芍药,治下痢。得桑白皮,泻肺火。得白术,安胎。

〔主治〕诸热黄疸,肠澼泄痢,逐水,下血闭,恶疮疽蚀火疡(《本经》)。疗痰热胃中热,小腹绞痛,消谷,利小肠,女子血闭淋露下血,小儿腹痛(《别录》)。治热毒骨蒸,寒热往来,肠胃不利,破拥气,治五淋,令人宣畅,去关节烦闷,解热渴(甄权)。下气,主天行热疾,丁疮排脓,治乳痈发背(大明)。凉心,治肺中湿热,泻肺火上逆,疗上热,目中肿赤,瘀血壅盛,上部积血,补膀胱寒水,安胎,养阴退阳(元素)。治风热湿热头疼,奔豚热痛,火咳肺痿喉腥,诸失血(时珍)。

〔发明〕〔杲曰〕黄芩之中枯而飘者,泻肺火,利气,消痰,除风热,清肌表之热;细实而坚者,泻大肠火,养阴退阳,补膀胱寒水,滋其化源。高下之分与枳实、枳壳同例。〔元素曰〕黄芩之用有九:泻肺热,一也;上焦皮肤风热风湿,二也;去诸热,三也;利胸中气,四也;消痰膈,五也;除脾经诸湿,六也;夏月须用,七也;妇人产后养阴退阳,八也;安胎,九也。酒炒上行,主上部积血,非此不能除。下痢脓血,腹痛后重,身热久不能止者,与芍药、甘草同用之。凡诸疮痛不可忍者,宜芩、连苦寒之药,详上下分身梢及引经药用之。〔震亨曰〕黄芩降痰,假其降火也。凡去上焦湿热,须以酒洗过用。片芩泻肺火,须用桑白皮佐之。若肺虚者,多用则伤肺,必先以天门冬保定肺气而后用之。黄芩、白术乃安胎圣药,俗以黄芩为寒而不敢用,盖不知胎孕宜清热凉血,血不妄行,乃能养胎。黄芩乃上中二焦药,能降火下行,白术能补脾也。〔罗天益曰〕肺主气,热伤气,故身体麻木。又五臭入肺为腥,故黄芩之苦寒,能泻火补气而利肺,治喉中腥臭。〔颂曰〕张仲景治伤寒心下痞满泻心汤,凡四方皆用黄芩,以其主诸热、利小肠故也。又太阳病下之利不止,喘而汗出者,有葛根黄芩黄连汤,及主妊娠安胎散,亦多用之。〔时珍曰〕洁古张氏言黄芩泻肺火,治脾湿;东垣李氏言片芩治肺火,条芩治大肠火;丹溪朱氏言黄芩治上中二焦火;而张仲景治少阳证小柴胡汤,太阳少阳合病下利黄芩汤,少阳证下后心下满而不痛泻心汤,并用之;成无己言黄芩苦而入心,泄痞热。是黄芩能入手少阴阳明、手足太阴少阳六经矣。盖黄芩气寒味苦,色黄带绿,苦入心,寒胜热,泻心火,治脾之湿热,一则金不受刑,一则胃火不流入肺,即所以救肺也。肺虚不宜者,苦寒伤脾胃,损其母也。少阳之证,寒热胸胁痞满,默默不欲饮食,心烦呕,或渴或痞,或小便不利。虽曰病在半表半里,而胸胁痞满,实兼心肺上焦之邪。心烦喜呕,默默不欲饮食,又兼脾胃中焦之证。故用黄芩以治手足少阳相火,黄芩亦少阳本经药也。成无己《注伤寒论》,但云柴胡、黄芩之苦,以发传邪之热,芍药、黄芩之苦,以坚敛肠胃之气,殊昧其治火之妙。杨士瀛《直指方》云:柴胡退热,不及黄芩。盖亦不知柴胡之退热,乃苦以发之,散火之标也;黄芩之退热,乃寒能胜热,折火之本也。仲景又云:少阳证腹中痛者,去黄芩,加芍药。心下悸,小便不利者,去黄芩,加茯苓。似与《别录》治少腹绞痛、利小肠之文不合。成氏言黄芩寒中,苦能坚肾,故去之,盖亦不然。至此当以意逆之,辨以脉证可也。若因饮寒受寒,腹中痛,及饮水心下悸,小便不利,而脉不数者,是里无热证,则黄芩不可用也。若热厥腹痛,肺热而小便不利者,黄芩其可不用乎?故善观书者,先求之理,毋徒泥其文。昔有人素多酒欲,病少腹绞痛不可忍,小便如淋,诸药不效。偶用黄芩、木通、甘草三味煎服,遂止。王海藏言有人因虚服附子药多,病小便秘,服芩、连药而愈。此皆热厥之痛也,学者其可拘乎? 予年二十时,因感冒咳嗽既久,且犯戒,遂病骨蒸发热,肤如火燎,每日吐痰碗许,暑月烦渴,寝食几废,六脉浮洪。遍服柴胡、麦门冬、荆沥诸药,月余益剧,皆以为必死矣。先君偶思李东垣治肺热如火燎,烦躁引饮而昼盛者,气分热也。宜一味黄芩汤,以泻肺经气分之火。遂按方用片芩一两,水二钟,煎一钟,顿服。次日身热尽退,而痰嗽皆愈。药中肯綮,如鼓应桴,医中之妙,有如此哉。

〔附方〕旧三,新一十四。

**三黄丸** 孙思邈《千金方》云,巴郡太守奏加减三黄丸:疗男子五痨七伤,消渴不生肌肉,妇人带下,手足寒热,泻五脏火。春三月,黄芩四两,大黄三两,黄连四两。夏三月,黄芩六两,大黄一两,黄连七两。秋三月,黄芩六两,大黄二两,黄连三两。冬三月,黄芩三两,大黄五两,黄连二两。三物随时合捣下筛,蜜丸乌豆大。米饮每服五丸,日三。不知,增至七丸,服一月病愈。久服走及奔马,人用有验。禁食猪肉(《图经本草》)。

**三补丸** 治上焦积热,泻五脏火。黄芩、黄连、黄檗等分,为末,蒸饼丸梧子大。每白汤下二三十丸(《丹溪纂要》)。

**肺中有火** 清金丸:用片芩炒为末,水丸梧子大。每服二三十丸,白汤下(同上)。

**肤热如燎** 方见发明下。

**小儿惊啼** 黄芩、人参等分,为末。每服一字,水饮下(《普济方》)。

**肝热生翳**不拘大人小儿。黄芩一两，淡豉三两，为末。每服三钱，以熟猪肝裹吃，温汤送下，日二服。忌酒面（《卫生家宝方》）。

**少阳头痛**亦治太阳头痛，不拘偏正。小清空膏：用片黄芩酒浸透，晒干为末。每服一钱，茶酒任下（东垣《兰室秘藏》）。

**眉眶作痛**风热有痰。黄芩酒浸、白芷等分，为末。每服二钱，茶下（《洁古家珍》）。

**吐血衄血**或发或止，积热所致。黄芩一两，去中心黑朽者，为末。每服三钱，水一盏，煎六分，和滓温服（《圣惠方》）。

**吐衄下血**黄芩三两，水三升，煎一升半，每温服一盏。亦治妇人漏下血（庞安时《总病论》）。

**血淋热痛**黄芩一两，水煎热服（《千金翼方》）。

**经水不断**芩心丸：治妇人四十九岁已后，天癸当住，每月却行，或过多不止。用条芩心二两，米醋浸七日，炙干又浸，如此七次，为末，醋糊丸梧子大。每服七十丸，空心温酒下，日二次（《瑞竹堂方》）。

**崩中下血**黄芩为细末，每服一钱，霹雳酒下，以秤锤烧赤，淬酒中也。许学士云：崩中多用止血及补血药。此方乃治阳乘于阴，所谓天暑地热，经水沸溢者也（《本事方》）。

**安胎清热**条芩、白术等分，炒为末，米饮和丸梧子大。每服五十丸，白汤下。或加神曲。凡妊娠调理，以四物去地黄，加白术、黄芩为末，常服甚良（《丹溪纂要》）。

**产后血渴**饮水不止。黄芩、麦门冬等分。水煎温服，无时（《杨氏家藏方》）。

**灸疮血出**一人灸火至五壮，血出不止如尿，手冷欲绝。以酒炒黄芩二钱为末，酒服即止（李楼《怪证奇方》）。

老小火丹<sup>黄芩末,水调涂之（梅师方）。</sup>

子

〔主治〕肠澼脓血（《别录》）。

# 秦艽<sub>音交。</sub>○《本经·中品》

【释名】秦纠（《唐本》）、秦爪（萧炳）。○〔恭曰〕秦艽俗作秦胶,本名秦纠,与纠同。〔时珍曰〕秦艽出秦中,以根作罗纹交纠者佳,故名秦艽、秦纠。

【集解】〔《别录》曰〕秦艽,生飞乌山谷,二月、八月采根暴干。〔弘景曰〕今出甘松、龙洞、蚕陵,以根作罗纹相交长大黄白色者为佳。中多衔土,用宜破去。〔恭曰〕今出泾州、鄜州、岐州者良。〔颂曰〕今河陕州郡多有之。其根土黄色而相交纠,长一尺以来,粗细不等。枝干高五六寸。叶婆娑,连茎梗俱青色,如莴苣叶。六月中开花紫色,似葛花,当月结子。每于春秋采根阴干。

秦艽

根

【修治】〔敩曰〕秦艽须于脚文处认取:左文列为秦,治疾;右文列为艽,即发脚气。凡用秦,以布拭去黄白毛,乃用还元汤浸一宿,日干用。〔时珍曰〕秦艽但以左文者为良,分秦与艽为二名,谬矣。

【气味】苦,平,无毒。〔《别录》曰〕辛,微温。〔大明曰〕

苦,冷。〔元素曰〕气微温,味苦、辛,阴中微阳,可升可降,入手阳明经。〔之才曰〕菖蒲为之使,畏牛乳。

**【主治】**寒热邪气,寒湿风痹,肢节痛,下水利小便(《本经》)。疗风无问久新,通身挛急(《别录》)。传尸骨蒸,治疳及时气(大明)。牛乳点服,利大小便,疗酒黄、黄疸,解酒毒,去头风(甄权)。除阳明风湿,及手足不遂,口噤牙痛口疮,肠风泻血,养血荣筋(元素)。泄热益胆气(好古)。治胃热虚劳发热(时珍)。

**【发明】**〔时珍曰〕秦艽,手足阳明经药也,兼入肝胆,故手足不遂,黄疸烦渴之病须之,取其去阳明之湿热也。阳明有湿,则身体酸疼烦热;有热,则日晡潮热骨蒸。所以《圣惠方》治急劳烦热,身体酸疼,用秦艽、柴胡各一两,甘草五钱,为末,每服三钱,白汤调下。治小儿骨蒸潮热,减食瘦弱,用秦艽、炙甘草各一两,每用一二钱,水煎服之。钱乙加薄荷叶五钱。

**【附方】**旧五,新六。

五种黄疸崔元亮《海上方》云:凡黄有数种:伤酒发黄,误食鼠粪亦作黄,因劳发黄,多痰涕,目有赤脉,益憔悴,或面赤恶心者是也。用秦艽一大两,剉作两帖。每帖用酒半升,浸绞取汁,空腹服,或利便止。就中饮酒人易治,屡用得力。○《贞元广利方》:治黄病内外皆黄,小便赤,心烦口干者。以秦艽三两,牛乳一大升,煮取七合,分温再服。此方出于许仁则。又孙真人方:加芒硝六钱。

暴泻引饮秦艽二两,甘草炙半两。每服三钱,水煎服(《圣惠方》)。

伤寒烦渴心神躁热。用秦艽一两,牛乳一大盏,煎六分,分作二服(《太平圣惠方》)。

急劳烦热方见发明下。

小儿骨蒸同上。

小便艰难或转胞，腹满闷，不急疗，杀人。用秦艽一两，水一盏，煎七分，分作二服。〇又方：加冬葵子等分，为末，酒服一匕（《圣惠方》）。

胎动不安秦艽、甘草炙、鹿角胶炒，各半两，为末。每服三钱，水一大盏，糯米五十粒，煎服。〇又方：秦艽、阿胶炒、艾叶等分，如上煎服（《圣惠方》）。

发背初起疑似者。便以秦艽、牛乳煎服，得快利三五行，即愈（崔元亮《海上集验方》）。

疮口不合一切皆治。秦艽为末，掺之（《直指方》）。

## 茈胡《本经·上品》

【释名】地熏（《本经》）、芸蒿（《别录》）、山菜（《吴普》）、茹草（《吴普》）。〇〔恭曰〕茈是古柴字。《上林赋》云茈姜，及《尔雅》云茈草，并作此茈字。此草根紫色，今太常用茈胡是也。又以木代系，相承呼为柴胡。且检诸本草无名此者。〔时珍曰〕茈字有柴、紫二音：茈姜、茈草之茈皆音紫，茈胡之茈音柴。茈胡生山中，嫩则可茹，老则采而为柴，故苗有芸蒿、山菜、茹草之名，而根名柴胡也。苏恭之说殊欠明。古本张仲景《伤寒论》，尚作茈字也。

【集解】〔《别录》曰〕茈胡叶名芸蒿，辛香可食，生弘农川谷及冤句，二月、八月采根暴干。〔弘景曰〕今出近道，状如前胡而强。《博物志》云：芸蒿叶似邪蒿，春秋有白蒻，长四五寸，香美可食，长安及河内并有之。〔恭曰〕伤寒大小柴胡汤，为痰气之要。若以芸蒿根为之，大谬矣。〔颂曰〕今关陕、江湖间近道皆有之,以银州者为胜。二月生苗甚香。茎青紫坚硬,微有细线。叶似竹叶而稍紧小,亦有似斜蒿者,亦有似麦门冬叶而短者。七月开黄花。根淡赤色,似前胡而强。生丹州者结青子,与他处者不类。其根似芦头,有赤毛如鼠尾,独窠长者好。〔敩曰〕芘胡出在平州平县,即今银州银县也。西畔生处,多有白鹤、绿鹤于此飞翔,是芘胡香直上云间,若有过往闻者,皆气爽也。〔承曰〕柴胡以银、夏者最良,根如鼠尾,长一二尺,香味甚佳。今《图经》所载,俗不识其真,市人以同、华者代之。然亦胜于他处者,盖银、夏地方多沙,同、华亦沙苑所出也。〔机曰〕解散用北柴胡,虚热用海阳软柴胡为良。〔时珍曰〕银州即今延安府神木县,五原城是其废迹。所产柴胡长尺余而微白且软,不易得也。北地所产者,亦如前胡而软,今人谓之北柴胡是也,入药亦良。南土所产者,不似前胡,正如蒿根,强硬不堪使用。其苗有如韭叶者,竹

韭叶柴胡

竹叶柴胡

叶者,以竹叶者为胜。其如邪蒿者最下也。按《夏小正·月令》
云:仲春芸始生。《仓颉解诂》云:芸,蒿也。似邪蒿,可食。亦柴
胡之类,入药不甚良,故苏恭以为非柴胡云。近时有一种,根似
桔梗、沙参,白色而大,市人以伪充银柴胡,殊无气味,不可不辨。

### 根

〔**修治**〕〔敩曰〕凡采得银州柴胡,去须及头,用银刀削去
赤薄皮少许,以粗布拭净,剉用。勿令犯火,立便无效也。

〔**气味**〕苦,平,无毒。〔《别录》曰〕微寒。〔普曰〕神农、
岐伯、雷公:苦,无毒。〔大明曰〕甘。〔元素曰〕气味俱轻,阳也,
升也,少阳经药,引胃气上升。苦寒以发散表热。〔杲曰〕升也,
阴中之阳,手足少阳厥阴四经引经药也。在脏主血,在经主气。
欲上升,则用根,以酒浸;欲中及下降,则用梢。〔之才曰〕半夏为
之使,恶皂荚,畏女菀、藜芦。〔时珍曰〕行手足少阳,以黄芩为
佐;行手足厥阴,以黄连为佐。

〔**主治**〕心腹,去肠胃中结气,饮食积聚,寒热邪
气,推陈致新。久服轻身明目益精(《本经》)。除伤
寒心下烦热,诸痰热结实,胸中邪逆,五脏间游气,
大肠停积水胀,及湿痹拘挛,亦可作浴汤(《别录》)。
治热劳骨节烦疼,热气肩背疼痛,劳乏羸瘦,下气消
食,宣畅气血,主时疾内外热不解,单煮服之良(甄
权)。补五劳七伤,除烦止惊,益气力,消痰止嗽,润
心肺,添精髓,健忘(大明)。除虚劳,散肌热,去早晨
潮热,寒热往来,胆瘅,妇人产前产后诸热,心下痞,
胸胁痛(元素)。治阳气下陷,平肝胆三焦包络相火,
及头痛眩运,目昏赤痛障翳,耳聋鸣,诸疟,及肥气
寒热,妇人热入血室,经水不调,小儿痘疹余热,五

## 疳羸热（时珍）。

〔发明〕〔之才曰〕茈胡得茯苓、桔梗、大黄、石膏、麻子仁、甘草、桂，以水一斗，煮取四升，入消石三方寸匕，疗伤寒寒热头痛，心下烦满。〔颂曰〕张仲景治伤寒，有大小柴胡，及柴胡加龙骨、柴胡加芒消等汤，故后人治寒热，此为最要之药。〔杲曰〕能引清气而行阳道，伤寒外，诸有热则加之，无热则不加也。又能引胃气上行，升腾而行春令者，宜加之。又凡诸疟以柴胡为君，随所发时所在经分，佐以引经之药。十二经疮疽中，须用柴胡以散诸经血结气聚，功与连翘同也。〔好古曰〕柴胡能去脏腑内外俱乏，既能引清气上行而顺阳道，又入足少阳。在经主气，在脏主血。证前行则恶热，却退则恶寒。惟气之微寒，味之薄者，故能行经。若佐以三棱、广茂、巴豆之类，则能消坚积，是主血也。妇人经水适来适断，伤寒杂病，易老俱用小柴胡汤，加以四物之类，并秦艽、牡丹皮辈，为调经之剂。又言妇人产后血热必用之药也。〔宗奭曰〕柴胡《本经》并无一字治劳，今人治劳方中鲜有不用者。呜呼！凡此误世甚多。尝原病劳，有一种其脏虚损，复受邪热，因虚而致劳，故曰劳者牢也，当须斟酌用之，如《经验方》中治劳热青蒿煎之用柴胡，正合宜尔，服之无不效，热去即须急止。若或无热，得此愈甚，虽至死，人亦不怨，目击甚多。《日华子》又谓补五劳七伤，《药性论》亦谓治劳乏羸瘦。若此等病，苟无实热，医者执而用之，不死何待？注释本草，一字亦不可忽。盖万世之后，所误无穷，可不谨哉？如张仲景治寒热往来如疟状，用柴胡汤，正合其宜也。〔时珍曰〕劳有五劳，病在五脏。若劳在肝、胆、心，及包络有热，或少阳经寒热者，则柴胡乃手足厥阴少阳必用之药。劳在脾胃有热，或阳气下陷，则柴胡乃引清气、退热必用之药。惟劳在肺、肾者，不用可尔。然东垣李氏言诸有热者,宜加之,无热则不加。又言诸经之疟,皆以柴胡为君。十二经疮疽,须用柴胡以散结聚。则是肺疟、肾疟,十二经之疮,有热者皆可用之矣。但要用者精思病原,加减佐使可也。寇氏不分脏腑经络有热无热,乃谓柴胡不治劳乏,一概摈斥,殊非通论。如《和剂局方》治上下诸血,龙脑鸡苏丸,用银柴胡浸汁熬膏之法,则世人知此意者鲜矣。按庞元英《谈薮》云:张知阁久病疟,热时如火,年余骨立。医用茸、附诸药,热益甚。召医官孙琳诊之。琳投小柴胡汤一帖,热减十之九,三服脱然。琳曰:此名劳疟,热从髓出,加以刚剂,气血愈亏,安得不瘦? 盖热有在皮肤、在脏腑、在骨髓,非柴胡不可。若得银柴胡,只须一服。南方者力减,故三服乃效也。观此则得用药之妙的矣。寇氏之说,可尽凭乎?

〔附方〕旧一,新五。

**伤寒余热** 伤寒之后,邪入经络,体瘦肌热,推陈致新,解利伤寒时气伏暑,仓卒并治,不论长幼。柴胡四两,甘草一两,每用三钱,水一盏煎服(许学士《本事方》)。

**小儿骨热** 十五岁以下,遍身如火,日渐黄瘦,盗汗咳嗽烦渴。柴胡四两,丹砂三两,为末,獖猪胆汁拌和,饭上蒸熟,丸绿豆大。每服一丸,桃仁、乌梅汤下,日三服(《圣济总录》)。

**虚劳发热** 柴胡、人参等分,每服三钱,姜、枣同水煎服(《澹寮方》)。

**湿热黄疸** 柴胡一两,甘草二钱半,作一剂,以水一碗,白茅根一握,煎至七分,任意时时服,一日尽(孙尚药《秘宝方》)。

**眼目昏暗** 柴胡六铢,决明子十八铢,治筛,人乳汁和,傅目上,久久夜见五色(《千金方》)。

**积热下痢** 柴胡、黄芩等分,半酒半水煎七分,浸冷,空心服之(《济急方》)。

## 苗

〔主治〕卒聋,捣汁频滴之(《千金》)。

## 前胡《别录·中品》

【释名】〔时珍曰〕按孙恤《唐韵》作湔胡,名义未解。

【集解】〔《别录》曰〕前胡二月、八月采根暴干。〔弘景曰〕近道皆有,生下湿地,出吴兴者为胜。根似柴胡而柔软,为疗殆欲同,而《本经·上品》有茈胡而无此,晚来医乃用之。〔大明曰〕越、衢、婺、睦等处者皆好,七八月采之,外黑里白。〔颂曰〕今陕西、梁汉、江淮、荆襄州郡及相州、孟州皆有之。春生苗,青白色,似斜蒿。初出时有白茅,长三四寸,味甚香美,又似芸蒿。七月内开白花,与葱花相类。八月结实。根青紫色。今鄜延将来者,大与柴胡相似。但柴胡赤色而脆,前胡黄而柔软,为不同尔。一说:今诸方所用前胡皆不同。汴京、北地者,色黄白,枯脆绝无气味。江东乃有三四种:一种类当归,皮斑黑,肌黄而脂润,气味浓烈;一种色理黄白,似人参而细短,香味都微;一种如草乌头,肤赤而坚,有两三歧为一本,食之亦戟人咽喉,中破以姜汁渍捣服之,甚下膈解痰实。然皆非真前胡也。今最上者出吴中。又寿春生者,皆类柴胡而大,气芳烈,味亦浓苦,疗痰下气,最胜诸道者。〔敩曰〕凡使勿用野蒿根,缘真似

前胡

前胡,只是味粗酸。若误用之,令人反胃不受食。若是前胡,味甘微苦也。〔时珍曰〕前胡有数种,惟以苗高一二尺,色似斜蒿,叶如野菊而细瘦,嫩时可食,秋月开黪白花,类蛇床子花,其根皮黑肉白,有香气为真。大抵北地者为胜,故方书称北前胡云。

### 根

【修治】〔敩曰〕修事先用刀刮去苍黑皮并髭土了,细剉,以甜竹沥浸令润,日中晒干用。

【气味】苦,微寒,无毒。〔权曰〕甘、辛,平。〔之才曰〕半夏为之使,恶皂荚,畏藜芦。

【主治】痰满,胸胁中痞,心腹结气,风头痛,去痰实,下气,治伤寒寒热,推陈致新,明目益精(《别录》)。能去热实,及时气内外俱热,单煮服之(甄权)。治一切气,破癥结,开胃下食,通五脏,主霍乱转筋,骨节烦闷,反胃呕逆,气喘咳嗽,安胎,小儿一切疳气(大明)。清肺热,化痰热,散风邪(时珍)。

【发明】〔时珍曰〕前胡味甘、辛,气微平,阳中之阴,降也。乃手足太阴阳明之药,与柴胡纯阳上升入少阳厥阴者不同也。其功长于下气,故能治痰热喘嗽痞膈呕逆诸疾,气下则火降,痰亦降矣。所以有推陈致新之绩,为痰气要药。陶弘景言其与柴胡同功,非矣。治证虽同,而所入所主则异。

【附方】旧一。

小儿夜啼 前胡捣筛,蜜丸小豆大。日服一丸,熟水下,至五六丸,以瘥为度(《普济方》)。

## 防风《本经·上品》

【释名】铜芸(《本经》)、茴芸(《吴普》)、茴草(《别

录》)、屏风(《别录》)、茴根(《别录》)、百枝(《别录》)、百
蜚(《吴普》)。〔时珍曰〕防者,御也。其功疗风最要,故名。屏
风者,防风隐语也。曰芸、曰茴、曰茴者,其花如茴香,其气如芸
蒿、茴兰也。

**【集解】**〔《别录》曰〕防风生沙苑川泽及邯郸、琅琊、上蔡。
二月、十月采根,暴干。〔普曰〕正月生叶细圆,青黑黄白。五月
黄花。六月结实黑色。〔弘景曰〕郡县无名沙苑。今第一出彭城
兰陵,即近琅琊者。郁州百市亦有之。次出襄阳、义阳县界,亦
可用。惟以实而脂润,头节坚如蚯蚓头者为好。〔恭曰〕今出齐
州龙山最善,淄州、兖州、青州者亦佳。叶似牡蒿、附子苗等。沙
苑在同州南,亦出防风,轻虚不如东道者,陶云无沙苑误矣。〔颂
曰〕今汴东、淮浙州郡皆有之。茎叶俱青绿色,茎深而叶淡,似
青蒿而短小。春初时嫩紫红色,江东宋亳人采作菜茹,极爽口。

防风

五月开细白花,中心攒聚作大房,
似莳萝花。实似胡荽子而大。根
土黄色,与蜀葵根相类,二月、十
月采之。关中生者,三月、六月
采之,然轻虚不及齐州者良。又
有石防风,出河中府,根如蒿根
而黄,叶青花白,五月开花,六月
采根暴干,亦疗头风眩痛。〔时珍
曰〕江淮所产多是石防风,生于山
石之间。二月采嫩苗作菜,辛甘
而香,呼为珊瑚菜。其根粗丑,其
子亦可种。吴绶云:凡使,以黄色
而润者为佳,白者多沙条,不堪。

【气味】甘,温,无毒。〔《别录》曰〕辛,无毒。又头者令人发狂,又尾者发人痼疾。〔普曰〕神农、黄帝、岐伯、桐君、雷公、扁鹊:甘,无毒。李当之:小寒。〔元素曰〕味辛而甘,气温,气味俱薄,浮而升,阳也。手足太阳经之本药。〔好古曰〕又行足阳明、太阴二经,为肝经气分药。〔杲曰〕防风能制黄芪,黄芪得防风其功愈大,乃相畏而相使者也。〔之才曰〕得葱白能行周身,得泽泻、藁本疗风,得当归、芍药、阳起石、禹余粮疗妇人子脏风。畏萆薢,杀附子毒,恶藜芦、白蔹、干姜、芫花。

【主治】大风,头眩痛恶风,风邪目盲无所见,风行周身,骨节疼痹,烦满。久服轻身(《本经》)。胁痛胁风,头面去来,四肢挛急,字乳金疮内痉(《别录》)。治三十六般风,男子一切劳劣,补中益神,风赤眼,止冷泪及瘫痪,通利五脏关脉,五劳七伤,赢损盗汗,心烦体重,能安神定志,匀气脉(大明)。治上焦风邪,泻肺实,散头目中滞气,经络中留湿,主上部见血(元素)。搜肝气(好古)。

叶

〔主治〕中风热汗出(《别录》)。〔颂曰〕江东一种防风,茹其嫩苗,云动风,与此文相反,岂别是一物耶?

花

〔主治〕四肢拘急,行履不得,经脉虚赢,骨节间痛,心腹痛(甄权)。

子

〔主治〕疗风更优,调食之(苏恭)。

【发明】〔元素曰〕防风,治风通用,身半已上风邪用身,身半已下风邪用梢,治风去湿之仙药也,风能胜湿故尔。能泻肺实,误服泻人上焦元气。〔杲曰〕防风治一身尽痛,乃卒伍卑贱之职,随所引而至,乃风药中润剂也。若补脾胃,非此引用不能行。凡脊痛项强,不可回顾,腰似折,项似拔者,乃手足太阳证,正当用防风。凡疮在胸膈已上,虽无手足太阳证,亦当用之,为能散结,去上部风。病人身体拘倦者,风也,诸疮见此证亦须用之。钱仲阳泻黄散中倍用防风者,乃于土中泻木也。

**【附方】**旧二,新九。

自汗不止防风去芦为末,每服二钱,浮麦煎汤服。《朱氏集验方》:防风用麸炒,猪皮煎汤下。

睡中盗汗防风二两,芎劳一两,人参半两,为末。每服三钱,临卧饮下(《易简方》)。

消风顺气老人大肠秘涩。防风、枳壳麸炒一两,甘草半两,为末,每食前白汤服二钱(《简便方》)。

偏正头风防风、白芷等分,为末,炼蜜丸弹子大。每嚼一丸,茶清下(《普济方》)。

破伤中风牙关紧急。天南星、防风等分,为末。每服二三匙,童子小便五升,煎至四升,分二服,即止也(《经验后方》)。

小儿解颅防风、白及、柏子仁等分,为末。以乳汁调涂,一日一换(《养生主论》)。

妇人崩中独圣散:用防风去芦头,炙赤为末。每服一钱,以面糊酒调下,更以面糊酒投之,此药累经效验。一方:加炒黑蒲黄等分(《经验后方》)。

解乌头毒附子、天雄毒。并用防风煎汁饮之(《千金方》)。

解芫花毒同上。

解野菌毒同上。

解诸药毒已死,只要心间温暖者,乃是热物犯之。只用防风一味,擂冷水灌之（万氏《积善堂方》）。

## 独活《本经·上品》

【释名】羌活（《本经》）、羌青（《本经》）、独摇草（《别录》）、护羌使者（《本经》）、胡王使者（《吴普》）、长生草（《纲目》）。〔弘景曰〕一茎直上,不为风摇,故曰独活。〔《别录》曰〕此草得风不摇,无风自动,故名独摇草。〔大明曰〕独活,是羌活母也。〔时珍曰〕独活以羌中来者为良,故有羌活、胡王使者诸名,乃一物二种也。正如川芎、抚芎,白术、苍术之义,入用微有不同,后人以为二物者非矣。

【集解】〔《别录》曰〕独活生雍州川谷,或陇西南安,二月、八月采根暴干。〔弘景曰〕此州郡县并是羌地。羌活形细而多节软润,气息极猛烈。出益州北都西川者为独活,色微白,形虚大,为用亦相似而小不如。至易蛀,宜密器藏之。〔颂曰〕独活、羌活今出蜀汉者佳。春生苗叶如青麻。六月开花作丛,或黄或紫。结实时叶黄者,是夹石上所生;叶青者,是土脉中所生。《本经》云二物同一类。今人以紫色而节密者为羌活,黄色而作块者为独活。而陶隐居言独活色微白,形虚大,用与羌活相似。今蜀中乃有大独活,类桔梗而大,气味亦不与羌活相类,用之微寒而少效。今又有独活,亦自蜀中来,类羌活,微黄

独活

而极大，收时寸解干之，气味亦芳烈，小类羌活，又有槐叶气者，今京下多用之，极效验，意此为真者。而市人或择羌活之大者为独活，殊未为当。大抵此物有两种：西蜀者，黄色，香如蜜；陇西者，紫色，秦陇人呼为山前独活。古方但用独活，今方既用独活而又用羌活，兹为谬矣。〔机曰〕《本经》独活一名羌活，本非二物。后人见其形色气味不同，故为异论。然物多不齐，一种之中自有不同。仲景治少阴所用独活，必紧实者；东垣治太阳所用羌活，必轻虚者。正如黄芩取枯飘者名片芩治太阴，条实者名子芩治阳明之义同也。况古方但用独活无羌活，今方俱用，不知病宜两用耶？抑未之考耶？〔时珍曰〕独活、羌活乃一类二种，以中国者为独活，西羌者为羌活，苏颂所说颇明。按王贶《全生指迷方》云：羌活须用紫色有蚕头鞭节者。独活是极大羌活有白如鬼眼者，寻常皆以老宿前胡为独活者，非矣。近时江淮山中出一种土当归，长近尺许，白肉黑皮，气亦芬香，如白芷气，人亦谓之水白芷，用充独活，解散亦或用之，不可不辨。

### 根

**【修治】**〔敩曰〕采得细剉，以淫羊藿拌，裛二日，暴干去藿用，免烦人心。〔时珍曰〕此乃服食家治法，寻常去皮或焙用尔。

**【气味】**苦、甘，平，无毒。〔《别录》曰〕微温。〔权曰〕苦、辛。〔元素曰〕独活微温，甘、苦、辛，气味俱薄，浮而升，阳也，足少阴行经气分之药。羌活性温，辛苦，气味俱薄，浮而升，阳也，手足太阳行经风药，并入足厥阴少阴经气分。〔之才曰〕豚实为之使。〔弘景曰〕药无豚实，恐是蠡实也。

**【主治】**风寒所击，金疮止痛，奔豚痫痓，女子疝瘕。久服轻身耐老（《本经》）。疗诸贼风，百节痛风，无问久新（《别录》）。独活：治诸中风湿冷，奔喘逆气，皮肤苦痒，手足挛痛劳损，风毒齿痛。羌活：治贼风失音不语，多痒，手足不遂，口面㖞斜，遍身痹痹、血癞（甄权）。羌、独活：治一切风并气，筋骨挛拳，骨节酸疼，头旋目赤疼痛，五劳七伤，利五脏及伏梁水气（大明）。治风寒湿痹，酸痛不仁，诸风掉眩，颈项难伸（李杲）。去肾间风邪，搜肝风，泻肝气，治项强、腰脊痛（好古）。散痈疽败血（元素）。

**【发明】**〔恭曰〕疗风宜用独活，兼水宜用羌活。〔刘完素曰〕独活不摇风而治风，浮萍不沉水而利水，因其所胜而为制也。〔张元素曰〕风能胜湿，故羌活能治水湿。独活与细辛同用，治少阴头痛。头运目眩，非此不能除。羌活与川芎同用，治太阳、少阴头痛，透关利节，治督脉为病，脊强而厥。〔好古曰〕羌活乃足太阳、厥阴、少阴药，与独活不分二种。后人因羌活气雄，独活气细。故雄者治足太阳风湿相搏，头痛、肢节痛、一身尽痛者，非此不能除，乃却乱反正之主君药也。细者治足少阴伏风，头痛、两足湿痹、不能动止者，非此不能治，而不治太阳之证。〔时珍曰〕羌活、独活皆能逐风胜湿，透关利节，但气有刚劣不同尔。《素问》云："从下上者，引而去之。"二味苦辛而温，味之薄者，阴中之阳，故能引气上升，通达周身，而散风胜湿。按《文系》曰：唐刘师贞之兄病风，梦神人曰：但取胡王使者浸酒服便愈。师贞访问皆不晓。复梦其母曰：胡王使者，即羌活也。求而用之，兄疾遂愈。〔嘉谟曰〕羌活本手足太阳表里引经之药，又入足少阴、厥阴。名列君部之中，非比柔懦之主。小无不入，大无不通。故能散肌表八风之邪，利周身百节之痛。

**【附方】**旧七，新七。

中风口噤通身冷，不知人。独活四两，好酒一升，煎半升服（《千金方》）。

**中风不语**独活一两，酒二升，煎一升，大豆五合，炒有声，以药酒热投，盖之良久，温服三合，未瘥再服（陈延之《小品方》）。

**热风瘫痪**常举发者。羌活二斤，构子一升，为末。每酒服方寸匕，日三服（《广济方》）。

**产后中风**语涩，四肢拘急。羌活三两，为末。每服五钱，酒、水各一盏，煎减半服（《小品方》）。

**产后风虚**独活、白鲜皮各三两，水三升，煮二升，分三服。耐酒者，入酒同煮（《小品方》）。

**产后腹痛**羌活二两，煎酒服（《必效方》）。

**产肠脱出**方同上（《子母秘录》）。

**妊娠浮肿**羌活、萝卜子同炒香，只取羌活为末。每服二钱，温酒调下，一日一服，二日二服，三日三服。乃嘉兴主簿张昌明所传（许学士《本事方》）。

**风水浮肿**方同上。

**历节风痛**独活、羌活、松节等分。用酒煮过，每日空心饮一杯（《外台秘要》）。

**风牙肿痛**《肘后方》：用独活煮酒热漱之。○文潞公《药准》：用独活、地黄各三两，为末。每服三钱，水一盏煎，和滓温服，卧时再服。

**喉闭口噤**羌活三两，牛蒡子二两，水煎一钟，入白矾少许，灌之取效（《圣济录》）。

**睛垂至鼻**人睛忽垂至鼻，如黑角色，痛不可忍，或时时大便血出，名曰肝胀。用羌活煎汁，服数盏自愈（夏子益《奇疾方》）。

太阳头痛羌活、防风、红豆等分，为末，嗜鼻（《玉机微义》）。

# 土当归《纲目》

**【集解】**
根
**【气味】**辛，温，无毒。
**【主治】**除风和血，煎酒服之。闪拗手足，同荆芥、葱白煎汤淋洗之（时珍。○出《卫生易简方》）。

# 都管草宋《图经》

**【集解】**〔颂曰〕都管草生宜州田野，根似羌活头，岁长一节，苗高一尺许，叶似土当归，有重台。二月、八月采根阴干。施州生者作蔓，又名香球，蔓长丈余，赤色，秋结红实，四时皆有，采

土当归　　　　　　都管草

其根枝,淋洗风毒疮肿。〔时珍曰〕按范成大《桂海志》云:广西出之,一茎六叶。

根

【气味】苦、辛,寒,无毒。

【主治】风肿痈毒赤疣,以醋摩涂之。亦治咽喉肿痛,切片含之,立愈(苏颂)。解蜈蚣、蛇毒(时珍)。

## 升麻《本经·上品》

【释名】周麻(《《别录》》)。〔时珍曰〕其叶似麻,其性上升,故名。按张揖《广雅》及《吴普本草》并云:升麻一名周升麻。则周或指周地,如今人呼川升麻之义。今《别录》作周麻,非省文,即脱误也。

【集解】〔《别录》曰〕升麻生益州山谷,二月、八月采根日干。〔弘景曰〕旧出宁州者第一,形细而黑,极坚实。今惟出益州,好者细削,皮青绿色,谓之鸡骨升麻。北部亦有,而形虚大,黄色。建平亦有,而形大味薄,不堪用。人言是落新妇根,不然也。其形相似,气色非也。落新妇亦解毒,取叶挼作小儿浴汤,主惊忤。〔藏器曰〕落新妇今人多呼为小升麻,功用同于升麻,亦大小有殊也。〔志曰〕升麻,今嵩高出者色青,功用不如蜀者。〔颂曰〕今蜀汉、陕西、淮南州郡皆有之,以蜀川

升麻

者为胜。春生苗,高三尺以来。叶似麻叶,并青色。四月、五月着花,似粟穗,白色。六月以后结实,黑色。根如蒿根,紫黑色,多须。

根

**【修治】**〔敩曰〕采得刮去粗皮,用黄精自然汁浸一宿,暴干,剉蒸再暴用。〔时珍曰〕今人惟取里白外黑而紧实者,谓之鬼脸升麻,去须及头芦,剉用。

**【气味】**甘、苦,平、微寒,无毒。〔元素曰〕性温,味辛微苦,气味俱薄,浮而升,阳也,为足阳明、太阴引经的药。得葱白、白芷,亦入手阳明、太阴。〔杲曰〕引葱白,散手阳明风邪。引石膏,止阳明齿痛。人参、黄芪,非此引之,不能上行。〔时珍曰〕升麻,同柴胡,引生发之气上行;同葛根,能发阳明之汗。

**【主治】**解百毒,杀百精老物殃鬼,辟瘟疫瘴气邪气,蛊毒入口皆吐出,中恶腹痛,时气毒疠,头痛寒热,风肿诸毒,喉痛口疮。久服不夭,轻身长年(《本经》)。安魂定魄,鬼附啼泣,疳䘌,游风肿毒(大明)。小儿惊痫,热壅不通,疗痈肿豌豆疮,水煎绵沾拭疮上(甄权)。治阳明头痛,补脾胃,去皮肤风邪,解肌肉间风热,疗肺痿咳唾脓血,能发浮汗(元素)。牙根浮烂恶臭,太阳鼽衄,为疮家圣药(好古)。消斑疹,行瘀血,治阳陷眩运,胸胁虚痛,久泄下痢,后重遗浊,带下崩中,血淋下血,阴痿足寒(时珍)。

**【发明】**〔元素曰〕补脾胃药,非此为引用不能取效。脾痹非此不能除。其用有四:手足阳明引经,一也;升阳气于至阴之下,二也;去至高之上及皮肤风邪,三也;治阳明头痛,四也。〔杲曰〕升麻发散阳明风邪,升胃中清气,又引甘温之药上升,以补卫气之散而实其表。故元气不足者，用此于阴中升阳，又缓带脉之缩急。有胃虚伤冷、郁遏阳气于脾土者，宜升麻、葛根以升散其火郁。〔好古曰〕升麻葛根汤，乃阳明发散药。若初病太阳证便服之，发动其汗，必传阳明，反成其害也。朱肱《活人书》言瘀血入里，吐血衄血者，犀角地黄汤，乃阳明经圣药。如无犀角，以升麻代之。二物性味相远，何以代之？盖以升麻能引地黄及余药同入阳明也。〔时珍曰〕升麻引阳明清气上行，柴胡引少阳清气上行。此乃禀赋素弱，元气虚馁，及劳役饥饱生冷内伤，脾胃引经最要药也。升麻葛根汤，乃发散阳明风寒药也。时珍用治阳气郁遏，及元气下陷诸病，时行赤眼，每有殊效，神而明之，方可执泥乎？一人素饮酒，因寒月哭母受冷，遂病寒中，食无姜、蒜，不能一啜。至夏酷暑，又多饮水，兼怀怫郁。因病右腰一点胀痛，牵引右胁，上至胸口，则必欲卧。发则大便里急后重，频欲登圊，小便长而数，或吞酸，或吐水，或作泻，或阳痿，或厥逆，或得酒少止，或得热稍止。但受寒食寒，或劳役，或入房，或怒，或饥，即时举发。一止则诸证泯然，如无病人，甚则日发数次。服温脾胜湿滋补消导诸药，皆微止随发。时珍思之，此乃饥饱劳逸，内伤元气，清阳陷遏，不能上升所致也。遂用升麻葛根汤合四君子汤，加柴胡、苍术、黄芪煎服，服后仍饮酒一二杯助之。其药入腹，则觉清气上行，胸膈爽快，手足和暖，头目精明，神采迅发，诸证如扫。每发一服即止，神验无比。若减升麻、葛根，或不饮酒，则效便迟。大抵人年五十以后，其气消者多，长者少；降者多，升者少；秋冬之令多，而春夏之令少。若禀受弱而有前诸证者，并宜此药活法治之。《素问》云：阴精所奉其人寿，阳精所降其人夭。千古之下，窥其奥而阐其微者，张洁古、李东垣二人而已。外此，则著《参同契》《悟真篇》者，旨与此同也。又升麻能解痘毒,惟初发热时,可用解毒;痘已出后,气弱或泄泻者,亦可少用;其升麻葛根汤,则见斑后必不可用,为其解散也。本草以升麻为解毒、吐蛊毒要药,盖以其为阳明本经药,而性又上升故也。按《范石湖文集》云:李焘为雷州推官,鞫狱得治蛊方:毒在上用升麻吐之,在腹用郁金下之,或合二物服之,不吐则下。此方活人甚多也。

【附方】旧五,新八。

服食丹砂 石泉公王方庆《岭南方》云:南方养生治病,无过丹砂。其方用升麻末三两,研炼过,光明砂一两,以蜜丸梧子大,每日食后服三丸(苏颂《图经本草》)。

豌豆斑疮 比岁有病天行发斑疮,头面及身,须臾周匝,状如火烧疮,皆戴白浆,随决随生,不治数日必死,瘥后瘢黯,弥岁方减,此恶毒之气所为。云晋元帝时,此病自西北流起,名虏疮。以蜜煎升麻,时时食之。并以水煮升麻,绵沾拭洗之(葛洪《肘后方》)。

辟瘴明目 七物升麻丸:升麻、犀角、黄芩、朴硝、栀子、大黄各二两,豉二升,微熬同捣末,蜜丸梧子大。觉四肢大热,大便难,即服三十丸,取微利为度。若四肢小热,只食后服二十丸。非但辟瘴,甚能明目(王方庆《岭南方》)。

卒肿毒起 升麻磨醋频涂之(《肘后方》)。

喉痹作痛 升麻片含咽。或以半两煎服取吐(《直指方》)。

胃热齿痛 升麻煎汤,热漱咽之,解毒。或加生地黄(《直指方》)。

口舌生疮 升麻一两,黄连三分,为末,绵裹含咽(《本事方》)。

热痱瘙痒 升麻煎汤饮,并洗之(《千金方》)。

小儿尿血 蜀升麻五分,水五合,煎一合,服之。一岁儿,一日一服（姚和众《至宝方》）。

产后恶血不尽，或经月半年。以升麻三两，清酒五升，煮取二升，分半再服。当吐下恶物，极良（《千金翼方》）。

解莨菪毒升麻煮汁，多服之（《外台秘要》）。

挑生蛊毒野葛毒。并以升麻多煎频饮之（《直指方》）。

射工溪毒升麻、乌翣煎水服，以滓涂之（《肘后方》）。

## 苦参《本经·中品》

【释名】苦蘵（《本经》）、苦骨（《纲目》）、地槐（《别录》）、水槐（《本经》）、菟槐（《别录》）、骄槐（《别录》）、野槐（《纲目》）、白茎（《别录》）。又名岑茎、禄白、陵郎、虎麻）。〔时珍曰〕苦以味名，参以功名，槐以叶形名也。苦蘵与《菜部》苦蘵同名异物。

苦参

【集解】〔《别录》曰〕苦参生汝南山谷及田野。三月、八月、十月采根暴干。〔弘景曰〕近道处处有之。叶极似槐叶，花黄色，子作荚，根味至苦恶。〔颂曰〕其根黄色，长五七寸许，两指粗细。三五茎并生，苗高三四尺以来。叶碎青色，极似槐叶，春生冬凋。其花黄白色，七月结实如小豆子。河北生者无花子。五月、六月、八月、十月采根暴干。〔时珍曰〕七八月结角如萝卜子，角内有子二三粒，如小豆而坚。

## 根

〔修治〕〔敩曰〕采根，用糯米浓泔汁浸一宿，其腥秽气并浮在水面上，须重重淘过，即蒸之，从巳至申，取晒切用。

〔气味〕苦，寒，无毒。〔之才曰〕玄参为之使，恶贝母、菟丝、漏芦，反藜芦。〔时珍曰〕伏汞，制雌黄、焰消。〔主治〕心腹结气，癥瘕积聚，黄疸，溺有余沥，逐水，除痈肿，补中，明目止泪（《本经》）。养肝胆气，安五脏，平胃气，令人嗜食轻身，定志益精，利九窍，除伏热肠澼，止渴醒酒，小便黄赤，疗恶疮，下部䘌（《别录》）。渍酒饮，治疥杀虫（弘景）。治恶虫、胫酸（苏恭）。治热毒风，皮肌烦燥生疮，赤癞眉脱，除大热嗜睡，治腹中冷痛，中恶腹痛（甄权）。杀疳虫。炒存性，米饮服，治肠风泻血并热痢（大明）。

〔发明〕〔元素曰〕苦参味苦气沉纯阴，足少阴肾经君药也。治本经须用，能逐湿。〔颂曰〕古今方用治风热疮疹最多。〔宗奭曰〕沈存中《笔谈》，载其苦腰重久坐不能行。有一将佐曰：此乃病齿数年，用苦参揩齿，其气味入齿伤肾所致也。后有太常少卿舒昭亮，亦用苦参揩齿，岁久亦病腰。自后悉不用之，腰疾皆愈。此皆方书不载者〔震亨曰〕苦参能峻补阴气，或得之而致腰重者，因其气降而不升也，非伤肾之谓也。其治大风有功，况风热细疹乎？〔时珍曰〕子午乃少阴君火对化，故苦参、黄檗之苦寒，皆能补肾，盖取其苦燥湿、寒除热也。热生风，湿生虫，故又能治风杀虫。惟肾水弱而相火胜者，用之相宜。若火衰精冷，真元不足，及年高之人，不可用也。《素问》云："五味入胃，各归其所喜攻，久而增气，物化之常也。气增而久，夭之由也。"王冰注云：入肝为温，入心为热，入肺为清，入肾为寒，入脾为至阴而兼四气，皆为增其味而益其气，各从本脏之气。故久服黄连、苦参而反热者，此其类也。气增不已，则脏气有偏胜，偏胜则脏有偏绝，故有暴夭。是以药不具五味，不备四气，而久服之，虽且获胜，久必暴夭。但人疏忽，不能精候尔。张从正亦云：凡药皆毒也。虽甘草、苦参，不可不谓之毒。久服则五味各归其脏，必有偏胜气增之患。诸药皆然，学者当触类而长之可也。至于饮食亦然。又按《史记》云：太仓公淳于意医齐大夫病龋齿，灸左手阳明脉，以苦参汤日漱三升，出入五六日，其风愈。此亦取其去风气湿热、杀虫之义。

〔附方〕旧九，新一十九。

**热病狂邪**不避水火，欲杀人。苦参末，蜜丸梧子大。每服十丸，薄荷汤下。亦可为末，二钱，水煎服（《千金方》）。

**伤寒结胸**天行病四五日，结胸满痛壮热。苦参一两，以醋三升，煮取一升二合，饮之取吐即愈。天行毒病，非苦参、醋药不解，及温覆取汗良（《外台秘要》）。

**谷疸食劳**食毕头旋，心怫郁不安而发黄。由失饥大食、胃气冲熏所致。苦参三两，龙胆一合，为末，牛胆丸梧子大。生大麦苗汁服五丸，日三服（《肘后方》）。

**小儿身热**苦参煎汤浴之良（《外台秘要》）。

**毒热足肿**作痛欲脱者。苦参煮酒渍之（姚僧垣《集验方》）。

**梦遗食减**白色苦参三两，白术五两，牡蛎粉四两，为末。用雄猪肚一具，洗净，砂罐煮烂，石臼捣和药，干则入汁，丸小豆大。每服四十丸，米汤下，日三服。久服身肥食进，而梦遗立止（刘松石《保寿堂方》）。

**小腹热痛**青黑或赤色，不能喘者。苦参一两，醋一升半，煎八合，分二服（张杰《子母秘录》）。

**中恶心痛**苦参三两,苦酒一升半,煮取八合,分二服(《肘后方》)。

**饮食中毒**鱼肉菜等毒。上方煎服,取吐即愈(梅师方)。

**血痢不止**苦参炒焦为末,水丸梧子大。每服十五丸,米饮下(孙氏《仁存堂方》)。

**大肠脱肛**苦参、五倍子、陈壁土等分,煎汤洗之,以木贼末傅之(《医方摘要》)。

**妊娠尿难**方见贝母下。

**产后露风**四肢苦烦热:头痛者,与小柴胡;头不痛者,用苦参二两,黄芩一两,生地黄四两,水八升,煎二升,分数服。

**齿缝出血**苦参一两,枯矾一钱,为末,日三揩之,立验(《普济方》)。

**龋齿风痛**方见发明下。

**鼻疮脓臭**有虫也。苦参、枯矾一两,生地黄汁三合,水二盏,煎三合,少少滴之(《普济方》)。

**肺热生疮**遍身皆是。用苦参末,粟米饭,丸梧子大。每服五十丸。空心米饮下(《御药院方》)。

**遍身风疹**痒痛不可忍,胸颈脐腹及近隐皆然者,亦多涎痰,夜不得睡。用苦参末一两,皂角二两,水一升,揉滤取汁。银石器熬成膏,和末丸梧子大。每服三十丸,食后温水服,次日便愈(寇宗奭《衍义》)。

**大风癞疾**〔颂曰〕用苦参五两切,以好酒三斗渍三十日。每饮一合,日三服,常服不绝。若觉痹,即瘥。○张子和《儒门事亲》:用苦参末二两,以猪肚盛之,缝合煮熟,取出去药。先饿一日,次早先饮新水一盏,将猪肚食之,如吐再食。待一二时,以肉汤调无忧散五七钱服,取出大小虫一二万为效。后以不蛀皂角一斤,去皮子,煮汁,入苦参末调糊。下何首乌末二两,防风末一两半,当归末一两,芍药末五钱,人参末三钱,丸梧子大。每服三五十丸,温酒或茶下,日三服。仍用麻黄、苦参、荆芥煎水洗之。○《圣济总录》:苦参丸:治大风癞及热毒风疮疥癣。苦参九月末掘取,去皮暴干,取粉一斤,枳壳麸炒六两,为末,蜜丸。每温酒下三十丸,日二夜一服。一方:去枳壳。

**肾脏风毒**及心肺积热,皮肤生疥癞,瘙痒时出黄水,及大风手足坏烂,一切风疾。苦参三十二两,荆芥穗一十六两,为末,水糊丸梧子大。每服三十丸,茶下(《和剂局方》)。

**上下诸瘘**或在项,或在下部。用苦参五升,苦酒一斗,渍三四日服之,以知为度(《肘后方》)。

**鼠瘘恶疮**苦参二斤,露蜂房二两,曲二斤,水三斗,渍二宿,去滓,入黍米二升,酿熟,稍饮,日三次(《肘后方》)。

**下部漏疮**苦参煎汤,日日洗之(《直指方》)。

**瘰疬结核**苦参四两捣末,牛膝汁丸绿豆大。每暖水下二十丸(张文仲《备急方》)。

**汤火伤灼**苦参末,油调敷之(《卫生宝鉴》)。

**赤白带下**苦参二两,牡蛎粉一两五钱,为末。以雄猪肚一个,水三碗煮烂,捣泥和丸梧子大。每服百丸,温酒下(陆氏《积德堂方》)。

**实**十月收采。

〔气味〕同根。

〔主治〕久服轻身不老,明目。饵如槐子法,有验(苏恭)。

## 白鲜 音仙。○《本经·中品》

**【释名】**白膻（弘景）、白羊鲜（弘景）、地羊鲜（《图经》）、金雀儿椒（《日华》）。〔弘景曰〕俗呼为白羊鲜。气息正似羊膻，故又名白膻。〔时珍曰〕鲜者，羊之气也。此草根白色，作羊膻气，其子累累如椒，故有诸名。

**【集解】**〔《别录》曰〕白鲜皮生上谷川谷及冤句，四月、五月采根阴干。〔弘景曰〕近道处处有，以蜀中者为良。〔恭曰〕其叶似茱萸，苗高尺余，根皮白而心实，花紫白色。根宜二月采，若四月、五月采，便虚恶矣。〔颂曰〕今河中、江宁府、滁州、润州皆有之。苗高尺余，茎青，叶稍白，如槐亦似茱萸。四月开花淡紫色，似小蜀葵花。根似小蔓菁，皮黄白而心实。山人采嫩苗为菜茹。

皮鲜白

白鲜

**根皮**

**【气味】**苦，寒，无毒。

〔《别录》曰〕咸。〔之才曰〕恶螵蛸、桔梗、茯苓、萆薢。

**【主治】**头风黄疸，咳逆淋沥，女子阴中肿痛，湿痹死肌，不可屈伸起止行步（《本经》）。疗四肢不安，时行腹中大热饮水，欲走大呼，小儿惊痫，妇人产后余痛（《别录》）。治一切热毒风、恶风，风疮疥癣赤烂，眉发脱脆，皮肌急，壮热恶寒，解热黄、酒黄、急黄、谷黄、劳黄（甄权）。通关节,利九窍及血脉,通小肠水气,天行时疾,头痛眼疼。其花同功（大明）。治肺嗽（苏颂）。

**【发明】**〔时珍曰〕白鲜皮气寒善行,味苦性燥,足太阴、阳明经去湿热药也,兼入手太阴、阳明,为诸黄风痹要药。世医止施之疮科,浅矣。

**【附方】**旧一,新一。

鼠瘘已破出脓血者。白鲜皮煮汁,服一升,当吐若鼠子也（《肘后方》）。

产后中风人虚不可服他药者。一物白鲜皮汤,用新汲水三升,煮取一升,温服（陈延之《小品方》）。

## 延胡索 宋《开宝》

**【释名】**玄胡索（《《博济方》》）。〔好古曰〕本名玄胡索,避宋真宗讳,改玄为延也。

**【集解】**〔藏器曰〕延胡索生奚国,从安东道来,根如半夏,色黄。〔时珍曰〕奚乃东北夷也。今二茅山西上龙洞种之。每年寒露后栽,立春后生苗,叶如竹叶样,三月长三寸高,根丛生如芋卵样,立夏掘起。

根

**【气味】**辛,温,无毒。〔珣曰〕苦、甘。〔杲曰〕甘、辛,温,可升可降,阴中阳也。〔好古曰〕苦、辛,温,纯阳,浮也,入手足太阴经。

**【主治】**破血,妇人月经不调,腹中结块,崩中淋露,产后诸血病,血运,暴血冲上,因损下血。煮酒或酒磨服（《开宝》）。除风治气,暖腰膝,止暴腰痛,破癥癖,扑损瘀血,落胎（大明）。治心气小腹痛,有神（好古）。散气,治肾气,通经络（李珣）。活血利气,止痛,通小便（时珍）。

**【发明】**〔珣曰〕主肾气,及破产后恶露或儿枕。与三棱、鳖甲、大黄为散甚良,虫蛀成末者尤良。〔时珍曰〕玄胡索味苦微辛,气温,入手足太阴厥阴四经,能行血中气滞,气中血滞,故专治一身上下诸痛,用之中的,妙不可言。荆穆王妃胡氏,因食荞麦

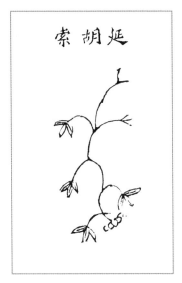

延胡索

面着怒,遂病胃脘当心痛,不可忍。医用吐下行气化滞诸药,皆入口即吐,不能奏功。大便三日不通。因思《雷公炮炙论》云:心痛欲死,速觅延胡。乃以玄胡索末三钱,温酒调下,即纳入,少顷大便行而痛遂止。又华老年五十余,病下痢腹痛垂死,已备棺木。予用此药三钱,米饮服之,痛即减十之五,调理而安。按方勺《泊宅编》云:一人病遍体作痛,殆不可忍。都下医或云中风,或云中湿,或云脚气,药悉不效。周离亨言:是气血凝滞所致。用玄胡索、当归、桂心等分,为末,温酒服三四钱,随量频进,以止为度,遂痛止。盖玄胡索能活血化气,第一品药也。其后赵待制霆因导引失节,肢体拘挛,亦用此数服而愈。

**【附方】**旧三,新一十二。

老小咳嗽玄胡索一两,枯矾二钱半,为末。每服二钱,软饧一块和,含之（《仁存堂方》）。

**鼻出衄血**玄胡索末,绵裹塞耳内,左衄塞右,右衄塞左(《普济方》)。

**小便尿血**玄胡索一两,朴硝七钱半,为末。每服四钱,水煎服(《活人书》)。

**小便不通**捻头散:治小儿小便不通。用玄胡索、川苦楝子等分,为末。每服半钱或一钱,白汤滴油数点调下(钱仲阳《小儿直诀》)。

**膜外气疼及气块**。玄胡索不限多少,为末,猪胰一具,切作块子,炙熟蘸末,频食之(《胜金方》)。

**热厥心痛**或发或止,久不愈,身热足寒者。用玄胡索去皮,金铃子肉等分,为末,每温酒或白汤下二钱(《圣惠方》)。

**下痢腹痛**方见发明下。

**妇女血气**腹中刺痛,经候不调。用玄胡索去皮醋炒,当归酒浸炒,各一两。橘红二两,为末,酒煮米糊丸梧子大。每服一百丸,空心艾醋汤下(《济生方》)。

**产后诸病**凡产后,秽污不尽,腹满,及产后血运,心头硬,或寒热不禁,或心闷、手足烦热、气力欲绝诸病。并用玄胡索炒研,酒服一钱,甚效(《圣惠方》)。

**小儿盘肠**气痛。玄胡索、茴香等分,炒研,空心米饮,量儿大小与服(《卫生易简方》)。

**疝气危急**玄胡索盐炒,全蝎去毒生用,等分为末。每服半钱,空心盐酒下(《直指方》)。

**冷气腰痛**玄胡索、当归、桂心三味,方见发明下。

**肢体拘痛**方同上。

**偏正头痛**不可忍者。玄胡索七枚,青黛二钱,牙皂二个去皮子,为末,水和丸如杏仁大。每以水化一丸,灌入病人鼻内,随左右,口咬铜钱一个,当有涎出成盆而愈(《永类方》)。

坠落车马筋骨痛不止。玄胡索末,豆淋酒服二钱,日二服(《圣惠方》)。

## 贝母《本经·中品》

【释名】莔(《尔雅》。音萌)、勤母(《别录》)、苦菜(《别录》)、苦花(《别录》)、空草(《本经》)、药实(《别录》)。〔弘景曰〕形似聚贝子,故名贝母。〔时珍曰〕《诗》云"言采其莔",即此。一作莔,谓根状如莔也。苦菜、药实,与野苦荬、黄药子同名。

【集解】〔《别录》曰〕贝母生晋地,十月采根暴干。〔恭曰〕其叶似大蒜。四月蒜熟时,采之良。若十月,苗枯根亦不佳也。出润州、荆州、襄州者最佳,江南诸州亦有。〔颂曰〕今河中、江陵府、郓、寿、随、郑、蔡、润、滁州皆有之。二月生苗,茎细,青色。叶亦青,似荞麦叶,随苗出。七月开花,碧绿色,形如鼓子花。八月采根,根有瓣子,黄白色,如聚贝子。此有数种。陆玑《诗疏》云:莔,贝母也。叶如栝楼而细小。其子在根下,如芋子,正白,四方连累相着,有分解。今近道出者正类此。郭璞注《尔雅》言:白花叶似韭,此种罕复见之。〔敩曰〕贝母中有独颗团不作两片无皱者,号曰丹龙精,不入药用。误服令人

贝母

筋脉永不收,惟以黄精、小蓝汁服之,立解。

根

【修治】〔敦曰〕凡使,先于柳木灰中炮黄,擘破,去内口鼻中有米许大者心一颗,后拌糯米于鏊上同炒,待米黄,去米用。

【气味】辛,平,无毒。〔《别录》曰〕苦,微寒。〔恭曰〕味甘、苦,不辛。〔之才曰〕厚朴、白微为之使,恶桃花,畏秦艽、莽草、礜石,反乌头。

【主治】伤寒烦热,淋沥邪气疝瘕,喉痹乳难,金疮风痉(《本经》)。疗腹中结实,心下满,洗洗恶风寒,目眩项直,咳嗽上气,止烦热渴,出汗,安五脏,利骨髓(《别录》)。服之不饥断谷(弘景)。消痰,润心肺。末和沙糖丸含,止嗽。烧灰油调,傅人畜恶疮,敛疮口(大明)。主胸胁逆气,时疾黄疸。研末点目,去肤翳。以七枚作末酒服,治产难及胞衣不出。与连翘同服,主项下瘤瘿疾(甄权)。

【发明】〔承曰〕贝母能散心胸郁结之气,故《诗》云“言采其莔”,是也。作诗者,本以不得志而言。今用治心中气不快,多愁郁者,殊有功,信矣。〔好古曰〕贝母乃肺经气分药也。仲景治寒实结胸外无热证者,三物小陷胸汤主之,白散亦可,以其内有贝母也。成无己云:辛散而苦泄,桔梗、贝母之苦辛,用以下气。〔机曰〕俗以半夏有毒,用贝母代之。夫贝母乃太阴肺经之药,半夏乃太阴脾经、阳明胃经之药,何可以代?若虚劳咳嗽、吐血咯血、肺痿肺痈、妇人乳痈痈疽及诸郁之证,半夏乃禁忌,皆贝母为向导,犹可代也。至于脾胃湿热,涎化为痰,久则生火,痰火上攻,昏愦僵仆蹇涩诸证,生死旦夕,亦岂贝母可代乎?〔颂曰〕贝母治恶疮。唐人记其事云:江左尝有商人,左膊上有疮如人面,亦无他苦。商人戏以酒滴口中，其面赤色。以物食之，亦能食，多则膊内肉胀起。或不食，则一臂痹焉。有名医教其历试诸药，金石草木之类，悉无所苦。至贝母，其疮乃聚眉闭口。商人喜，因以小苇筒毁其口灌之，数日成痂遂愈，然不知何疾也。《本经》言主金疮，此岂金疮之类欤？

**【附方】**新一十七。

**忧郁不伸**胸膈不宽。贝母去心，姜汁炒研，姜汁面糊丸。每服七十丸，征士锁甲煎汤下（《集效方》）。

**化痰降气**止咳解郁，消食除胀，有奇效。用贝母去心一两，姜制厚朴半两，蜜丸梧子大，每白汤下五十丸（笔峰方）。

**小儿晬嗽**百日内咳嗽痰壅。贝母五钱，甘草半生半炙二钱，为末，沙糖丸芡子大，每米饮化下一丸（《全幼心鉴》）。

**孕妇咳嗽**贝母去心，麸炒黄为末，沙糖拌丸芡子大。每含咽一丸，神效（《救急易方》）。

**妊娠尿难**饮食如故。用贝母、苦参、当归各四两，为末，蜜丸小豆大，每饮服三丸至十丸（《金匮要略》）。

**乳汁不下**二母散：贝母、知母、牡蛎粉等分，为细末，每猪蹄汤调服二钱，此祖传方也（王海藏《汤液本草》）。

**冷泪目昏**贝母一枚，胡椒七粒，为末点之（《儒门事亲》方）。

**目生弩肉**《肘后》：用贝母、真丹等分为末，日点。○《摘玄方》：用贝母、丁香等分为末，乳汁调点。

**吐血不止**贝母炮研，温浆水服二钱（《圣惠方》）。

**衄血不止**贝母炮研末，浆水服二钱，良久再服（《普济方》）。

**小儿鹅口**满口白烂。贝母去心为末，半钱，水五分，蜜少许，煎三沸，缴净抹之，日四五度（《圣惠方》）。

**吹奶作痛**贝母末吹鼻中，大效（危氏《得效方》）。

**乳痈初肿** 贝母末,酒服二钱,仍令人吮之,即通(《仁斋直指方》)。

**便痈肿痛** 贝母、白芷等分为末,酒调服或酒煎服,以滓贴之(《永类钤方》)。

**紫白癜斑** 贝母、南星等分为末,生姜带汁擦之。○《德生堂方》:用贝母、干姜等分为末,如澡豆,入密室中浴擦,得汗为妙。○《谈野翁方》:以生姜擦动,醋磨贝母涂之。○《圣惠方》:用贝母、百部等分为末,自然姜汁调搽。

**蜘蛛咬毒** 缚定咬处,勿使毒行。以贝母末酒服半两,至醉。良久酒化为水,自疮口出,水尽,仍塞疮口,甚妙(《仁斋直指方》)。

**蛇蝎咬伤** 方同上。

## 山慈姑宋《嘉祐》

**【释名】** 金灯(《拾遗》)、鬼灯檠(《纲目》)、朱姑(《纲目》)、鹿蹄草(《纲目》)、无义草(《《酉阳杂俎》》)。〔时珍曰〕根状如水慈姑,花状如灯笼而朱色,故有诸名。段成式《酉阳杂俎》云:金灯之花与叶不相见,人恶种之,谓之无义草。又有试剑草,亦名鹿蹄草,与此同名,见后草之五。

**【集解】** 〔藏器曰〕山慈姑生山中湿地,叶似车前,根如慈姑。〔大明曰〕零陵间有一种团慈姑,根如小蒜,所主略同。〔时珍曰〕山慈姑处处有之。冬月生叶,如水仙花之叶而狭。二月中抽一茎,如箭簳,高尺许。茎端开花白色,亦有红色、黄色者,上有黑点,其花乃众花簇成一朵,如丝纽成可爱。三月结子,有三棱。四月初苗枯,即掘取其根,状如慈姑及小蒜,迟则苗腐难寻矣。根苗与老鸦蒜极相类,但老鸦根无毛,慈姑有毛壳包裹为异尔。用之,去毛壳。

根

〔气味〕甘、微辛,有小毒。

〔主治〕痈肿疮瘘瘰疬结核等,醋磨傅之。亦剥人面皮,除皯𪒨(藏器)。主疔肿,攻毒破皮,解诸毒蛊毒,蛇虫狂犬伤(时珍)。

〔附方〕新五。

粉滓面皯山慈姑根,夜涂旦洗(《普济方》)。

牙龈肿痛红灯笼枝根,煎汤漱吐(孙天仁《集效方》)。

山慈姑

痈疽疔肿恶疮及黄疸。慈姑连根同苍耳草等分,捣烂,以好酒一钟,滤汁温服。或干之为末,每酒服三钱(《乾坤生意》)。

风痰痫疾金灯花根似蒜者一个,以茶清研如泥,日中时以茶调下,即卧日中,良久,吐出鸡子大物,永不发。如不吐,以热茶投之(《奇效良方》)。

万病解毒丸一名太乙紫金丹,一名玉枢丹。解诸毒,疗诸疮,利关节,治百病,起死回生,不可尽述。凡居家远出,行兵动众,不可无此。山慈姑去皮洗极净,焙,二两,川五倍子洗刮,焙,二两,千金子仁白者,研,纸压去油,一两,红芽大戟去芦洗,焙,一两半,麝香三钱,以端午七夕重阳或天德月德黄道上吉日,预先斋戒盛服,精心治药,为末,陈设拜祷,乃重罗令匀,用糯米浓饮和之,木臼杵千下,作一钱一锭。病甚者连服,取利一二行,用温粥补之。凡一切饮食药毒,蛊毒瘴气,河豚、土菌、死牛马等毒,并用凉水磨服一锭,或吐或利即愈。痈疽发背、疔肿杨梅等一切恶疮,风疹赤游,痔疮,并用凉水或酒磨涂,日数次,立消。阴阳二毒伤寒,狂乱瘟疫,喉痹喉风,并用冷水入薄荷汁数匙化下。心气痛并诸气,用淡酒化下。泄泻痢下,霍乱绞肠沙,用薄荷汤下。中风中气,口紧眼歪,五癫五痫,鬼邪鬼胎,筋挛骨痛,并暖酒下。自缢、溺水、鬼迷,心头温者,冷水磨灌之。传尸痨瘵,凉水化服,取下恶物虫积为妙。久近疟疾,将发时,东流水煎桃枝汤化服。女人经闭,红花酒化服。小儿惊风,五疳五痢,薄荷汤下。头风头痛,酒研贴两太阳上。诸腹鼓胀,麦芽汤化下。风虫牙痛,酒磨涂之,亦吞少许。打扑伤损,松节煎酒下。汤火伤,毒蛇恶犬,一切虫伤,并冷水磨涂,仍服之(王璆《百一选方》)。

叶

〔主治〕疮肿,入蜜捣,涂疮口,候清血出,效(慎微)。涂乳痈、便毒尤妙(时珍)。

〔附方〕新一。

中溪毒生疮朱姑叶捣烂涂之。生东间,叶如蒜叶(《外台秘要》)。

花

〔主治〕小便血淋涩痛,同地檗花阴干,每用三钱,水煎服(《圣惠》)。

### 石蒜宋《图经》

【释名】乌蒜(《纲目》)、老鸦蒜(《救荒》)、蒜头草(《纲

目》)、婆婆酸(《纲目》)、一枝
箭(《纲目》)、水麻(《图经》)。
〔时珍曰〕蒜以根状名,箭以茎
状名。

石蒜

【集解】〔颂曰〕水麻生鼎
州、黔州,其根名石蒜,九月采之。
或云金灯花根,亦名石蒜,即此类
也。〔时珍曰〕石蒜处处下湿地有
之,古谓之乌蒜,俗谓之老鸦蒜、
一枝箭是也。春初生叶,如蒜秧
及山慈姑叶,背有剑脊,四散布
地。七月苗枯,乃于平地抽出一
茎如箭簳,长尺许。茎端开花四
五朵,六出红色,如山丹花状而瓣长,黄蕊长须。其根状如蒜,皮
色紫赤,肉白色。此有小毒,而《救荒本草》言其可炸熟水浸过
食,盖为救荒尔。一种叶如大韭,四五月抽茎,开花如小萱花黄
白色者,谓之铁色箭,功与此同。二物并抽茎开花,后乃生叶,叶
花不相见,与金灯同。

根
【气味】辛、甘,温,有小毒。
【主治】傅贴肿毒(苏颂)。疗疮恶核,可水煎服
取汗,及捣傅之。又中溪毒者,酒煎半升服,取吐良
(时珍)。
【附方】新三。
便毒诸疮一枝箭,捣烂涂之即消。若毒太甚者,洗净,以
生白酒煎服,得微汗即愈(王永辅《惠济方》)。

产肠脱下老鸦蒜即酸头草一把。以水三碗,煎一碗半,去滓熏洗,神效(危氏《得效方》)。

小儿惊风大叫一声就死者,名老鸦惊。以散麻缠住胁下及手心足心,以灯火爆之。用老鸦蒜晒干、车前子等分,为末,水调贴手足心。仍以灯心淬手足心,及肩膊眉心鼻心,即醒也(王日新《小儿方》)。

## 水仙《会编》

**【释名】**金盏银台(《《洛阳花木记》》)。〔时珍曰〕此物宜卑湿处,不可缺水,故名水仙。金盏银台,花之状也。

**【集解】**〔机曰〕水仙花叶似蒜,其花香甚清。九月初栽于肥壤,则花茂盛,瘦地则无花。五月初收根,以童尿浸一宿,晒干,悬火暖处。若不移宿根更旺。〔时珍曰〕水仙丛生下湿处。

水仙

其根似蒜及薤而长,外有赤皮裹之。冬月生叶,似薤及蒜。春初抽茎,如葱头。茎头开花数朵,大如簪头,状如酒杯,五尖上承,黄心,宛然盏样,其花莹韵,其香清幽。一种千叶者,花皱,下轻黄而上淡白,不作杯状,人重之,指为真水仙,盖不然,乃一物二种尔。亦有红花者。按段成式《酉阳杂俎》云:榇袛出拂林国,根大如鸡卵,苗长三四尺,叶似蒜叶,中心抽条,茎端开花,六出红白色,花心黄赤,不结子,冬生夏死。

取花压油,涂身去风气。据此形状,与水仙仿佛,岂外国名谓不同耶?

根

〔气味〕苦、微辛,滑,寒,无毒。〔土宿真君曰〕取汁伏汞,煮雄黄,拒火。

〔主治〕痈肿及鱼骨哽(时珍)。

花

〔气味〕缺。

〔主治〕作香泽,涂身理发,去风气。又疗妇人五心发热,同干荷叶、赤芍药等分,为末,白汤每服二钱,热自退也(时珍。○出《卫生易简方》)。

## 白茅《本经·中品》

【释名】根名茹根(《本经》)、兰根(《本经》)、地筋(《别录》)。〔时珍曰〕茅叶如矛,故谓之茅。其根牵连,故谓之茹。《易》曰"拔茅连茹"是也。有数种:夏花者为茅,秋花者为菅。二物功用相近,而名谓不同。《诗》云"白华菅兮,白茅束兮"是也。《别录》不分茅菅乃二种,谓茅根一名地菅,一名地筋,而《有名未用》又出地筋,一名菅根。盖二物之根状皆如筋,可通名地筋,不可并名菅也,正之。

【集解】〔《别录》曰〕茅根生楚地山谷田野,六月采根。〔弘景曰〕此即今白茅菅。《诗》云"露彼菅茅",是也。其根如渣芹甜美。〔颂曰〕处处有之。春生芽,布地如针,俗谓之茅针,亦可啖,甚益小儿。夏生白花茸茸然,至秋而枯。其根至洁白,六月采之。又有菅,亦茅类也。陆玑《草木疏》云:菅似茅而滑无毛,根下五寸中有白粉者,柔韧宜为索,沤之尤善。其未沤者名野

白茅

菅,入药与茅功等。〔时珍曰〕茅有白茅、菅茅、黄茅、香茅、芭茅数种,叶皆相似。白茅短小,三四月开白花成穗,结细实。其根甚长,白软如筋而有节,味甘,俗呼丝茅,可以苫盖,及供祭祀苞苴之用,《本经》所用茅根是也。其根干之,夜视有光,故腐则变为萤火。菅茅只生山上,似白茅而长,入秋抽茎,开花成穗如荻花,结实尖黑,长分许,粘衣刺人。其根短硬如细竹根,无节而微甘,亦可入药,功不及白茅,《尔雅》所谓白华野菅是也。黄茅似菅茅,而茎上开叶,茎下有白粉,根头有黄毛,根亦短而细硬无节,秋深开花穗如菅,可为索绹,古名黄菅,《别录》所用菅根是也。香茅一名菁茅,一名璚茅,生湖南及江淮间,叶有三脊,其气香芬,可以包藉及缩酒,《禹贡》所谓荆州苞匦菁茅是也。芭茅丛生,叶大如蒲,长六七尺,有二种,即芒也。见后芒下。

茅根

〔气味〕甘,寒,无毒。

〔主治〕劳伤虚羸,补中益气,除瘀血血闭寒热,利小便(《本经》)。下五淋,除客热在肠胃,止渴坚筋,妇人崩中。久服利人(《别录》)。主妇人月经不匀,通血脉淋沥(大明)。止吐衄诸血,伤寒哕逆,肺热喘急,水肿黄疸,解酒毒(时珍)。

〔发明〕〔弘景曰〕茅根服食断谷甚良。俗方稀用,惟煎汁疗淋及崩中尔。〔时珍曰〕白茅根甘,能除伏热,利小便,故能止诸血哕逆喘急消渴,治黄疸水肿,乃良物也。世人因微而忽之,惟事苦寒之剂,致伤冲和之气,乌足知此哉?

〔附方〕旧二,新一十二。

山中辟谷 凡辟难无人之境,取白茅根洗净,咀嚼,或石上晒焦捣末,水服方寸匕,可辟谷不饥(《肘后方》)。

温病冷哕 因热甚饮水,成暴冷哕者。茅根切,枇杷叶拭去毛炙香,各半斤,水四升,煎二升,去滓,稍热饮之(庞安常《伤寒总病论》)。

温病热哕 乃伏热在胃,令人胸满则气逆,逆则哕;或大下后,胃中虚冷,亦致哕也。茅根切,葛根切,各半斤,水三升,煎一升半。每温饮一盏,哕止即停(同上)。

反胃上气 食入即吐。茅根、芦根二两,水四升,煮二升,顿服得下,良(《圣济总录》)。

肺热气喘 生茅根一握,㕮咀,水二盏,煎一盏,食后温服。甚者三服止,名如神汤(《圣惠方》)。

虚后水肿 因饮水多,小便不利。用白茅根一大把,小豆三升。水三升,煮干,去茅食豆,水随小便下也(《肘后方》)。

五种黄病 黄疸、谷疸、酒疸、女疸、劳疸也。黄汗者,乃大汗出入水所致,身体微肿,汗出如黄檗汁。用生茅根一把,细切,以猪肉一斤,合作羹食(《肘后方》)。

解中酒毒 恐烂五脏。茅根汁,饮一升(《千金方》)。

小便热淋 白茅根四升,水一斗五升,煮取五升,适冷暖饮之,日三服(《肘后方》)。

小便出血 茅根煎汤,频饮为佳(谈野翁方)。

劳伤溺血茅根、干姜等分,入蜜一匙,水二钟,煎一钟,日一服。

鼻衄不止茅根为末,米泔水服二钱(《圣惠方》)。

吐血不止《千金翼》:用白茅根一握,水煎服之。○《妇人良方》:用根洗捣汁,日饮一合。

竹木入肉白茅根烧末,猪脂和涂之。风入成肿者,亦良(《肘后方》)。

茅针即初生苗也。○《拾遗》

〔气味〕甘,平,无毒。〔大明曰〕凉。

〔主治〕下水(《别录》)。治消渴,能破血(甄权)。通小肠,治鼻衄及暴下血,水煮服之。恶疮痈肿、软疖未溃者,以酒煮服,一针一孔,二针二孔。生按,傅金疮止血(藏器)。

花

〔气味〕甘,温,无毒。

〔主治〕煎饮,止吐血衄血,并塞鼻。又傅灸疮不合。署刀箭金疮,止血并痛(大明)。

屋上败茅

〔气味〕苦,平,无毒。

〔主治〕卒吐血,剉三升,酒浸煮一升服。和酱汁研,傅斑疮及蚕啮疮(藏器)。屋四角茅,主鼻洪(大明)。

〔发明〕〔时珍曰〕按陈文中《小儿方》:治痘疮溃烂,难靥不干。多年墙屋上烂茅,择洗焙干,为末掺之。此盖取其性寒而解毒,又多受雨露霜雪之气,兼能燥湿也。

〔附方〕新三。

**妇人阴痒**墙头烂茅、荆芥、牙皂等分,煎水频熏洗之(《摘玄方》)。

**大便闭塞**服药不通者。沧盐三钱,屋檐烂草节七个,为末。每用一钱,竹筒吹入肛内一寸即通,名提金散(《圣济录》)。

**卒中五尸**其状腹痛胀急,不得气息,上冲心胸,旁攻两胁,或魄礧涌起,或牵引腰脊,此乃身中尸鬼接引为害。取屋上四角茅,入铜器中,以三尺布覆腹,着器布上,烧茅令热,随痛追逐,跖下痒即瘥也(《肘后方》)。

### 地筋《别录·有名未用》

【释名】菅根(《别录》)、土筋(同)。

【集解】〔《别录》曰〕地筋生泽中,根有毛,三月生,四月实白,三月三日采根。〔弘景曰〕疑此即是白茅而小异也。〔藏器曰〕地筋如地黄,根叶并相似,而细多毛,生平泽,功用亦同地黄,李邕方中用之。〔时珍曰〕此乃黄菅茅之根也,功与白茅根相同,详见白茅下。陈藏器所说,别是一物,非菅根也。

地筋

【气味】甘,平,无毒。

【主治】益气止渴,除热在腹脐,利筋(《别录》)。根、苗、花,功与白茅同(时珍)。

## 芒《拾遗》

〔校正〕并入《拾遗》石芒、败芒箔。

**【释名】** 杜荣（《尔雅》）、笆芒（《寰宇志》）、笆茅（《纲目》》）。〔时珍曰〕芒,《尔雅》作莣。今俗谓之笆茅,可以为篱笆故也。

芒

**【集解】** 〔藏器曰〕《尔雅》:"莣,杜荣。"郭璞注云:草似茅,皮可为绳索履屩也。今东人多以为箔。又曰:石芒生高山,如芒而节短,江西呼为折草,六七月生穗如荻。〔时珍曰〕芒有二种,皆丛生,叶皆如茅而大,长四五尺,甚快利,伤人如锋刃。七月抽长茎,开白花成穗,如芦苇花者,芒也;五月抽短茎,开花如芒者,石芒也。并于花将放时剥其箨皮,可为绳箔草履诸物,其茎穗可为扫帚也。

茎

〔气味〕甘,平,无毒。

〔主治〕人畜为虎狼等伤,恐毒入内,取茎杂葛根浓煮汁服,亦生取汁服（藏器）。煮汁服,散血（时珍）。

败芒箔

〔主治〕产妇血满腹胀痛,血渴,恶露不尽,月闭,止好血,下恶血,去鬼气疰痛癥结,酒煮服之。亦烧末,酒下。弥久着烟者佳（藏器）。

# 龙胆《本经·上品》

【释名】陵游(《《本经》》)。〔志曰〕叶如龙葵,味苦如胆,因以为名。

【集解】〔《别录》曰〕龙胆生齐胸山谷及冤句,二月、八月、十一月、十二月采根阴干。〔弘景曰〕今出近道,以吴兴者为胜。根状似牛膝,其味甚苦。〔颂曰〕宿根黄白色,下抽根十余条,类牛膝而短。直上生苗,高尺余。四月生叶如嫩蒜,细茎如小竹枝。七月开花,如牵牛花,作铃铎状,青碧色。冬后结子,苗便枯。俗呼草龙胆。又有山龙胆,味苦涩,其叶经霜雪不凋。山人用治四肢疼痛,与此同类而别种也。采无时。

龙胆

根

【修治】〔敩曰〕采得阴干。用时,铜刀切去须、土、头了,剉细,甘草汤浸一宿,漉出,暴干用。

【气味】苦、涩,大寒,无毒。〔敩曰〕空腹饵之,令人溺不禁。〔之才曰〕贯众、小豆为之使,恶地黄、防葵。

【主治】骨间寒热,惊痫邪气,续绝伤,定五脏,杀蛊毒(《本经》)。除胃中伏热,时气温热,热泄下痢,去肠中小虫,益肝胆气,止惊惕,久服益智不忘,轻身耐老(《别录》)。治小儿壮热骨热,惊痫入心,时疾热黄，痛肿口疮（甄权）。客忤疳气，热病狂语，明目止烦，治疮疥（大明）。去目中黄及睛赤肿胀，瘀肉高起，痛不可忍（元素）。退肝经邪热，除下焦湿热之肿，泻膀胱火（李杲）。疗咽喉痛，风热盗汗（时珍）。

**【发明】**〔元素曰〕龙胆味苦性寒，气味俱厚，沉而降，阴也，足厥阴、少阳经气分药也。其用有四：除下部风湿，一也；及湿热，二也；脐下至足肿痛，三也；寒湿脚气，四也。下行之功与防己同，酒浸则能上行，外行以柴胡为主，龙胆为使。治眼中疾必用之药。〔好古曰〕益肝胆之气而泄火。〔时珍曰〕相火寄在肝胆，有泻无补，故龙胆之益肝胆之气，正以其能泻肝胆之邪热也。但大苦大寒，过服恐伤胃中生发之气，反助火邪，亦久服黄连反从火化之义。《别录》久服轻身之说，恐不足信。

**【附方】**旧四，新六。

伤寒发狂草龙胆为末，入鸡子清、白蜜，化凉水服二钱（《伤寒蕴要》）。

四肢疼痛山龙胆根细切，用生姜自然汁浸一宿，去其性，焙干捣末，水煎一钱匕，温服之。与此龙胆同类别种，经霜不凋（苏颂《图经本草》）。

谷疸劳疸谷疸因食而得，劳疸因劳而得。用龙胆一两，苦参三两，为末，牛胆汁和丸梧子大。先食以麦饮服五丸，日三服，不愈稍增。劳疸加龙胆一两，栀子仁三七枚，以猪胆和丸（《删繁方》）。

一切盗汗妇人、小儿一切盗汗，又治伤寒后盗汗不止。龙胆草研末，每服一钱，猪胆汁三两点，入温酒少许调服（《杨氏家藏方》）。

小儿盗汗身热。龙胆草、防风各等分，为末。每服一钱，米饮调下。亦可丸服，及水煎服（《婴童百问》）。

**咽喉热痛**龙胆擂水服之（《集简方》）。

**暑行目涩**生龙胆捣汁一合，黄连二寸切烂浸汁一匙，和点之（危氏《得效方》）。

**眼中漏脓**龙胆草、当归等分，为末。每服二钱，温水下（《鸿飞集》）。

**蛔虫攻心**刺痛，吐清水。龙胆一两，去头剉，水二盏，煮一盏，隔宿勿食，平旦顿服之（《圣惠方》）。

**卒然下血**不止。龙胆一虎口，水五升，煮取二升半，分为五服（姚僧垣《集验方》）。

## 细辛《本经·上品》

【释名】小辛（《本经》）、少辛（《《山海经》》）。〔颂曰〕华州真细辛，根细而味极辛，故名之曰细辛。〔时珍曰〕小辛、少辛，皆此义也。按《山海经》云，浮戏之山多少辛，《管子》云，五沃之土，群药生少辛，是矣。

【集解】〔《别录》曰〕细辛生华阴山谷，二月、八月采根阴干。〔弘景曰〕今用东阳临海者，形段乃好，而辛烈不及华阴、高丽者。用之去其头节。〔当之曰〕细辛如葵赤黑，一根一叶相连。〔颂曰〕今处处有之，皆不及华阴者为真，其根细而极辛。今人多以杜衡为之。杜衡根似饭帚密闹，细长四五寸，微黄白色，江淮呼为马蹄香，不可误用。〔宗奭曰〕细辛叶如葵，赤黑色，非此则杜衡也。杜衡叶如马蹄之下，故俗名马蹄香。盖根似白前，又似细辛。按沈括《梦溪笔谈》云：细辛出华山，极细而直，柔韧，深紫色，味极辛，嚼之习习如椒而更甚于椒。本草云：细辛水渍令直，是以杜衡伪为之也。东南所用细辛，皆杜衡也。杜衡黄

细辛

白色,拳曲而脆,干则作团,又谓之马蹄。襄汉间又有一种细辛,极细而直,色黄白,乃是鬼督邮,亦非细辛也。〔时珍曰〕《博物志》言杜衡乱细辛,自古已然矣。沈氏所说甚详。大抵能乱细辛者,不止杜衡,皆当以根苗色味细辨之。叶似小葵,柔茎细根,直而色紫,味极辛者,细辛也。叶似马蹄,茎微粗,根曲而黄白色,味亦辛者,杜衡也。一茎直上,茎端生叶如伞,根似细辛,微粗直而黄白色,味辛微苦者,鬼督邮也。似鬼督邮而色黑者,及己也。叶似小桑,根似细辛,微粗长而黄色,味辛而有臊气者,徐长卿也。叶似柳而根似细辛,粗长黄白色而味苦者,白微也。似白微而白直味甘者,白前也。

根

【修治】〔敩曰〕凡使细辛,切去头、土了,以瓜水浸一宿,暴干用。须拣去双叶者,服之害人。

【气味】辛,温,无毒。〔普曰〕神农、黄帝、雷公、桐君:辛,小温。岐伯:无毒。李当之:小寒。〔权曰〕苦,辛。〔之才曰〕曾青、枣根为之使。得当归、芍药、白芷、芎藭、牡丹、藁本、甘草,共疗妇人。得决明、鲤鱼胆、青羊肝,共疗目痛。恶黄芪、狼毒、山茱萸。忌生菜、狸肉。畏消石、滑石。反藜芦。

【主治】咳逆上气,头痛脑动,百节拘挛,风湿痹痛死肌。久服明目利九窍,轻身长年(《本经》)。温中下气，破痰利水道，开胸中滞结，除喉痹齆鼻不闻香臭，风痫癫疾，下乳结，汗不出，血不行，安五脏，益肝胆，通精气（《别录》）。添胆气，治嗽，去皮风湿痒，风眼泪下，除齿痛，血闭，妇人血沥腰痛（甄权）。含之，去口臭（弘景）。润肝燥，治督脉为病，脊强而厥（好古）。治口舌生疮，大便燥结，起目中倒睫（时珍）。

**【发明】**〔宗奭曰〕治头面风痛，不可缺此。〔元素曰〕细辛气温，味大辛，气厚于味，阳也，升也，入足厥阴、少阴血分，为手少阴引经之药。香味俱细，故入少阴，与独活相类。以独活为使，治少阴头痛如神。亦止诸阳头痛，诸风通用之。味辛而热，温少阴之经，散水气以去内寒。〔成无己曰〕水停心下不行，则肾气燥，宜辛以润之。细辛之辛，以行水气而润燥。〔杲曰〕胆气不足，细辛补之。又治邪气自里之表，故仲景少阴证，用麻黄附子细辛汤。〔时珍曰〕气之厚者能发热，阳中之阳也。辛温能散，故诸风寒风湿头痛痰饮胸中滞气惊痫者，宜用之。口疮喉痹䘌齿诸病用之者，取其能散浮热，亦火郁则发之之义也。辛能泄肺，故风寒咳嗽上气者，宜用之。辛能补肝，故胆气不足惊痫眼目诸病，宜用之。辛能润燥，故通少阴及耳窍便涩者，宜用之。○〔承曰〕细辛非华阴者不得为真。若单用末，不可过一钱。多则气闷塞不通者死，虽死无伤。近年开平狱中尝治此，不可不记。非本有毒，但不识多寡耳。

**【附方】**旧二，新六。

暗风卒倒不省人事。细辛末，吹入鼻中（危氏《得效方》）。

虚寒呕哕饮食不下。细辛去叶半两，丁香二钱半，为末。每服一钱，柿蒂汤下。

**小儿客忤**口不能言。细辛、桂心末等分,以少许内口中(《外台秘要》)。

**小儿口疮**细辛末,醋调,贴脐上(《卫生家宝方》)。

**口舌生疮**细辛、黄连等分,为末掺之,漱涎甚效,名兼金散。一方用细辛、黄檗(《三因方》)。

**口臭蜃齿**肿痛。细辛煮浓汁,热含冷吐,取瘥(《圣惠方》)。

**鼻中瘜肉**细辛末,时时吹之(《圣惠方》)。

**诸般耳聋**细辛末,溶黄蜡丸鼠屎大,绵裹一丸塞之,一二次即愈。须戒怒气,名聪耳丸(《龚氏经验方》)。

## 杜衡《别录·中品》

**【释名】**杜葵(《纲目》)、马蹄香(《唐本》)、土卤(《尔雅》)、土细辛(《纲目》)。〔恭曰〕杜衡叶似葵,形似马蹄,故俗名马蹄香。〔颂曰〕《尔雅》杜又名土卤,然杜若亦名杜衡,或疑是杜若,而郭璞注云:似葵,当是杜衡也。

**【集解】**〔《别录》曰〕杜衡生山谷,三月三日采根,熟洗暴干。〔弘景曰〕根叶都似细辛,惟气小异尔。处处有之。方药少用,惟道家服之。令人身衣香。〔恭曰〕生山之阴,水泽下湿地。叶似葵,形如马蹄。根似细辛、白前等。今俗以及己代之,谬矣。及己独茎,茎端四叶,叶间白花,殊无芳气。有毒,服之令人吐,惟疗疮疥,不可乱杜衡也。〔颂曰〕今江淮间皆有之。春初于宿根上生苗,叶似马蹄下状,高二三寸,茎如麦蒿粗细,每窠上有五七叶,或八九叶,别无枝蔓。又于茎叶间罅内芦头上贴地生紫花,其花似见不见,暗结实如豆大,窠内有碎子,似天仙子。苗叶俱青,经霜即枯,其根成空,有似饭帚密闹,细长四五寸,粗于细辛,微黄白色,味辛,江淮俗呼为马蹄香。谨按《山海经》云:"天帝之山有草焉。其状如葵，其臭如蘼芜，名曰杜衡。可以走马，食之已瘿。"郭璞注云：带之可以走马。或曰马得之而健走也。〔宗奭曰〕杜衡用根似细辛，但根色白，叶如马蹄之下。市人往往以乱细辛，将二物相对，便见真伪。况细辛惟出华州者良。杜衡色黄，拳局而脆，干则作团。详细辛下。〔时珍曰〕按《土宿本草》云：杜细辛，叶圆如马蹄，紫背者良，江南、荆、湖、川、陕、闽、广俱有之。取自然汁，可伏硫、砒，制汞。

杜衡

根

【气味】辛，温，无毒。

【主治】风寒咳逆。作浴汤，香人衣体（《别录》）。止气奔喘促，消痰饮，破留血、项间瘿瘤之疾（甄权）。下气杀虫（时珍）。

【发明】〔时珍曰〕古方吐药往往用杜衡者，非杜衡也，乃及己也。及己似细辛而有毒，吐人。昔人多以及己当杜衡，杜衡当细辛，故尔错误也。杜衡则无毒，不吐人，功虽不及细辛，而亦能散风寒，下气消痰，行水破血也。

【附方】新六。

风寒头痛伤风伤寒，头痛发热，初觉者。马蹄香为末，每服一钱，热酒调下，少顷饮热茶一碗，催之出汗即愈，名香汗散（王英《杏林摘要》）。

饮水停滞大热行极，及食热饼后，饮冷水过多不消，停滞在胸不利，呼吸喘息者。杜衡三分，瓜蒂二分，人参一分，为末。汤服一钱，日二服，取吐为度（《肘后方》）。

痰气哮喘马蹄香焙研，每服二三钱，正发时淡醋调下，少顷吐出痰涎为验（《普济方》）。

噎食膈气马蹄香四两，为末，好酒三升，熬膏。每服二匙，好酒调下，日三服（《孙氏集效方》）。

吐血瘀聚凡吐血后，心中不闷者必止；若烦躁闷乱刺胀者，尚有瘀血在胃，宜吐之。方同饮水停滞。

喉闭肿痛草药金锁匙，即马蹄草，以根捣，井华水调下即效（《救急方》）。

【附录】木细辛〔藏器曰〕味苦，温，有毒。主腹内结聚癥瘕，大便不利，推陈去恶，破冷气。未可轻服，令人利下至困。生终南山，冬月不凋，苗如大戟，根似细辛。

## 及己《别录·下品》

【释名】獐耳细辛（《纲目》）。〔时珍曰〕及己名义未详。二月生苗，先开白花，后方生叶三片，状如獐耳，根如细辛，故名獐耳细辛。

【集解】〔恭曰〕及己生山谷阴虚软地。其草一茎，茎头四叶，隙着白花。根似细辛而黑，有毒。今人以当杜衡，非也。二月采根，日干。

根

【气味】苦，平，有毒。〔恭曰〕入口使人吐血。

【主治】诸恶疮疥痂瘘蚀，及牛马诸疮（《唐本》）。头疮白秃风瘙，皮肤虫痒，可煎汁浸并傅之（大明）。

杀虫（时珍）。

【发明】〔弘景曰〕今人以合疮疥膏，甚验。〔时珍曰〕今人不知及己，往往以当杜衡，却以杜衡当细辛，故杜衡诸方多是及己也。辩见细辛、杜衡二条。

【附方】新一。

头疮白秃獐耳细辛，其味香辣，为末，以槿木煎油调搽（《活幼全书》）。

## 鬼督邮《唐本草》

【释名】独摇草（《唐本》）。〔时珍曰〕此草独茎而叶攒其端，无风自动，故曰鬼独摇草，后人讹为鬼督邮尔。因其专主鬼病，犹司鬼之督邮也。古者传舍有督邮之官主之。徐长卿、赤箭皆治鬼病，故并有鬼督邮之名，名同而物异。

及己

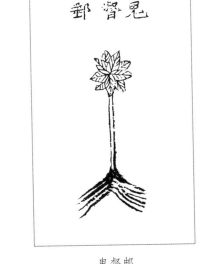

鬼督邮

【集解】〔恭曰〕鬼督邮所在有之。有必丛生，苗惟一茎，茎端生叶若伞状，根如牛膝而细黑。今人以徐长卿代之，非也。〔保昇曰〕茎似细箭簳，高二尺以下。叶生茎端，状如伞。花生叶心，黄白色。根横生而无须，二月、八月采根。徐长卿、赤箭并有鬼督邮之名，而主治不同，宜审用之。〔时珍曰〕鬼督邮与及己同类，根苗皆相似。但以根如细辛而色黑者，为及己；根如细辛而色黄白者，为鬼督邮。

根

【修治】〔敩曰〕凡采得细剉，用生甘草水煮一伏时，日干用。

【气味】辛、苦，平，无毒。〔时珍曰〕有小毒。

【主治】鬼疰卒忤中恶，心腹邪气，百精毒，温疟疫疾，强腰脚，益膂力（《唐本》）。

【发明】〔时珍曰〕按东晋《深师方》，治上气嗽、饮嗽、邪嗽、燥嗽、冷嗽，四满丸，用鬼督邮同蜈蚣、芫花、踯躅诸毒药为丸，则其有毒可知矣。非毒药不能治鬼疰邪恶之病，《唐本》云无毒，盖不然。

## 徐长卿《本经·上品》

〔校正〕今据《吴氏本草》，并入石下长卿。

【释名】鬼督邮（《本经》）、别仙踪（苏颂）。〔时珍曰〕徐长卿，人名也，常以此药治邪病，人遂以名之。《名医别录》于《有名未用》复出石下长卿条，云一名徐长卿。陶弘景注云：此是误尔。方家无用，亦不复识。今考二条功疗相似。按《吴普本草》云：徐长卿一名石下长卿。其为一物甚明，但石间生者为良。前人欠审，故尔差舛。〔弘景曰〕鬼督邮之名甚多。今俗用徐长卿者,其根正如细辛,小短扁扁尔,气亦相似。今狗脊散用鬼督邮者,取其强悍宜腰脚,故知是徐长卿,而非鬼箭、赤箭。

【集解】〔《别录》曰〕徐长卿生泰山山谷及陇西,三月采。〔又曰〕石下长卿生陇西山谷池泽,三月采。〔恭曰〕所在川泽有之。叶似柳,两叶相当,有光泽。根如细辛,微粗长,黄色而有臊气。今俗以代鬼督邮,非也。鬼督邮自有本条。〔保昇曰〕生下湿川泽之间。苗似小桑,两叶相对。

徐长卿

三月苗青,七月、八月着子,似萝藦子而小。九月苗黄,十月凋。八月采根,日干。〔颂曰〕今淄、齐、淮、泗间皆有之,三月、四月采,谓之别仙踪。〔时珍曰〕鬼督邮、及己之乱杜衡,其功不同,苗亦不同也。徐长卿之乱鬼督邮,其苗不同,其功同也。杜衡之乱细辛,则根苗功用皆仿佛,乃弥近而大乱也。不可不审。

根

【修治】〔敩曰〕凡采得粗杵,拌少蜜令遍,以瓷器盛,蒸三伏时,日干用。

【气味】辛,温,无毒。〔《别录》曰〕石下长卿:咸,平,有毒。〔普曰〕徐长卿一名石下长卿。神农、雷公:辛。〔时珍曰〕治鬼之药多有毒,当从《别录》。

【主治】鬼物百精蛊毒,疫疾邪恶气,温疟。久服强悍轻身(《本经》)。益气延年。又曰:石下长卿:

主鬼疰精物邪恶气,杀百精蛊毒,老魅注易,亡走啼哭,悲伤恍惚(《别录》)。

**【发明】**〔时珍曰〕《抱朴子》言上古辟瘟疫有徐长卿散,良效。今人不知用此。

**【附方】**新二。

小便关格徐长卿汤:治气壅关格不通,小便淋结,脐下妨闷。徐长卿炙半两,茅根三分,木通、冬葵子一两,滑石二两,槟榔一分,瞿麦穗半两,每服五钱,水煎,入朴硝一钱,温服,日二服(《圣惠方》)。

注车注船凡人登车船烦闷,头痛欲吐者。宜用徐长卿、石长生、车前子、车下李根皮各等分。捣碎,以方囊系半合于衣带及头上,则免此患(《肘后方》)。

## 白微《本经·中品》

**【释名】**薇草(《别录》)、白幕(《别录》)、春草(《别录》)、葞(音尾。《《尔雅》》)、骨美(《《别录》》)。〔时珍曰〕微,细也。其根细而白也。按《尔雅》:葞,春草也。微、葞音相近,则白微又葞音之转也。《别录》以葞为莽草之名,误矣。

**【集解】**〔《别录》曰〕白微生平原川谷,三月三日采根阴干。〔弘景曰〕近道处处有之。〔颂曰〕今陕西诸郡及舒、滁、润、辽州亦有之。茎叶俱青,颇类柳叶。六七月开红花,八月结实。其根黄白色,类牛膝而短小,今人八月采之。

根

**【修治】**〔敩曰〕凡采得,以糯米泔汁浸一宿,取出去髭,于槐砧上细剉,蒸之从巳至申,晒干用。〔时珍曰〕后人惟以酒洗用。

**【气味】**苦、咸，平，无毒。〔《别录》曰〕大寒。〔之才曰〕恶黄芪、大黄、大戟、干姜、大枣、干漆、山茱萸。

**【主治】**暴中风身热肢满，忽忽不知人，狂惑邪气，寒热酸疼，温疟洗洗，发作有时（《本经》）。疗伤中淋露，下水气，利阴气，益精。久服利人（《别录》）。治惊邪风狂痓病，百邪鬼魅（弘景）。风温灼热多眠，及热淋遗尿，金疮出血（时珍）。

白微

**【发明】**〔好古曰〕古方多用治妇人，以本草有疗伤中淋露之故也。〔时珍曰〕白微古人多用，后世罕能知之。按张仲景治妇人产中虚烦呕逆，安中益气，竹皮丸方中，用白微同桂枝各一分，竹皮、石膏各三分，甘草七分，枣肉为大丸，每以饮化一丸服。云有热者倍白微，则白微性寒，乃阳明经药也。徐之才《药对》言白微恶大枣，而此方又以枣肉为丸，盖恐诸药寒凉伤脾胃尔。朱肱《活人书》治风温发汗后，身犹灼热，自汗身重多眠，鼻息必鼾，语言难出者，萎蕤汤中亦用之。孙真人《千金方》，有诏书发汗白微散焉。

**【附方】**新五。

肺实鼻塞不知香臭。白微、贝母、款冬花各一两，百部二两，为末。每服一钱，米饮下（《普济方》）。

妇人遗尿不拘胎前产后。白微、芍药各一两，为末。酒服方寸匕，日三服（《千金方》）。

血淋热淋方同上。

妇人血厥人平居无疾苦，忽如死人，身不动摇，目闭口噤，或微知人，眩冒，移时方寤，此名血厥，亦名郁冒。出汗过多，血少，阳气独上，气塞不行，故身如死。气过血还，阴阳复通，故移时方寤。妇人尤多此证。宜服白微汤：用白微、当归各一两，人参半两，甘草二钱半。每服五钱，水二盏，煎一盏，温服（《本事方》）。

金疮血出白微为末，贴之（《儒门事亲》）。

## 白前《别录·中品》

【释名】石蓝（《唐本》）、嗽药（同上）。〔时珍曰〕名义未详。

白前

【集解】〔弘景曰〕白前出近道，根似细辛而大，色白不柔易折，气嗽方多用之。〔恭曰〕苗高尺许，其叶似柳，或似芫花，根长于细辛，白色。生州渚沙碛之上，不生近道。俗名石蓝，又名嗽药。今用蔓生者味苦，非真也。〔志曰〕根似白微、牛膝辈，二月、八月采，阴干用。〔嘉谟曰〕似牛膝，粗长坚直易断者，白前也；似牛膝，短小柔软能弯者，白微也。近道俱有，形色颇同，以此别之，不致差误。

根

**【修治】**〔敩曰〕凡用,以生甘草水浸一伏时,漉出,去头须了,焙干收用。

**【气味】**甘,微温,无毒。〔权曰〕辛。〔恭曰〕微寒。

**【主治】**胸胁逆气,咳嗽上气,呼吸欲绝（《别录》）。主一切气,肺气烦闷,奔豚肾气（大明）。降气下痰（时珍）。

**【发明】**〔宗奭曰〕白前能保定肺气,治嗽多用,以温药相佐使尤佳。〔时珍曰〕白前色白而味微辛甘,手太阴药也。长于降气,肺气壅实而有痰者宜之。若虚而长哽气者,不可用也。张仲景治嗽而脉沉,泽漆汤中亦用之。其方见《金匮要略》,药多不录。

**【附方】**旧二,新一。

久嗽唾血白前、桔梗、桑白皮三两,炒,甘草一两,炙,水六升,煮一升,分三服。忌猪肉、菘菜（《外台》）。

久咳上气体肿,短气胀满,昼夜倚壁不得卧,常作水鸡声者,白前汤主之:白前二两,紫菀、半夏各三两,大戟七合,以水一斗,渍一宿,煮取三升,分作三服。禁食羊肉、饧糖大佳（《深师方》）。

久患暇呷咳嗽,喉中作声,不得眠。取白前焙捣为末,每温酒服二钱（梅师方）。

## 草犀《拾遗》

**【释名】**〔时珍曰〕其解毒之功如犀角,故曰草犀。

**【集解】**〔藏器曰〕草犀生衢、婺、洪、饶间。苗高二三尺,独茎,根如细辛。生水中者名水犀。〔珣曰〕《广州记》云:生岭南及海中,独茎对叶而生,如灯台草,根若细辛。

根

【气味】辛,平,无毒。

【主治】解一切毒气,虎狼虫虺所伤,溪毒野蛊恶刺等毒,并宜烧研服之,临死者亦得活（李珣）。天行疟瘴寒热,咳嗽痰壅,飞尸喉痹疮肿,小儿寒热丹毒,中恶注忤,痢血等病,煮汁服之。岭南及睦、婺间中毒者,以此及千金藤并解之（藏器）。

## 钗子股《海药》

〔校正〕并入《拾遗》金钗股。

【释名】金钗股（《《拾遗》》）。〔时珍曰〕石斛名金钗花,此草状似之,故名。

【集解】〔藏器曰〕金钗股生岭南及南海山谷,根如细辛,每茎三四十根。〔珣曰〕忠州、万州者亦佳,草茎功力相似。缘岭南多毒,家家贮之。〔时珍曰〕按《岭表录》云:广中多蛊毒,彼人以草药金钗股治之,十救八九,其状如石斛也。又忍冬藤解毒,亦号金钗股,与此同名云。

根

【气味】苦,平,无毒。

【主治】解毒痈疽神验,以水煎服（李珣）。解诸药毒,煮汁服。亦生研,更烈,必大吐下。如无毒,亦吐去热痰。疟瘴天行,蛊毒喉痹（藏器）。

## 吉利草《纲目》

【集解】〔时珍曰〕按嵇含《南方草木状》云:此草生交、

广，茎如金钗股，形类石斛，根类芍药。吴黄武中，江夏李俣徙合浦遇毒，其奴吉利偶得此草与服，遂解，而吉利即遁去。俣以此济人，不知其数也。又高凉郡产良耀草，枝叶如麻黄，花白似牛李，秋结子如小粟，煨食解毒，功亚于吉利草。始因梁耀得之，因以为名，转梁为良耳。

根

【气味】苦，平，无毒。

【主治】解蛊毒，极验（时珍）。

## 朱砂根《纲目》

【集解】〔时珍曰〕朱砂根生深山中，今惟太和山人采之。苗高尺许，叶似冬青叶，背甚赤，夏月长茂。根大如箸，赤色，此与百两金仿佛。

根

【气味】苦，凉，无毒。

【主治】咽喉肿痹，磨水或醋咽之，甚良（时珍）。

## 辟虺雷《唐本草》

【释名】辟蛇雷（《唐本》）。〔时珍曰〕此物辟蛇虺有威，故以雷名之。

【集解】〔恭曰〕辟虺雷状如粗块苍术，节中有眼。〔时珍曰〕今川中峨眉、鹤鸣诸山皆有之。根状如苍术，大者若拳。彼人以充方物，苗状当俟访问。

根

【气味】苦，大寒，无毒。

【主治】解百毒，消痰，祛大热，疗头痛，辟瘟疫

朱砂根　　　　　　　辟虺雷

（《唐本》）。治咽喉痛痹,解蛇虺毒（时珍）。

## 锦地罗《纲目》

【集解】〔时珍曰〕锦地罗出广西庆远山岩间,镇安、归顺、柳州皆有之。根似草薢及栝蒌根状。彼人颇重之,以充方物。

根

【气味】微苦,平,无毒。

【主治】山岚瘴毒疮毒,并中诸毒。以根研生酒服一钱匕,即解（时珍）。

## 紫金牛 宋《图经》

【集解】〔颂曰〕生福州。叶如茶叶,上绿下紫。结实圆,红色如丹朱。根微紫色,八月采根,去心暴干,颇似巴戟。

锦地罗

紫金牛

【气味】辛,平,无毒。

【主治】时疾膈气,去风痰(苏颂)。解毒破血(时珍)。

## 拳参宋《图经》

【集解】〔颂曰〕生淄州田野,叶如羊蹄,根似海虾,黑色,土人五月采之。

【气味】缺。

【主治】为末,淋渫肿气(苏颂)。

## 铁线草宋《图经》

【集解】〔颂曰〕生饶州,三月采根阴干。〔时珍曰〕今俗呼萹蓄为铁线草,盖同名耳。

【气味】微苦,平,无毒。

拳参 铁线草

【主治】疗风消肿毒,有效（苏颂）。

【附方】新一。

男女诸风产后风尤妙。铁线草根五钱,五加皮一两,防风二钱,为末。以乌骨鸡一斤重者,水内淹死,去毛肠,砍作肉生,入药剉匀,下麻油些少,炒黄色,随人量入酒煮熟。先以排风藤煎浓汤,沐浴头身,乃饮酒食鸡,发出粘汗即愈。如不沐浴,必发出风丹,乃愈（滑伯仁《撄宁心要》）。

## 金丝草《纲目》

【集解】〔时珍曰〕金丝草出庆阳山谷,苗状当俟访问。

【气味】苦,寒,无毒。

【主治】吐血咳血,衄血下血,血崩瘴气,解诸药毒,疗痈疽丁肿恶疮,凉血散热（时珍）。

**【附方】**新三。

妇人血崩 金丝草、海柏枝、砂仁、花椒、蚕退纸、旧锦灰，等分，为末，煮酒空心服。陈光述传（谈野翁方）。

痈疽丁肿 一切恶疮。金丝草、忍冬藤、五叶藤、天荞麦等分，煎汤温洗。黑色者，加醋。○又铁箍散：用金丝草灰二两，醋拌晒干，贝母五两，去心，白芷二两，为末，以凉水调贴疮上，香油亦可。或加龙骨少许。

天蛇头毒 落苏即金丝草、金银花藤、五叶紫葛、天荞麦，等分。切碎，用绝好醋浓煎，先熏后洗（《救急方》）。

# 第十四卷　草部

## 目录

益智子《开宝》

荜茇《开宝》

蒟酱《唐本草》

肉豆蔻《开宝》

补骨脂《开宝》（即破故纸）

姜黄《唐本草》

郁金《唐本草》

蓬莪茂《开宝》

荆三棱《开宝》

莎草、香附子《别录》

瑞香《纲目》

茉莉《纲目》 素馨、指甲花附

郁金香《开宝》

茅香《开宝》

白茅香《拾遗》

排草香《纲目》 瓶香、耕香附

迷迭香《拾遗》

揭车香《拾遗》

艾纳香《开宝》

兜纳香《拾遗》

线香《纲目》

藿香《别录》

薰草《别录》 零陵香《开宝》

兰草《本经》

泽兰《本经》

马兰《日华》 麻伯、相乌、天雄草、益奶草附

香薷《别录》

石香菜《开宝》

爵床《本经》

赤车使者《唐本草》

假苏《本经》（即荆芥）

薄荷《唐本草》

积雪草《本经》

苏《别录》

荏《别录》（即白苏）

水苏《本经》（即鸡苏）

荠苧《拾遗》 石荠苧附

右附方旧八十一，新三百七十一。

# 第十四卷　草部

## 草之三芳草类五十六种

### 当归《本经·中品》

**【释名】**乾归（《本经》）、山蕲（《尔雅》）、白蕲（《尔雅》）、文无（《纲目》）。〔颂曰〕按《尔雅》：薜，山蕲。又云：薜，白蕲。薜音百。蕲即古芹字。郭璞注云：当归也。似芹而粗大。许慎《说文》云：生山中者名薜，一名山蕲。然则当归，芹类也。在平地者名芹，生山中粗大者，名当归也。〔宗奭曰〕今川蜀皆以畦种，尤肥好多脂，不以平地、山中为等差也。〔时珍曰〕当归本非芹类，特以花叶似芹，故得芹名。古人娶妻为嗣续也，当归调血为女人要药，有思夫之意，故有当归之名，正与唐诗"胡麻好种无人种，正是归时又不归"之旨相同。崔豹《古今注》云：古人相赠以芍药，相招以文无。文无一名当归，芍药一名将离故也。〔承曰〕当归治妊妇产后恶血上冲，仓卒取效。气血昏乱者，服之即定。能使气血各有所归，恐当归之名必因此出也。

**【集解】**《别录》曰〕当归生陇西川谷，二月、八月采根，阴干。〔弘景曰〕今陇西洮阳黑水当归，多肉少枝气香，名马尾当归。西川北部当归，多根枝而细。历阳所出者，色白而气味薄，不相似，呼为草当归，缺少时亦用之。〔恭曰〕今出当州、宕州、翼州、松州，以宕州者最胜。有二种：一种似大叶芎䓖者，名马尾当归，今人多用；一种似细叶芎䓖者，名蚕头当归，即陶称历阳者，

当归

不堪用,茎叶并卑下于芎䓖。〔颂曰〕今川蜀、陕西诸郡及江宁府、滁州皆有之,以蜀中者为胜。春生苗,绿叶有三瓣。七八月开花似莳萝,浅紫色。根黑黄色,以肉厚而不枯者为胜。〔时珍曰〕今陕、蜀、秦州、汶州诸处人多栽莳为货。以秦归头圆尾多色紫气香肥润者,名马尾归,最胜他处;头大尾粗色白坚枯者,为镵头归,止宜入发散药尔。韩悉言:川产者力刚而善攻,秦产者力柔而善补,是矣。

## 根

**【修治】**〔敩曰〕凡用去芦头,以酒浸一宿入药。止血破血,头尾效各不同。若要破血,即使头一节硬实处。若要止痛止血,即用尾。若一并用,服食无效,不如不使,惟单使妙也。〔元素曰〕头止血,尾破血,身和血,全用即一破一止也。先以水洗净土。治上酒浸,治外酒洗过,或火干、日干入药。〔杲曰〕头止血而上行,身养血而中守,梢破血而下流,全活血而不走。〔时珍曰〕雷、张二氏所说头尾功效各异。凡物之根,身半已上,气脉上行,法乎天;身半已下,气脉下行,法乎地。人身法象天地,则治上当用头,治中当用身,治下当用尾,通治则全用,乃一定之理也。当以张氏之说为优。凡晒干乘热纸封瓮收之,不蛀。

**【气味】**甘,温,无毒。《别录》曰:辛,大温。〔普曰〕神农、黄帝、桐君、扁鹊:甘,无毒。岐伯、雷公:辛,无毒。李当之:小温。〔杲曰〕甘、辛,温,无毒。气厚味薄,可升可降,阳中微阴,入手少阴、足太阴、厥阴经血分。〔之才曰〕恶䕡茹、湿面,畏菖蒲、海藻、牡蒙、生姜,制雄黄。

**【主治】**咳逆上气,温疟寒热洗洗在皮肤中,妇人漏下绝子,诸恶疮疡金疮,煮汁饮之(《本经》)。温中止痛,除客血内塞,中风痓汗不出,湿痹中恶,客气虚冷,补五脏,生肌肉(《别录》)。止呕逆,虚劳寒热,下痢腹痛齿痛,女人沥血腰痛,崩中,补诸不足(甄权)。治一切风,一切血,补一切劳,破恶血,养新血,及癥癖,肠胃冷(大明)。治头痛,心腹诸痛,润肠胃筋骨皮肤,治痈疽,排脓止痛,和血补血(时珍)。主痿癖嗜卧,足下热而痛。冲脉为病,气逆里急,带脉为病,腹痛,腰溶溶如坐水中(好古)。

**【发明】**〔权曰〕患人虚冷者,加而用之。〔承曰〕世俗多谓惟能治血,而《金匮》《外台》《千金》诸方皆为大补不足、决取立效之药。古方用治妇人产后恶血上冲,取效无急于此。凡气血昏乱者,服之即定。可以补虚,备产后要药也。〔宗奭曰〕《药性论》补女子诸不足一说,尽当归之用矣。〔成无己曰〕脉者血之府,诸血皆属心。凡通脉者,必先补心益血。故张仲景治手足厥寒、脉细欲绝者,用当归之苦温以助心血。〔元素曰〕其用有三:一心经本药,二和血,三治诸病夜甚。凡血受病,必须用之。血壅而不流则痛,当归之甘温能和血,辛温能散内寒,苦温能助心散寒,使气血各有所归。〔好古曰〕入手少阴,以其心生血也。入足太阴,以其脾裹血也。入足厥阴,以其肝藏血也。头能止血,身能养血,尾能行血。全用,同人参、黄耆,则补气而生血;同牵牛、大黄,则行气而破血。从桂、附、茱萸则热,从大黄、芒硝则寒。佐使分定,用者当知。酒蒸治头痛,诸痛皆属木,故以血药主之。〔机曰〕治头痛,酒煮服清,取其浮而上也。治心痛,酒调末服,取其浊而半沉半浮也。治小便出血,用酒煎服,取其沉入下极也。自有高低之分如此。王海藏言当归血药,如何治胸中咳逆上气?按当归其味辛散,乃血中气药也。况咳逆上气,有阴虚阳无所附者,故用血药补阴,则血和而气降矣。〔韩悉曰〕当归主血分之病。川产力刚可攻,秦产力柔宜补。凡用,本病宜酒制,有痰以姜制,导血归源之理。血虚以人参、石脂为佐,血热以生地黄、条芩为佐,不绝生化之源。血积配以大黄。要之,血药不容舍当归。故古方四物汤以为君,芍药为臣,地黄为佐,芎劳为使也。

**【附方】**旧八,新一十九。

血虚发热当归补血汤:治肌热燥热,目赤面红,烦渴引饮,昼夜不息,其脉洪大而虚,重按全无力,此血虚之候也。得于饥困劳役,证象白虎,但脉不长实为异耳。若误服白虎汤即死,宜此主之。当归身酒洗二钱,绵黄芪蜜炙一两,作一服。水二钟,煎一钟,空心温服,日再服(东垣《兰室秘藏》)。

失血眩运凡伤胎去血,产后去血,崩中去血,金疮去血,拔牙去血,一切去血过多,心烦眩运,闷绝不省人事。当归二两,芎劳一两。每用五钱,水七分,酒三分,煎七分,热服,日再(《妇人良方》)。

衄血不止当归焙研末,每服一钱,米饮调下(《圣济录》)。

小便出血当归四两剉,酒三升,煮取一升,顿服(《肘后方》)。

头痛欲裂当归二两,酒一升,煮取六合,饮之,日再服(《外台秘要方》)。

内虚目暗补气养血。用当归生晒六两,附子火炮一两,为末,炼蜜丸梧子大。每服三十丸,温酒下,名六一丸(《圣济总录》)。

**心下痛刺**当归为末,酒服方寸匕(《必效方》)。

**手臂疼痛**当归三两切,酒浸三日,温饮之。饮尽,别以三两再浸,以瘥为度(《事林广记》)。

**温疟不止**当归一两,水煎饮,日一服(《圣济总录》)。

**久痢不止**当归二两,吴茱萸一两,同炒香,去茱不用,黄连三两,为末,蜜丸梧子大。每服三十丸,米饮下,名胜金丸(《普济方》)。

**大便不通**当归、白芷等分,为末。每服二钱,米汤下(《圣济总录》)。

**妇人百病**诸虚不足者。当归四两,地黄二两,为末,蜜丸梧子大。每食前,米饮下十五丸(《太医支法存方》)。

**月经逆行**从口鼻出。先以京墨磨汁服,止之。次用当归尾、红花各三钱。水一钟半,煎八分,温服,其经即通(《简便方》)。

**室女经闭**当归尾、没药各一钱,为末,红花浸酒,面北饮之,一日一服(《普济方》)。

**妇人血气**脐下气胀,月经不利,血气上攻欲呕,不得睡。当归四钱,干漆烧存性二钱,为末,炼蜜丸梧子大。每服十五丸,温酒下(《永类方》)。

**堕胎下血**不止。当归焙一两,葱白一握。每服五钱,酒一盏半,煎八分,温服(《圣济总录》)。

**妊娠胎动**神妙。佛手散:治妇人妊娠伤动,或子死腹中,血下疼痛,口噤欲死。服此探之,不损则痛止,已损便立下,此乃徐王神验方也。当归二两,芎䓖一两,为粗末。每服三钱,水一盏,煎令泣泣欲干,投酒一盏,再煎一沸,温服,或灌之。如人行五里,再服。不过三五服,便效(张文仲《备急方》)。

**产难胎死**横生倒生。用当归三两,芎䓖一两,为末,先以大黑豆炒焦,入流水一盏,童便一盏,煎至一盏,分为二服。未效再服(《妇人良方》)。

**倒产子死**不出。当归末,酒服方寸匕(《子母秘录》)。

**产后血胀**腹痛引胁。当归二钱,干姜炮五分,为末。每服三钱,水一盏,煎八分,入盐、酢少许,热服(《妇人良方》)。

**产后腹痛**如绞。当归末五钱,白蜜一合,水一盏,煎一盏,分为二服。未效再服(《妇人良方》)。

**产后自汗**壮热,气短,腰脚痛不可转。当归三钱,黄芪合芍药酒炒各二钱,生姜五片,水一盏半,煎七分,温服(《和剂局方》)。

**产后中风**不省人事,口吐涎沫,手足瘈疭。当归、荆芥穗等分,为末。每服二钱,水一盏,酒少许,童尿少许,煎七分,灌之,下咽即有生意,神效(《圣惠方》)。

**小儿胎寒**好啼,昼夜不止,因此成痫。当归末一小豆大,以乳汁灌之,日夜三四度(《肘后方》)。

**小儿脐湿**不早治,成脐风。或肿赤,或出水。用当归末敷之。一方,入麝香少许。一方,用胡粉等分。试之最验。若愈后因尿入复作,再傅即愈(《圣惠方》)。

**汤火伤疮**燋赤溃烂,用此生肌,拔热止痛。当归、黄蜡各一两,麻油四两。以油煎当归焦黄,去滓,纳蜡搅成膏,出火毒,摊贴之(《和剂局方》)。

**白黄色枯**舌缩、恍惚若语乱者死。当归、白术二两,水煎,入生苧汁、蜜和服(《三十六黄方》)。

## 芎䓖 音穹穷。○《本经·上品》

【释名】胡䓖（《别录》）、川芎（《纲目》）、香果（《别录》）、山鞠穷（《纲目》）。〔时珍曰〕芎本作营，名义未详。或云：人头穹窿穷高，天之象也。此药上行，专治头脑诸疾，故有芎䓖之名。以胡戎者为佳，故曰胡䓖。古人因其根节状如马衔，谓之马衔芎䓖。后世因其状如雀脑，谓之雀脑芎。其出关中者，呼为京芎，亦曰西芎；出蜀中者，为川芎；出天台者，为台芎；出江南者，为抚芎，皆因地而名也。《左传》：楚人谓萧人曰：有麦曲乎？有山鞠穷乎？河鱼腹疾奈何？二物皆御湿，故以谕之。丹溪朱氏治六郁越鞠丸中用越桃、鞠穷，故以命名。《金光明经》谓之阇莫迦。

【集解】〔《别录》曰〕芎䓖叶名蘼芜，生武功川谷、斜谷西岭。三月、四月，采根，曝干。〔普曰〕芎䓖或生胡无桃山阴，或泰山。叶细香，青黑文，赤如藁本，冬夏丛生，五月花赤，七月实黑，附端两叶。三月采根，有节如马衔。〔弘景曰〕武功、斜谷西岭，俱近长安。今出历阳，处处亦有，人家多种之。叶似蛇床而香，节大茎细，状如马衔，谓之马衔芎䓖。蜀中亦有而细。〔恭曰〕今出秦州，其历阳出者不复用。其人间种者，形块大，重实多脂。山中采者，瘦细。味苦、辛。以九月、十

芎䓖

月采之为佳,若三月、四月虚恶非时也。〔颂曰〕关陕、川蜀、江东山中多有之,而以蜀川者为胜。四五月生叶,似水芹、胡荽、蛇床辈,作丛而茎细。其叶倍香,江东、蜀人采叶作饮。七八月开碎白花,如蛇床子花。根坚瘦,黄黑色。关中出者形块重实,作雀脑状者为雀脑芎,最有力。〔时珍曰〕蜀地少寒,人多栽莳,深秋茎叶亦不萎也。清明后宿根生苗,分其枝横埋之,则节节生根。八月根下始结芎劳,乃可掘取,蒸曝货之。《救荒本草》云:叶似芹而微细窄,有丫叉,又似白芷,叶亦细,又似胡荽叶而微壮,一种似蛇床叶而亦粗。嫩叶可炸食。〔宗奭曰〕凡用,以川中大块,里色白,不油,嚼之微辛甘者佳。他种不入药,止可为末,煎汤沐浴而已。

### 根

**【气味】**辛,温,无毒。〔普曰〕神农、黄帝、岐伯、雷公:辛,无毒。扁鹊:酸,无毒。李当之:生温,熟寒。〔元素曰〕性温,味辛苦,气厚味薄,浮而升,阳也。少阳本经引经药,入手、足厥阴气分。〔之才曰〕白芷为之使,畏黄连,伏雌黄。得细辛,疗金疮止痛。得牡蛎,疗头风吐逆。

**【主治】**中风入脑头痛,寒痹筋挛缓急,金疮,妇人血闭无子(《本经》)。除脑中冷动,面上游风去来,目泪出,多涕唾,忽忽如醉,诸寒冷气,心腹坚痛,中恶卒急肿痛,胁风痛,温中内寒(《别录》)。腰脚软弱,半身不遂,胞衣不下(甄权)。一切风,一切气,一切劳损,一切血。补五劳,壮筋骨,调众脉,破癥结宿血,养新血,吐血鼻血溺血,脑痈发背,瘰疬瘿赘,痔瘘疮疥,长肉排脓,消瘀血(大明)。搜肝气,补肝血,润肝燥,补风虚(好古)。燥湿,止泻痢,行气开郁

（时珍）。蜜和大丸，夜服，治风痰殊效（苏颂）。齿根出血，含之多瘥（弘景）。

**【发明】**〔宗奭曰〕今人用此最多，头面风不可缺也，然须以他药佐之。〔元素曰〕川芎上行头目，下行血海，故清神及四物汤皆用之。能散肝经之风，治少阳厥阴经头痛，及血虚头痛之圣药也。其用有四：为少阳引经，一也；诸经头痛，二也；助清阳之气，三也；去湿气在头，四也。〔杲曰〕头痛必用川芎。如不愈，加各引经药：太阳羌活，阳明白芷，少阳柴胡，太阴苍术，厥阴吴茱萸，少阴细辛，是也。〔震亨曰〕郁在中焦，须抚芎开提其气以升之，气升则郁自降。故抚芎总解诸郁，直达三焦，为通阴阳气血之使。〔时珍曰〕芎䓖，血中气药也。肝苦急，以辛补之，故血虚者宜之。辛以散之，故气郁者宜之。《左传》言：麦曲、鞠穷御湿，治河鱼腹疾。予治湿泻每加二味，其应如响也。血痢已通而痛不止者，乃阴亏气郁，药中加芎为佐，气行血调，其病立止。此皆医学妙旨，圆机之士，始可语之。○〔宗奭曰〕沈括《笔谈》云：一族子旧服芎䓖，医郑叔熊见之云：芎䓖不可久服，多令人暴死。后族子果无疾而卒。又朝士张子通之妻，病脑风，服芎䓖甚久，一旦暴亡。皆目见者。此皆单服既久，则走散真气。若使他药佐使，又不久服，中病便已，则焉能至此哉？〔虞抟曰〕骨蒸多汗，及气弱之人，不可久服。其性辛散，令真气走泄，而阴愈虚也。〔时珍曰〕五味入胃，各归其本脏。久服则增气偏胜，必有偏绝，故有暴夭之患。若药具五味，备四气，君臣佐使配合得宜，岂有此害哉？如芎䓖，肝经药也。若单服既久，则辛喜归肺，肺气偏胜，金来贼木，肝必受邪，久则偏绝，岂不夭亡？故医者贵在格物也。

**【附方】**旧七，新一十七。

**生犀丸**宋真宗赐高相国,去痰清目,进饮食。生犀丸:用川芎十两,紧小者,粟米泔浸二日换,切片子,日干为末,分作两料。每料入麝、脑各一分,生犀半两,重汤煮,蜜和丸小弹子大。茶、酒嚼下一丸。痰,加朱砂半两。膈壅,加牛黄一分,水飞铁粉一分。头目昏眩,加细辛一分。口眼㖞斜,加炮天南星一分(《御药院方》)。

**气虚头痛**真川芎䓖为末,腊茶调服二钱,甚捷。曾有妇人产后头痛,一服即愈(《集简方》)。

**气厥头痛**妇人气盛头痛,及产后头痛。川芎䓖、天台乌药等分,为末。每服二钱,葱茶调下。○《御药院方》:加白术,水煎服。

**风热头痛**川芎䓖一钱,茶叶二钱,水一钟,煎五分,食前热服(《简便方》)。

**头风化痰**川芎洗切,晒干为末,炼蜜丸如小弹子大。不拘时嚼一丸,茶清下(《经验后方》)。

**偏头风痛**京芎细剉,浸酒日饮之(《斗门方》)。

**风热上冲**头目运眩,或胸中不利。川芎、槐子各一两,为末。每服三钱,用茶清调下。胸中不利,以水煎服(张洁古《保命集》)。

**首风旋运**及偏正头疼,多汗恶风,胸膈痰饮。川芎䓖一斤,天麻四两,为末,炼蜜丸如弹子大。每嚼一丸,茶清下(刘河间《宣明方》)。

**失血眩运**方见当归下。

**一切心痛**大芎一个,为末,烧酒服之。一个住一年,两个住二年(《孙氏集效方》)。

**经闭验胎**经水三个月不行,验胎法:川芎生为末,空心煎艾汤服一匙。腹内微动者是有胎,不动者非也(《灵苑方》)。

**损动胎气**因跌扑举重,损胎不安,或子死腹中者。芎䓖为末,酒服方寸匕,须臾一二服,立出(《续十全方》)。

**崩中下血**昼夜不止。《千金方》:用芎䓖一两,清酒一大盏,煎取五分,徐徐进之。○《圣惠》:加生地黄汁二合,同煎。

**酒癖胁胀**时复呕吐,腹有水声。川芎䓖、三棱炮各一两,为末。每服二钱,葱白汤下(《圣济总录》)。

**小儿脑热**好闭目,或太阳痛,或目赤肿。川芎䓖、薄荷、朴硝各二钱,为末,以少许吹鼻中(《全幼心鉴》)。

**齿败口臭**水煮芎䓖,含之(《广济方》)。

**牙齿疼痛**大川芎䓖一个,入旧糟内藏一月,取焙,入细辛同研末,揩牙(《本事方》)。

**诸疮肿痛**抚芎煅研,入轻粉,麻油调涂(《普济方》)。

**产后乳悬**妇人产后,两乳忽长,细小如肠,垂过小肚,痛不可忍,危亡须臾,名曰乳悬。将芎䓖、当归各一斤:以半斤剉散,于瓦石器内,用水浓煎,不拘多少频服;仍以一斤半剉块,于病人桌下烧烟,令将口鼻吸烟。用尽未愈,再作一料。仍以蓖麻子一粒,贴其顶心(夏子益《奇疾方》)。

## 蘼芜《本经·上品》

**【释名】**薇芜(《本经》)、蕲茝(《尔雅》)、江蓠(《别录》)。〔颂曰〕蕲茝,古芹芷字也。〔时珍曰〕蘼芜一作麋芜,其茎叶靡弱而繁芜,故以名之。当归名蕲,白芷名蓠。其叶似当归,其香似白芷,故有蕲茝、江蓠之名。王逸云:蓠草生江中,故曰江蓠,是也。余见下。

**【集解】**〔《别录》曰〕芎䓖叶名蘼芜。又曰:蘼芜,一名江蘼,芎䓖苗也。生雍州川泽及宛句,四月、五月采叶暴干。〔弘景曰〕今出历阳,处处人家多种之。叶似蛇床而香,骚人借以为譬,方药稀用。〔恭曰〕此有二种:一种似芹叶,一种似蛇床。香气相似,用亦不殊。〔时珍曰〕《别录》言:蘼芜一名江蓠,芎䓖苗也。而司马相如《子虚赋》称芎䓖菖蒲,江蓠蘼芜。《上林赋》云:被以江蓠,揉以蘼芜。似非一物,何耶?盖嫩苗未结根时,则为蘼芜;既结根后,乃为芎䓖。大叶似芹者为江蓠,细叶似蛇床者为蘼芜。如此分别,自明白矣。《淮南子》云:乱人者,若芎䓖之与藁本,蛇床之与蘼芜。亦指细叶者言也。《广志》云:蘼芜香草,可藏衣中。《管子》云:五沃之土生蘼芜。郭璞赞云:蘼芜香草,乱之蛇床。不损其真,自烈以芳。又海中苔发,亦名江蓠,与此同名耳。

**【气味】**辛,温,无毒。

**【主治】**咳逆,定惊气,辟邪恶,除蛊毒鬼疰,去三虫。久服通神(《本经》)。主身中老风,头中久风、风眩(《别录》)。作饮,止泄泻(苏颂)。

花

〔主治〕入面脂用(时珍)。

## 蛇床《本经·上品》

**【释名】**蛇粟(《本经》)、蛇米(《本经》)、虺床(《尔雅》)、马床(《广雅》)、墙蘼(《别录》)。又名思益、绳毒、枣棘)。〔时珍曰〕蛇虺喜卧于下食其子,故有蛇床、蛇粟诸名。其叶似蘼芜,故曰墙蘼。《尔雅》云:盱,虺床也。

**【集解】**〔《别录》曰〕蛇床生临淄川谷及田野。五月采实阴干。〔弘景曰〕田野墟落甚多,花叶正似蘼芜。〔保昇曰〕叶似小叶芎䓖,花白,子如黍粒,黄白色。生下湿地,所在皆有,以扬州、襄州者为良。〔颂曰〕三月生苗,高三二尺,叶青碎,作丛似蒿枝。每枝上有花头百余,结同一窠,似马芹类。四五月乃开白花,又似伞状。子黄褐色,如黍米,至轻虚。〔时珍曰〕其花如碎米攒簇。其子两片合成,似莳萝子而细,亦有细棱。凡花实似蛇床者,当归、芎䓖、水芹、藁本、胡萝卜是也。

蛇床

## 子

**【修治】**〔敩曰〕凡使,须用浓蓝汁并百部草根自然汁,同浸一伏时,漉出日干。却用生地黄汁相拌蒸之,从巳至亥,取出晒干用。〔大明曰〕凡服食,即挼去皮壳,取仁微炒杀毒,即不辣也。作汤洗浴,则生用之。

**【气味】**苦,平,无毒。〔《别录》曰〕辛、甘,无毒。〔权曰〕有小毒。〔之才曰〕恶牡丹、贝母、巴豆。伏硫黄。

**【主治】**男子阴痿湿痒,妇人阴中肿痛,除痹气,利关节,癫痫恶疮。久服轻身(《本经》)。温中下气,令妇人子脏热,男子阴强。久服好颜色,令人有子(《别录》)。治男子女人虚湿痹,毒风痛痛,去男子腰痛,浴男子阴,去风冷,大益阳事(甄权)。暖丈夫阳气,助女人阴气,治腰胯酸疼,四肢顽痹,缩小便,去阴汗湿癣齿痛,赤白带下,小儿惊痫,扑损瘀血,煎

**汤浴大风身痒**（大明）。

**【发明】**〔敩曰〕此药令人阳气盛数，号曰鬼考也。〔时珍曰〕蛇床乃右肾命门、少阳三焦气分之药，《神农》列之上品，不独辅助男子，而又有益妇人。世人舍此而求补药于远域，岂非贱目贵耳乎？

**【附方】**旧三，新十一。

**阳事不起**蛇床子、五味子、菟丝子等分，为末，蜜丸梧子大。每服三十丸，温酒下，日三服（《千金方》）。

**赤白带下**月水不来。用蛇床子、枯白矾等分，为末，醋面糊丸弹子大，胭脂为衣，绵裹纳入阴户。如热极，再换，日一次（《儒门事亲》方）。

**子宫寒冷**温阴中坐药。蛇床子散：取蛇床子仁为末，入白粉少许，和匀如枣大，绵裹纳之，自然温也（《金匮玉函方》）。

**妇人阴痒**蛇床子一两，白矾二钱，煎汤频洗（《集简方》）。

**产后阴脱**绢盛蛇床子，蒸热熨之。又法：蛇床子五两，乌梅十四个。煎水，日洗五六次（《千金方》）。

**妇人阴痛**方同上。

**男子阴肿**胀痛。蛇床子末，鸡子黄调傅之（《永类方》）。

**大肠脱肛**蛇床子、甘草各一两，为末。每服一钱，白汤下，日三服。并以蛇床末傅之（《经验方》）。

**痔疮肿痛**不可忍。蛇床子煎汤熏洗（《简便方》）。

**小儿癣疮**蛇床子杵末，和猪脂涂之（《千金方》）。

**小儿甜疮**头面耳边连引，流水极痒，久久不愈者。蛇床子一两，轻粉三钱，为末，细油调搽之（《普济方》）。

**耳内湿疮**蛇床子、黄连各一钱，轻粉一字，为末吹之（《全幼心鉴》）。

**风虫牙痛**《千金》：用蛇床子、烛烬，同研，涂之。○《集简方》：用蛇床子煎汤，乘热漱数次，立止。

**冬月喉痹**肿痛，不可下药者。蛇床子烧烟于瓶中，口含瓶嘴吸烟，其痰自出（《圣惠方》）。

## 藁本《本经·中品》

**【释名】**藁芨（《纲目》）、鬼卿（《本经》）、地新（《本经》）、微茎（《别录》）。〔恭曰〕根上苗下似禾藁，故名藁本。本，根也。〔时珍曰〕古人香料用之，呼为藁本香。《山海经》名藁芨。

**【集解】**〔《别录》曰〕藁本生崇山山谷。正月、二月采根暴干，三十日成。〔弘景曰〕俗中皆用芎䓖根须，其形气乃相类。而《桐君药录》说芎䓖苗似藁本，论说花实皆不同，所生处又异。今东山别有藁本，形气甚相似，惟长大耳。〔恭曰〕藁本茎叶根味与芎䓖小别。今出宕州者佳。〔颂曰〕今西川、河东州郡及兖州、杭州皆有之。叶似白芷香，又似芎䓖，但芎䓖似水芹而大，藁本叶细尔。五月有白花，七八月结子。根紫色。〔时珍曰〕江南深山中皆有之。根似芎䓖而轻虚，味麻，不堪作饮也。

藁本

**根**

〔气味〕辛，温，无毒。

〔《别录》曰〕微寒。〔权曰〕微温。

〔元素曰〕气温，味苦、大辛，无毒。气厚味薄，升也，阳也。足太阳本经药。〔之才曰〕恶䕡茹，畏青葙子。

〔主治〕妇人疝瘕，阴中寒肿痛，腹中急，除风头痛，长肌肤，悦颜色（《本经》）。辟雾露润泽，疗风邪弹曳金疮，可作沐药面脂（《别录》）。治一百六十种恶风鬼疰，流入腰痛冷，能化小便，通血，去头风黚疱（甄权）。治皮肤疵皯，酒齄粉刺，痫疾（大明）。治太阳头痛、巅顶痛，大寒犯脑，痛连齿颊（元素）。头面身体皮肤风湿（李杲）。督脉为病，脊强而厥（好古）。治痈疽，排脓内塞（时珍）。

〔发明〕〔元素曰〕藁本乃太阳经风药，其气雄壮，寒气郁于本经，头痛必用之药。巅顶痛非此不能除。与木香同用，治雾露之清邪中于上焦。与白芷同作面脂。既治风，又治湿，亦各从其类也。〔时珍曰〕《邵氏闻见录》云：夏英公病泄，太医以虚治不效。霍翁曰：风客于胃也。饮以藁本汤而止。盖藁本能去风湿故耳。

〔附方〕新三。

大实心痛已用利药，用此彻其毒。藁本半两，苍术一两。作二服。水二钟，煎一钟，温服（《活法机要》）。

干洗头屑藁本、白芷等分，为末，夜擦旦梳，垢自去也（《便民图纂》）。

小儿疥癣藁本煎汤浴之，并以浣衣（《保幼大全》）。

实

〔主治〕风邪流入四肢（《别录》）。

【附录】徐黄〔《别录·有名未用》曰〕味辛，平，无毒。主心腹积瘕。茎，主恶疮，生泽中，大茎细叶，香如藁本。

## 蜘蛛香《纲目》

【集解】〔时珍曰〕蜘蛛香,出蜀西茂州松潘山中,草根也。黑色有粗须,状如蜘蛛及藁本、芎劳,气味芳香,彼人亦重之。或云猫喜食之。

根

【气味】辛,温,无毒。

【主治】辟瘟疫,中恶邪精,鬼气尸疰(时珍)。

## 白芷《本经·中品》

【释名】白茝(音止,又昌海切。〖《别录》〗)、芳香(《本经》)、泽芬(《别录》)、苻蓠(《别录》)、蓠(许骄切。〖《吴普》〗)、莞(音官。〖《别录》〗),叶名蒚麻(音力。〖《别录》〗)、

蜘蛛香

白芷

药（音约。《图经》）。〔时珍曰〕徐锴云：初生根干为芷，则白芷之义取乎此也。王安石《字说》云：茝香可以养鼻，又可养体，故茝字从臣。臣音怡，养也。许慎《说文》云：晋谓之䖝，齐谓之茝，楚谓之蓠，又谓之药。生于下泽，芬芳与兰同德，故骚人以兰茝为咏，而《本草》有芳香、泽芬之名，古人谓之香白芷云。

**【集解】**〔《别录》曰〕白芷生河东川谷下泽，二月、八月采根暴干。〔弘景曰〕今处处有之，东间甚多。叶可合香。〔颂曰〕所在有之，吴地尤多。根长尺余，粗细不等，白色。枝干去地五寸以上。春生叶，相对婆娑，紫色，阔三指许。花白微黄。入伏后结子，立秋后苗枯。二月、八月采根暴干。以黄泽者为佳。〔敩曰〕凡采勿用四条一处生者，名丧公藤。又勿用马兰根。

根

〔修治〕〔敩曰〕采得刮去土皮，细剉，以黄精片等分，同蒸一伏时，晒干去黄精用。〔时珍曰〕今人采根洗刮寸截，以石灰拌匀，晒收，为其易蛀，并欲色白也。入药微焙。

〔气味〕辛，温，无毒。〔元素曰〕气温，味苦、大辛。气味俱轻，阳也。手阳明引经本药，同升麻则通行手、足阳明经，亦入手太阴经。〔之才曰〕当归为之使，恶旋覆花，制雄黄、硫黄。

〔主治〕女人漏下赤白，血闭阴肿，寒热，头风侵目泪出，长肌肤，润泽颜色，可作面脂（《本经》）。疗风邪，久渴吐呕，两胁满，风痛，头眩目痒。可作膏药（《别录》）。治目赤胬肉，去面皯疵瘢，补胎漏滑落，破宿血，补新血，乳痈发背瘰疬，肠风痔瘘，疮痍疥癣，止痛排脓（大明）。能蚀脓，止心腹血刺痛，女人沥血腰痛，血崩（甄权）。解利手阳明头痛，中风寒热，及肺经风热，头面皮肤风痹燥痒（元素）。治鼻渊鼻衄，齿痛，眉棱骨痛，大肠风秘，小便去血，妇人血风眩运，翻胃吐食，解砒毒蛇伤，刀箭金疮（时珍）。

〔发明〕〔杲曰〕白芷疗风通用，其气芳香，能通九窍，表汗不可缺也。〔刘完素曰〕治正阳明头痛，热厥头痛，加而用之。〔好古曰〕同辛夷、细辛用治鼻病，入内托散用长肌肉，则入阳明可知矣。〔时珍曰〕白芷色白味辛，行手阳明庚金；性温气厚，行足阳明戊土；芳香上达，入手太阴肺经。肺者，庚之弟，戊之子也。故所主之病不离三经。如头目眉齿诸病，三经之风热也；如漏带痈疽诸病，三经之湿热也。风热者辛以散之，湿热者温以除之。为阳明主药，故又能治血病胎病，而排脓生肌止痛。按王璆《百一选方》云：王定国病风头痛，至都梁求名医杨介治之，连进三丸，即时病失。恳求其方，则用香白芷一味，洗晒为末，炼蜜丸弹子大。每嚼一丸，以茶清或荆芥汤化下。遂命名都梁丸。其药治头风眩运，女人胎前产后，伤风头痛，血风头痛，皆效。戴原礼《要诀》亦云：头痛挟热，项生磊块者，服之甚宜。又臞仙《神隐书》言：种白芷能辟蛇，则《夷坚志》所载治蝮蛇伤之方，亦制以所畏也，而本草不曾言及。〔宗奭曰〕《药性论》言白芷能蚀脓。今人用治带下，肠有败脓，淋露不已，腥秽殊甚，遂致脐腹冷痛，皆由败脓血所致，须此排脓。白芷一两，单叶红蜀葵根二两，白芍药、白枯矾各半两，为末，以蜡化丸梧子大。每空心及饭前，米饮下十丸或十五丸。俟脓尽，乃以他药补之。

〔附方〕旧一，新三十三。

一切伤寒神白散，又名圣僧散：治时行一切伤寒，不问阴阳轻重、老少男女孕妇，皆可服之。用白芷一两，生甘草半两，姜三片，葱白三寸，枣一枚，豉五十粒，水二碗，煎服取汗。不汗再服。病至十余日未得汗者，皆可服之。此药可卜人之好恶也。

如煎得黑色,或误打翻,即难愈;如煎得黄色,无不愈者。煎时要至诚,忌妇人鸡犬见(《卫生家宝方》)。

**一切风邪**方同上。

**风寒流涕**香白芷一两,荆芥穗一钱,为末,蜡茶点服二钱(《百一选方》)。

**小儿流涕**是风寒也。白芷末、葱白,捣丸小豆大,每茶下二十丸。仍以白芷末,姜汁调,涂太阳穴,乃食热葱粥取汗(《圣惠方》)。

**小儿身热**白芷煮汤浴之,取汗避风(《子母秘录》)。

**头面诸风**香白芷切,以萝卜汁浸透,日干为末。每服二钱,白汤下。或以嗜鼻(《直指方》)。

**偏正头风**百药不治,一服便可,天下第一方也。香白芷炒二两五钱,川芎炒、甘草炒、川乌头半生半熟各一两,为末。每服一钱,细茶、薄荷汤调下(谈野翁《试效方》)。

**头风眩运**都梁丸,见发明下。

**眉棱骨痛**属风热与痰。白芷、片芩酒炒等分,为末。每服二钱,茶清调下(《丹溪纂要》)。

**风热牙痛**香白芷一钱,朱砂五分,为末,蜜丸芡子大。频用擦牙。此乃濠州一村妇以医人者,庐州郭医云,绝胜他药也。或以白芷、吴茱萸等分,浸水漱涎(《医林集要》)。

**一切眼疾**白芷、雄黄为末,炼蜜丸龙眼大,朱砂为衣。每服一丸,食后茶下,日二服。名还睛丸(《普济方》)。

**口齿气臭**《百一选方》:用香白芷七钱,为末,食后井水服一钱。○《济生方》:用白芷、川芎等分,为末,蜜丸芡子大,日嚼之。

**盗汗不止**太平白芷一两,辰砂半两,为末。每服二钱,温酒下,屡验(《朱氏集验方》)。

**血风反胃**香白芷一两,切片,瓦炒黄为末。用猪血七片,沸汤泡七次,蘸末食之,日一次(《妇人良方》)。

**脚气肿痛**白芷、芥子等分,为末,姜汁和,涂之效(《医方摘要》)。

**妇人白带**白芷四两,以石灰半斤,淹三宿,去灰切片,炒研末。酒服二钱,日二服(《医学集成》)。

**妇人难产**白芷五钱,水煎服之(唐瑶《经验方》)。

**胎前产后**乌金散:治胎前产后虚损,月经不调,崩漏及横生逆产。用白芷、百草霜等分,为末。以沸汤入童子小便同醋调服二钱。丹溪加滑石,以芎归汤调之(《普济方》)。

**大便风秘**香白芷炒,为末。每服二钱,米饮入蜜少许,连进二服(《十便良方》)。

**小便气淋**结涩不通。白芷醋浸焙干,二两,为末。煎木通、甘草,酒调下一钱,连进二服(《普济方》)。

**鼻衄不止**就以所出血调白芷末,涂山根,立止(《简便方》)。

**小便出血**白芷、当归等分,为末,米饮每服二钱(《经验方》)。

**肠风下血**香白芷为末,每服二钱,米饮下,神效(余居士《选奇方》)。

**痔漏出血**方同上,并煎汤熏洗(《直指方》)。

**痔疮肿痛**先以皂角烟熏之,后以鹅胆汁调白芷末涂之,即消(《医方摘要》)。

**肿毒热痛**醋调白芷末傅之(《卫生易简方》)。

**乳痈初起**白芷、贝母各二钱,为末,温酒服之(《秘传外科方》)。

**疔疮初起**白芷一钱,生姜一两,擂酒一盏,温服取汗,即散。此陈指挥方也(《袖珍方》)。

**痈疽赤肿** 白芷、大黄等分，为末，米饮服二钱（《经验方》）。

**小儿丹瘤** 游走入腹必死。初发，急以截风散截之。白芷、寒水石为末，生葱汁调涂（《全幼心鉴》）。

**刀箭伤疮** 香白芷嚼烂涂之（《集简方》）。

**解砒石毒** 白芷末，井水服二钱（《事林广记》）。

**诸骨哽咽** 白芷、半夏等分，为末。水服一钱，即呕出（《普济方》）。

**毒蛇伤螫** 临川有人被蝮伤，即昏死，一臂如股，少顷遍身皮胀，黄黑色。一道人以新汲水调香白芷末一斤，灌之。觉脐中撮撮然，黄水自口出，腥秽逆人，良久消缩如故云。以麦门冬汤调尤妙，仍以末搽之。又经山寺僧为蛇伤，一脚溃烂，百药不愈。一游僧以新水数洗净腐败，见白筋，挹干，以白芷末，入胆矾、麝香少许掺之，恶水涌出。日日如此，一月平复（洪迈《夷坚志》）。

**叶**

〔主治〕作浴汤，去尸虫（《别录》）。浴丹毒瘾疹风瘙（时珍）。

〔附方〕新一。

**小儿身热** 白芷苗、苦参等分。煎浆水，入盐少许洗之（《卫生总微论》）。

## 芍药 芍音杓，又音勺。○《本经·中品》

**【释名】** 将离（《纲目》）、犁食（《别录》）、白术（《别录》）、余容（《别录》）、铤（《别录》），白者名金芍药（《图经》），赤者名木芍药（《图经》）。〔时珍曰〕芍药，犹婥约也。婥约，美好貌。此草花容婥约，故以为名。罗愿《尔雅翼》言：制食之毒，莫良于勺，故得药名，亦通。《郑风》诗云："伊其相谑，赠之以芍药。"《韩诗外传》云:"勺药,离草也。"董子云:"勺药一名将离,故将别赠之。"俗呼其花之千叶者为小牡丹,赤者为木芍药,与牡丹同名也。

**【集解】**〔《别录》曰〕芍药生中岳川谷及丘陵,二月、八月采根暴干。〔弘景曰〕今出白山、蒋山、茅山最好,白而长尺许。余处亦有而多赤,赤者小利。〔志曰〕此有赤白两种,其花亦有赤白二色。〔颂曰〕今处处有之,淮南者胜。春生红芽作丛,茎上三枝五叶,似牡丹而狭长,高一二尺。夏初开花,有红白紫数种,结子似牡丹子而小。秋时采根。崔豹《古今注》云:芍药有二种:有草芍药、木芍药。木者花大而色深,俗呼

芍药

为牡丹,非矣。安期生《服炼法》:芍药有金芍药,色白多脂肉;木芍药,色紫瘦多脉。〔承曰〕《本经》芍药生丘陵。今世多用人家种植者,乃欲其花叶肥大,必加粪壤。每岁八九月取根分削,因利以为药。今淮南真阳尤多,根虽肥大而香味不佳,入药少效。〔时珍曰〕昔人言洛阳牡丹、扬州芍药甲天下。今药中所用,亦多取扬州者。十月生芽,至春乃长,三月开花。其品凡三十余种,有千叶、单叶、楼子之异。入药宜单叶之根,气味全厚。根之赤白,随花之色也。

根

**【修治】**〔斅曰〕凡采得,竹刀刮去皮并头土,到细,以蜜

水拌蒸,从巳至未,晒干用。〔时珍曰〕今人多生用,惟避中寒者以酒炒,入女人血药以醋炒耳。

【气味】苦,平,无毒。〔《别录》曰〕酸,微寒,有小毒。〔普曰〕神农:苦。桐君:甘,无毒。岐伯:咸。雷公:酸。李当之:小寒。〔元素曰〕性寒,味酸,气厚味薄,升而微降,阳中阴也。〔杲曰〕白芍药酸,平,有小毒,可升可降,阴也。〔好古曰〕味酸而苦,气薄味厚,阴也,降也,为手足太阴行经药,入肝脾血分。○〔之才曰〕须丸为之使,恶石斛、芒硝,畏硝石、鳖甲、小蓟,反藜芦。〔禹锡曰〕别本须丸作雷丸。〔时珍曰〕同白术补脾,同芎劳泻肝,同人参补气,同当归补血,以酒炒补阴,同甘草止腹痛,同黄连止泻痢,同防风发痘疹,同姜、枣温经散湿。

【主治】邪气腹痛,除血痹,破坚积,寒热疝瘕,止痛,利小便,益气(《本经》)。通顺血脉,缓中,散恶血,逐贼血,去水气,利膀胱大小肠,消痈肿,时行寒热,中恶腹痛腰痛(《别录》)。治脏腑壅气,强五脏,补肾气,治时疾骨热,妇人血闭不通,能蚀脓(甄权)。女人一切病,胎前产后诸疾,治风补劳,退热除烦益气,惊狂头痛,目赤明目,肠风泻血痔瘘,发背疮疥(大明)。泻肝,安脾肺,收胃气,止泻利,固腠理,和血脉,收阴气,敛逆气(元素)。理中气,治脾虚中满,心下痞,胁下痛,善噫,肺急胀逆喘咳,太阳衄衄目涩,肝血不足,阳维病苦寒热,带脉病苦腹痛满,腰溶溶如坐水中(好古)。止下痢腹痛后重(时珍)。

【发明】〔志曰〕赤者利小便下气,白者止痛散血。〔大明曰〕赤者补气,白者补血。〔弘景曰〕赤者小利,俗方以止痛不减当归。白者道家亦服食之,及煮石用。〔成无己曰〕白补而赤泻,白收而赤散。酸以收之，甘以缓之，故酸甘相合，用补阴血。收逆气而除肺燥。又云：芍药之酸，敛津液而益营血，收阴气而泄邪热。〔元素曰〕白补赤散，泻肝补脾胃。酒浸行经，止中部腹痛。与姜同用，温经散湿通塞，利腹中痛，胃气不通。白芍入脾经补中焦，乃下利必用之药。盖泻利皆太阴病，故不可缺此。得炙甘草为佐，治腹中痛，夏月少加黄芩，恶寒加桂，此仲景神方也。其用凡六：安脾经，一也；治腹痛，二也；收胃气，三也；止泻痢，四也；和血脉，五也；固腠理，六也。〔宗奭曰〕芍药须用单叶红花者为佳，然血虚寒人禁之。古人云：减芍药以避中寒。诚不可忽。〔震亨曰〕芍药泻脾火，性味酸寒，冬月必以酒炒。凡腹痛多是血脉凝涩，亦必酒炒用。然止能治血虚腹痛，余并不治。为其酸寒收敛，无温散之功也。下痢腹痛必炒用，后重者不炒。产后不可用者，以其酸寒伐生发之气也。必不得已，亦酒炒用之。〔时珍曰〕白芍药益脾，能于土中泻木。赤芍药散邪，能行血中之滞。《日华子》言：赤补气，白治血，欠审矣。产后肝血已虚，不可更泻，故禁之。酸寒之药多矣，何独避芍药耶？以此颂曰张仲景治伤寒多用芍药，以其主寒热、利小便故也。杲曰：或言古人以酸涩为收，《本经》何以言利小便？曰：芍药能益阴滋湿而停津液，故小便自行，非因通利也。曰：又言缓中何也？曰：损其肝者缓其中，即调血也，故四物汤用芍药。大抵酸涩者为收敛停湿之剂，故主手足太阴经收敛之体，又能治血海而入于九地之下，后至厥阴经。白者色在西方，故补；赤者色在南方，故泻。

**【附方】**旧六，新一十。

服食法〔颂曰〕安期生服炼芍药法云：芍药有二种：救病用金芍药，色白多脂肉；其木芍药，色紫瘦多脉。若取审看，勿令差错。凡采得，净洗去皮，以东流水煮百沸，阴干。停三日，又于木甑内蒸之，上覆以净黄土，一日夜熟，出阴干，捣末。以麦饮或酒服三钱匕，日三。服满三百日，可以登岭绝谷不饥（《图经本草》）。

**腹中虚痛** 白芍药三钱，炙甘草一钱。夏月加黄芩五分，恶寒加肉桂一钱，冬月大寒再加桂一钱。水二盏，煎一半，温服（洁古《用药法象》）。

**风毒骨痛** 在髓中。芍药二分，虎骨一两，炙为末，夹绢袋盛，酒三升，渍五日。每服三合，日三服（《经验后方》）。

**脚气肿痛** 白芍药六两，甘草一两，为末，白汤点服（《事林广记》）。

**消渴引饮** 白芍药、甘草等分，为末。每用一钱，水煎服，日三服。鄂渚辛祐之患此九年，服药止而复作。苏朴授此方，服之七日顿愈。古人处方，殆不可晓，不可以平易而忽之也（陈日华《经验方》）。

**小便五淋** 赤芍药一两，槟榔一个，面裹煨，为末。每服一钱，水一盏，煎七分，空心服（《博济方》）。

**衄血不止** 赤芍药为末，水服二钱匕（《事林广记》）。

**衄血咯血** 白芍药一两，犀角末二钱半，为末。新水服一钱匕，血止为限（《古今录验》）。

**崩中下血** 小腹痛甚者。芍药一两，炒黄色，柏叶六两，微炒。每服二两，水一升，煎六合，入酒五合，再煎七合，空心分为两服。亦可为末，酒服二钱（《圣惠方》）。

**经水不止** 白芍药、香附子、熟艾叶各一钱半，水煎服之（《熊氏补遗》）。

**血崩带下** 赤芍药、香附子等分，为末。每服二钱，盐一捻，水一盏，煎七分，温服。日二服，十服见效。名如神散（《良方》）。

**赤白带下**年深月久不瘥者。取白芍药三两，并干姜半两，剉熬令黄，捣末。空心水饮服二钱匕，日再服。《广济方》只用芍药炒黑，研末，酒服之（《贞元广利方》）。

**金疮血出**白芍药一两，熬黄为末，酒或米饮服二钱，渐加之，仍以末傅疮上即止，良验（《广利方》）。

**痘疮胀痛**白芍药为末，酒服半钱匕（《痘疹方》）。

**木舌肿满**塞口杀人。红芍药、甘草煎水热漱（《圣济总录》）。

**鱼骨哽咽**白芍药嚼细咽汁（《事林广记》）。

## 牡丹《本经·中品》

【释名】鼠姑（《本经》）、鹿韭（《本经》）、百两金（《唐本》）、木芍药（《纲目》）、花王（《洛阳名园记》）。〔时珍曰〕牡丹以色丹者为上，虽结子而根上生苗，故谓之牡丹。唐人谓之木芍药，以其花似芍药，而宿干似木也。群花品中，以牡丹第一，芍药第二，故世谓牡丹为花王，芍药为花相。欧阳修《花谱》所载，凡三十余种。其名或以地，或以人，或以色，或以异，详见本书。

【集解】〔《别录》曰〕牡丹生巴郡山谷及汉中，二月、八月采根阴干。〔弘景曰〕今东间亦有，色赤者为好。〔恭曰〕生汉中、剑南。苗似羊桃，夏生白花，秋实圆绿，冬实赤色，凌冬不凋。根似芍药，肉白皮丹。土人谓之百两金，长安谓之吴牡丹者，是真也。今俗用者异于此，别有臊气也。〔炳曰〕今出合州者佳，和州、宣州者并良。白者补，赤者利。〔大明曰〕此便是牡丹花根也。巴、蜀、渝、合州者上，海盐者次之。〔颂曰〕今丹、延、青、越、滁、和州山中皆有，但花有黄紫红白数色。此当是山牡丹，其茎

牡丹

梗枯燥，黑白色。二月于梗上生苗叶，三月开花。其花叶与人家所种者相似，但花瓣止五六叶尔。五月结子黑色，如鸡头子大。根黄白色，可长五七寸，大如笔管。近世人多贵重，欲其花之诡异，皆秋冬移接，培以壤土，至春盛开，其状百变。故其根性殊失本真，药中不可用此，绝无力也。〔宗奭曰〕牡丹花亦有绯者、深碧色者。惟山中单叶花红者，根皮入药为佳。市人或以枝梗皮充之，尤谬。〔时珍曰〕牡丹惟取红白单瓣者入药。其千叶异品，皆人巧所致，气味不纯，不可用。《花谱》载丹州、延州以西及褒斜道中最多，与荆棘无异，土人取以为薪，其根入药尤妙。凡栽花者，根下着白蔹末辟虫，穴中点硫黄杀蠹，以乌贼骨针其树必枯，此物性，亦不可不知也。

### 根皮

**【修治】**〔敩曰〕凡采得根日干，以铜刀劈破去骨，剉如大豆许，用清酒拌蒸，从巳至未，日干用。

**【气味】**辛，寒，无毒。〔《别录》曰〕苦，微寒。〔普曰〕神农、岐伯：辛。雷公、桐君：苦，无毒。黄帝：苦，有毒。〔好古曰〕气寒，味苦、辛，阴中微阳，入手厥阴、足少阴经。〔之才曰〕畏贝母、大黄、菟丝子。〔大明曰〕忌蒜、胡荽，伏砒。

**【主治】**寒热，中风瘈疭，惊痫邪气，除癥坚瘀血留舍肠胃，安五脏，疗痈疮（《本经》）。除时气头痛，客热五劳,劳气头腰痛,风噤癫疾(《别录》)。久服轻身益寿(吴普)。治冷气,散诸痛,女子经脉不通,血沥腰痛(甄权)。通关膝血脉,排脓,消扑损瘀血,续筋骨,除风痹,落胎下胞,产后一切冷热血气(大明)。治神志不足,无汗之骨蒸,衄血吐血(元素)。和血生血凉血,治血中伏火,除烦热(时珍)。

**【发明】**〔元素曰〕牡丹乃天地之精,为群花之首。叶为阳,发生也;花为阴,成实也。丹者赤色,火也。故能泻阴胞中之火。四物汤加之,治妇人骨蒸。又曰:牡丹皮入手厥阴、足少阴,故治无汗之骨蒸;地骨皮入足少阴、手少阳,故治有汗之骨蒸。神不足者手少阴,志不足者足少阴,故仲景肾气丸用之,治神志不足也。又能治肠胃积血,及吐血、衄血,必用之药,故犀角地黄汤用之。〔杲曰〕心虚,肠胃积热,心火炽甚,心气不足者,以牡丹皮为君。〔时珍曰〕牡丹皮治手足少阴厥阴四经血分伏火。盖伏火即阴火也,阴火即相火也。古方惟以此治相火,故仲景肾气丸用之。后人乃专以黄檗治相火,不知牡丹之功更胜也。此乃千载秘奥,人所不知,今为拈出。赤花者利,白花者补,人亦罕悟,宜分别之。

**【附方】**旧三,新三。

癫疝偏坠气胀不能动者。牡丹皮、防风等分,为末,酒服二钱,甚效(《千金方》)。

妇人恶血攻聚上面多怒。牡丹皮半两,干漆烧烟尽半两,水二钟,煎一钟服(《诸证辨疑》)。

伤损瘀血牡丹皮二两,虻虫二十一枚,熬过同捣末。每旦温酒服方寸匕,血当化为水下(《贞元广利方》)。

金疮内漏血不出。牡丹皮为末,水服三指撮,立尿出血也（《千金方》）。

**下部生疮**已决洞者。牡丹末，汤服方寸匕，日三服（《肘后方》）。

**解中蛊毒**牡丹根捣末，服一钱匕，日三服（《外台秘要》）。

【附录】鼠姑〔《别录》曰〕味苦，平，无毒。主咳逆上气，寒热鼠瘘，恶疮邪气。一名腻，生丹水。〔弘景曰〕今人不识，而牡丹一名鼠姑，鼠妇亦名鼠姑，未知孰是。

## 木香《本经·上品》

【释名】蜜香（《别录》）、青木香（弘景）、五木香（《图经》）、南木香（《纲目》）。〔时珍曰〕木香，草类也。本名蜜香，因其香气如蜜也。缘沉香中有蜜香，遂讹此为木香尔。昔人谓之青木香。后人因呼马兜铃根为青木香，乃呼此为南木香、广木香以别之。今人又呼一种蔷薇为木香，愈乱真矣。《三洞珠囊》云：五香者，即青木香也。一株五根，一茎五枝，一枝五叶，叶间五节，故名五香，烧之能上彻九天也。古方治痈疽有五香连翘汤，内用青木香。《古乐府》云"氍毹毾㲪五木香"，皆指此也。〔颂曰〕《修养书》云：正月一日取五木煮汤以浴，令人至老须发黑。徐锴注云：道家谓青木香为五香，亦云五木，多以为浴是矣。《金光明经》谓之矩瑟侘香。

【集解】〔《别录》曰〕木香生永昌山谷。〔弘景曰〕此即青木香也。永昌不复贡，今多从外国舶上来，乃云出大秦国。今皆以合香，不入药用。〔恭曰〕此有二种，当以昆仑来者为佳，西胡来者不善。叶似羊蹄而长大，花如菊花，结实黄黑，所在亦有之，功用极多。陶云不入药用，非也。〔权曰〕《南州异物志》云：青木香出天竺,是草根,状如甘草也。〔颂曰〕今惟广州舶上来,他无所出。根窠大类茄子,叶似羊蹄而长大,亦有叶如山药而根大开紫花者。不拘时月,采根芽为药。以其形如枯骨,味苦粘牙者为良。江淮间亦有此种,名土青木香,不堪药用。《蜀本草》言:孟昶苑中亦尝种之,云苗高三四尺,叶长八九寸,皱软而有毛,开黄花,恐亦是土木香种也。〔敩曰〕其香是芦蔓根条,左盘旋。采得二十九日,方硬如朽骨。其有芦头丁盖

木香

子色青者,是木香神也。〔宗奭曰〕常自岷州出塞,得青木香,持归西洛。叶如牛蒡,但狭长,茎高二三尺,花黄一如金钱,其根即香也。生嚼极辛香,尤行气。〔承曰〕木香今多从外国来,陶说为是。苏颂《图经》所载广州者,乃是木类。又载滁州、海州者,乃是马兜铃根。治疗冷热,殊不相似,皆误图耳。〔时珍曰〕木香,南番诸国皆有。《一统志》云:叶类丝瓜,冬月取根,晒干。

### 根

**【修治】**〔时珍曰〕凡入理气药,只生用,不见火。若实大肠,宜面煨熟用。

**【气味】**辛,温,无毒。〔元素曰〕气热,味辛、苦,气味俱厚,沉而降,阴也。〔杲曰〕苦、甘、辛,微温,降也,阴也。〔好古曰〕辛、苦,热,味厚于气,阴中阳也。

**【主治】**邪气,辟毒疫温鬼,强志,主淋露。久服

不梦寤魇寐（《本经》）。消毒，杀鬼精物，温疟蛊毒，气劣气不足，肌中偏寒，引药之精（《别录》）。治心腹一切气，膀胱冷痛，呕逆反胃，霍乱泄泻痢疾，健脾消食，安胎（大明）。九种心痛，积年冷气，痃癖癥块胀痛，壅气上冲，烦闷羸劣，女人血气刺心，痛不可忍，末酒服之（甄权）。散滞气，调诸气，和胃气，泄肺气（元素）。行肝经气。煨熟，实大肠（震亨）。治冲脉为病，逆气里急，主胕渗小便秘（好古）。

**【发明】**〔弘景曰〕青木香，大秦国人以疗毒肿、消恶气有验，今惟制蛀虫丸用之。常以煮汁沐浴，大佳。〔宗奭曰〕木香专泄决胸腹间滞塞冷气，他则次之。得橘皮、肉豆蔻、生姜相佐使绝佳，效尤速。〔元素曰〕木香除肺中滞气。若治中下二焦气结滞，及不转运，须用槟榔为使。〔震亨曰〕调气用木香，其味辛，气能上升，如气郁不达者宜之。若阴火冲上者，则反助火邪，当用黄蘗、知母，而少以木香佐之。〔好古曰〕本草云，主气劣，气不足，补也；通壅气，导一切气，破也。安胎，健脾胃，补也；除痃癖癥块，破也。其不同如此。洁古张氏但言调气，不言补也。〔机曰〕与补药为佐则补，与泄药为君则泄也。〔时珍曰〕木香乃三焦气分之药，能升降诸气。诸气膹郁，皆属于肺，故上焦气滞用之者，乃金郁则泄之也。中气不运，皆属于脾，故中焦气滞宜之者，脾胃喜芳香也。大肠气滞则后重，膀胱气不化则癃淋，肝气郁则为痛，故下焦气滞者宜之，乃塞者通之也。○〔权曰〕《隋书》言：樊子盖为武威太守，车驾入吐谷浑，子盖以彼多瘴气，献青木香以御雾露之邪。〔颂曰〕《续传信方》著张仲景青木香丸，主阳衰诸不足。用昆仑青木香、六路诃子皮各二十两，捣筛，糖和丸梧子大。每空腹酒下三十丸，日再，其效尤速。郑驸马去沙糖用白蜜,加羚羊角十二两。用药不类古方,而云仲景,不知何从而得也。

【附方】旧二,新一十九。

中气不省闭目不语,如中风状。南木香为末,冬瓜子煎汤灌下三钱。痰盛者,加竹沥、姜汁(《济生方》)。

气胀懒食即青木香丸,见发明下。热者牛乳下,冷者酒下(《圣惠方》)。

心气刺痛青木香一两,皂角炙一两,为末,糊丸梧桐子大,每汤服五十丸,甚效(《摄生方》)。

一切走注气痛不和。广木香,温水磨浓汁,入热酒调服(《简便方》)。

内钓腹痛木香、乳香、没药各五分,水煎服之(阮氏《小儿方》)。

小肠疝气青木香四两,酒三斤,煮过,每日饮三次(孙天仁《集效方》)。

气滞腰痛青木香、乳香各二钱,酒浸,饭上蒸,均以酒调服(《圣惠方》)。

耳卒聋闭昆仑真青木香一两切,以苦酒浸一夜,入胡麻油一合,微火煎,三上三下,以绵滤去滓,日滴三四次,以愈为度(《外台秘要》)。

耳内作痛木香末,以葱黄染鹅脂,蘸末深纳入耳中(《圣济录》)。

霍乱转筋腹痛。木香末一钱,木瓜汁一盏,入热酒调服(《圣济总录》)。

一切下痢不拘丈夫妇人小儿。木香一块,方圆一寸,黄连半两,二味用水半升同煎干,去黄连,薄切木香,焙干为末。分作三服：第一服橘皮汤下，二服陈米饮下，三服甘草汤下。此乃李景纯所传。有一妇人久痢将死，梦中观音授此方，服之而愈也（孙兆《秘宝方》）。

香连丸方方见黄连下。

肠风下血木香、黄连等分，为末，入肥猪大肠内，两头扎定，煮极烂，去药食肠。或连药捣为丸服（刘松石《保寿堂方》）。

小便浑浊如精状。木香、没药、当归等分，为末，以刺棘心自然汁和丸梧子大，每食前盐汤下三十丸（《普济方》）。

小儿阴肿小儿阳明经风热湿气相搏，阴茎无故肿，或痛缩，宜宽此一经自愈。广木香、枳壳麸炒二钱半，炙甘草二钱。水煎服（曾氏《小儿方》）。

小儿天行壮热头痛。木香六分，白檀香三分，为末，清水和服。仍温水调涂囟顶上取瘥（《圣惠方》）。

天行发斑赤黑色。青木香一两，水二升，煮一升服（《外台秘要》）。

一切痈疽疮疖、痔瘘恶疮、下疰臁疮溃后，外伤风寒，恶汁臭败不敛，并主之。木香、黄连、槟榔等分，为末，油调频涂之，取效（《和剂局方》）。

恶蛇虺伤青木香不拘多少，煎水服，效不可述（《袖珍方》）。

腋臭阴湿凡腋下、阴下湿臭，或作疮。青木香以好醋浸，夹于腋下、阴下，为末傅之（《外台秘要》）。

牙齿疼痛青木香末，入麝香少许，揩牙，盐汤漱之（《圣济录》）。

## 甘松香宋《开宝》

【释名】苦弥哆（音扯。〖《金光明经》〗）。〔时珍曰〕产于川西松州，其味甘，故名。《金光明经》谓之苦弥哆。

甘松香

**【集解】**〔志曰〕《广志》云：甘松出姑臧、凉州诸山，细叶，引蔓丛生，可合诸香及裛衣。〔颂曰〕今黔、蜀州郡及辽州亦有之。丛生山野，叶细如茅草，根极繁密，八月采之，作汤浴令人身香。

根

**【气味】**甘，温，无毒。〔好古曰〕平。

**【主治】**恶气，卒心腹痛满，下气（《开宝》）。黑皮䵟䵬，风疳齿䘌，野鸡痔。得白芷、附子良（藏器）。理元气，去气郁（好古）。脚气膝浮，煎汤淋洗（时珍）。

**【发明】**〔时珍曰〕甘松芳香能开脾郁，少加入脾胃药中，甚醒脾气。杜宝《拾遗录》云：寿禅师妙医术，作五香饮，更加别药，止渴兼补益最妙。一沉香饮，二丁香饮，三檀香饮，四泽兰饮，五甘松饮也。

**【附方】**新四。

劳瘵熏法甘松六两，玄参一斤，为末，每日焚之（《奇效方》）。

风疳虫牙蚀肉至尽。甘松、腻粉各二钱半，芦荟半两，猪肾一对，切炙为末，夜漱口后贴之，有涎吐出（《圣济总录》）。

肾虚齿痛甘松、硫黄等分，为末，泡汤漱之，神效（《经效济世方》）。

面黚风疮香附子、甘松各四两，黑牵牛半斤，为末，日用洗面（《妇人良方》）。

## 山柰《纲目》

【释名】山辣（《纲目》）、三柰（《《纲目》》）。〔时珍曰〕山柰俗讹为三柰，又讹为三赖，皆土音也。或云：本名山辣，南人舌音呼山为三，呼辣如赖，故致谬误。其说甚通。

山柰

【集解】〔时珍曰〕山柰生广中，人家栽之。根叶皆如生姜，作樟木香气。土人食其根如食姜，切断暴干，则皮赤黄色，肉白色。古之所谓廉姜，恐其类也。段成式《酉阳杂俎》云：柰只出拂林国，苗长三四尺，根大如鸭卵，叶似蒜，中心抽条甚长，茎端有花六出，红白色，花心黄赤，不结子，其草冬生夏死。取花压油，涂身去风气。按此说颇似山柰，故附之。

### 根

【气味】辛，温，无毒。

【主治】暖中，辟瘴疠恶气，治心腹冷气痛，寒湿霍乱，风虫牙痛。入合诸香用（时珍）。

【附方】新六。

一切牙痛三柰子一钱，面包煨熟，入麝香二字，为末。随左右嗜一字入鼻内，口含温水漱去，神效。名海上一字散（《普济方》）。

**风虫牙痛**《仁存方》：用山柰为末，铺纸上卷作筒，烧灯吹灭，乘热和药吹入鼻内，痛即止。○《摄生方》：用肥皂一个去穰，入山柰、甘松各三分，花椒、食盐不拘多少，填满，面包煅红，取研，日用擦牙漱去。

**面上雀斑**三柰子、鹰粪、密陀僧、蓖麻子等分，研匀，以乳汁调之，夜涂旦洗去。

**醒头去屑**三柰、甘松香、零陵香一钱，樟脑二分，滑石半两，为末，夜擦旦篦去（《水云录》）。

**心腹冷痛**三柰、丁香、当归、甘草等分为末，醋糊丸梧子大。每服三十丸，酒下（《集简方》）。

## 廉姜《拾遗》

**【释名】**姜彙（《纲目》）、蔟葰（音族绥。《广雅》）。

**【集解】**〔弘景曰〕杜若苗似廉姜。〔藏器曰〕廉姜似姜，生岭南、剑南，人多食之。〔时珍曰〕按《异物志》云：生沙石中，似姜，大如蠃，气猛近于臭。南人以为齑。其法削皮，以黑梅及盐汁渍之，乃成也。又郑樵云：廉姜似山姜而根大。

**【气味】**辛，热，无毒。

**【主治】**胃中冷，吐水，不下食（藏器）。温中下气，消食益智（时珍）。

薑廉

廉姜

# 杜若《本经·上品》

〔校正〕并入《图经·外类》山姜。

【释名】杜衡（《本经》）、杜莲（《别录》）、若芝（《别录》）、楚衡（《广雅》）、獦子姜（獦音爪。《药性论》）、山姜（《《图经》》）。《别录》云：一名白莲，一名白芩）。〔颂曰〕此草一名杜衡，而《草部》中品自有杜衡条，即《尔雅》所谓土卤者也。杜若，即《广雅》所谓楚衡者也。其类自别，古人多相杂引用。故《九歌》云："采芳洲兮杜若。"《离骚》云："杂杜衡与芳芷。"王逸辈皆不分别，但云香草，故二名相混。古方或用，今人罕使，故少有识之者。

【集解】〔《别录》曰〕杜若生武陵川泽及冤句，二月、八月采根，曝干。〔弘景曰〕今处处有之。叶似姜而有文理，根似高良姜而细，味辛香。又绝似旋葍根，殆欲相乱，叶小异尔。《楚辞》云"山中人兮芳杜若"，是矣。〔恭曰〕今江湖多有之，生阴地，苗似廉姜，根似高良姜，全少辛味。陶云，似旋葍根者，即真杜若也。〔保昇曰〕苗似山姜，花黄赤，子赤，大如棘子，中似豆蔻。今出岭南、硖州者甚好。《范子计然》云：杜衡、杜若出南郡、汉中，大者大善。〔颂曰〕卫州一种山姜，茎叶如姜，开紫花，不结子，八月采根入药。〔时珍曰〕杜若人无识者，

杜若

今楚地山中时有之。山人亦呼为良姜,根似姜,味亦辛。甄权注豆蔻所谓獳子姜,苏颂《图经·外类》所谓山姜,皆此物也。或又以大者为高良姜,细者为杜若。唐时峡州贡之。

**【修治】**〔敩曰〕凡使勿用鸭喋草根,真相似,只是味效不同。凡采得根,以刀刮去黄赤皮,细剉,用三重绢袋阴干。临使以蜜浸一夜,漉出用。

根

**【气味】**辛,微温,无毒。〔之才曰〕得辛夷、细辛良,恶柴胡、前胡。○〔苏颂曰〕山姜:辛,平,有小毒。

**【主治】**胸胁下逆气,温中,风入脑户,头肿痛,多涕泪出。久服益精明目轻身。令人不忘(《本经》)。治眩倒目眩眩,止痛,除口臭气(《别录》)。山姜:去皮间风热,可作炸汤。又主暴冷,及胃中逆冷,霍乱腹痛(苏颂)。

**【发明】**〔时珍曰〕杜若乃《神农》上品,治足少阴、太阳诸证要药,而世不知用,惜哉。

## 山姜《拾遗》

**【释名】**美草(《弘景》)。〔弘景曰〕东人呼为山姜,南人呼为美草。〔时珍曰〕与杜若之山姜,名同物异也。

**【集解】**〔藏器曰〕山姜根及苗,并如姜而大,作樟木臭,南人食之。又有獳子姜,黄色而紧,辛辣,破血气殊强于此姜。〔颂曰〕山姜出九真交阯,今闽广皆有之。刘恂《岭表录异》云:茎叶皆姜也,但根不堪食。亦与豆蔻花相似,而微小尔。花生叶间,作穗如麦粒,嫩红色。南人取其未大开者,谓之含胎花,以盐水淹藏入甜糟中,经冬如琥珀色,辛香可爱,用为鲙,无以加矣。又

山姜

以盐杀治暴干者,煎汤服之,极除冷气,甚佳。〔时珍曰〕山姜生南方,叶似姜,花赤色甚辛,子似草豆蔻,根如杜若及高良姜。今人以其子伪充草豆蔻,然其气甚猛烈。

根

〔气味〕辛,热,无毒。

〔主治〕腹中冷痛,煮服甚效。作丸散服,辟谷止饥(弘景)。去恶气,温中,中恶霍乱,心腹冷痛,功用如姜(藏器)。

花及子

〔气味〕辛,温,无毒。

〔主治〕调中下气,破冷气作痛,止霍乱,消食,杀酒毒(大明)。

## 高良姜《别录·中品》

〔校正〕并入《开宝本草》红豆蔻。

**【释名】**蛮姜(《纲目》),子名红豆蔻(《《开宝》》)。〔时珍曰〕陶隐居言此姜始出高良郡,故得此名。按高良,即今高州也。汉为高凉县,吴改为郡。其山高而稍凉,因以为名,则高良当作高凉也。

**【集解】**〔时珍曰〕出高良郡,二月、三月采根。形气与杜若相似,而叶如山姜。〔恭曰〕出岭南者,形大虚软,生江左者细紧,亦不甚辛,其实一也。今人呼细者为杜若,大者为高良姜,亦非也。〔颂曰〕今岭南诸州及黔、蜀皆有之,内郡虽有而不堪入药。春生茎叶如姜苗而大,高一二尺许。花红紫色,如山姜花。〔珣曰〕红豆蔻生南海诸谷,高良姜子也。其苗如芦,其叶如姜,花作穗,嫩叶卷之而生,微带红色。嫩者入盐,累累作朵不散落,须以朱槿花染令色深。善醒醉,解酒毒,无他要使也。〔时珍曰〕按范成大《桂海志》云:红豆蔻花丛生,

高良姜

叶瘦如碧芦。春末始发,初开花抽一干,有大箨包之,箨拆花见。一穗数十蕊,淡红鲜妍,如桃杏花色。蕊重则下垂如葡萄,又如火齐璎珞及剪彩鸾枝之状。每蕊有心两瓣,人比之连理也。其子亦似草豆蔻。

**【修治】**〔时珍曰〕高良姜、红豆蔻,并宜炒过入药。亦有以姜同吴茱萸、东壁土炒过入药用者。

根

〔气味〕辛,大温,无毒。〔志曰〕辛、苦,大热,无毒。〔张元素曰〕辛,热,纯阳,浮也。入足太阴、阳明经。

〔主治〕暴冷,胃中冷逆,霍乱腹痛(《别录》)。下气益声,好颜色。煮饮服之,止痢(藏器)。治风破气,腹内久冷气痛,去风冷痹弱(甄权)。转筋泻痢,反胃呕食,解酒毒,消宿食(大明)。含块咽津,治忽

然恶心，呕清水，逡巡即瘥。若口臭者，同草豆蔻为末，煎饮（苏颂）。健脾胃，宽噎膈，破冷癖，除瘴疟（时珍）。

〔发明〕〔杨士瀛曰〕噫逆胃寒者，高良姜为要药，人参、茯苓佐之，为其温胃，解散胃中风邪也。〔时珍曰〕《十全方》言：心脾冷痛，用高良姜，细剉微炒为末，米饮服一钱，立止。太祖高皇帝御制周颠仙碑文，亦载其有验云。又秽迹佛有治心口痛方云：凡男女心口一点痛者，乃胃脘有滞或有虫也。多因怒及受寒而起，遂致终身。俗言心气痛者，非也。用高良姜以酒洗七次焙研，香附子以醋洗七次焙研，各记收之。病因寒得，用姜末二钱，附末一钱；因怒得，用附末二钱，姜末一钱；寒怒兼有，各一钱半，以米饮，加入生姜汁一匙，盐一捻，服之立止。韩飞霞《医通》书亦称其功云。

〔附方〕旧三，新八。

霍乱吐利火炙高良姜令焦香。每用五两，以酒一升，煮三四沸，顿服。亦治腹痛中恶（《外台》）。

霍乱腹痛高良姜一两剉，以水三大盏，煎二盏半，去滓，入粳米一合，煮粥食之。便止（《圣惠方》）。

霍乱呕甚不止。用高良姜生剉二钱，大枣一枚，水煎冷服，立定。名冰壶汤（《普济方》）。

脚气欲吐〔苏恭曰〕凡患脚气人，每旦饱食，午后少食，日晚不食。若饥，可食豉粥。若觉不消，欲致霍乱者。即以高良姜一两，水三升，煮一升，顿服尽，即消。若卒无者，以母姜一两代之，清酒煎服。虽不及高良姜，亦甚效也。

心脾冷痛高良姜丸：用高良姜四两，切片，分作四分：一两用陈廪米半合，炒黄去米；一两用陈壁土半两，炒黄去土；一两用巴豆三十四个,炒黄去豆;一两用斑蝥三十四个,炒黄去蝥。吴茱萸一两,酒浸一夜,同姜再炒,为末,以浸萸酒打糊丸梧子大,每空心姜汤下五十丸。○《永类钤方》:用高良姜三钱,五灵脂六钱,为末。每服三钱,醋汤调下。

**养脾温胃**去冷消痰,宽胸下气,大治心脾疼及一切冷物所伤。用高良姜、干姜等分,炮研末,面糊丸梧子大,每食后橘皮汤下十五丸。妊妇勿服(《和剂局方》)。

**脾虚寒疟**寒多热少,饮食不思。用高良姜麻油炒、干姜炮各一两,为末。每服五钱,用猪胆汁调成膏子,临发时热酒调服。以胆汁和丸,每服四十丸,酒下亦佳。吴开内翰,政和丁酉居全椒县,岁疟大作,用此救人以百计。张大亨病此,甚欲致仕,亦服之愈。大抵寒发于胆,用猪胆引二姜入胆,去寒而燥脾胃,一寒一热,阴阳相制,所以作效也。一方:只用二姜半生半炮各半两,穿山甲炮三钱,为末,每服二钱,猪肾煮酒下(《朱氏集验方》)。

**妊妇疟疾**先因伤寒变成者。用高良姜三钱锉,以獖猪胆汁浸一夜,东壁土炒黑,去土,以肥枣肉十五枚,同焙为末。每用三钱,水一盏,煎热,将发时服,神妙(《永类钤方》)。

**暴赤眼痛**以管吹良姜末入鼻取嚏,或弹出鼻血,即散(谈野翁《试验方》)。

**风牙痛肿**高良姜二寸,全蝎焙一枚,为末掺之,吐涎,以盐汤漱口。此乃乐清丐者所传。鲍季明病此,用之果效(王璆《百一选方》)。

**头痛噙鼻**高良姜生研频噙(《普济方》)。

**红豆蔻**《开宝》

〔气味〕辛,温,无毒。〔权曰〕苦、辛,多食令人舌粗,不思饮食。〔时珍曰〕辛热,阳也,浮也,入手、足太阴经。《生生编》云：最能动火伤目致衄，食料不宜用之。

〔主治〕肠虚水泻，心腹绞痛，霍乱呕吐酸水，解酒毒（志）。冷气腹痛，消瘴雾毒气，去宿食，温腹肠，吐泻痢疾（甄权）。治噎膈反胃，虚疟寒胀，燥湿散寒（时珍）。

〔发明〕〔时珍曰〕红豆蔻，李东垣脾胃药中常用之，亦取其辛热芳香，能醒脾温肺、散寒燥湿、消食之功尔。若脾肺素有伏火者，切不宜用。

〔附方〕新一。

风寒牙痛　红豆蔻为末，随左右以少许嗜鼻中，并掺牙取涎。或加麝香（《卫生家宝方》）。

## 豆蔻 《别录·上品》

〔校正〕自《果部》移入此。

**【释名】**草豆蔻（《开宝》）、漏蔻（《异物志》）、草果（郑樵《通志》）。○〔宗奭曰〕豆蔻，草豆蔻也。此是对肉豆蔻而名。若作果，则味不和。前人编入《果部》，不知有何义意？花性热，淹至京师，味微苦不甚美，干则色淡紫。为能消酒毒，故为果尔。〔时珍曰〕按扬雄《方言》云：凡物盛多曰蔻。豆蔻之名，或取此义。豆象形也。《南方异物志》作漏蔻，盖南人字无正音也。今虽不专为果，犹入茶食料用，尚有草果之称焉。《金光明经》三十二品香药：谓之苏乞迷罗细。

**【集解】**〔《别录》曰〕豆蔻生南海。〔恭曰〕苗似山姜，花黄白色，苗根及子亦似杜若。〔颂曰〕草豆蔻今岭南皆有之。苗似芦，其叶似山姜、杜若辈，根似高良姜。二月开花作穗房，生于茎下，嫩叶卷之而生，初如芙蓉花，微红，穗头深红色。其叶渐展，花渐出,而色渐淡,亦有黄白色者。南人多采花以当果,尤贵其嫩者。并穗入盐同淹治,叠叠作朵不散。又以木槿花同浸,欲其色红尔。其结实若龙眼子而锐,皮无鳞甲,皮中子如石榴瓣,夏月熟时采之暴干。根苗微作樟木香,根茎子并辛香。〔珣曰〕豆蔻生交阯。其根似益智,皮壳小厚,核如石榴而辛香,叶如芜兰而小。三月采其叶,细破阴干用。味近苦而有甘。〔时珍曰〕草豆蔻、草果虽是一物,然微有不同。今建

豆蔻

宁所产豆蔻,大如龙眼而形微长,其皮黄白薄而棱峭,其仁大如缩砂仁而辛香气和。滇广所产草果,长大如诃子,其皮黑厚而棱密,其子粗而辛臭,正如斑蝥之气。彼人皆用芼茶及作食料,恒用之物。广人取生草蔻入梅汁,盐渍令红,暴干荐酒,名红盐草果。其初结小者,名鹦哥舌。元朝《饮膳》,皆以草果为上供。南人复用一种火杨梅伪充草豆蔻,其形圆而粗,气味辛猛而不和,人亦多用之,或云即山姜实也,不可不辨。

**【修治】**〔敩曰〕凡使须去蒂,取向里子及皮,用茱萸同于鳌上缓炒,待茱萸微黄黑,即去茱萸,取草豆蔻皮及子杵用之。〔时珍曰〕今人惟以面裹煻火煨熟,去皮用之。

仁

〔气味〕辛,温,涩,无毒。〔好古曰〕大辛热,阳也,浮也。入足太阴、阳明经。

〔主治〕温中,心腹痛,呕吐,去口臭气(《别录》)。下气,止霍乱,一切冷气,消酒毒(《开宝》)。调中补胃,健脾消食,去客寒,心与胃痛(李杲)。治瘴疠寒疟,伤暑吐下泄痢,噎膈反胃,痞满吐酸,痰饮积聚,妇人恶阻带下,除寒燥湿,开郁破气,杀鱼肉毒。制丹砂(时珍)。

〔发明〕〔弘景曰〕豆蔻辛烈甚香,可常食之。其五和糁中物,皆宜人。豆蔻、廉姜、枸橼、甘蕉、麂目是也。〔宗奭曰〕草豆蔻气味极辛微香,性温而调散冷气甚速。虚弱不能饮食者,宜此与木瓜、乌梅、缩砂、益智、曲糵、甘草、生姜同用也。〔杲曰〕风寒客邪在胃口之上,当心作疼者,宜煨熟用之。〔震亨曰〕草豆蔻性温,能散滞气,消膈上痰。若明知身受寒邪,口食寒物,胃脘作疼,方可温散,用之如鼓应桴。或温痰郁结成病者,亦效。若热郁者不可用,恐积温成热也。必用栀子之剂。〔时珍曰〕豆蔻治病,取其辛热浮散,能入太阴阳明,除寒燥湿,开郁化食之力而已。南地卑下,山岚烟瘴,饮啖酸咸,脾胃常多寒湿郁滞之病。故食料必用,与之相宜。然过多亦能助脾热伤肺损目。或云:与知母同用,治瘴疟寒热,取其一阴一阳无偏胜之害。盖草果治太阴独胜之寒,知母治阳明独胜之火也。

〔附方〕旧一,新九。

心腹胀满短气。用草豆蔻一两,去皮为末,以木瓜生姜汤,调服半钱(《千金方》)。

胃弱呕逆不食。用草豆蔻仁二枚,高良姜半两,水一盏,煮取汁,入生姜汁半合,和白面作拨刀,以羊肉臛汁煮熟,空心食之(《普济》)。

霍乱烦渴草豆蔻、黄连各一钱半,乌豆五十粒,生姜三片,水煎服之(《圣济总录》)。

**虚疟自汗**不止。用草果一枚,面裹煨熟,连面研,入平胃散二钱,水煎服(《经效济世方》)。

**气虚瘴疟**热少寒多,或单寒不热,或虚热不寒。用草果仁、熟附子等分,水一盏,姜七片,枣一枚,煎半盏服。名果附汤(《济生方》)。

**脾寒疟疾**寒多热少,或单寒不热,或大便泄而小便多,不能食。用草果仁、熟附子各二钱半,生姜七片,枣肉二枚。水三盏,煎一盏,温服(《医方大成》)。

**脾肾不足**草果仁一两,以舶茴香一两炒香,去茴不用;吴茱萸汤泡七次,以破故纸一两炒香,去故纸不用;胡卢巴一两,以山茱萸一两炒香,去茱萸不用。上三味为糁,酒糊丸梧子大。每服六十丸,盐汤下(《百一选方》)。

**赤白带下**连皮草果一枚,乳香一小块,面裹煨焦黄,同面研细。每米饮服二钱,日二服(《卫生易简方》)。

**香口辟臭**豆蔻、细辛为末,含之(《肘后方》)。

**脾痛胀满**草果仁二个,酒煎服之(《直指方》)。

**花**

〔气味〕辛,热,无毒。

〔主治〕下气,止呕逆,除霍乱,调中补胃气,消酒毒(大明)。

### 白豆蔻 宋《开宝》

【释名】多骨(《《开宝》》)。

【集解】〔志曰〕白豆蔻出伽古罗国,呼为多骨。其草形如芭蕉,叶似杜若,长八九尺而光滑,冬夏不凋,花浅黄色,子作

白豆蔻

朵如葡萄,初出微青,熟则变白,七月采之。〔颂曰〕今广州、宜州亦有之,不及番舶来者佳。〔时珍曰〕白豆蔻子圆大如白牵牛子,其壳白厚,其仁如缩砂仁,入药去皮炒用。

### 仁

【气味】辛,大温,无毒。〔好古曰〕大辛热,味薄气厚,轻清而升,阳也,浮也。入手太阴经。

【主治】积冷气,止吐逆反胃,消谷下气(《开宝》)。散肺中滞气,宽膈进食,去白睛翳膜(李杲)。补肺气,益脾胃,理元气,收脱气(好古)。治噎膈,除疟疾寒热,解酒毒(时珍)。

【发明】〔颂曰〕古方治胃冷,吃食即欲吐,及呕吐六物汤,皆用白豆蔻,大抵主胃冷,即相宜也。〔元素曰〕白豆蔻气味俱薄,其用有五:专入肺经本药,一也;散胸中滞气,二也;去感寒腹痛,三也;温暖脾胃,四也;治赤眼暴发,白睛红者,去太阳经目内大眦红筋,用少许,五也。〔时珍曰〕按杨士瀛云:白豆蔻治脾虚疟疾,呕吐寒热,能消能磨,流行三焦,营卫一转,诸证自平。

【附方】旧一,新四。

胃冷恶心凡食即欲吐。用白豆蔻子三枚,捣细,好酒一盏,温服,并饮数服佳(张文仲《备急方》)。

人忽恶心多嚼白豆蔻子最佳(《肘后方》)。

小儿吐乳胃寒者。白豆蔻仁十四个,缩砂仁十四个,生甘草二钱，炙甘草二钱，为末，常掺入儿口中（危氏《得效方》）。

**脾虚反胃** 白豆蔻、缩砂仁各二两，丁香一两，陈廪米一升，黄土炒焦，去土研细，姜汁和丸梧子大。每服百丸，姜汤下。名太仓丸（《济生方》）。

**产后呃逆** 白豆蔻、丁香各半两，研细，桃仁汤服一钱，少顷再服（《乾坤生意》）。

## 缩砂蔤 宋《开宝》

**【释名】**〔时珍曰〕名义未详。藕下白蒻多蔤，取其密藏之意。此物实在根下，仁藏壳内，亦或此意欤。

**【集解】**〔珣曰〕缩砂蔤生西海及西戎、波斯诸国。多从安东道来。〔志曰〕生南地。苗似廉姜，子形如白豆蔻，其皮紧厚而皱，黄赤色，八月采之。〔颂曰〕今惟岭南山泽间有之。苗茎似高良姜，高三四尺。叶青，长八九寸，阔半寸已来。三月、四月开花在根下，五六月成实，五七十枚作一穗，状似益智而圆，皮紧厚而皱，有粟纹，外有细刺，黄赤色。皮间细子一团，八隔，可四十余粒，如大黍米，外微黑色，内白而香，似白豆蔻仁。七月、八月采之，辛香可调食味，及蜜煎糖缠用。

缩砂蔤

## 仁

**【气味】**辛，温，涩，无毒。〔权曰〕辛、苦。〔藏器曰〕酸。

〔珣曰〕辛、咸，平。得诃子、豆蔻、白芜荑、鳖甲良。〔好古曰〕辛，温，阳也，浮也。入手足太阴、阳明、太阳、足少阴七经。得白檀香、豆蔻为使，入肺；得人参、益智为使，入脾；得黄檗、茯苓为使，入肾；得赤、白石脂为使，入大小肠也。

【主治】虚劳冷泻，宿食不消，赤白泄痢，腹中虚痛下气（《开宝》）。主冷气腹痛，止休息气痢劳损，消化水谷，温暖脾胃（甄权）。上气咳嗽，奔豚鬼疰，惊痫邪气（藏器）。一切气，霍乱转筋。能起酒香味（大明）。和中行气，止痛安胎（杨士瀛）。治脾胃气结滞不散（元素）。补肺醒脾，养胃益肾，理元气，通滞气，散寒饮胀痞，噎膈呕吐，止女子崩中，除咽喉口齿浮热，化铜铁骨哽（时珍）。

【发明】〔时珍曰〕按韩㲄《医通》云：肾恶燥，以辛润之。缩砂仁之辛，以润肾燥。又云：缩砂属土，主醒脾调胃，引诸药归宿丹田。香而能窜，和合五脏冲和之气，如天地以土为冲和之气，故补肾药用同地黄丸蒸，取其达下之旨也。又化骨食草木药及方士炼三黄皆用之，不知其性何以能制此物也？

【附方】旧二，新一十四。

冷滑下痢不禁，虚羸。用缩砂仁熬为末，以羊子肝薄切掺之，瓦上焙干为末，入干姜末等分，饭丸梧子大。每服四十丸，白汤下，日二服。○又方：缩砂仁、炮附子、干姜、厚朴、陈橘皮等分，为末，饭丸梧子大。每服四十丸，米饮下，日二服（并《药性论》）。

大便泻血三代相传者。缩砂仁为末，米饮热服二钱，以愈为度（《十便良方》）。

小儿脱肛缩砂去皮为末，以猪腰子一片，批开擦末在内，缚定,煮熟与儿食,次服白矾丸。如气逆肿喘者,不治(《保幼大全》)。

**遍身肿满**阴亦肿者。用缩砂仁、土狗一个,等分,研,和老酒服之(《直指方》)。

**痰气膈胀**砂仁捣碎,以萝卜汁浸透,焙干为末。每服一二钱,食远沸汤服(《简便方》)。

**上气咳逆**砂仁洗净炒研、生姜连皮等分,捣烂,热酒食远泡服(《简便方》)。

**子痫昏冒**缩砂和皮炒黑,热酒调下二钱。不饮者,米饮下。此方安胎止痛皆效,不可尽述(陶隐居方)。

**妊娠胎动**偶因所触,或跌坠伤损,致胎不安,痛不可忍者。缩砂熨斗内炒热,去皮用仁,捣碎。每服二钱,热酒调下。须臾觉腹中胎动处极热,即胎已安矣。神效(孙尚药方)。

**妇人血崩**新缩砂仁,新瓦焙研末,米饮服三钱(《妇人良方》)。

**热拥咽痛**缩砂壳为末,水服一钱(戴原礼方)。

**牙齿疼痛**缩砂常嚼之良(《直指方》)。

**口吻生疮**缩砂壳煅研,擦之即愈。此蔡医博秘方也(黎居士《简易方》)。

**鱼骨入咽**缩砂、甘草等分,为末,绵裹含之咽汁,当随痰出矣(王璆《百一选方》)。

**误吞诸物**金银铜钱等物不化者,浓煎缩砂汤饮之,即下(危氏《得效方》)。

**一切食毒**缩砂仁末,水服一二钱(《事林广记》)。

# 益智子宋《开宝》

【释名】〔时珍曰〕脾主智,此物能益脾胃故也,与龙眼名益智义同。按苏轼记云:海南产益智,花实皆长穗,而分为三节。观其上中下节,以候早中晚禾之丰凶。大丰则皆实,大凶皆不实,罕有三节并熟者。其为药只治水,而无益于智,其得此名,岂以其知岁耶? 此亦一说也,终近穿凿。

益智子

【集解】〔藏器曰〕益智出昆仑国及交阯,今岭南州郡往往有之。顾微《广州记》云:其叶似蘘荷,长丈余。其根上有小枝,高八九寸,无华萼。茎如竹箭,子从心出。一枝有十子丛生,大如小枣。其中核黑而皮白,核小者佳,含之摄涎秽。或四破去核,取外皮蜜煮为粽食,味辛。晋卢循遗刘裕益智粽,是此也。〔恭曰〕益智子似连翘子头未开者,苗叶花根与豆无别,惟子小尔。〔时珍曰〕按嵇含《南方草木状》云:益智二月花,连着实,五六月熟。其子如笔头而两头尖,长七八分,杂五味中,饮酒芬芳,亦可盐曝及作粽食。观此则顾微言其无华者,误矣。今之益智子形如枣核,而皮及仁,皆似草豆蔻云。

仁

【气味】辛,温,无毒。

【**主治**】遗精虚漏,小便余沥,益气安神,补不足,利三焦,调诸气。夜多小便者,取二十四枚碎,入盐同煎服,有奇验(志)。治客寒犯胃,和中益气,及人多唾(李杲)。益脾胃,理元气,补肾虚滑沥(好古)。冷气腹痛,及心气不足,梦泄赤浊,热伤心系,吐血血崩诸证(时珍)。

【**发明**】〔刘完素曰〕益智辛热,能开发郁结,使气宣通。〔王好古曰〕益智本脾药,主君相二火。在集香丸则入肺,在四君子汤则入脾,在大凤髓丹则入肾,三藏互有子母相关之义。当于补药中兼用之,勿多服。〔时珍曰〕益智大辛,行阳退阴之药也,三焦、命门气弱者宜之。按杨士瀛《直指方》云:心者脾之母,进食不止于和脾,火能生土,当使心药入脾胃药中,庶几相得。故古人进食药中,多用益智,土中益火也。又按洪迈《夷坚志》云:秀川进士陆迎,忽得吐血不止,气蹶惊颤,狂躁直视,至深夜欲投户而出。如是两夕,遍用方药弗瘳。夜梦观音授一方,命但服一料,永除病根。梦觉记之,如方治药,其病果愈。其方:用益智子仁一两,生朱砂二钱,青橘皮五钱,麝香一钱,碾为细末。每服一钱,空心灯心汤下。

【**附方**】新八。

小便频数脬气不足也。雷州益智子盐炒,去盐,天台乌药等分,为末,酒煮山药粉为糊,丸如梧子大。每服七十丸,空心盐汤下。名缩泉丸(《朱氏集验方》)。

心虚尿滑及赤白二浊。益智子仁、白茯苓、白术等分,为末。每服三钱,白汤调下。

白浊腹满不拘男妇。用益智仁盐水浸炒,厚朴姜汁炒等分,姜三片,枣一枚,水煎服(《永类钤方》)。

**小便赤浊** 益智子仁、茯神各二两,远志、甘草水煮各半斤,为末,酒糊丸梧子大,空心姜汤下五十丸。

**腹胀忽泻** 日夜不止,诸药不效,此气脱也。用益智子仁二两,浓煎饮之,立愈(危氏《得效方》)。

**妇人崩中** 益智子炒碾细,米饮入盐,服一钱(《产宝》)。

**香口辟臭** 益智子仁一两,甘草二钱,碾粉舐之(《经验良方》)。

**漏胎下血** 益智仁半两,缩砂仁一两,为末。每服三钱,空心白汤下,日二服(胡氏《济阴方》)。

## 荜茇 宋《开宝》

**【释名】** 荜拨(《《开宝》》)。〔时珍曰〕荜拨当作荜茇,出《南方草木状》,番语也。陈藏器《本草》作毕勃,《扶南传》作逼拨,《大明会典》作毕茇。又段成式《酉阳杂俎》云:摩伽陀国呼为荜拨梨,拂林国呼为阿梨诃陀。

荜茇

**【集解】** 〔恭曰〕荜茇生波斯国。丛生,茎叶似蒟酱,其子紧细,味辛烈于蒟酱。胡人将来,入食味用也。〔藏器曰〕其根名毕勃没,似柴胡而黑硬。〔颂曰〕今岭南有之,多生竹林内。正月发苗作丛,高三四尺,其茎如箸。叶青圆如蕺菜,阔二三寸如桑,面光而厚。三月开花白色在表。七月结子如小指大,长二寸已来,青黑色,类椹子而长。九月收采,灰杀曝干。南人爱其辛香,或取叶生茹之。复有舶上来者,更辛香。〔时珍曰〕段成式言青州防风子可乱荜茇,盖亦不然。荜茇气味正如胡椒,其形长一二寸,防风子圆如胡荽子,大不相侔也。

**【修治】**〔敩曰〕凡使,去挺用头,以醋浸一宿,焙干,以刀刮去皮粟子令净乃用,免伤人肺,令人上气。

**【气味】**辛,大温,无毒。〔时珍曰〕气热味辛,阳也,浮也。入手足阳明经。然辛热耗散,能动脾肺之火,多用令人目昏,食料尤不宜之。

**【主治】**温中下气,补腰脚,杀腥气,消食,除胃冷,阴疝疬癖（藏器）。霍乱冷气,心痛血气（大明）。水泻虚痢,呕逆醋心,产后泄痢,与阿魏和合良。得诃子、人参、桂心、干姜,治脏腑虚冷肠鸣泄痢,神效（李珣）。治头痛鼻渊牙痛（时珍）。

**【发明】**〔宗奭曰〕荜茇走肠胃,冷气呕吐心腹满痛者宜之。多服走泄真气,令人肠虚下重。〔颂曰〕按《唐太宗实录》云:贞观中,上以气痢久未痊,服名医药不应,因诏访求其方。有卫士进黄牛乳煎荜茇方,御用有效。刘禹锡亦记其事云,后累试于虚冷者必效。〔时珍曰〕牛乳煎详见《兽部》牛乳下。荜茇为头痛鼻渊牙痛要药,取其辛热,能入阳明经散浮热也。

**【附方】**旧二,新八。

冷痰恶心荜茇一两,为末,食前用米汤服半钱（《圣惠方》）。

暴泄身冷自汗,甚则欲呕,小便清,脉微弱,宜已寒丸治之。荜茇、肉桂各二钱半,高良姜、干姜各三钱半,为末,糊丸梧子大。每服三十丸,姜汤送下（《和剂局方》）。

胃冷口酸流清水,心下连脐痛。用荜茇半两,厚朴姜汁浸炙一两,为末,入熟鲫鱼肉,研,和丸绿豆大。每米饮下二十丸,立效(余居士《选奇方》)。

癥气成块在腹不散。用荜茇一两,大黄一两,并生为末,入麝香少许,炼蜜丸梧子大,每冷酒服三十丸(《永类钤方》)。

妇人血气作痛,及下血无时,月水不调。用荜茇盐炒,蒲黄炒,等分为末,炼蜜丸梧子大。每空心温酒服三十丸,两服即止。名二神丸(陈氏方)。

偏头风痛荜茇为末,令患者口含温水,随左右痛,以左右鼻吸一字,有效(《经验后方》)。

鼻流清涕荜茇末吹之,有效(《卫生易简方》)。

风虫牙痛荜茇末揩之,煎苍耳汤漱去涎。○《本草权度》:用荜茇末、木鳖子肉,研膏化开,嗜鼻。○《圣济总录》:用荜茇、胡椒等分,为末,化蜡丸麻子大,每以一丸塞孔中。

### 荜勃没

〔气味〕辛,温,无毒。

〔主治〕五劳七伤,冷气呕逆,心腹胀满,食不消化,阴汗寒疝核肿,妇人内冷无子,治腰肾冷,除血气(藏器)。

## 蒟酱 蒟音矩。○《唐本草》

【释名】蒟子(《广志》)、土荜茇(《食疗》)。苗名扶留藤(《广志》),蒌叶(《纲目》)。〔时珍曰〕按嵇含云:蒟子可以调食,故谓之酱,乃荜茇之类也,故孟诜《食疗》谓之土荜茇。其蔓叶名扶留藤,一作扶槆,一作浮留,莫解其义。蒌则留字之讹也。

【集解】〔恭曰〕蒟酱生巴蜀中,《蜀都赋》所谓流味于番禺者。蔓生，叶似王瓜而厚大光泽，味辛香，实似桑椹，而皮黑肉白。西戎亦时将来，细而辛烈。交州、爱州人家多种之，蔓生，其子长大，苗名浮留藤。取叶合槟榔食之，辛而香也。〔颂曰〕今夔川、岭南皆有之。昔汉武帝使唐蒙晓谕南越。越王食蒙以蒟酱，曰：西北牂牁江，广数里，出番禺城下。武帝感之，遂开牂牁、越寯也。刘渊林注《蜀都赋》云：蒟酱缘木而生。其子如桑椹，熟时正青，长二三寸。以蜜及盐藏而食之，辛香。

蒟酱

与苏恭所说大同小异。盖渊林所云乃蜀产，苏恭所云乃海南者尔。今惟贵荜茇而不尚蒟酱，故鲜有用者。〔李珣曰〕《广州记》云：出波斯国，实状若桑椹，紫褐色者为上，黑者是老不堪。然近多黑色，少见褐者。黔中亦有，形状滋味一般。〔时珍曰〕蒟酱，今两广、滇南及川南、渝、泸、威、茂、施诸州皆有之。其苗谓之蒌叶，蔓生依树，根大如箸。彼人食槟榔者，以此叶及蚌灰少许同嚼食之，云辟瘴疠，去胸中恶气。故谚曰：槟榔浮留，可以忘忧。其花实即蒟子也。按嵇含《草木状》云：蒟酱即荜茇也。生于番国者大而紫，谓之荜茇。生于番禺者小而青，谓之蒟子。本草以蒟为蒌子，非矣。蒌子一名扶留，其草形全不相同。时珍窃谓蒟子蔓生，荜茇草生，虽同类而非一物，然其花实气味功用则一也。嵇氏以二物为一物，谓蒟子非扶留，盖不知扶留非一种也。刘欣期《交州记》云：扶留有三种：一名获扶留，其根香美；一名扶留藤,其味亦辛;一名南扶留,其叶青味辛是矣。今蜀人惟取蒌叶作酒曲,云香美。

【修治】〔敩曰〕凡采得后,以刀刮去粗皮,捣细。每五两,用生姜自然汁五两拌之,蒸一日,曝干用。

### 根、叶、子

【气味】辛,温,无毒。〔时珍曰〕气热味辛,阳也,浮也。

【主治】下气温中,破痰积(《唐本》)。咳逆上气,心腹虫痛,胃弱虚泻,霍乱吐逆,解酒食味(李珣)。散结气,心腹冷痛,消谷(孟诜)。解瘴疠,去胸中恶邪气,温脾燥热(时珍)。

【附方】新一。

牙疼蒟酱、细辛各半两,大皂荚五铤,去子,每孔入青盐烧存性,同研末,频掺吐涎(《御药院方》)。

## 肉豆蔻宋《开宝》

【释名】肉果(《纲目》)、迦拘勒(《《开宝》》)。〔宗奭曰〕肉豆蔻对草豆蔻为名,去壳只用肉。肉油色者佳,枯白瘦虚者劣。〔时珍曰〕花实皆似豆蔻而无核,故名。

【集解】〔藏器曰〕肉豆蔻生胡国,胡名迦拘勒。大舶来即有,中国无之。其形圆小,皮紫紧薄,中肉辛辣。〔珣曰〕生昆仑,及大秦国。〔颂曰〕今岭南人家亦种之。春生苗,夏抽茎开花,结实似豆蔻,六月、七月采。〔时珍曰〕肉豆蔻花及实状虽似草豆蔻,而皮肉之颗则不同。颗外有皱纹,而内有斑缬纹,如槟榔纹。最易生蛀,惟烘干密封,则稍可留。

### 实

【修治】〔敩曰〕凡使,须以糯米粉熟汤搜裹豆蔻,于煻灰火中煨熟，去粉用。勿令犯铁。

**【气味】** 辛，温，无毒。〔权曰〕苦、辛。〔好古曰〕入手足阳明经。

**【主治】** 温中，消食止泄，治积冷心腹胀痛，霍乱中恶，鬼气冷疰，呕沫冷气，小儿乳霍（《开宝》）。调中下气，开胃，解酒毒，消皮外络下气（大明）。治宿食痰饮，止小儿吐逆，不下乳，腹痛（甄权）。主心腹虫痛，脾胃虚冷，气并冷热，虚泄赤白痢，研末粥饮服之（李珣）。暖脾胃，固大肠（时珍）。

肉豆蔻

**【发明】** 〔大明曰〕肉豆蔻调中下气，消皮外络下气，味珍，力更殊。〔宗奭曰〕亦善下气，多服则泄气，得中则和平其气。〔震亨曰〕属金与土，为丸温中补脾。《日华子》称其下气，以脾得补而善运化，气自下也。非若陈皮、香附之驱泄。寇氏不详其实，遂以为不可服也。〔机曰〕痢疾用此涩肠，为伤乳泄泻之要药。〔时珍曰〕土爱暖而喜芳香，故肉豆蔻之辛温，理脾胃而治吐利。

**【附方】** 旧一，新六。

暖胃除痰进食消食。肉豆蔻二个，半夏姜汁炒五钱，木香二钱半，为末，蒸饼丸芥子大，每食后津液下五丸、十丸（《普济方》）。

霍乱吐利 肉豆蔻为末，姜汤服一钱（《普济方》）。

久泻不止 肉豆蔻煨一两，木香二钱半，为末，枣肉和丸，米饮服四五十丸。○又方：肉豆蔻煨一两，熟附子七钱，为末糊丸，米饮服四五十丸。○又方：肉豆蔻煨、粟壳炙，等分为末，醋糊丸，米饮服四五十丸（并《百一选方》）。

**老人虚泻**肉豆蔻三钱。面裹煨熟，去面研，乳香一两，为末，陈米粉糊丸梧子大。每服五七十丸，米饮下。此乃常州侯教授所传方（《瑞竹堂方》）。

**小儿泄泻**肉豆蔻五钱，乳香二钱半，生姜五片，同炒黑色，去姜，研为膏收，旋丸绿豆大。每量大小，米饮下（《全幼心鉴》）。

**脾泄气痢**豆蔻一颗，米醋调面裹，煨令焦黄，和面研末，更以榇子炒研末一两，相和。又以陈廪米炒焦，为末和匀。每以二钱煎作饮，调前二味三钱，旦暮各一服，便瘥（《续传信方》）。

**冷痢腹痛**不能食者。肉豆蔻一两去皮，醋和面裹煨，捣末。每服一钱，粥饮调下（《圣惠方》）。

## 补骨脂宋《开宝》

**【释名】**破故纸（《开宝》）、婆固脂（《药性论》）、胡韭子（《日华》）。〔时珍曰〕补骨脂言其功也。胡人呼为婆固脂，而俗讹为破故纸也。胡韭子，因其子之状相似，非胡地之韭子也。

**【集解】**〔志曰〕补骨脂生岭南诸州及波斯国。〔颂曰〕今岭外山坂间多有之，四川合州亦有，皆不及番舶者佳。茎高三四尺，叶小似薄荷，花微紫色，实如麻子，圆扁而黑，九月采。〔大明曰〕徐表《南州记》云，是胡韭子也。南番者色赤，广南者色绿，入药微炒用。

子

**【修治】**〔敩曰〕此性燥毒，须用酒浸一宿，漉出，以东流水浸三日夜，蒸之，从巳至申，日干用。一法：以盐同炒过，曝干用。

【气味】辛，大温，无毒。

〔权曰〕苦、辛。〔珣曰〕恶甘草。

〔时珍曰〕忌芸薹及诸血，得胡桃、胡麻良。

【主治】五劳七伤，风虚冷，骨髓伤败，肾冷精流，及妇人血气堕胎（《开宝》）。男子腰疼，膝冷囊湿，逐诸冷痹顽，止小便，利腹中冷（甄权）。兴阳事，明耳目（大明）。治肾泄，通命门，暖丹田，敛精神（时珍）。

补骨脂

【发明】〔颂曰〕破故纸今人多以胡桃合服，此法出于唐郑相国。自叙云：予为南海节度，年七十有五。越地卑湿，伤于内外，众疾俱作，阳气衰绝，服乳石补药，百端不应。元和七年，有诃陵国舶主李摩诃，知予病状，遂传此方并药。予初疑而未服，摩诃稽首固请，遂服之。经七八日而觉应验。自尔常服，其功神效。十年二月，罢郡归京，录方传之。用破故纸十两，净择去皮，洗过曝，捣筛令细。胡桃瓤二十两，汤浸去皮，细研如泥。即入前末，更以好蜜和，令如饴糖，瓷器盛之。旦日以暖酒二合，调药一匙服之，便以饭压。如不饮酒人，以暖熟水调之。弥久则延年益气，悦心明目，补添筋骨。但禁芸薹、羊血，余无所忌。此物本自外番随海舶而来，非中华所有。番人呼为补骨脂，语讹为破故纸也。王绍颜《续传信方》，载其事颇详，故录之。〔时珍曰〕此方亦可作丸，温酒服之。按白飞霞《方外奇方》云：破故纸属火，收敛神明，能使心包之火与命门之火相通。故元阳坚固,骨髓充实,涩以治脱也。胡桃属木,润燥养血。血属阴,恶燥,故油以润之。佐破故纸,有木火相生之妙。故语云:破故纸无胡桃,犹水母之无虾也。又破故纸恶甘草,而《瑞竹堂方》青娥丸内加之,何也?岂甘草能调和百药,恶而不恶耶?又许叔微学士《本事方》云:孙真人言补肾不若补脾,予曰补脾不若补肾。肾气虚弱,则阳气衰劣,不能熏蒸脾胃。脾胃气寒,令人胸膈痞塞,不进饮食,迟于运化,或腹胁虚胀,或呕吐痰涎,或肠鸣泄泻。譬如鼎釜中之物,无火力,虽终日不熟,何能消化?《济生》二神丸,治脾胃虚寒泄泻,用破故纸补肾,肉豆蔻补脾。二药虽兼补,但无斡旋。往往常加木香以顺其气,使之斡旋,空虚仓廪。仓廪空虚,则受物矣。屡用见效,不可不知。

**【附方】**旧二,新一十三。

**补骨脂丸**治下元虚败,脚手沉重,夜多盗汗,纵欲所致。此药壮筋骨,益元气。补骨脂四两炒香,菟丝子四两酒蒸,胡桃肉一两去皮,乳香、没药、沉香各研二钱半,炼蜜丸如梧子大。每服二三十丸,空心盐汤、温酒任下。自夏至起冬至止,日一服。此乃唐宣宗时,张寿太尉知广州,得方于南番人。有诗云:"三年时节向边隅,人信方知药力殊。夺得春光来在手,青娥休笑白髭须。"(《和剂方》)。

**男女虚劳**男子女人五劳七伤,下元久冷,一切风病,四肢疼痛,驻颜壮气,乌髭须。补骨脂一斤,酒浸一宿,晒干,却用乌油麻一升和炒,令麻子声绝,簸去,只取补骨脂为末,醋煮面糊丸如梧子大。每服二三十丸,空心温酒、盐汤任下(《经验后方》)。

**肾虚腰痛**《经验后方》:用破故纸一两,炒为末,温酒服三钱,神妙。或加木香一钱。〇《和剂局方》青娥丸:治肾气虚弱,风冷乘之,或血气相搏,腰痛如折,俯仰不利,或因劳役伤肾,或卑湿伤腰，或损坠堕伤，或风寒客搏，或气滞不散，皆令腰痛，或腰间如物重坠。用破故纸酒浸炒一斤，杜仲去皮姜汁浸炒一斤，胡桃肉去皮二十个，为末，以蒜捣膏一两，和丸梧子大，每空心温酒服二十丸。妇人淡醋汤下。常服壮筋骨，活血脉，乌髭须，益颜色。

**妊娠腰痛**通气散：用破故纸二两，炒香为末。先嚼胡桃肉半个，空心温酒调下二钱。此药神妙（《妇人良方》）。

**定心补肾**养血返精丸：破故纸炒二两，白茯苓一两，为末。没药五钱，以无灰酒浸高一指，煮化和末，丸梧子大。每服三十丸，白汤下。昔有人服此，至老不衰。盖故纸补肾，茯苓补心，没药养血，三者既壮，自然身安（《朱氏集验方》）。

**精气不固**破故纸、青盐等分，同炒为末。每服二钱，米饮下（《三因方》）。

**小便无度**肾气虚寒。破故纸十两酒蒸，茴香十两盐炒，为末，酒糊丸梧子大。每服百丸，盐酒下。或以末糁猪肾煨食之（《普济方》）。

**小儿遗尿**膀胱冷也。夜属阴，故小便不禁。破故纸炒为末，每夜热汤服五分（《婴童百问》）。

**玉茎不痿**精滑无歇，时时如针刺，捏之则脆，此名肾漏。用破故纸、韭子各一两，为末。每用三钱，水二盏，煎六分服，日三次，愈则止（夏子益《奇方》）。

**脾肾虚泻**二神丸：用破故纸炒半斤，肉豆蔻生用四两，为末，肥枣肉研膏，和丸梧子大，每空心米饮服五七十丸。○《本事方》加木香二两，名三神丸。

**水泻久痢**破故纸炒一两，粟壳炙四两，为末，炼蜜丸弹子大。每服一丸，姜、枣同水煎服（《百一选方》）。

**牙痛日久**肾虚也。补骨脂二两,青盐半两,炒研擦之(《御药院方》)。

**风虫牙痛**上连头脑。补骨脂炒半两,乳香二钱半,为末擦之。或为丸塞孔内。自用有效(《传信适用方》)。

**打坠腰痛**瘀血凝滞。破故纸炒、茴香炒、辣桂等分,为末,每热酒服二钱。故纸主腰痛行血(《直指方》)。

## 姜黄《唐本草》

**【释名】**莸(音述。〔《唐本》〕)、宝鼎香(《纲目》)。

**【集解】**〔恭曰〕姜黄根叶都似郁金。其花春生于根,与苗并出,入夏花烂无子。根有黄、青、白三色。其作之方法,与郁金同。西戎人谓之莸。其味辛少苦多,亦与郁金同,惟花生异耳。〔藏器曰〕姜黄真者,是经种三年以上老姜,能生花。花在根际,一如蘘荷。根节坚硬,气味辛辣。种姜处有之,终是难得。西番亦有来者。与郁金、莸药相似。如苏恭所说,即是莸药而非姜黄。又言姜黄是莸,郁金是胡莸。如此则三物无别,递相连名,总称为莸,则功状当不殊。而今郁金味苦寒,色赤,主马热病;姜黄味辛温,色黄;莸味苦,色青。三物不同,所用各别。〔大明曰〕海南生者,即蓬莪莸;江南生者,即为姜黄。〔颂曰〕姜黄今江、广、蜀川多有之。叶青绿,长一二尺许,阔

姜黄

三四寸,有斜文如红蕉叶而小。花红白色,至中秋渐凋。春末方
生,其花先生,次方生叶,不结实。根盘屈黄色,类生姜而圆,有
节。八月采根,片切暴干。蜀人以治气胀,及产后败血攻心,甚
验。蛮人生啖,云可以祛邪辟恶。按郁金、姜黄、莪药三物相近,
苏恭不能分别,乃如一物。陈藏器以色味分别三物,又言姜黄是
三年老姜所生。近年汴都多种姜,往往有姜黄生卖,乃是老姜。
市人买啖,云治气为最。大方亦时用之。又有廉姜,亦是其类,
而自是一物。〔时珍曰〕近时以扁如干姜形者,为片子姜黄;圆如
蝉腹形者,为蝉肚郁金,并可浸水染色。莪形虽似郁金,而色不
黄也。

### 根

**【气味】**辛、苦,大寒,无毒。〔藏器曰〕辛少苦多,性热
不冷。云大寒,误矣。

**【主治】**心腹结积疰忤,下气破血,除风热,消痈
肿,功力烈于郁金(《唐本》)。治癥瘕血块,通月经,治
扑损瘀血,止暴风痛冷气,下食(大明)。祛邪辟恶,治
气胀,产后败血攻心(苏颂)。治风痹臂痛(时珍)。

**【发明】**〔时珍曰〕姜黄、郁金、莪药三物,形状功用皆相近。
但郁金入心治血;而姜黄兼入脾,兼治气;莪药则入肝,兼治气
中之血,为不同尔。古方五痹汤用片子姜黄,治风寒湿气手臂
痛。戴原礼《要诀》云:片子姜黄能入手臂治痛,其兼理血中之
气可知。

**【附方】**旧二,新二。

心痛难忍姜黄一两,桂三两,为末,醋汤服一钱(《经验
后方》)。

胎寒腹痛啼哭吐乳,大便泻青,状若惊搐,出冷汗。姜黄

一钱,没药、木香、乳香二钱,为末,蜜丸芡子大。每服一丸,钓藤煎汤化下(《和剂方》)。

产后血痛有块。用姜黄、桂心等分,为末,酒服方寸匕。血下尽即愈(昝殷《产宝》)。

疮癣初生姜黄末掺之,妙(《千金翼》)。

# 郁金《唐本草》

**【释名】**马𬞟(《《唐本》》)。〔震亨曰〕郁金无香而性轻扬,能致达酒气于高远。古人用治郁遏不能升者,恐命名因此也。〔时珍曰〕酒和郁鬯,昔人言是大秦国所产郁金花香,惟郑樵《通志》言即是此郁金。其大秦三代时未通中国,安得有此草?罗愿《尔雅翼》亦云是此根,和酒令黄如金,故谓之黄流。其说并通。此根形状皆似莪𬞟,而医马病,故名马𬞟。

郁金

**【集解】**〔恭曰〕郁金生蜀地及西戎。苗似姜黄,花白质红,末秋出茎心而无实。其根黄赤,取四畔子根去皮火干,马药用之,破血而补,胡人谓之马𬞟。岭南者有实似小豆蔻,不堪啖。〔颂曰〕今广南、江西州郡亦有之,然不及蜀中者佳。四月初生苗似姜黄,如苏恭所说。〔宗奭曰〕郁金不香。今人将染妇人衣最鲜明,而不耐日炙,微有郁金之气。〔时珍曰〕郁金有二:郁金香是用花,见本条;此是用根者。其苗如姜,其根大小如指头，长者寸许，体圆有横纹如蝉腹状，外黄内赤。人以浸水染色，亦微有香气。

### 根

【气味】辛、苦，寒，无毒。〔元素曰〕气味俱厚，纯阴。〔独孤滔曰〕灰可结砂子。

【主治】血积下气，生肌止血，破恶血，血淋尿血，金疮（《唐本》）。单用，治女人宿血气心痛，冷气结聚，温醋摩服之。亦治马胀（甄权）。凉心（元素）。治阳毒入胃，下血频痛（李杲）。治血气心腹痛，产后败血冲心欲死，失心颠狂蛊毒（时珍）。

【发明】〔震亨曰〕郁金属火，属土与水，其性轻扬上行，治吐血衄血，唾血血腥，及经脉逆行，并宜郁金末加韭汁、姜汁、童尿同服，其血自清。痰中带血者，加竹沥。又鼻血上行者，郁金、韭汁加四物汤服之。〔时珍曰〕郁金入心及包络，治血病。《经验方》治失心颠狂，用真郁金七两，明矾三两，为末，薄糊丸梧子大，每服五十丸，白汤下。有妇人颠狂十年，至人授此。初服心胸间有物脱去，神气洒然，再服而苏。此惊忧痰血络聚心窍所致。郁金入心去恶血，明矾化顽痰故也。庞安常《伤寒论》云：斑豆始有白泡，忽搐入腹，渐作紫黑色，无脓，日夜叫乱者。郁金一枚，甘草二钱半，水半碗煮干，去甘草，切片焙研为末，入真脑子炒半钱。每用一钱，以生猪血五七滴，新汲水调下。不过二服，甚者毒气从手足心出，如痱状乃瘥。此乃五死一生之候也。又《范石湖文集》云：岭南有挑生之害。于饮食中行厌胜法，鱼肉能反生于人腹中，而人以死，则阴役其家。初得觉胸腹痛，次日刺人，十日则生在腹中也。凡胸膈痛，即用升麻或胆矾吐之。若膈下痛，急以米汤调郁金末二钱服，即泻出恶物。或合升麻、郁金服之，不吐则下。李巽岩侍郎为雷州推官,鞫狱得此方,活人甚多也。

**【附方】**旧三,新十。

**失心颠狂**方见发明下。

**痘毒入心**方见发明下。

**厥心气痛**不可忍。郁金、附子、干姜等分,为末,醋糊丸梧子大,朱砂为衣。每服三十丸,男酒女醋下(《奇效方》)。

**产后心痛**血气上冲欲死。郁金烧存性,为末二钱,米醋一呷,调灌即苏(《袖珍方》)。

**自汗不止**郁金末,卧时调涂于乳上(《集简方》)。

**衄血吐血**川郁金为末,井水服二钱。甚者再服(黎居士《简易方》)。

**阳毒下血**热气入胃,痛不可忍。郁金五大个,牛黄一皂荚子,为散。每服用醋浆水一盏,同煎三沸,温服(孙用和《秘宝方》)。

**尿血不定**郁金末一两,葱白一握,水一盏,煎至三合,温服,日三服(《经验方》)。

**风痰壅滞**郁金一分,藜芦十分,为末。每服一字,温浆水调下。仍以浆水一盏漱口,以食压之(《经验后方》)。

**挑生蛊毒**方见发明下。

**中砒霜毒**郁金末二钱,入蜜少许,冷水调服(《事林广记》)。

**痔疮肿痛**郁金末,水调涂之,即消(《医方摘要》)。

**耳内作痛**郁金末一钱,水调,倾入耳内,急倾出之(《圣济总录》)。

# 蓬莪茂 音述。○宋《开宝》

**【释名】**蒁药(《《唐本》》)。

**【集解】**〔志曰〕蓬莪茂生西戎及广南诸州。叶似蘘荷,子似干椹,茂在根下并生,一好一恶,恶者有毒。西戎人取之,先放羊食,羊不食者弃之。〔藏器曰〕一名蓬莪,黑色;二名莲,黄色;三名波杀,味甘有大毒。〔大明曰〕即南中姜黄根也。海南生者名蓬莪莲。〔颂曰〕今江浙或有之,三月生苗,在田野中。其茎如钱大,高二三尺。叶青白色,长一二尺,大五寸以来,颇类蘘荷。五月有花作穗,黄色,头微紫。根如生姜,而

蓬莪茂

茂在根下,似鸡鸭卵,大小不常。九月采,削去粗皮,蒸熟暴干用。

根

**【修治】**〔敩曰〕凡使,于砂盆中以醋磨令尽,然后于火畔熁干,重筛过用。〔颂曰〕此物极坚硬,难捣治,用时热灰火中煨令透,乘热捣之,即碎如粉。〔时珍曰〕今人多以醋炒或煮熟入药,取其引入血分也。

**【气味】**苦、辛,温,无毒。〔大明曰〕得酒醋良。

**【主治】**心腹痛,中恶疰忤鬼气,霍乱冷气,吐酸水,解毒,食饮不消,酒研服之。又疗妇人血气结积,丈夫奔豚（《开宝》）。破痃癖冷气,以酒醋磨服（甄权）。治一切气,开胃消食,通月经,消瘀血,止扑损痛下血,及内损恶血（大明）。通肝经聚血（好古）。

**【发明】**〔颂曰〕蓬莪茂,古方不见用者。今医家治积聚诸

气，为最要之药。与荆三棱同用之良，妇人药中亦多使。〔好古曰〕蓬莪色黑，破气中之血，入气药发诸香。虽为泄剂，亦能益气，故孙尚药用治气短不能接续，及大小七香丸、集香丸、诸汤散多用此也。又为肝经血分药。〔时珍曰〕郁金入心，专治血分之病；姜黄入脾，兼治血中之气；莪入肝，治气中之血，稍为不同。按王执中《资生经》云：执中久患心脾疼，服醒脾药反胀。用耆域所载蓬莪莪面裹炮熟研末，以水与酒醋煎服，立愈。盖此药能破气中之血也。

**【附方】**旧一，新七。

**一切冷气**抢心切痛，发即欲死。久患心腹痛时发者，此可绝根。蓬莪茂二两醋煮，木香一两煨，为末。每服半钱，淡醋汤下（《卫生家宝方》）。

**小肠脏气**非时痛不可忍。蓬莪茂研末，空心葱酒服一钱（杨子建《护命方》）。

**妇人血气**游走作痛，及腰痛。蓬莪茂、干漆二两，为末，酒服二钱。腰痛，核桃酒下（《普济方》）。

**小儿盘肠**内钓痛。以莪茂半两，用阿魏一钱化水浸一日夜，焙研。每服一字，紫苏汤下（《保幼大全》）。

**小儿气痛**蓬莪茂炮熟为末，热酒服一大钱（《十全博救》方）。

**上气喘急**蓬莪茂五钱，酒一盏半，煎八分服（《保生方》）。

**气短不接**正元散：治气不接续，兼治滑泄，及小便数。王丞相服之有验。用蓬莪茂一两，金铃子去核一两，为末，入蓬砂一钱，炼过研细。每服二钱，温酒或盐汤空心服（孙用和《秘宝方》）。

**初生吐乳**不止。蓬莪茂少许，盐一绿豆，以乳一合，煎三五沸，去滓，入牛黄两粟大，服之，甚效也（《保幼大全》）。

浑身燎泡方见荆三棱。

## 荆三棱 宋《开宝》

〔校正〕并入《开宝》草三棱。

**【释名】**京三棱（《开宝》）、草三棱（《开宝》）、鸡爪三棱（《开宝》）、黑三棱（《图经》）、石三棱（《《图经》》）。〔颂曰〕三棱，叶有三棱也。生荆楚地，故名荆三棱以著其地，《开宝本草》作京者误矣。又出草三棱条，云即鸡爪三棱，生蜀地，二月、八月采之。其实一类，随形命名尔，故并见之。

**【集解】**〔藏器曰〕三棱总有三四种。京三棱，黄色体重，状若鲫鱼而小。又有黑三棱，状如乌梅而稍大，体轻有须，相连蔓延，作漆色，蜀人以织为器，一名蓂者，是也。疗体并同。〔颂曰〕京三棱旧不著所出地土，今荆襄、江淮、济南、河陕间皆有之。多生浅水旁及陂泽中。春生苗，高三四尺，叶似莎草，极长，又似茭蒲叶而有三棱。五六月抽茎，高四五尺，大如人指，有三棱如削成。茎端开花，大体皆如莎草而大，黄紫色。苗下即魁，初生成块如附子大，或有扁者。其旁有根横贯，一根则连数魁，魁上亦出苗。其魁皆扁长，如小鲫鱼，体重者，三棱也。其根末将尽一魁，未发苗，小圆如乌梅者，黑三棱也。又根之端钩曲如爪者，鸡爪三棱也，皆皮黑肌白而至轻。或云：不出苗只生细根者，谓之鸡爪三棱。又不生细根者，谓之黑三棱，大小不常，其色黑，去皮即白。三者本一种，但力有刚柔，各适其用。因其形为名，如乌头、乌喙、云母、云华之类，本非两物也。今人乃妄以凫茈、香附子为之。又河中府有石三棱，根黄白色，形如钗股，叶绿如蒲，苗高及尺，叶上亦有三棱，四月开花，白色如蓼葓花，五月采根，亦消积气。今举世所用三棱，皆淮南红蒲根也，泰州尤多。其体

京三棱　　　　　　　　　石三棱

至坚重,刻削鱼形,叶扁茎圆,不复有三棱,不知何缘命名为三棱
也? 虽太医亦不以为谬。流习既久,用根者不识其苗,采药者莫
究其用,因缘差失,不复辨别。今三棱皆独旁引二根,无直下根,
其形大体多如鲫鱼。〔时珍曰〕三棱多生荒废陂池湿地。春时丛
生,夏秋抽高茎,茎端复生数叶,开花六七枝,花皆细碎成穗,黄
紫色,中有细子。其叶茎花实俱有三棱,并与香附苗叶花实一
样,但长大尔。其茎光滑三棱,如棕之叶茎。茎中有白穰,剖之
织物,柔韧如藤。吕忱《字林》云:薲草生水中,根可缘器。即此
草茎,非根也。《抱朴子》言薲根化鳝,亦是此草。其根多黄黑
须,削去须皮,乃如鲫状,非本根似鲫也。

根

【修治】〔元素曰〕入用须炮熟。〔时珍曰〕消积须用醋浸
一日,炒或煮熟焙干,入药乃良。

【气味】苦,平,无毒。〔藏器曰〕甘,平,温。〔大明曰〕甘、涩,凉。〔元素曰〕苦、甘,无毒,阴中之阳。能泻真气,真气虚者勿用。

【主治】老癖癥瘕,积聚结块,产后恶血血结,通月水,堕胎,止痛利气(《开宝》)。治气胀,破积气,消扑损瘀血,妇人血脉不调,心腹痛,产后腹痛血运(大明)。心膈痛,饮食不消(元素)。通肝经积血,治疮肿坚硬(好古)。下乳汁(时珍)。

【发明】〔好古曰〕三棱色白属金,破血中之气,肝经血分药也。三棱、莪茂治积块疮硬者,乃坚者削之也。〔志曰〕俗传昔人患癥癖死,遗言令开腹取之。得病块,干硬如石,文理有五色。以为异物,削成刀柄。后因以刀刈三棱,柄消成水,乃知此药可疗癥癖也。〔时珍曰〕三棱能破气散结,故能治诸病。其功可近于香附而力峻,故难久服。按戴原礼《证治要诀》云:有人病癥癖腹胀,用三棱、莪茂,以酒煨煎服之,下一黑物如鱼而愈也。

【附方】旧三,新五。

癥瘕鼓胀三棱煎:用三棱根切一石,水五石,煮三石,去滓更煎,取三斗汁入锅中,重汤煎如稠糖,密器收之。每旦酒服一匕,日二服(《千金翼方》)。

痃癖气块草三棱、荆三棱、石三棱、青橘皮、陈橘皮、木香各半两,肉豆蔻、槟榔各一两,硇砂二钱,为末,糊丸梧子大,每姜汤服三十丸(《奇效方》)。

痃癖不瘥胁下硬如石。京三棱一两炮,川大黄一两,为末,醋熬成膏。每日空心生姜橘皮汤下一匙,以利下为度(《圣惠方》)。

小儿气癖三棱煮汁作羹粥,与奶母食,日亦以枣许与儿食。小儿新生百日及十岁以下,无问痫热疳癖等皆理之。秘妙不可具言,大效(《子母秘录》)。

**痞气胸满**口干,肌瘦食减,或时壮热。石三棱、京三棱、鸡爪三棱并炮,蓬莪茂三枚,槟榔一枚,青橘皮五十片醋浸去白,陈仓米一合醋浸淘过,巴豆五十个去皮,同青皮、仓米炒干,去豆为末,糊丸绿豆大。每米饮下三丸,日一服(《圣济总录》)。

**反胃恶心**药食不下。京三棱炮一两半,丁香三分,为末。每服一钱,沸汤点服(《圣济总录》)。

**乳汁不下**京三棱三个,水二碗,煎汁一碗,洗奶取汁出为度,极妙(《外台秘要》)。

**浑身燎泡**如棠梨状,每个出水,有石一片,如指甲大,其泡复生,抽尽肌肤肉,即不可治。用荆三棱、蓬莪茂各五两,为末,分三服,酒调连进愈(危氏《得效方》)。

# 莎草、香附子《别录·中品》

【释名】雀头香(《唐本》)、草附子(《图经》)、水香棱(《图经》)、水巴戟(《图经》)、水莎(《图经》)、侯莎(《尔雅》)、莎结(《图经》)、夫须(《别录》)、续根草(《图经》)、地藾根(《图经》)、地毛(《广雅》)。〔时珍曰〕《别录》止云莎草,不言用苗用根。后世皆用其根,名香附子,而不知莎草之名也。其草可为笠及雨衣,疏而不沾,故字从草从沙。亦作蓑字,因其为衣垂缕,如孝子衰衣之状,故又从衰也。《尔雅》云:薃(音浩),侯莎,其实缇是也。又云,薹,夫须也。薹乃笠名,贱夫所须也。其根相附连续而生,可以合香,故谓之香附子。上古谓之雀头香。按《江表传》云:魏文帝遣使于吴求雀头香,即此。其叶似三棱及巴戟,而生下湿地,故有水三棱、水巴戟之名。俗人呼

为雷公头。《金光明经》谓之目萃
哆。《记事珠》谓之抱灵居士。

**【集解】**〔《别录》曰〕莎草
生田野,二月、八月采。〔弘景曰〕
方药不复用,古人为诗多用之,而
无识者。乃有鼠蓑,疗体异此。
〔恭曰〕此草根名香附子,一名雀
头香,所在有之,茎叶都似三棱,
合和香用之。〔颂曰〕今处处有
之。苗叶如薤而瘦,根如箸头大。
谨按唐玄宗《天宝单方图》,载水
香棱功状与此相类。云水香棱原
生博平郡池泽中,苗名香棱,根名

莎草、香附子

莎结,亦名草附子。河南及淮南下湿地即有,名水莎。陇西谓之
地藜根。蜀郡名续根草,亦名水巴戟。今涪都最饶,名三棱草。
用茎作鞋履,所在皆有。采苗及花与根疗病。〔宗奭曰〕香附子
今人多用。虽生于莎草根,然根上或有或无。有薄辄皮,紫黑
色,非多毛也。刮去皮则色白。若便以根为之,则误矣。〔时珍
曰〕莎叶如老韭叶而硬,光泽有剑脊棱。五六月中抽一茎,三棱
中空,茎端复出数叶。开青花成穗如黍,中有细子。其根有须,
须下结子一二枚,转相延生,子上有细黑毛,大者如羊枣而两头
尖。采得燎去毛,暴干货之。此乃近时日用要药,而陶氏不识,
诸注亦略,乃知古今药物兴废不同。如此则本草诸药,亦不可以
今之不识,便废弃不收,安知异时不为要药如香附者乎?

根

〔修治〕〔敩曰〕凡采得阴干,于石臼中捣之,切忌铁器。

〔时珍曰〕凡采得连苗暴干，以火燎去苗及毛。用时以水洗净，石上磨去皮，用童子小便浸透，洗晒捣用。或生或炒，或以酒醋盐水浸，诸法各从本方，详见于下。又稻草煮之，味不苦。

〔气味〕甘，微寒，无毒。〔宗奭曰〕苦。〔颂曰〕《天宝单方》云：辛，微寒，无毒，性涩。〔元素曰〕甘、苦，微寒，气厚于味，阳中之阴，血中之气药也。〔时珍曰〕辛、微苦、甘，平。足厥阴、手少阳药也。能兼行十二经、八脉气分。得童子小便、醋、芎藭、苍术良。

〔主治〕除胸中热，充皮毛，久服利人，益气，长须眉（《别录》）。治心中客热，膀胱间连胁下气妨，常日忧愁不乐，兼心忪者（苏颂）。治一切气，霍乱吐泻腹痛，肾气膀胱冷气（李杲）。散时气寒疫，利三焦，解六郁，消饮食积聚，痰饮痞满，胕肿腹胀，脚气，止心腹肢体头目齿耳诸痛，痈疽疮疡，吐血下血尿血，妇人崩漏带下，月候不调，胎前产后百病（时珍）。

苗及花

〔主治〕丈夫心肺中虚风及客热，膀胱间连胁下时有气妨，皮肤瘙痒瘾疹，饮食不多，日渐瘦损，常有忧愁心忪少气等证。并收苗花二十余斤剉细，以水二石五斗，煮一石五斗，斛中浸浴，令汗出五六度，其瘙痒即止。四时常用，瘾疹风永除（《天宝单方图》）。煎饮散气郁，利胸膈，降痰热（时珍）。

【发明】〔好古曰〕香附治膀胱两胁气妨，心忪少气，是能益气，乃血中之气药也。本草不言治崩漏，而方中用治崩漏，是能益气而止血也。又能逐去瘀血，是推陈也。正如巴豆治大便不通而又止泄泻同意。又云：香附阳中之阴，血中之气药，凡气郁血气必用之。炒黑能止血治崩漏,此妇人之仙药也。多服亦能走气。〔震亨曰〕香附须用童子小便浸过,能总解诸郁,凡血气必用之药,引至气分而生血,此正阴生阳长之义。本草不言补,而方家言于老人有益,意有存焉。盖于行中有补理。天之所以为天者,健而有常也。健运不息,所以生生无穷,即此理尔。今即香中亦用之。〔时珍曰〕香附之气平而不寒,香而能窜。其味多辛能散,微苦能降,微甘能和。乃足厥阴肝、手少阳三焦气分主药,而兼通十二经气分。生则上行胸膈,外达皮肤;熟则下走肝肾,外彻腰足。炒黑则止血,得童溲浸炒则入血分而补虚,盐水浸炒则入血分而润燥,青盐炒则补肾气,酒浸炒则行经络,醋浸炒则消积聚,姜汁炒则化痰饮。得参、术则补气,得归、芐则补血,得木香则疏滞和中,得檀香则理气醒脾,得沉香则升降诸气,得芎藭、苍术则总解诸郁,得栀子、黄连则能降火热,得茯神则交济心肾,得茴香、破故纸则引气归元,得厚朴、半夏则决壅消胀,得紫苏、葱白则解散邪气,得三棱、莪茂则消磨积块,得艾叶则治血气暖子宫,乃气病之总司,女科之主帅也。飞霞子韩悉云:香附能推陈致新,故诸书皆云益气。而俗有耗气之说,宜于女人不宜于男子者,非矣。盖妇人以血用事,气行则无疾。老人精枯血闭,惟气是资。小儿气日充,则形乃日固。大凡病则气滞而馁,故香附于气分为君药,世所罕知。臣以参、蓍,佐以甘草,治虚怯甚速也。悉游方外时,悬壶轻赍,治百病黄鹤丹,治妇人青囊丸,随宜用引,辄有小效。人索不已,用者当思法外意可也。黄鹤丹乃铢衣翁在黄鹤楼所授之方,故名。其方用香附一斤,黄连半斤,洗晒为末,水糊丸梧子大。假如外感,葱姜汤下;内伤,米饮下;气病,木香汤下;血病,酒下;痰病,姜汤下;火病,白汤下。余可类推。青囊丸乃邵应节真人祷母病,感方士所授者。方用香附略炒一斤,乌药略炮五两三钱,为末,水醋煮面糊为丸。随证用引,如头痛,茶下;痰气,姜汤下。多用酒下为妙。

**【附方】**旧一,新四十七。

服食法〔颂曰〕唐玄宗《天宝单方图》云:水香棱根名莎结,亦名草附子,说已见前。其味辛,微寒,无毒。凡丈夫心中客热,膀胱间连胁下气妨,常日忧愁不乐,兼心松者。取根二大升,捣熬令香,以生绢袋盛,贮于三大斗无灰清酒中浸之。春三月后,浸一日即堪服;冬十月后,即七日,近暖处乃佳。每空腹温饮一盏,日夜三四次,常令酒气相续,以知为度。若不饮酒,即取根十两,加桂心五两,芜荑三两。和捣为散,以蜜和为丸,捣一千杵,丸如梧子大。每空腹酒及姜蜜汤饮汁等下二十丸,日再服,渐加至三十丸,以瘥为度。

交感丹凡人中年精耗神衰。盖由心血少,火不下降;肾气惫,水不上升。致心肾隔绝,营卫不和。上则多惊;中则塞痞,饮食不下;下则虚冷遗精。愚医徒知峻补下田,非惟不能生水滋阴,而反见衰悴。但服此方半年,屏去一切暖药,绝嗜欲,然后习秘固溯流之术,其效不可殚述。俞通奉年五十一,遇铁瓮城申先生授此,服之老犹如少,年至八十五乃终也。因普示群生,同登寿域。香附子一斤,新水浸一宿,石上擦去毛,炒黄,茯神去皮木,四两,为末,炼蜜丸弹子大。每服一丸,侵早细嚼,以降气汤下。降气汤用香附子如上法半两,茯神二两,炙甘草一两半,为末,点沸汤服前药(萨谦斋《瑞竹堂经验方》)。

一品丸治气热上攻,头目昏眩,及治偏正头痛。大香附子去皮,水煮一时,捣晒焙研为末,炼蜜丸弹子大。每服一丸,水一盏,煎八分服。女人,醋汤煎之(《奇效良方》)。

升降诸气治一切气病,痞胀喘哕,噫酸烦闷,虚痛走注。

常服开胃消痰,散壅思食。早行山行,尤宜服之,去邪辟瘴。香附子炒四百两,沉香十八两,缩砂仁四十八两,炙甘草一百二十两,为末。每服一钱,入盐少许,白汤点服(《和剂局方》)。

一切气疾心腹胀满,胸膈噎塞,噫气吞酸,痰逆呕恶,及宿酒不解。香附子一斤,缩砂仁八两,甘草炙四两,为末,每白汤入盐点服。为粗末煎服亦可。名快气汤(《和剂局方》)。

调中快气心腹刺痛。小乌沉汤:香附子擦去毛焙二十两,乌药十两,甘草炒一两,为末。每服二钱,盐汤随时点服(《和剂局方》)。

心脾气痛白飞霞《方外奇方》云:凡人胸膛软处一点痛者,多因气及寒起,或致终身,或子母相传。俗名心气痛,非也,乃胃脘有滞尔。惟此独步散,治之甚妙。香附米醋浸,略炒为末,高良姜酒洗七次,略炒为末,俱各封收。因寒者,姜二钱,附一钱;因气者,附二钱,姜一钱;因气与寒者,各等分,和匀。以热米汤入姜汁一匙,盐一捻,调下立止。不过七八次除根。○王璆《百一方》云:内翰吴开夫人,心痛欲死,服此即愈。○《类编》云:梁混心脾痛数年不愈,供事秽迹佛,梦传此方,一服而愈,因名神授一匕散。

心腹诸痛艾附丸:治男女心气痛、腹痛、少腹痛、血气痛,不可忍者。香附子二两,蕲艾叶半两,以醋汤同煮熟,去艾炒为末,米醋糊丸梧子大,每白汤服五十丸(《集简方》)。

停痰宿饮风气上攻,胸膈不利。香附(皂荚水浸)、半夏各一两,白矾末半两,姜汁面糊丸梧子大。每服三四十丸,姜汤随时下(《仁存方》)。

元脏腹冷及开胃。香附子炒为末,每用二钱,姜、盐同煎服(《普济方》)。

**酒肿虚肿**香附子去皮,米醋煮干,焙研为末,米醋糊丸服。久之败水从小便出,神效(《经验方》)。

**气虚浮肿**香附子一斤,童子小便浸三日,焙为末,糊丸。每米饮下四五十丸,日二(《丹溪心法》)。

**老小疝癖**往来疼痛。香附、南星等分,为末,姜汁糊丸梧子大,每姜汤下二三十丸(《圣惠方》)。

**癞疝胀痛**及小肠气。香附末二钱,以海藻一钱煎酒,空心调下,并食海藻(《濒湖集简方》)。

**腰痛揩牙**香附子五两,生姜二两,取自然汁浸一宿,炒黄为末,入青盐二钱,擦牙数次,其痛即止(《乾坤生意》)。

**血气刺痛**香附子炒一两,荔枝核烧存性五钱,为末。每服二钱,米饮调下(《妇人良方》)。

**女人诸病**《瑞竹堂方》:四制香附丸:治妇人女子经候不调,兼诸病。大香附子擦去毛一斤,分作四分:四两醇酒浸,四两醇醋浸,四两盐水浸,四两童子小便浸。春三、秋五、夏一、冬七日,淘洗净,晒干捣烂,微焙为末,醋煮面糊丸梧子大,每酒下七十丸。瘦人加泽兰、赤茯苓末二两,气虚加四君子料,血虚加四物料。○《法生堂方》:煮附济阴丸:治妇人月经不调,久成癥积,一切风气。用香附子一斤,分作四分,以童溲、盐水、酒、醋各浸三日,艾叶一斤,浆水浸过,醋糊和作饼,晒干,晚蚕砂半斤炒,莪茂四两酒浸,当归四两酒浸,各焙为末,醋糊丸梧子大。每服七十丸,米饮下,日二。○醋附丸:治妇人室女一切经候不调,血气刺痛,腹胁膨胀,心怔乏力,面色痿黄,头运恶心,崩漏带下,便血,癥瘕积聚,及妇人数堕胎,由气不升降,服此尤妙。香附子米醋浸半日,砂锅煮干,捣焙,石臼为末,醋糊为丸,醋汤下。○《澹寮方》艾附丸:治同上。香附子一斤,熟艾四两,醋煮,当归酒浸二两,为末,如上丸服。

**妇人气盛**血衰,变生诸症,头运腹满,皆宜抑气散主之。香附子四两炒,茯苓、甘草炙各一两,橘红二两,为末。每服二钱,沸汤下(《济生方》)。

**下血血崩**血如山崩,或五色漏带,并宜常服,滋血调气,乃妇人之仙药也。香附子去毛炒焦为末,极热酒服二钱立愈。昏迷甚者三钱,米饮下。亦可加棕灰(许学士《本事方》)。

**赤白带下**及血崩不止。香附子、赤芍药等分,为末,盐一捻,水二盏,煎一盏,食前温服(《圣惠方》)。

**安胎顺气**铁罩散:香附子炒为末,浓煎紫苏汤服一二钱。一加砂仁(《中藏经》)。

**妊娠恶阻**胎气不安,气不升降,呕吐酸水,起坐不便,饮食不进。二香散:用香附子一两,藿香叶、甘草各二钱,为末。每服二钱,沸汤入盐调下(《圣惠方》)。

**临产顺胎**九月、十月服此,永无惊恐。福胎饮:用香附子四两,缩砂仁炒三两,甘草炙一两,为末。每服二钱,米饮下(《朱氏集验方》)。

**产后狂言**血运,烦渴不止。生香附子去毛为末,每服二钱,姜、枣水煎服(同上)。

**气郁吐血**丹溪:用童子小便调香附末二钱服。○《澹寮方》:治吐血不止。莎草根一两,白茯苓半两,为末。每服二钱,陈粟米饮下。

**肺破咯血**香附末一钱,米饮下,日二服(《百一选方》)。

**小便尿血**香附子、新地榆等分,各煎汤。先服香附汤三五呷,后服地榆汤至尽。未效再服(《指迷方》)。

**小便血淋**痛不可忍。香附子、陈皮、赤茯苓等分,水煎服

（《十便良方》）。

**诸般下血** 香附，童子小便浸一日，捣碎，米醋拌焙为末。每服二钱，米饮下。○《直指方》：用香附以醋、酒各半煮熟，焙研为末，黄秫米糊丸梧子大。每服四十丸，米饮下，日二服。○戴原礼云：只以香附子末二钱，入百草霜、麝香各少许，同服，效尤速也。

**老小脱肛** 香附子、荆芥穗等分，为末。每用三匙，水一大碗，煎十数沸淋洗（《三因方》）。

**偏正头风** 香附子炒一斤，乌头炒一两，甘草二两，为末，炼蜜丸弹子大。每服一丸，葱茶嚼下（《本事方》）。

**气郁头痛** 《澹寮方》：用香附子炒四两，川芎䓖二两，为末。每服二钱，腊茶清调下。常服除根明目。○华佗《中藏经》：加甘草一两，石膏二钱半。

**头风睛痛** 方同妊娠恶阻。

**女人头痛** 香附子末，茶服三钱，日三五服（《经验良方》）。

**肝虚睛痛** 冷泪羞明。补肝散：用香附子一两，夏枯草半两，为末。每服一钱，茶清下（《简易方》）。

**耳卒聋闭** 香附子瓦炒研末，萝卜子煎汤，早夜各服二钱。忌铁器（《卫生易简方》）。

**聤耳出汁** 香附末，以绵杖送入。蔡邦度知府常用，有效（《经验良方》）。

**诸般牙痛** 香附、艾叶煎汤漱之，仍以香附末擦之，去涎（《普济方》）。

**牢牙去风** 益气乌髭，治牙疼牙宣，乃铁瓮先生妙方也。香附子炒存性三两，青盐、生姜各半两，为末，日擦（《济生方》）。

**消渴累年** 不愈。莎草根一两，白茯苓半两，为末。每陈粟米饮服三钱，日二。

**痈疽疮疡** 曾孚先云：凡痈疽疮疡，皆因气滞血凝而致，宜服诸香药，引气通血。常器之云：凡气血闻香即行，闻臭即逆。疮疡皆由气涩而血聚，最忌臭秽不洁，触之毒必引蔓。陈正节公云：大凡疽疾，多因怒气而得，但服香附子药，进食宽气，大有效也。独胜散：用香附子去毛，以生姜汁腌一宿，焙干碾为细末，无时以白汤服二钱。如疮初作，以此代茶。疮溃后，亦宜服之。或只以《局方》小乌沉汤，少用甘草，愈后服至半年，尤妙（陈自明《外科精要》）。

**蜈蚣咬伤** 嚼香附涂之，立效（《袖珍方》）。

## 瑞香《纲目》

**【集解】**〔时珍曰〕南土处处山中有之。枝干婆娑，柔条厚叶，四时不凋。冬春之交，开花成簇，长三四分，如丁香状，有黄、白、紫三色。《格古论》云：瑞香高者三四尺，有数种：有枇杷叶者，杨梅叶者，柯叶者，球子者，挛枝者。惟挛枝者花紫香烈，枇杷叶者结子。其始出于庐山，宋时人家栽之，始著名。挛枝者其节挛曲，如断折之状也。其根绵软而香。

瑞香

**根**

**【气味】**甘、咸，无毒。

**【主治】**急喉风,用白花者研水灌之（时珍。○出《医学集成》）。

## 茉莉《纲目》

**【释名】**奈花（《《晋书》》）。〔时珍曰〕嵇含《草木状》作末利,《洛阳名园记》作抹厉,佛经作抹利,《王龟龄集》作没利,《洪迈集》作末丽。盖末利本胡语,无正字,随人会意而已。韦居呼为狎客,张敏叔呼为远客。杨慎《丹铅录》云:《晋书》"都人簪奈花",即今末利花也。

茉莉

**【集解】**〔时珍曰〕末利原出波斯,移植南海,今滇、广人栽莳之。其性畏寒,不宜中土。弱茎繁枝,绿叶团尖。初夏开小白花,重瓣无蕊,秋尽乃止,不结实。有千叶者,红色者,蔓生者。其花皆夜开,芬香可爱。女人穿为首饰,或合面脂。亦可熏茶,或蒸取液以代蔷薇水。又有似末利而瓣大,其香清绝者,谓之狗牙,亦名雪瓣,海南有之。素馨、指甲,皆其类也,并附于下。

### 花

〔气味〕辛,热,无毒。

〔主治〕蒸油取液,作面脂头泽,长发润燥香肌,亦入茗汤（时珍）。

根

〔气味〕热,有毒。

〔主治〕以酒磨一寸服,则昏迷一日乃醒,二寸二日,三寸三日。凡跌损骨节脱臼,接骨者用此,则不知痛也(汪机)。

【附录】素馨〔时珍曰〕素馨亦自西域移来,谓之耶悉茗花,即《酉阳杂俎》所载野悉蜜花也。枝干袅娜,叶似末利而小。其花细瘦四瓣,有黄、白二色。采花压油泽头,甚香滑也。指甲花有黄、白二色,夏月开,香似木犀,可染指甲,过于凤仙花。

## 郁(鬱)金香<small>宋《开宝》</small>

〔校正〕〔禹锡曰〕陈氏言郁是草英,不当附于《木部》。今移入此。

【释名】郁香(《御览》)、红蓝花(《纲目》)、紫述香(《纲目》)、草麝香(《《纲目》》)、茶矩摩(佛书)。〔颂曰〕许慎《说文解字》云:郁,芳草也。十叶为贯,百二十贯筑以煮之。郁邑乃百草之英,合而酿酒以降神,乃远方郁人所贡,故谓之郁。郁,今郁林郡也。〔时珍曰〕汉郁林郡,即今广西、贵州、浔、柳、邕、宾诸州之地。《一统志》惟载柳州罗城县出郁金香,即此也。《金光明经》谓之茶矩摩香。此乃郁金花香,与今时所用郁金根,名同物异。唐慎微《本草》收此入彼下,误矣。按赵古则《六书本义》:邑字象米在器中,以匕扱之之意。鬱字从臼,奉缶置于几上,邑有彡饰,五体之意。俗作郁。则郁乃取花筑酒之意,非指地言,地乃因此草得名耳。

【集解】〔藏器曰〕郁金香生大秦国,二月、三月有花,状如红蓝,四月、五月采花,即香也。〔时珍曰〕按郑玄云:郁草似兰。

香金鬱

郁金香

杨孚《南州异物志》云:郁金出罽宾,国人种之,先以供佛,数日萎,然后取之。色正黄,与芙蓉花裹嫩莲者相似,可以香酒。又《唐书》云:太宗时,伽毗国献郁金香,叶似麦门冬,九月花开,状似芙蓉,其色紫碧,香闻数十步,花而不实,欲种者取根。二说皆同,但花色不同,种或不一也。《古乐府》云"中有郁金苏合香者",是此郁金也。晋左贵嫔有《郁金颂》云:"伊有奇草,名曰郁金。越自殊域,厥珍来寻。芳香酷烈,悦目怡心。明德惟馨,淑人是钦。"

**【气味】**苦,温,无毒。〔藏器曰〕平。

**【主治】**蛊野诸毒,心腹间恶气鬼疰,鸦鹘等一切臭。入诸香药用（藏器）。

## 茅香宋《开宝》

〔校正〕并入宋《图经》香麻。

**【释名】**喂尸罗（《金光明经》）、香麻（《图经》）。〔时珍曰〕苏颂《图经》复出香麻一条,云出福州,煎汤浴风甚良,此即香茅也,闽人呼茅如麻故尔。今并为一。

**【集解】**〔志曰〕茅香生剑南道诸州,其茎叶黑褐色,花白色,即非白茅香也。〔颂曰〕今陕西、河东、汴东州郡亦有之,辽、泽州充贡。三月生苗,似大麦。五月开白花,亦有黄花者。有结实者,有无实者。并正月、二月采根,五月采花,八月采苗。〔宗奭曰〕茅香根如茅,但明洁而长。可作浴汤,同藁本尤佳。仍入印香中,合香附子用。〔时珍曰〕茅香凡有二:此是一种香茅也;其白茅香,别是南番一种香草。唐慎微《本草》不知此义,乃以白茅花及白茅香诸注引入茅香之下,今并提归各条。

茅香

### 花

〔气味〕苦,温,无毒。

〔主治〕中恶,温胃止呕吐,疗心腹冷痛(《开宝》)。

〔附方〕新一。

冷劳久病茅香花、艾叶四两,烧存性,研末,粟米饭丸梧子大。初以蛇床子汤下二十丸至三十丸,微吐不妨,后用枣汤下,立效(《圣济总录》)。

### 苗、叶

〔主治〕作浴汤,辟邪气,令人身香(《开宝》)。

## 白茅香《拾遗》

【集解】〔藏器曰〕白茅香生安南,如茅根,道家用作浴汤。〔珣曰〕《广志》云:生广南山谷,合诸名香甚奇妙,尤胜舶上来者。〔时珍曰〕此乃南海白茅香,亦今排香之类,非近道之白茅及北土茅香花也。

根

【气味】甘,平,无毒。

【主治】恶气,令人身香。煮汤服,治腹内冷痛（藏器）。小儿遍身疮疱,合桃叶煎汤浴之（李珣）。

## 排草香《纲目》

【集解】〔时珍曰〕排草香出交阯,今岭南亦或莳之,草根也,白色,状如细柳根,人多伪杂之。案范成大《桂海志》云:排草香状如白茅香,芬烈如麝香。人亦用以合香,诸香无及之者。又有麝香木,出占城,乃老朽树心节,气颇类麝。

根

【气味】辛,温,无毒。

【主治】辟臭,去邪恶气（时珍）。

白茅香

排草香

**【附录】瓶香**〔珣曰〕案陈藏器云：生南海山谷，草之状也。其味寒无毒。主鬼魅邪精，天行时气，并宜烧之。水煮，洗水肿浮气。与土姜、芥子煎汤，浴风疟甚效。**耕香**〔藏器曰〕生乌浒国，茎生细叶，味辛温无毒，主鬼气，调中去臭。〔时珍曰〕二香皆草状，恐亦排草之类也，故附之。

## 迷迭香《拾遗》

**【集解】**〔藏器曰〕《广志》云：出西海。《魏略》云：出大秦国。〔时珍曰〕魏文帝时，自西域移植庭中，同曹植等各有赋。大意其草修干柔茎，细枝弱根。繁花结实，严霜弗凋。收采幽杀，摘去枝叶。入袋佩之，芳香甚烈。与今之排香同气。

**【气味】**辛，温，无毒。

**【主治】**恶气，令人衣香，烧之去鬼（藏器）。〔珣曰〕性平不温。合羌活为丸，烧之，辟蚊蚋。

迷迭香

## 藒车香《拾遗》

**【集解】**〔藏器曰〕《广志》云：藒车香生徐州，高数尺，黄叶白花。《尔雅》：藒车，乞舆。郭璞云：香草也。〔珣曰〕生海南山谷。《齐民要术》云：凡诸树木虫蛀者，煎此香冷淋之，即辟也。〔时珍曰〕《楚辞》："畦留夷与藒车。"则昔人常栽莳之，与今兰香、零陵相类也。

【气味】辛,温,无毒。〔珣曰〕微寒。

【主治】鬼气,去臭,及虫鱼蛀蠹(藏器)。治霍乱,辟恶气,熏衣佳(珣)。

## 艾纳香宋《开宝》

【集解】〔志曰〕《广志》云:艾纳出西国,似细艾。又有松树皮上绿衣,亦名艾纳,可以和合诸香,烧之能聚其烟,青白不散,而与此不同。〔禹锡曰〕案《古乐府》云:“行胡从何方? 列国持何来? 氍毹毾𣰆五木香,迷迭艾纳及都梁。”是也。

【气味】甘,温、平,无毒。

【主治】去恶气杀虫,主腹冷泄痢(志)。伤寒五泄,心腹注气,止肠鸣,下寸白,烧之辟瘟疫,合蜂窠浴脚气良(珣)。治癣辟蛇(藏器)。

## 兜纳香《拾遗》

【集解】〔珣曰〕案《广志》云:出西海剽国诸山。《魏略》云:出大秦国。草类也。

【气味】辛,平,无毒。〔藏器曰〕甘,温。

【主治】温中,除暴冷(藏器)。恶疮肿瘘,止痛生肌,并入膏用。烧之,辟远近恶气。带之夜行,壮胆安神。与茅香、柳枝煎汤浴小儿,易长(李珣)。

## 线香《纲目》

【集解】〔时珍曰〕今人合香之法甚多,惟线香可入疮科用。其料加减不等,大抵多用白芷、芎藭、独活、甘松、三奈、丁香、藿香、藁本、高良姜、角茴香、连乔、大黄、黄芩、柏木、兜娄香末之类，为末，以榆皮面作糊和剂，以唧筒筰成线香，成条如线也。亦或盘成物象字形，用铁铜丝悬蒸者，名龙挂香。

【气味】辛，温，无毒。

【主治】熏诸疮癣（时珍）。

【附方】新一。

杨梅毒疮龙挂香、孩儿茶、皂角子各一钱，银朱二钱，为末，纸卷作撚，点灯置桶中，以鼻吸烟，一日三次，三日止。内服解毒药，疮即干（《集简方》）。

## 藿香《别录·上品》

〔校正〕〔承曰〕宜入《草部》。

【释名】兜娄婆香（《《楞严经》》）。〔时珍曰〕豆叶曰藿，其叶似之，故名。《楞严经》云：坛前以兜娄婆香煎水洗浴。即此。《法华经》谓之多摩罗跋香，《金光明经》谓之钵怛罗香，皆兜娄二字梵言也。《涅槃》又谓之迦算香。

【集解】〔禹锡曰〕按《南州异物志》云：藿香出海边国，形如都梁，叶似水苏，可着衣服中。嵇含《南方草木状》云：出交阯、九真、武平、兴古诸国，吏民自种之，榛生，五六月采，日干乃芬香。〔颂曰〕藿香岭南多有之，人家亦

藿香

多种。二月生苗,茎梗甚密,作丛,叶似桑而小薄,六月、七月采之,须黄色乃可收。《金楼子》及《俞益期笺》皆云:扶南国人言五香共是一木。其根是旃檀,节是沉香,花是鸡舌,叶是藿香,胶是熏陆。故本草以五香共条,义亦出此。今南中藿香乃是草类,与嵇含所说正相符合。范晔《合香方》云:零藿虚燥。古人乃以合熏香。即此扶南之说,似涉欺罔也。〔时珍曰〕藿香方茎有节中虚,叶微似茄叶。洁古、东垣惟用其叶,不用枝梗。今人并枝梗用之,因叶多伪故耳。《唐史》云:顿逊国出藿香,插枝便生,叶如都梁者,是也。刘欣期《交州记》言藿香似苏合香者,谓其气相似,非谓形状也。

### 枝叶

**【气味】**辛,微温,无毒。〔元素曰〕辛、甘。又曰:甘、苦,气厚味薄,浮而升,阳也。〔杲曰〕可升可降,阳也。入手、足太阴经。

**【主治】**风水毒肿,去恶气,止霍乱心腹痛(《别录》)。脾胃吐逆为要药(苏颂)。助胃气,开胃口,进饮食(元素)。温中快气,肺虚有寒,上焦壅热,饮酒口臭,煎汤漱之(好古)。

**【发明】**〔杲曰〕芳香之气助脾胃,故藿香能止呕逆,进饮食。〔好古曰〕手、足太阴之药。故入顺气乌药散,则补肺;入黄芪四君子汤,则补脾也。

**【附方】**新六。

升降诸气藿香一两,香附炒五两,为末,每以白汤点服一钱(《经效济世方》)。

霍乱吐泻垂死者,服之回生。用藿香叶、陈皮各半两,水二盏,煎一盏,温服(《百一选方》)。

暑月吐泻滑石炒二两,藿香二钱半,丁香五分,为末。每服一二钱,渐米泔调服(禹讲师《经验方》)。

胎气不安气不升降,呕吐酸水。香附、藿香、甘草二钱,为末,每服二钱,入盐少许,沸汤调服之(《圣惠方》)。

香口去臭藿香洗净,煎汤,时时嚼漱(《摘玄方》)。

冷露疮烂藿香叶、细茶等分,烧灰,油调涂叶上,贴之(《应验方》)。

## 薰草《别录·中品》 零陵香宋《开宝》

**【释名】**蕙草(《别录》)、香草(《开宝》)、燕草(《纲目》)、黄零草(《玉册》)。〔时珍曰〕古者烧香草以降神,故曰薰,曰蕙。薰者熏也,蕙者和也。《汉书》云:薰以香自烧,是矣。或云,古人祓除,以此草熏之,故谓之薰,亦通。范成大《虞衡志》言:零陵即今永州,不出此香。惟融、宜等州甚多,土人以编席荐,性暖宜人。谨按:零陵旧治在今全州。全乃湘水之源,多生此香,今人呼为广零陵香者,乃真薰草也。若永州、道州、武冈州,皆零陵属地也。今镇江、丹阳皆莳而刈之,以酒洒制货之,芬香更烈,谓之香草,与兰草同称。《楚辞》云"既滋兰之九畹,又树蕙之百亩",则古人皆栽之矣。张揖《广雅》云:卤,熏也。其叶谓之蕙。而黄山谷言一干数花者为蕙。盖因不识兰草、蕙草,强以兰花为分别也。郑樵修《本草》,言兰即蕙,蕙即零陵香,亦是臆见,殊欠分明。但兰草、蕙草,乃一类二种耳。

**【集解】**〔《别录》曰〕薰草,一名蕙草,生下湿地,三月采阴干,脱节者良。又曰:蕙实,生鲁山平泽。〔弘景曰〕《桐君药录》:薰草叶如麻,两两相对。《山海经》云:浮山有草,麻叶而方茎,赤华而黑实,气如蘼芜,名曰薰草,可以已疠。今俗人皆呼燕草状

薰草、零陵香

如茅而香者为薰草,人家颇种之者,非也。诗书家多用蕙,而竟不知是何草,尚其名而迷其实,皆此类也。〔藏器曰〕薰草即是零陵香,薰乃蕙草根也。〔志曰〕零陵香生零陵山谷,叶如罗勒。《南越志》云:土人名燕草,又名薰草,即香草也。《山海经》薰草即是此。〔颂曰〕零陵香今湖岭诸州皆有之,多生下湿地,叶如麻,两两相对,茎方,常以七月中旬开花至香,古云薰草是也。岭南人皆作窑灶,以火炭焙干,令黄色乃佳。

江淮亦有土生者,亦可作香,但不及湖岭者,至枯槁香尤芬薰耳。古方但用薰草,不用零陵香。今合香家及面脂、澡豆诸法皆用之。都下市肆货之甚便。〔时珍曰〕今惟吴人栽造,货之亦广。

薰草

〔气味〕甘,平,无毒。〔权曰〕苦,无毒。〔珣曰〕辛,温,无毒。不宜多服,令人气喘。《玉册》云)伏三黄、朱砂。

〔主治〕明目止泪,疗泄精,去臭恶气,伤寒头痛,上气腰痛(《别录》)。单用,治鼻中息肉,鼻齆(甄权)。零陵香:主恶气疰心腹痛满,下气,令体香,和诸香作汤丸用,得酒良(《开宝》)。 主风邪冲心,虚劳疳蟨。得升麻、细辛煎饮,治牙齿肿痛善(李珣)。治血气腹胀,茎叶煎酒服(大明)。妇人浸油饰发,香无以加(宗奭)。

〔发明〕〔时珍曰〕薰草芳馨，其气辛散上达，故心腹恶气齿痛鼻塞皆用之。脾胃喜芳香，芳香可以养鼻是也。多服作喘，为能耗散真气也。

〔附方〕新十。

**伤寒下痢**薰草汤：用薰草、当归各二两，黄连四两，水六升，煮二升服，日三服（范汪方）。

**伤寒狐惑**食肛者。薰草、黄连各四两。哎咀，以白酸浆一斗，渍一宿，煮取二升，分三服（《小品方》）。

**头风旋运**痰逆恶心懒食。真零陵香、霍香叶、莎草根炒等分，为末。每服二钱，茶下，日三服（《本事方》）。

**小儿鼻塞**头热。用薰草一两，羊髓三两，铫内慢火熬成膏，去滓，日摩背上三四次（《圣惠方》）。

**头风白屑**零陵香、白芷等分，水煎汁，入鸡子白搅匀，傅数十次，终身不生（《圣惠方》）。

**牙齿疼痛**零陵香梗叶煎水，含漱之（《普济方》）。

**风牙疳牙**零陵香洗炙、荜茇炒等分，为末掺之（《普济方》）。

**梦遗失精**薰草汤：用薰草、人参、白术、白芍药、生地黄各二两，茯神、桂心、甘草炙各二两，大枣十二枚，水八升，煮三升，分二服（《外台秘要》）。

**妇人断产**零陵香为末，酒服二钱。每服至一两，即一年绝孕。盖血闻香即散也（《医林集要》）。

**五色诸痢**返魂丹：用零陵香草去根，以盐酒浸半月，炒干，每两入广木香一钱半，为末。里急腹痛者，用冷水服一钱半，通了三四次，用热米汤服一钱半，止痢。只忌生梨一味（《集简方》）。

**蕙实**《别录·有名未用》部〔藏器曰〕即兰蕙之蕙也。五月采之，辛香。

〔气味〕辛,平,无毒。

〔主治〕明目补中(《别录》)。

## 根茎中涕

〔主治〕伤寒寒热出汗,中风面肿,消渴热中,逐水(《别录》)。主五痔脱肛有虫(时珍。○出《千金》)。

## 兰草《本经·上品》

【释名】菌(音闲。〖《诗经》〗)、水香(《本经》)、香水兰(《开宝》)、女兰(《纲目》)、香草(《纲目》)、燕尾香(《开宝》)、大泽兰(《炮炙论》)、煎泽草(弘景)、兰泽草(《唐本》)、省头草(《纲目》)、都梁香(李当之)、孩儿菊(《纲目》)、千金草(〖《纲目》〗)。〔志曰〕叶似马兰,故名兰草。其叶有歧,俗呼燕尾香。时人煮水以浴,疗风,故又名香水兰。〔藏器曰〕兰草生泽畔,妇人和油泽头,故云兰泽。盛弘之《荆州记》云:都梁有山,下有水清浅,其中生兰草,因名都梁香。〔时珍曰〕都梁即今之武冈州也,又临淮盱眙县亦有都梁山,产此香。兰乃香草,能辟不祥。陆玑《诗疏》言:郑俗,三月男女秉菌于水际,以自祓除。盖兰以阑之,菌以闲之,其义一也。《淮南子》云:男子种兰,美而不芳。则兰须女子种之,女兰之名,或因乎此。其叶似菊,女子、小儿喜佩之,则女兰、孩菊之名,又或以此也。唐瑶《经验方》言:江南人家种之,夏月采置发中,令头不腻,故名省头草。其说正合煎泽之义。古人兰蕙皆称香草,如零陵香草、都梁香草。后人省之,通呼为香草尔。近世但知兰花,不知兰草。惟虚谷方回考订,极言古之兰草即今之千金草,俗名孩儿菊者,其说可据。详下正误。

【集解】〔《别录》曰〕兰草生太吴池泽,四月、五月采。〔弘景曰〕方药俗人并不识用。太吴应是吴国太伯所居，故呼太吴。今东间有煎泽草，名兰香，或是此也。李当之云：是今人所种都梁香草也。泽兰亦名都梁香。〔恭曰〕兰即兰泽香草也。圆茎紫萼，八月花白。俗名兰香，煮以洗浴。生溪涧水旁，人间亦多种之，以饰庭池。陶所引煎泽草、都梁香者是也，而不能的识。〔保昇曰〕生下湿地，叶似泽兰，尖长有歧，花红白色而香。〔藏器曰〕兰草、泽兰二物同名，陶不能知，苏亦浪

兰草

别。兰草生泽畔，叶光润，阴小紫，五月、六月采阴干，即都梁香也。泽兰叶尖微有毛，不光润，茎方节紫，初采微辛，干之亦辛。苏云八月花白者，即泽兰也，以注兰草，殊误矣。〔时珍曰〕兰草、泽兰一类二种也。俱生水旁下湿处。二月宿根生苗成丛，紫茎素枝，赤节绿叶，叶对节生，有细齿。但以茎圆，节长而叶光有歧者，为兰草；茎微方，节短而叶有毛者，为泽兰。嫩时并可挼而佩之，八九月后渐老，高者三四尺，开花成穗，如鸡苏花，红白色，中有细子。雷敩《炮炙论》所谓大泽兰，即兰草也；小泽兰，即泽兰也。《礼记》佩帨兰茝，《楚辞》纫秋兰以为佩，《西京杂记》载汉时池苑种兰以降神，或杂粉藏衣书中辟蠹者，皆此二兰也。今吴人莳之，呼为香草，夏月刈取，以酒油洒制，缠作把子，货为头泽佩带，与《别录》所出太吴之文正相符合。诸家不知二兰乃一物二种，但功用有气血之分，故无定指，惟寇氏、朱氏之误尤甚，故

考证于下。或云家莳者为兰草,野生者为泽兰,亦通。

**【正误】**〔寇宗奭曰〕兰草诸家之说异同,乃未的识,故无定论。今江陵、鼎、澧州山谷之间颇有之,山外平田即无,多生阴地幽谷。叶如麦门冬而阔且韧,长及一二尺,四时常青。花黄绿色,中间瓣上有细紫点。春芳者为春兰,色深;秋芳者为秋兰,色淡。开时满室尽香,与他花香又别。〔朱震亨曰〕兰叶禀金水之气而似有火,人知其花香之贵,而不知其叶有药方。盖其叶能散久积陈郁之气甚有力,即今之栽置座右者。○〔时珍曰〕二氏所说,乃近世所谓兰花,非古之兰草也。兰有数种,兰草、泽兰生水旁,山兰即兰草之生山中者。兰花亦生山中,与三兰迥别。兰花生近处者,叶如麦门冬而春花;生福建者,叶如菅茅而秋花。黄山谷所谓一干一花为兰、一干数花为蕙者,盖因不识兰草、蕙草,遂以兰花强生分别也。兰草与泽兰同类,故陆玑言兰似泽兰,但

兰花

广而长节。《离骚》言其绿叶紫茎素枝,可纫可佩可藉可膏可浴。《郑诗》言:士女秉蕑。应劭《风俗通》言:尚书奏事,怀香握兰。《礼记》言:诸侯贽薰,大夫贽兰。《汉书》言:兰以香自烧也。若夫兰花,有叶无枝,可玩而不可纫佩藉浴秉握膏焚。故朱子《离骚辨证》言:古之香草必花叶俱香,而燥湿不变,故可刈佩。今之兰蕙,但花香而叶乃无气,质弱易萎,不可刈佩,必非古人所指甚明。古之兰似泽兰,而蕙即今之零陵香。

今之似茅而花有两种者,不知何时误也? 熊太古《冀越集》言:世俗之兰,生于深山穷谷,决非古时水泽之兰也。陈正敏《遁斋闲览》言:楚骚之兰,或以为都梁香,或以为泽兰,或以为猗兰,当以泽兰为正。今人所种如麦门冬者,名幽兰,非真兰也。故陈止斋著《盗兰说》以讥之。方虚谷《订兰说》言:古之兰草,即今之千金草,俗名孩儿菊者。今之所谓兰,其叶如茅而嫩者,根名土续断,因花馥郁,故得兰名也。杨升庵云:世以如蒲萱者为兰,九畹之受诬久矣。又吴草庐有《兰说》甚详,云:兰为医经上品之药,有枝有茎,草之植者也。今所谓兰,无枝无茎,因黄山谷称之,世遂谬指为《离骚》之兰。寇氏《本草》亦溺于俗,反疑旧说为非。夫医经为实用,岂可误哉? 今之兰,果可利水杀蛊而除痰癖乎? 其种盛于闽,朱子乃闽人,岂不识其土产而反辨析如此? 世俗至今犹以非兰为兰,何其惑之难解也? 呜呼! 观诸儒之明析如此,则寇、朱二氏之误可知,而医家用兰草者当不复疑矣。

叶

**【修治】**见泽兰下。

**【气味】**辛,平,无毒。〔杲曰〕甘,寒。

**【主治】**利水道,杀蛊毒,辟不祥。久服益气轻身不老,通神明(《本经》)。除胸中痰癖(《别录》)。生血,调气,养营(雷敩)。其气清香,生津止渴,润肌肉,治消渴胆瘅(李杲)。煮水,浴风病(马志)。消痈肿,调月经。煎水,解中牛马毒(时珍)。主恶气,香泽可作膏涂发(藏器)。

**【发明】**〔时珍曰〕按《素问》云:五味入口,藏于脾胃,以行其精气。津液在脾,令人口甘,此肥美所发也。其气上溢,转为消渴。治之以兰,除陈气也。王冰注云:辛能发散故也。李东垣治消渴生津饮,用兰叶,盖本于此,详见泽兰下。又此草浸油涂发,去风垢,令香润。《史记》所谓罗襦襟解,微闻香泽者是也。崔寔《四时月令》作香泽法:用清油浸兰香、藿香、鸡舌香、苜蓿叶四种,以新绵裹,浸胡麻油,和猪脂纳铜铛中,沸定,下少许青蒿,以绵幂瓶,铛嘴泻出,瓶收用之。

**【附方】**新一。

**食牛马毒**杀人者。省头草连根叶煎水服,即消(唐瑶《经验方》)。

## 泽兰《本经·中品》

〔校正〕并入《嘉祐》地笋。

**【释名】**水香(《吴普》)、都梁香(弘景)、虎兰(《本经》)、虎蒲(《别录》)、龙枣(《本经》)、孩儿菊(《纲目》)、风药(《纲目》),根名地笋(《嘉祐》)。〔弘景曰〕生于泽旁,故名泽兰,亦名都梁香。〔时珍曰〕此草亦可为香泽,不独指其生泽旁也。齐安人呼为风药,《吴普本草》一名水香,陶氏云亦名都梁,今俗通呼为孩儿菊,则其与兰草为一物二种,尤可证矣。其根可食,故曰地笋。

**【集解】**〔《别录》曰〕泽兰生汝南诸大泽旁,三月三日采,阴干。〔普曰〕生下地水旁,叶如兰,二月生苗,赤节,四叶相值枝节间。〔弘景曰〕今处处有之,多生下湿地。叶微香,可煎油及作浴汤。人家多种之,而叶小异。今山中又有一种甚相似,茎方,叶小强,不甚香。既云泽兰,则山中者为非,而药家乃采用之。〔恭曰〕泽兰茎方节紫,叶似兰草而不甚香,今京下用者是也。陶说乃是兰草,茎圆紫萼白花,殊非泽兰也。〔颂曰〕今荆、徐、随、寿、蜀、梧州、河中府皆有之。根紫黑色,如粟根。二月生苗,高二三尺。茎干青紫色，作四棱。叶生相对，如薄荷，微香。七月开花，带紫白色，萼通紫色，亦似薄荷花。三月采苗阴干。荆湖、岭南人家多种之。寿州出者无花子。此与兰草大抵相类。但兰草生水旁，叶光润，阴小紫，五六月盛；而泽兰生水泽中及下湿地，叶尖，微有毛，不光润，方茎紫节，七月、八月初采微辛，此为异尔。〔敩曰〕凡使须别雌雄。大泽兰茎叶皆圆，根青黄，能生血调气与荣合；小泽兰迥别，叶上斑，根头

泽兰

尖，能破血，通久积。〔宗奭曰〕泽兰出土，便分枝梗，叶皆如菊，但尖长尔。吴普言叶似兰，误矣。今兰叶如麦门冬，殊不相似。〔时珍曰〕吴普所说，乃真泽兰也。雷敩所说，大泽兰即兰草也，小泽兰即此泽兰也。寇宗奭所说泽兰则是，而破吴普之说则非，盖由误认兰花为兰草也。详见兰草正误下。

叶

〔修治〕〔敩曰〕凡用大小泽兰，细剉，以绢袋盛，悬于屋南畔角上，令干用。

〔气味〕苦，微温，无毒。《别录》曰：甘。〔普曰〕神农、黄帝、岐伯、桐君：酸，无毒。李当之：小温。〔权曰〕苦、辛。〔之才曰〕防己为之使。

〔主治〕乳妇内衄，中风余疾，大腹水肿，身面四肢浮肿，骨节中水，金疮，痈肿疮脓（《本经》）。产后

金疮内塞（《别录》）。产后腹痛，频产血气衰冷，成劳瘦羸，妇人血沥腰痛（甄权）。产前产后百病，通九窍，利关节，养血气，破宿血，消癥痕，通小肠，长肌肉，消扑损瘀血，治鼻血吐血，头风目痛，妇人劳瘦，丈夫面黄（大明）。

〔发明〕〔颂曰〕泽兰，妇人方中最为急用。古人治妇人泽兰丸甚多。〔时珍曰〕兰草、泽兰气香而温，味辛而散，阴中之阳，足太阴、厥阴经药也。脾喜芳香，肝宜辛散。脾气舒，则三焦通利而正气和；肝郁散，则营卫流行而病邪解。兰草走气道，故能利水道，除痰癖，杀蛊辟恶，而为消渴良药；泽兰走血分，故能治水肿，涂痈毒，破瘀血，消癥痕，而为妇人要药。虽是一类而功用稍殊，正如赤、白茯苓、芍药，补泻皆不同也。雷敩言：雌者调气生血，雄者破血通积，正合二兰主治。大泽兰之为兰草，尤可凭据。血生于气，故曰调气生血也。又《荀子》云：泽芷以养鼻，谓泽兰、白芷之气，芳香通乎肺也。

〔附方〕旧一，新四。

**产后水肿**血虚浮肿。泽兰、防己等分，为末。每服二钱，醋汤下（张文仲《备急方》）。

**小儿蓐疮**嚼泽兰心封之良（《子母秘录》）。

**疮肿初起**泽兰捣封之良（《集简方》）。

**损伤瘀肿**方同上。

**产后阴翻**产后阴户燥热，遂成翻花。泽兰四两，煎汤熏洗二三次，再入枯矾煎洗之，即安（《集简方》）。

**地笋**宋《嘉祐》

〔气味〕甘、辛，温，无毒。

〔主治〕利九窍，通血脉，排脓治血（藏器）。止鼻洪吐血，产后心腹痛。产妇可作蔬菜食，佳（大明）。

　　子

　　〔主治〕妇人三十六疾（《千金方》承泽丸中用之）。

## 马兰《日华》

　　【释名】紫菊（《《拾遗》》）。〔时珍曰〕其叶似兰而大，其花似菊而紫，故名。俗称物之大者为马也。

　　【集解】〔藏器曰〕马兰生泽旁，如泽兰而气臭，《楚辞》以恶草喻恶人，北人见其花呼为紫菊，以其似单瓣菊花而紫也。又有山兰，生山侧，似刘寄奴，叶无桠，不对生，花心微黄赤，亦大破血，皆可用。〔时珍曰〕马兰，湖泽卑湿处甚多，二月生苗，赤茎白根，长叶有刻齿，状似泽兰，但不香尔。南人多采汋晒干为蔬及馒馅。入夏高二三尺，开紫花，花罢有细子。《楚辞》无马兰之名，陈氏指为恶草，何据？

马兰

　　根、叶

　　【气味】辛，平，无毒。

　　【主治】破宿血，养新血，止鼻衄吐血，合金疮，断血痢，解酒疸及诸菌毒、蛊毒。生捣，涂蛇咬（大明）。主诸疟及腹中急痛，痔疮（时珍）。

　　【发明】〔时珍曰〕马兰辛平，能入阳明血分，故治血与泽兰同功。近人用治痔漏云有效，春夏取生，秋冬取干者，不用盐醋，白水煮食，并饮其汁。或以酒煮焙研，糊丸，米饮日日服之。仍用煎水入盐少许，日日熏洗之。《医学集成》云：治痔用马兰根，捣傅片时，看肉平即去之。稍迟，恐肉反出也。

**【附方】**新六。

**诸疟寒热**赤脚马兰捣汁，入水少许，发日早服，或入少糖亦可（《圣济总录》）。

**绞肠沙痛**马兰根叶，细嚼咽汁，立安（《寿域神方》）。

**打伤出血**竹节草即马兰，同旱莲草、松香、皂子叶即柜子叶，冬用皮，为末，搽入刀口（《摘玄方》）。

**喉痹口紧**用地白根即马兰根，或叶捣汁，入米醋少许，滴鼻孔中，或灌喉中，取痰自开（孙一松《试效方》）。

**水肿尿涩**马兰菜一虎口，黑豆、小麦各一撮。酒、水各一钟，煎一钟，食前温服以利小水，四五日愈（杨起《简便方》）。

**缠蛇丹毒**马兰、甘草擂醋搽之（《济急方》）。

**【附录】**麻伯〔《别录·有名未用》曰〕味酸，无毒。主益气出汗。一名君莒，一名衍草，一名道止，一名自死。生平陵，如兰，叶黑厚白裹茎，实赤黑。九月采根。**相乌**〔又曰〕味苦。主阴痿。一名乌葵。如兰香，赤茎，生山阳，五月十五日采，阴干。**天雄草**〔又曰〕味甘，温，无毒。主益气阴痿。生山泽中，状如兰，实如大豆，赤色。**益奶草**（《拾遗》）〔藏器曰〕味苦，平，无毒。主五痔脱肛，止血。炙令香，浸酒服。生永嘉山谷，叶如泽兰，茎赤，高二三尺也。

### 香薷音柔。○《别录·中品》

〔校正〕自《菜部》移入此。

**【释名】**香菜(《食疗》)、
香茸(同上)、香菜(《千金》)、
蜜蜂草(《纲目》)。〔时珍曰〕
薷,本作菜。《玉篇》云:菜菜苏之
类,是也。其气香,其叶柔,故以
名之。草初生曰茸,孟诜《食疗》
作香戎者,非是。俗呼蜜蜂草,象
其花房也。

**【集解】**〔弘景曰〕家家有
此,作菜生食。十月中取干之。
〔颂曰〕所在皆种,但北土差少,
似白苏而叶更细,寿春及新安皆
有之。彼间又有一种石香菜,生

香薷

石上,茎叶更细,色黄而辛香弥甚,用之尤佳。吴人以为茵陈用
之。〔宗奭曰〕香薷生山野间,荆湖南北、二川皆有之,汴洛作圃
种之,暑月亦作蔬菜。叶如茵陈,花茸紫,连边成穗,凡四五十房
为一穗,如荆芥穗,别是一种香气。〔时珍曰〕香薷有野生,有家
莳。中州人三月种之,呼为香菜,以充蔬品。丹溪朱氏惟取大叶
者为良,而细叶者香烈更甚,今人多用之。方茎,尖叶有刻缺,颇
似黄荆叶而小,九月开紫花成穗。有细子细叶者,仅高数寸,叶
如落帚叶,即石香薷也。

**【修治】**〔敩曰〕凡采得去根留叶,剉曝干,勿令犯火。服
至十两,一生不得食白山桃也。〔时珍曰〕八九月开花着穗时,采
之阴干,入用。

**【气味】**辛,微温,无毒。

**【主治】**霍乱腹痛吐下,散水肿(《别录》)。去热

风。卒转筋者,煮汁顿服半升,即止。为末水服,止
鼻衄(孟诜)。下气,除烦热,疗呕逆冷气(大明)。春
月煮饮代茶,可无热病,调中温胃。含汁漱口,去臭
气(汪颖)。主脚气寒热(时珍)。

**【发明】**〔弘景曰〕霍乱煮饮无不瘥者,作煎除水肿尤良。
〔颂曰〕霍乱转筋者,单煮服之。若四肢烦冷,汗出而渴者,加蓼
子同煮服。〔震亨曰〕香薷属金与水,有彻上彻下之功,解暑利小
便,又治水甚捷,以大叶者浓煎丸服。肺得之,清化行而热自降
也。〔时珍曰〕世医治暑病,以香薷饮为首药。然暑有乘凉饮冷,
致阳气为阴邪所遏,遂病头痛,发热恶寒,烦躁口渴,或吐或泻,
或霍乱者。宜用此药,以发越阳气,散水和脾。若饮食不节,劳
役作丧之人,伤暑大热大渴,汗泄如雨,烦躁喘促,或泻或吐者。
乃劳倦内伤之证,必用东垣清暑益气汤、人参白虎汤之类,以泻
火益元可也。若用香薷之药,是重虚其表,而又济之以热矣。盖
香薷乃夏月解表之药,如冬月之用麻黄,气虚者尤不可多服。而
今人不知暑伤元气,不拘有病无病,概用代茶,谓能辟暑,真痴前
说梦也。且其性温,不可热饮,反致吐逆。饮者惟宜冷服,则无
拒格之患。其治水之功果有奇效。一士妻自腰以下胕肿,面目
亦肿,喘急欲死,不能伏枕,大便溏泄,小便短少,服药罔效。时
珍诊其脉沉而大,沉主水,大主虚,乃病后冒风所致,是名风水
也。用《千金》神秘汤加麻黄,一服喘定十之五。再以胃苓汤吞
深师薷术丸,二日小便长,肿消十之七,调理数日全安。益见古
人方皆有至理,但神而明之,存乎其人而已。

**【附方】**旧四,新六。

一切伤暑《和剂局方》香薷饮:治暑月卧湿当风,或生冷
不节,真邪相干,便致吐利,或发热头痛体痛,或心腹痛,或转筋,

或干呕，或四肢逆冷，或烦闷欲死，并主之。用香薷一斤，厚朴姜汁炙、白扁豆微炒，各半斤，剉散。每服五钱，水二盏，酒半盏，煎一盏，水中沉冷，连进二服立效。○《活人书》：去扁豆，入黄连四两，姜汁同炒黄色用。

**水病洪肿**胡洽居士香薷煎：用干香薷五十斤剉。入釜中，以水淹过三寸，煮使气力都尽，去滓澄之，微火煎至可丸，丸如梧子大。一服五丸，日三服，日渐增之，以小便利则愈（苏颂《图经本草》）。

**通身水肿**深师薷术丸：治暴水风水气水，通身皆肿，服至小便利为效。用香薷叶一斤，水一斗，熬极烂去滓。再熬成膏，加白术末七两，和丸梧子大。每服十丸，米饮下，日五、夜一服（《外台秘要》）。

**四时伤寒**不正之气。用水香薷为末，热酒调服一二钱，取汗（《卫生易简方》）。

**心烦胁痛**连胸欲死者。香薷捣汁一二升服（《肘后》）。

**鼻衄不止**香薷研末，水服一钱（《圣济总录》）。

**舌上出血**如钻孔者。香薷煎汁服一升，日三服（《肘后方》）。

**口中臭气**香薷一把，煎汁含之（《千金方》）。

**小儿发迟**陈香薷二两，水一盏，煎汁三分，入猪脂半两，和匀，日日涂之（《永类钤方》）。

**白秃惨痛**即上方入胡粉，和涂之（《子母秘录》）。

## 石香葇 宋《开宝》附

**【释名】**石苏（《《开宝》》）。

**【集解】**〔志曰〕石香葇，生蜀郡陵、荣、资、简州，及南中诸处，生山岩石缝中。二月、八月采，苗茎花实俱可用。〔宗奭曰〕

处处有之,但山中临水附崖处或有之,不必山岩石缝也。九月、十月尚有花。〔时珍曰〕香薷、石香薷,一物也,但随所生而名尔。生平地者叶大,崖石者叶细,可通用之。

【气味】辛香,温,无毒。

【主治】调中温胃,止霍乱吐泻,心腹胀满,脐腹痛肠鸣(《开宝》)。功比香薷更胜(萧炳)。制硫黄(时珍)。

## 爵床《本经·中品》

【释名】爵麻(《吴普》)、香苏(《别录》)、赤眼老母草(《唐本》)。〔时珍曰〕爵床不可解。按《吴氏本草》作爵麻,甚通。

【集解】〔《别录》曰〕爵床生汉中川谷及田野。〔恭曰〕此草生平泽熟田近道旁,似香菜,叶长而大,或如荏且细,俗名赤眼老母草。〔时珍曰〕原野甚多。方茎对节,与大叶香薷一样。但

石香菜

爵床

香薷搓之气香，而爵床搓之不香微臭，以此为别。

茎叶

【气味】咸，寒，无毒。〔时珍曰〕微辛。

【主治】腰脊痛，不得着床，俯仰艰难，除热，可作浴汤（《本经》）。疗血胀下气。治杖疮，捣汁涂之立瘥（苏恭）。

## 赤车使者《唐本草》

【释名】小锦枝（《炮炙论》）。

【集解】〔恭曰〕赤车使者，苗似香菜、兰香，叶茎赤，根紫赤色，八月、九月采根，日干。〔保昇曰〕生荆州、襄州，根紫如蒨根，二月、八月采。〔时珍曰〕此与爵床相类，但以根色紫赤为别尔。

根

【修治】〔敩曰〕此草原名小锦枝。凡用并粗捣，以七岁童子小便拌蒸，晒干入药。

【气味】辛、苦，温，有毒。〔权曰〕有小毒。

【主治】风冷邪疰，蛊毒癥瘕，五脏积气（苏恭）。治恶风冷气。服之悦泽肌皮，好颜色（甄权）。

【发明】〔颂曰〕古方治大风风痹，有赤车使者酒。今人稀用，鲜有识者。〔时珍曰〕上古辟瘟疫邪气，有赤车使者丸。此药

赤车使者

不怪，苟加询采，必能得之，但古今名称或不同耳。

## 假苏《本经·中品》

〔校正〕自《菜部》移入此。

**【释名】**姜芥（《别录》）、荆芥（《吴普》）、鼠蓂（《本经》）。○〔弘景曰〕假苏方药不复用。〔恭曰〕此即菜中荆芥也，姜芥声讹尔。先居《草部》，今录入《菜部》。〔士良曰〕荆芥本草呼为假苏。假苏又别是一物。叶锐圆，多野生，以香气似苏，故呼为苏。〔颂曰〕医官陈巽言，江左人谓假苏、荆芥实两物。苏恭以本草一名姜芥，荆姜声讹，谓为荆芥，非矣。〔时珍曰〕按《吴普本草》云：假苏一名荆芥，叶似落藜而细，蜀中生啖之。普乃东汉末人，去《别录》时未远，其言当不谬，故唐人苏恭祖其说。而陈士良、苏颂复启为两物之疑，亦臆说尔。曰苏、曰姜、曰芥，皆因气味辛香，如苏、如姜、如芥也。

**【集解】**《别录》曰假苏生汉中川泽。〔颂曰〕今处处有之，叶似落藜而细，初生香辛可啖，人取作生菜。古方稀用，近世医家为要药，并取花实成穗者，曝干入药。又有胡荆芥，俗呼新罗荆芥。又有石荆芥，生山石间。体性相近，入药亦同。〔时珍曰〕荆芥原是野生，今为世用，遂多栽莳。二月布子生苗，炒食辛香。方茎细叶，似独帚叶而狭小，淡黄绿色。八月开小花，作穗成房，房如紫苏

假苏

房,内有细子如葶苈子状,黄赤色,连穗收采用之。

【正误】〔藏器曰〕张鼎《食疗本草》,荆芥一名析蓂,误矣。蓂蓂自有本条,见《草部》。〔时珍曰〕汪机《本草会编》,言假苏是白苏,亦误矣。白苏乃荏也。见后。

茎穗

【气味】辛,温,无毒。〔诜曰〕作菜食久,动渴疾,熏人五脏神。○反驴肉、无鳞鱼,详后发明下。

【主治】寒热鼠瘘,瘰疬生疮,破结聚气,下瘀血,除湿痹(《本经》)。去邪,除劳渴冷风,出汗,煮汁服之。捣烂醋和,傅丁肿肿毒(藏器)。单用治恶风贼风,口面㖞斜,遍身瘰痹,心虚忘事,益力添精,辟邪毒气,通利血脉,传送五脏不足气,助脾胃(甄权)。主血劳,风气壅满,背脊疼痛,虚汗,理丈夫脚气,筋骨烦疼,及阴阳毒伤寒头痛,头旋目眩,手足筋急(士良)。利五脏,消食下气,醒酒。作菜生熟皆可食,并煎茶饮之。以豉汁煎服,治暴伤寒,能发汗(《日华》)。治妇人血风及疮疥,为要药(苏颂)。产后中风身强直,研末酒服(孟诜)。散风热,清头目,利咽喉,消疮肿,治项强,目中黑花,及生疮阴癞,吐血衄血,下血血痢,崩中痔漏(时珍)。

【发明】〔元素曰〕荆芥辛苦,气味俱薄,浮而升,阳也。〔好古曰〕肝经气分药也,能搜肝气。〔时珍曰〕荆芥入足厥阴经气分,其功长于祛风邪,散瘀血,破结气,消疮毒。盖厥阴乃风木也,主血,而相火寄之,故风病血病疮病为要药。其治风也,贾丞相称为再生丹,许学士谓有神圣功,戴院使许为产后要药,萧存敬呼为一捻金,陈无择隐为举卿古拜散,夫岂无故而得此隆誉哉？按《唐韵》：荆字举卿切，芥字古拜切。盖二字之反切，隐语以秘其方也。〇〔又曰〕荆芥反鱼蟹河豚之说，本草医方并未言及，而稗官小说往往载之。按李鹏飞《延寿书》云：凡食一切无鳞鱼，忌荆芥。食黄鲿鱼后食之，令人吐血，惟地浆可解。与蟹同食，动风。又蔡絛《铁围山丛话》云：予居岭峤，见食黄颡鱼犯姜芥者立死，甚于钩吻。洪迈《夷坚志》云：吴人魏几道，啖黄颡鱼羹，后采荆芥和茶饮。少顷足痒，上彻心肺，狂走，足皮欲裂。急服药，两日乃解。陶九成《辍耕录》云：凡食河豚，不可服荆芥药，大相反。予在江阴见一儒者，因此丧命。《苇航纪谈》云：凡服荆芥风药，忌食鱼。杨诚斋曾见一人，立致于死也。时珍按：荆芥乃日用之药，其相反如此，故详录之，以为警戒。又按《物类相感志》言：河豚用荆芥同煮，三五次换水，则无毒。其说与诸书不同，何哉？大抵养生者，宁守前说为戒可也。

**【附方】**旧四，新二十七。

头项风强八月后，取荆芥穗作枕，及铺床下，立春日去之（《千金方》）。

风热头痛荆芥穗、石膏等分，为末。每服二钱，茶调下（《永类钤方》）。

风热牙痛荆芥根、乌桕根、葱根等分煎汤频含漱之。

小儿惊痫一百二十种。用荆芥穗二两，白矾半生半枯一两，为末，糊丸黍米大，朱砂为衣。每姜汤下二十丸，日二服（《医学集成》）。

一切偏风口眼㖞斜。用青荆芥一斤，青薄荷一斤，同入砂盆内研烂，生绢绞汁，于瓷器中煎成膏，漉去滓三分之一，将二分日干，为末，以膏和丸梧子大。每服三十丸，白汤下，早暮各一服。忌动风物（《经验方》）。

**中风口噤**荆芥穗为末，酒服二钱，立愈，名荆芥散。贾似道云：此方出《曾公谈录》，前后用之甚验。其子名顺者，病此已革，服之立定，真再生丹也。

**产后中风**华佗愈风散：治妇人产后中风口噤，手足瘈疭如角弓，或产后血运，不省人事，四肢强直，或筑心眼倒，吐泻欲死。用荆芥穗子，微焙为末。每服三钱，豆淋酒调服，或童子小便服之。口噤则挑齿灌之，断噤则灌入鼻中，其效如神。大抵产后太暖，则汗出而腠理疏，则易于中风也。○〔时珍曰〕此方诸书盛称其妙。姚僧垣《集验方》以酒服，名如圣散，云药下可立待应效。陈氏方名举卿古拜散。萧存敬方用古老钱煎汤服，名一捻金。王贶《指迷方》加当归等分，水煎服。许叔微《本事方》云：此药委有奇效神圣之功。一妇人产后睡久，及醒则昏昏如醉，不省人事。医用此药及交加散，云：服后当睡，睡中必以左手搔头。用之果然。昝殷《产宝方》云：此病多因怒气伤肝，或忧气内郁，或坐草受风而成，急宜服此药也。戴原礼《证治要诀》名独行散。贾似道《悦生随抄》呼为再生丹。

**产后迷闷**因怒气发热迷闷者。独行散：用荆芥穗，以新瓦半炒半生为末，童子小便服一二钱。若角弓反张，以豆淋酒下。或剉散，童尿煎服极妙。盖荆芥乃产后要药，而角弓反张，乃妇人急候，得此证者，十存一二而已（戴原礼《要诀》）。

**产后血运**筑心眼倒，风缩欲死者。取干荆芥穗捣筛末，每用二钱匕，童子小便一酒盏，调匀，热服立效。口噤者挑齿，口闭者灌鼻中，皆效。近世名医用之，无不如神也（《图经本草》）。

**产后血眩**风虚，精神昏冒。荆芥穗一两三钱，桃仁五钱去皮尖，炒为末，水服三钱。若喘加杏仁去皮尖炒、甘草炒，各三钱（《保命集》）。

产后下痢大荆芥四五穗，于盏内烧存性，不得犯油火，入麝香少许，以沸汤些须调下。此药虽微，能愈大病，不可忽之（《深师方》）。

产后鼻衄荆芥焙研末，童子小便服二钱，《海上方》也（《妇人良方》）。

九窍出血荆芥煎酒，通口服之（《直指方》）。

口鼻出血如涌泉，因酒色太过者。荆芥烧研，陈皮汤服二钱，不过二服也。

吐血不止《经验方》：用荆芥连根洗，捣汁半盏服。干穗为末亦可。○《圣惠方》：用荆芥穗为末，生地黄汁调服二钱。

小便尿血荆芥、缩砂等分，为末。糯米饮下三钱，日三服（《集简方》）。

崩中不止荆芥穗于麻油灯上烧焦，为末。每服二钱，童子小便服。此夏太君娘娘方也（《妇人良方》）。

痔漏肿痛荆芥煮汤，日日洗之（《简易方》）。

大便下血《经验方》：用荆芥炒为末，每米饮服二钱，妇人用酒下，亦可拌面作馄饨食之。○《简便方》：用荆芥二两，槐花一两，同炒紫为末。每服三钱，清茶送下。

小儿脱肛荆芥、皂角等分，煎汤洗之，以铁浆涂上。亦治子宫脱出（《经验方》）。

阴癞肿痛荆芥穗瓦焙为散，酒服二钱，即消（《寿域神方》）。

小儿脐肿荆芥煎汤洗净，以煨葱刮薄出火毒，贴之即消（《海上方》）。

瘰疬溃烂病疮牵至胸前两腋，块如茄子大，或牵至两肩上，四五年不能疗者，皆治之，其效如神。武进县朱守仁传，云其项不能回头，用此数日减可。如疮烂破者，用荆芥根下一段剪碎,煎沸汤温洗,良久,看烂破处紫黑,以针一刺去血,再洗三四次愈。用樟脑、雄黄等分,为末,麻油调,扫上出水。次日再洗再扫,以愈为度(《活法机要》)。

**丁肿诸毒**荆芥一握切,以水五升,煮取二升,分二服冷饮(《药性论》)。

**一切疮疥**荆芥末,以地黄自然汁熬膏,和丸梧子大。每服三五十丸,茶酒任下(《普济方》)。

**脚桠湿烂**荆芥叶捣傅之(《简便方》)。

**缠脚生疮**荆芥烧灰,葱汁调傅,先以甘草汤洗之(《摘玄方》)。

**小儿风寒**烦热有痰,不省人事。荆芥穗半两焙,麝香、片脑各一字,为末。每茶服半钱。大人亦治(《普济方》)。

**头目诸疾**一切眼疾,血劳,风气头痛,头旋目眩。荆芥穗为末,每酒服三钱(《龙树论》)。

**癃闭不通**小腹急痛,无问久新。荆芥、大黄为末,等分,每温水服三钱。小便不通,大黄减半;大便不通,荆芥减半。名倒换散(《普济方》)。

## 薄荷《唐本草》

〔校正〕自《菜部》移入此。

**【释名】**菝蔄(音跋活。〔《食性》〕)、蕃荷菜(蕃音鄱。〔《千金》〕)、吴菝蔄(〔《食性》〕)、南薄荷(〔《衍义》〕)、金钱薄荷(〔《会编》〕)。〔时珍曰〕薄荷,俗称也。陈士良《食性本草》作菝蔄,扬雄《甘泉赋》作茇葀,吕忱《字林》作茇苦,则薄荷之为讹称可知矣。孙思邈《千金方》作蕃荷,又方音之讹也。今人药用,多以苏州者为胜,故陈士良谓之吴菝蔄,以别胡菝蔄也。

薄荷

〔宗奭曰〕世称此为南薄荷,为有一种龙脑薄荷,所以别之。〔机曰〕小儿方多用金钱薄荷,谓其叶小颇圆如钱也,书作金银误矣。

【集解】〔颂曰〕薄荷处处有之。茎叶似荏而尖长,经冬根不死,夏秋采茎叶曝干。古方稀用,或与薤作齑食,近世治风寒为要药,故人家多莳之。又有胡薄荷,与此相类,但味少甘为别。生江浙间,彼人多以作茶饮之,俗呼新罗薄荷。近汴洛僧寺或植一二本者,《天宝单方》所谓连钱草者是也。又有石薄荷,生江南山石间,叶微小,至冬紫色,不闻有别功用。〔恭曰〕薄荷,人家种之,亦堪生食。一种蔓生者,功用相似。〔时珍曰〕薄荷,人多栽莳。二月宿根生苗,清明前后分之。方茎赤色,其叶对生,初时形长而头圆,及长则尖。吴、越、川、湖人多以代茶。苏州所莳者,茎小而气芳,江西者稍粗,川蜀者更粗,入药以苏产为胜。《物类相感志》云:凡收薄荷,须隔夜以粪水浇之,雨后乃可刈收,则性凉,不尔不凉也。野生者,茎叶气味都相似。

茎叶

【气味】辛,温,无毒。〔思邈曰〕苦、辛,平。〔元素曰〕辛、凉。〔敩曰〕茎性燥。○〔甄权曰〕同薤作齑食相宜。新病瘥人勿食之,令人虚汗不止。瘦弱人久食之,动消渴病。

【主治】贼风伤寒发汗,恶气心腹胀满,霍乱,宿食不消,下气,煮汁服之,发汗,大解劳乏,亦堪生食（《唐本》）。作菜久食,却肾气,辟邪毒,除劳气,令人口气香洁。煎汤洗漆疮（思邈）。通利关节,发毒汗,去愤气,破血止痢（甄权）。疗阴阳毒,伤寒头痛,四季宜食（士良）。治中风失音吐痰（《日华》）。主伤风头脑风,通关格,及小儿风涎,为要药（苏颂）。杵汁服,去心脏风热（孟诜）。清头目,除风热（李杲）。利咽喉口齿诸病,治瘰疬疮疥,风瘙瘾疹。捣汁含漱,去舌胎语涩。接叶塞鼻,止衄血。涂蜂螫蛇伤（时珍）。

**【发明】**〔元素曰〕薄荷辛凉,气味俱薄,浮而升,阳也。故能去高巅及皮肤风热。〔士良曰〕薄荷能引诸药入营卫,故能发散风寒。〔宗奭曰〕小儿惊狂壮热,须此引药。又治骨蒸热劳,用其汁与众药熬为膏。猫食薄荷则醉,物相感尔。〔好古曰〕薄荷,手、足厥阴气分药也。能搜肝气,又主肺盛有余肩背痛,及风寒汗出。〔时珍曰〕薄荷入手太阴、足厥阴,辛能发散,凉能清利,专于消风散热,故头痛头风眼目咽喉口齿诸病,小儿惊热及瘰疬疮疥,为要药。戴原礼氏治猫咬,取其汁涂之有效,盖取其相制也。陆农师曰:薄荷,猫之酒也。犬,虎之酒也。桑椹,鸠之酒也。茵草,鱼之酒也。昝殷《食医心镜》云:薄荷煎豉汤暖酒和饮,煎茶生食,并宜。盖菜之有益者也。

**【附方】**旧二,新八。

清上化痰利咽膈,治风热。以薄荷末,炼蜜丸芡子大,每噙一丸。白沙糖和之亦可（《简便单方》）。

风气瘙痒用大薄荷、蝉蜕等分,为末,每温酒调服一钱（《永类钤方》）。

**舌胎语蹇**薄荷自然汁,和白蜜、姜汁擦之(《医学集成》)。

**眼弦赤烂**薄荷以生姜汁浸一宿,晒干为末。每用一钱,沸汤泡洗(《明目经验方》)。

**瘰疬结核**或破未破。以新薄荷二斤取汁,皂荚一挺,水浸去皮,捣取汁,同于银石器内熬膏。入连翘末半两,连白青皮、陈皮,黑牵牛半生半炒,各一两,皂荚仁一两半,同捣和丸梧子大。每服三十丸,煎连翘汤下(《济生方》)。

**衄血不止**薄荷汁滴之。或以干者水煮,绵裹塞鼻(许学士《本事方》)。

**血痢不止**薄荷叶煎汤常服(《普济》)。

**水入耳中**薄荷汁滴入立效(《经验方》)。

**蜂虿螫伤**薄荷叶挼贴之(《外台秘要》)。

**火毒生疮**冬间向火,火气入内,两股生疮,汁水淋漓者。用薄荷煎汁频涂,立愈(张杲《医说》)。

## 积雪草《本经·中品》

**【释名】**胡薄荷(《天宝方》)、地钱草(《唐本》)、连钱草(《药图》)、海苏(《《天宝方》》)。〔弘景曰〕积雪草方药不用,想此草以寒凉得名耳。〔恭曰〕此草叶圆如钱,荆楚人谓为地钱草,徐仪《药草图》名连钱草。余见下。

**【集解】**〔《别录》曰〕积雪草,生荆州川谷。〔恭曰〕此草叶圆大如钱,茎细而劲,蔓生溪涧侧,生处亦稀。〔颂曰〕今处处有之,八九月采苗叶,阴干用。段成式《酉阳杂俎》云:地钱叶圆茎细,有蔓延地,一曰积雪草,一曰连钱草。谨按《天宝单行方》云:连钱草生咸阳下湿地,亦生临淄郡、济阳郡池泽中,甚香。俗间或云圆叶似薄荷,江东吴越丹阳郡极多,彼人常充生菜食之。

河北柳城郡尽呼为海苏,好近水生,经冬不死,咸阳、洛阳亦有之。或名胡薄荷,所在皆有。单服疗女子小腹疼。〔宗奭曰〕积雪草南方多有,生阴湿地,不必荆楚。形如水荇而小,面亦光洁,微尖为异,叶叶各生。今人谓之连钱草,盖取象也。〔时珍曰〕按苏恭注薄荷云:一种蔓生,功用相似。苏颂《图经》云:胡薄荷与薄荷相类,但味少甘,生江浙间,彼人多以作茶饮,俗呼为新罗薄荷,《天宝方》所用连钱草是也。据二说,则积

积雪草

雪草即胡薄荷,乃薄荷之蔓生者尔。又臞仙《庚辛玉册》云:地钱,阴草也。生荆、楚、江、淮、闽、浙间,多在宫院寺庙砖砌间,叶圆似钱,引蔓搏地,香如细辛,不见开花也。

### 茎叶

**【气味】**苦,寒,无毒。〔大明曰〕苦、辛。〔颂曰〕甘,平,无毒。〔时珍曰〕取汁结草砂,伏硫黄。

**【主治】**大热,恶疮痈疽,浸淫赤熛,皮肤赤,身热(《本经》)。捣傅热肿丹毒(苏恭)。主暴热,小儿寒热,腹内热结,捣汁服之(藏器)。单用治瘰疬鼠漏,寒热时节来往(甄权)。以盐挼贴肿毒,并风疹疥癣(《日华》)。胡菔苘:主风气壅并攻胸膈,作汤饮之立效(士良)。研汁点暴赤眼,良(时珍)。

**【附方】**旧二,新二。

**热毒痈肿**秋后收连钱草阴干为末，水调傅之。生捣亦可（寇氏《衍义》）。

**女子少腹痛**〔颂曰〕《天宝单行方》云：女子忽得小腹中痛，月经初来，便觉腰中切痛连脊间，如刀锥所刺，不可忍者。众医不别，谓是鬼疰，妄服诸药，终无所益，其疾转增。审察前状相当，即用此药。其药夏五月正放花时，即采暴干，捣筛为散。每服二方寸匕，和好醋二小合，搅匀，平旦空腹顿服之。每旦一服，以知为度。如女子阴冷者，即取前药五两，加桃仁二百枚，去皮尖，熬捣为散，以蜜为丸如梧子大。每旦空腹米饮及酒下三十丸，日再服，以愈为度。忌麻子、荞麦（《图经本草》方）。

**男女血病**九仙驱红散：治呕吐诸血及便血、妇人崩中神效。用积雪草五钱，当归酒洗、栀子仁酒炒、蒲黄炒、黄连炒、条黄芩酒炒、生地黄酒洗、陈槐花炒各一钱，上部加藕节一钱五分，下部加地榆一钱五分，水二钟，煎一钟服，神效。此方得之甚秘，此草与本草主治不同，不可晓也（董炳《集验方》）。

**牙痛塞耳**用连钱草即积雪草，和水沟污泥同捣烂，随左右塞耳内（《摘玄方》）。

## 苏（蘇）《别录·中品》

〔校正〕自《菜部》移入此。

**【释名】**紫苏（《食疗》）、赤苏（《肘后方》）、桂荏（《尔雅》）。〔时珍曰〕蘇从稣，音酥，舒畅也。苏性舒畅，行气和血，故谓之苏。曰紫苏者，以别白苏也。苏乃荏类，而味更辛如桂，故《尔雅》谓之桂荏。

**【集解】**〔弘景曰〕苏叶下紫色而气甚香。其无紫色不香似荏者，名野苏，不堪用。〔颂曰〕苏，紫苏也。处处有之，以背面皆紫者佳。夏采茎叶,秋采子。有数种,水苏、鱼苏、山鱼苏皆是荏类,各有别条。〔时珍曰〕紫苏、白苏,皆以二三月下种,或宿子在地自生。其茎方,其叶团而有尖,四围有巨齿,肥地者面背皆紫,瘠地者面青背紫,其面背皆白者即白苏,乃荏也。紫苏嫩时采叶,和蔬茹之,或盐及梅卤作菹食甚香,夏月作熟汤饮之。五六月连根采收,以火煨其根,阴干则经久叶不落。八月开细紫花,成穗作房,如荆芥穗。九月半枯时收子,子细

苏

如芥子而色黄赤,亦可取油如荏油。《务本新书》云:凡地畔近道可种苏,以遮六畜,收子打油燃灯甚明,或熬之以油器物。《丹房镜源》云:苏子油,能柔五金八石。《沙州记》云:乞弗虏之地,不种五谷,惟食苏子。故王祯云,苏有遮护之功,又有灯油之用,不可阙也。今有一种花紫苏,其叶细齿密纽,如剪成之状,香色茎子并无异者,人称回回苏云。〔敩曰〕薄荷根茎真似紫苏,但叶不同尔。薄荷茎燥,紫苏茎和,入药须以刀刮去青薄皮剉之。

茎叶

〔气味〕辛,温,无毒。〔李鹏飞曰〕不可同鲤鱼食,生毒疮。

〔主治〕下气,除寒中,其子尤良（《别录》）。除寒热,治一切冷气（孟诜）。补中益气,治心腹胀满,止霍乱转筋,开胃下食,止脚气,通大小肠（《日华》）。

通心经，益脾胃，煮饮尤胜，与橘皮相宜（苏颂）。解肌发表，散风寒，行气宽中，消痰利肺，和血温中止痛，定喘安胎，解鱼蟹毒，治蛇犬伤（时珍）。以叶生食作羹，杀一切鱼肉毒（甄权）。

〔发明〕〔颂曰〕若宣通风毒，则单用茎，去节尤良。〔时珍曰〕紫苏，近世要药也。其味辛，入气分；其色紫，入血分。故同橘皮、砂仁，则行气安胎；同藿香、乌药，则温中止痛；同香附、麻黄，则发汗解肌；同芎藭、当归，则和血散血；同木瓜、厚朴，则散湿解暑，治霍乱、脚气；同桔梗、枳壳，则利膈宽肠；同杏仁、莱菔子，则消痰定喘也。〔机曰〕宋仁宗命翰林院定汤饮。奏曰：紫苏熟水第一。以其能下胸膈浮气也。盖不知其久则泄人真气焉。〔宗奭曰〕紫苏其气香，其味微辛甘能散。今人朝暮饮紫苏汤，甚无益。医家谓芳草致豪贵之疾者，此有一焉。若脾胃寒人，多致滑泄，往往不觉。

〔正误〕〔颂曰〕苏主鸡瘕，《本经》不著。南齐褚澄治李道念食白瀹鸡子成瘕，以苏煮服，吐出鸡雏而愈也。〔时珍曰〕按《南齐书》，褚澄所用者蒜也，非苏也。盖二字相似，誊录误耳，苏氏欠考矣。详见蒜下。

〔附方〕旧二，新一十三。

感寒上气 苏叶三两，橘皮四两，酒四升，煮一升半，分再服（《肘后方》）。

伤寒气喘不止。用赤苏一把，水三升，煮一升，稍稍饮之（《肘后》）。

劳复食复欲死者。苏叶煮汁二升，饮之。亦可入生姜、豆豉同煮饮（《肘后》）。

卒踠不止 香苏浓煮，顿服三升，良（《千金》）。

**霍乱胀满**未得吐下。用生苏捣汁饮之,佳。干苏煮汁亦可(《肘后方》)。

**诸失血病**紫苏不限多少,入大锅内,水煎令干,去滓熬膏,以炒熟赤豆为末,和丸梧子大。每酒下三五十丸,常服之(《斗门方》)。

**金疮出血**不止。以嫩紫苏叶、桑叶同捣贴之(《永类钤方》)。

**颠扑伤损**紫苏捣傅之,疮口自合(谈野翁《试验方》)。

**伤损血出**不止。以陈紫苏叶蘸所出血揾烂傅之,血不作脓,且愈后无瘢,甚妙也(《永类钤方》)。

**风狗咬伤**紫苏叶嚼傅之(《千金方》)。

**蛇虺伤人**紫苏叶捣饮之(《千金方》)。

**食蟹中毒**紫苏煮汁饮二升(《金匮要略》)。

**飞丝入目**令人舌上生泡。用紫苏叶嚼烂,白汤咽之(危氏《得效方》)。

**乳痈肿痛**紫苏煎汤频服,并捣封之(《海上仙方》)。

**咳逆短气**紫苏茎叶二钱,人参一钱,水一钟,煎服(《普济》)。

子

〔气味〕辛,温,无毒。

〔主治〕下气,除寒温中(《别录》)。治上气咳逆,冷气及腰脚中湿风结气。研汁煮粥长食,令人肥白身香(甄权)。调中,益五脏,止霍乱呕吐反胃,补虚劳,肥健人,利大小便,破癥结,消五膈,消痰止嗽,润心肺(《日华》)。治肺气喘急(宗奭)。治风顺气,利膈宽肠,解鱼蟹毒(时珍)。

〔发明〕〔弘景曰〕苏子下气,与橘皮相宜。〔时珍曰〕苏子与叶同功。发散风气宜用叶,清利上下则宜用子也。

〔附方〕旧三,新六。

顺气利肠紫苏子、麻子仁等分,研烂,水滤取汁,同米煮粥食之(《济生方》)。

治风顺气利肠宽中。用紫苏子一升,微炒杵,以生绢袋盛,于三斗清酒中浸三宿,少少饮之(《圣惠》)。

一切冷气紫苏子、高良姜、橘皮等分,蜜丸梧子大。每服十丸,空心酒下(《药性论》)。

风湿脚气方同上。

风寒湿痹四肢挛急,脚肿不可践地。用紫苏子二两,杵碎。以水三升,研取汁,煮粳米二合,作粥,和葱、椒、姜、豉食之(《圣惠方》)。

消渴变水服此令水从小便出。用紫苏子炒三两,萝卜子炒三两,为末。每服二钱,桑根白皮煎汤服,日三次(《圣济总录》)。

梦中失精苏子一升,熬杵研末,酒服方寸匕,日再服(《外台秘要》)。

食蟹中毒紫苏子煮汁饮之(《金匮要略》)。

上气咳逆紫苏子入水研滤汁,同粳米煮粥食(《简便方》)。

## 荏《别录·上品》

〔校正〕自《菜部》移入此。

【释名】蔍(音鱼。弘景)、白苏(《图经》)。〔弘景曰〕荏状如苏,东人呼为蔍,以其似蘇字,但除禾边故也。〔颂曰〕苏有数种:有水苏、白苏、鱼苏、山鱼苏。皆是荏类。

【集解】〔《别录》曰〕荏叶,九月采,阴干。〔弘景曰〕荏状如苏,高大白色,不甚香。其子研之,杂米作糜,甚肥美,下气补益。笮其子作油,日煎之,即今油帛及和漆所用者,服食断谷亦用之,名为重油。〔恭曰〕荏叶人常生食,其子故不及苏也。〔藏器曰〕江东以荏子为油,北土以大麻为油,此二油俱堪油物。若其和漆,荏者为强尔。〔炳曰〕又有大荏,形似野荏,高大。叶大小荏一倍,不堪食。人收其子,以充油绢帛,与大麻子同。其小荏子欲熟,人采其角食之,甚香美。大荏叶不堪食。〔颂曰〕白苏,方茎圆叶,不紫,亦甚香,实亦入药。鱼苏,似茵陈,大叶而香,吴人以煮鱼者,一名鱼蓣。生山石间者名

荏

山鱼苏,主休息痢,大小溲频数。干末,米饮调服之,效。〔诜曰〕可蒸令熟,烈日干之,当口开,舂取米食之,亦可休粮。

叶

〔气味〕辛,温,无毒。

〔主治〕调中,去臭气(《别录》)。捣傅虫咬及男子阴肿(藏器)。调气,润心肺,长肌肤,益颜色,消宿食,止上气咳嗽,去狐臭,傅虫咬(《日华》)。

〔附方〕旧二。

男女阴肿 男子:荏叶生捣,和醋封之。女人:绵裹内,三四易(孟诜《食疗》)。

蛇虺中人 以荏叶烂杵,猪脂和,薄傅上(梅师方)。

子

〔气味〕辛,温,无毒。〔诜曰〕亦少破气。多食,发心闷。

〔主治〕咳逆，下气，温中补体（《别录》）。生食，止渴润肺。蒸熟日干，春取米食，补中益气，通血脉，填精髓（孟诜）。止嗽（《日华》）。

## 水苏《本经·中品》

〔校正〕自《菜部》移入此。

**【释名】**鸡苏（《吴普》）、香苏（《肘后》）、龙脑薄荷（《日用》）、芥蒩（音祖）、芥苴（并《别录》）。○〔时珍曰〕此草似苏而好生水旁，故名水苏。其叶辛香，可以煮鸡，故有龙脑、香苏、鸡苏诸名。芥蒩、芥苴当作芥苏，乃是一名而误录尔，亦因味辛如芥，故名。宋《惠民和剂局方》，有龙脑薄荷丸，专治血病。元吴瑞《日用本草》，谓即水苏，必有所据也。周定王《救荒本草》，言薄荷即鸡苏，以生东平龙脑冈者为良，故名；陈嘉谟《本草蒙筌》，以薄荷种于苏州府学地名龙脑者，得名俱不同，何哉？

**【集解】**〔《别录》曰〕水苏生九真池泽。七月采。〔弘景曰〕方药不用，莫能识；九真辽远，亦无能访之。〔恭曰〕此苏生下泽水侧，苗似旋覆，两叶相当，大香馥。青、齐、河间人名为水苏，江左名为荠苧，吴会谓之鸡苏，而陶氏更于《菜部》出鸡苏，误矣。〔保昇曰〕叶似白微，两叶相当，花生节间，紫白色，味辛而香，六月采茎叶，晒干。〔颂曰〕水苏处处有之，

水苏

多生水岸旁。南人多以作菜。江北甚多,而人不取食。又江左人谓鸡苏、水苏是两种。陈藏器谓荠苧自是一物,非水苏。水苏叶有雁齿,气香而辛,荠苧上有毛,稍长,气臭也。又茵陈注云:江南所用茵陈,茎叶都似家茵陈而大,高三四尺,气极芬香,味甘辛,俗名龙脑薄荷。〔宗奭曰〕水苏气味与紫苏不同。辛而不和,然状一如苏,但面不紫,及周围槎牙如雁齿耳。〔瑞曰〕水苏即鸡苏,俗呼为龙脑薄荷。〔时珍曰〕水苏、荠苧一类二种尔。水苏气香,荠苧气臭为异。水苏三月生苗,方茎中虚,叶似苏叶而微长,密齿,面皱色青,对节生,气甚辛烈。六七月开花成穗,如苏穗,水红色。穗中有细子,状如荆芥子,可种易生,宿根亦自生。沃地者苗高四五尺。

茎叶

【气味】辛,微温,无毒。

【主治】下气杀谷,除饮食。辟口臭,去邪毒,辟恶气。久服通神明,轻身耐老(《本经》)。主吐血衄血血崩(《别录》)。治肺痿血痢,崩中带下(《日华》)。主诸气疾及脚肿(苏颂)。酿酒渍酒及酒煮汁常服,治头风目眩,及产后中风。恶血不止,服之弥妙(孟诜)。作生菜食,除胃间酸水(藏器)。

【发明】〔时珍曰〕鸡苏之功,专于理血下气,清肺辟恶消谷,故《太平和剂局方》治吐血衄血、唾血咳血、下血血淋、口臭口苦、口甜喉腥、邪热诸病,有龙脑薄荷丸方,药多不录。用治血病,果有殊效也。

【附方】旧六,新九。

漏血欲死 鸡苏煮汁一升,服之(梅师方)。

吐血下血 鸡苏茎叶,煎汁饮之(梅师方)。

**吐血咳嗽**龙脑薄荷焙研末,米饮服一钱,取效。

**衄血不止**梅师方:用鸡苏五合,香豉二合,同捣,搓如枣核大,纳鼻孔中,即止。〇《圣惠方》:用鸡苏二两,防风一两,为末。每服二钱,温水下,仍以叶塞鼻。〇《普济方》:用龙脑薄荷、生地黄等分,为末,冷水服。

**脑热鼻渊**肺壅多涕。鸡苏叶、麦门冬、川芎䓖、桑白皮炒、黄芪炙、甘草炙、生地黄焙,等分为末,炼蜜丸梧子大。每服四十丸,人参汤下(《圣济总录》)。

**风热头痛**热结上焦,致生风气、痰厥头痛。用水苏叶五两,皂荚炙去皮子三两,芫花醋炒焦一两,为末,炼蜜丸梧子大。每服二十九,食后荆芥汤下(《圣惠方》)。

**耳卒聋闭**鸡苏叶生捣,绵裹塞之(孟诜《食疗》)。

**沐发令香**鸡苏煮汁,或烧灰淋汁,沐之(《食疗》)。

**头生白屑**方同上。

**暑月目昏**多眵泪生。龙脑薄荷叶捣烂,生绢绞汁,点之(《圣济总录》)。

**霍乱困笃**鸡苏三两,水二升,煎一升,分三服(《圣惠》)。

**中诸鱼毒**香苏浓煮汁饮之,良(《肘后方》)。

**蛇虺螫伤**龙脑薄荷叶研末,酒服,并涂之(《易简方》)。

## 荠苧《拾遗》

**【释名】**臭苏(《日华》)、青白苏(《日华》)。〔时珍曰〕《日华子》释水苏云,一名臭苏,一名青白苏,正此草也,误作水苏尔。其形似水苏而臭,似白苏而青,故有二名。

**【集解】**〔藏器曰〕按苏恭言,江左名水苏为荠苧。按水苏叶有雁齿,气香而辛。荠苧叶稍长,其上有毛,气臭,亦可为生菜。〔时珍曰〕荠苧处处平地有之。叶似野苏而稍长，有毛气臭。山人茹之，叶不甚佳。

茎叶

【气味】辛，温，无毒。

【主治】冷气泄痢。生食，除胃间酸水。捼碎，傅蚁瘘（藏器）。

【附录】石荠苧〔藏器曰〕味辛，温，无毒。主风冷气，疮疥瘙痒，痔瘘下血，煮汁服之。生山石间，细叶紫花，高一二尺，山人用之。

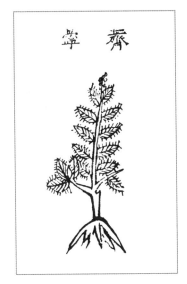

荠苧

# 第十五卷 草部

## 目录

夏枯草《本经》

刘寄奴草《唐本草》

曲节草《图经》（即六月霜）

丽春草《图经》

旋覆花《本经》

青葙《本经》 陶朱术、雁来红、天灵草、思莫子附

鸡冠《嘉祐》

红蓝花《开宝》

番红花《纲目》

燕脂《纲目》

大蓟、小蓟《别录》

续断《本经》

苦芙《别录》

漏卢《本经》

飞廉《本经》

苎麻《别录》

苘麻《唐本草》（即白麻）

大青《别录》

小青《图经》

胡卢巴《嘉祐》

蠡实《本经》（即马蔺子） 必似勒附

恶实《别录》（即牛蒡）

枲耳《本经》（即苍耳）

天名精《本经》（即地菘、鹤虱）

豨莶《唐本草》

箬《纲目》

芦《别录》

甘蔗《别录》

蘘荷《别录》

麻黄《本经》  云花草附

木贼《嘉祐》  问荆附

石龙刍《本经》（即龙须草）

龙常草《别录》（即粽心草）

灯心草《开宝》

右附方旧一百四十四，新二百八十六。

# 第十五卷　草部

## 草之四隰草类上五十三种

### 菊《本经·上品》

【释名】节华（《本经》）、女节（《别录》）、女华（《别录》）、女茎（《别录》）、日精（《别录》）、更生（《别录》）、傅延年（《别录》）、治蔷（《尔雅》）、金蕊（《纲目》）、阴成（《别录》）、周盈（《别录》）。〔时珍曰〕按陆佃《埤雅》云：菊本作蘜，从鞠。鞠，穷也。《月令》：九月，菊有黄华。华事至此而穷尽，故谓之蘜。节华之名，亦取其应节候也。崔寔《月令》云：女节、女华，菊华之名也。治蔷、日精，菊根之名也。《抱朴子》云：仙方所谓日精、更生、周盈，皆一菊而根茎花实之名异也。〔颂曰〕唐《天宝单方图》载白菊云：原生南阳山谷及田野中。颍川人呼为回蜂菊，汝南名荼苦蒿，上党及建安郡、顺政郡并名羊欢草，河内名地薇蒿。

【集解】〔《别录》曰〕菊花生雍州川泽及田野。正月采根，三月采叶，五月采茎，九月采花，十一月采实，皆阴干。〔弘景曰〕菊有两种：一种茎紫气香而味甘，叶可作羹食者，为真菊；一种青茎而大，作蒿艾气，味苦不堪食者，名苦薏，非真菊也。华正相似，惟以甘苦别之。南阳郦县最多，今近道处处有之，取种便得。又有白菊，茎叶都相似，惟花白，五月取之。《仙经》以菊为妙用，但难多得，宜常服之。〔藏器曰〕白菊生平泽，五月花，紫白

菊

色。〔颂曰〕处处有之，以南阳菊潭者为佳。初春布地生细苗，夏茂，秋花，冬实。然种类颇多。惟紫茎气香，叶厚至柔者，嫩时可食，花微小，味甚甘者，为真；其茎青而大，叶细气烈似蒿艾，花大味苦者，名苦薏，非真也。南阳菊亦有两种：白菊叶大如艾叶，茎青根细，花白蕊黄；其黄菊叶似茼蒿，花蕊都黄。今服饵家多用白者。又有一种开小花，花瓣下如小珠子，谓之珠子菊，云入药亦佳。〔宗奭曰〕菊花近世有二十余种。

惟单叶花小而黄，绿叶色深小而薄，九月应候而开者是也。邓州白菊单叶者，亦入药。余皆医经不用。〔瑞曰〕花大而香者，为甘菊；花小而黄者，为黄菊；花小而气恶者，为野菊。〔时珍曰〕菊之品凡百种，宿根自生，茎叶花色，品品不同。宋人刘蒙泉、范致能、史正志皆有《菊谱》，亦不能尽收也。其茎有株蔓紫赤青绿之殊，其叶有大小厚薄尖秃之异，其花有千叶单叶、有心无心、有子无子、黄白红紫、间色深浅、大小之别，其味有甘苦辛之辨，又有夏菊秋菊冬菊之分。大抵惟以单叶味甘者入药，《菊谱》所载甘菊、邓州黄、邓州白者是矣。甘菊始生于山野，今则人皆栽植之。其花细碎，品不甚高。蕊如蜂窠，中有细子，亦可捺种。嫩叶及花皆可炸食。白菊花稍大，味不甚甘，亦秋月采之。菊之无子者，谓之牡菊。烧灰撒地中，能死蛙黾。说出《周礼》。

花叶、根、茎、实并同。

〔气味〕苦,平,无毒。〔《别录》曰〕甘。〔损之曰〕甘者入药,苦者不入药。〔杲曰〕苦、甘,寒,可升可降,阴中微阳也。〔时珍曰〕《本经》言菊花味苦,《别录》言菊花味甘。诸家以甘者为菊,苦者为苦薏,惟取甘者入药。谨按张华《博物志》,言菊有两种,苗花如一,惟味小异,苦者不中食。范致能《谱》序,言惟甘菊一种可食,仍入药饵。其余黄白二花,皆味苦,虽不可饵,皆可入药。其治头风,则白者尤良。据此二说则是菊类自有甘苦二种,食品须用甘菊,入药则诸菊皆可,但不得用野菊名苦薏者尔。故景焕《牧竖闲谈》云:真菊延龄,野菊泄人。正如黄精益寿、钩吻杀人之意。〔之才曰〕术及枸杞根、桑根白皮、青葙叶为之使。

〔主治〕诸风头眩肿痛,目欲脱,泪出,皮肤死肌,恶风湿痹。久服利血气,轻身耐老延年(《本经》)。疗腰痛去来陶陶,除胸中烦热,安肠胃,利五脉,调四肢(《别录》。○陶陶,纵缓貌)。治头目风热,风旋倒地,脑骨疼痛,身上一切游风令消散,利血脉,并无所忌(甄权)。作枕明目,叶亦明目,生熟并可食(大明)。养目血,去翳膜(元素)。主肝气不足(好古)。

白菊

〔气味〕苦、辛,平,无毒。

〔主治〕风眩,能令头不白(弘景)。染髭发令黑。和巨胜、茯苓蜜丸服之,去风眩,变白不老,益颜色(藏器)。

**【发明】**〔震亨曰〕黄菊花属土与金,有水与火,能补阴血,故养目。〔时珍曰〕菊春生夏茂,秋花冬实,备受四气,饱经露霜,叶枯不落,花槁不零,味兼甘苦,性禀平和。昔人谓其能除风热,益肝补阴,盖不知其得金水之精英尤多,能益金水二脏也。补水所以制火,益金所以平木,木平则风息,火降则热除,用治诸风头目,其旨深微。黄者入金水阴分,白者入金水阳分,红者行妇人血分,皆可入药,神而明之,存乎其人。其苗可蔬,叶可啜,花可饵,根实可药,囊之可枕,酿之可饮,自本至末,罔不有功。宜乎前贤比之君子,神农列之上品,隐士采入酒罍,骚人餐其落英。费长房言九日饮菊酒,可以辟不祥。《神仙传》言:康风子、朱孺子皆以服菊花成仙。《荆州记》言:胡广久病风羸,饮菊潭水多寿。菊之贵重如此,是岂群芳可伍哉?锺会《菊有五美赞》云:"圆花高悬,准天极也。纯黄不杂,后土色也。早植晚发,君子德也。冒霜吐颖,象贞质也。杯中体轻,神仙食也。"《西京杂记》言:采菊花茎叶,杂秫米酿酒,至次年九月始熟,用之。

**【附方】**旧六,新十六。

**服食甘菊**《玉函方》云:王子乔变白增年方:用甘菊,三月上寅日采苗,名曰玉英;六月上寅日采叶,名曰容成;九月上寅日采花,名曰金精;十二月上寅日采根茎,名曰长生。四味并阴干,百日取等分,以成日合捣千杵为末,每酒服一钱匕。或以蜜丸梧子大,酒服七丸,一日三服。百日,身轻润泽;一年,发白变黑;服之二年,齿落再生;五年,八十岁老人变为儿童也。○孟诜云:正月采叶,五月五日采茎,九月九日采花。

**服食白菊**《太清灵宝方》引:九月九日白菊花二斤,茯苓一斤,并捣罗为末。每服二钱,温酒调下,日三服。或以炼过松脂和丸鸡子大,每服一丸。主头眩,久服令人好颜色不老。○〔藏器曰〕《抱朴子》言刘生丹法,用白菊汁、莲花汁、地血汁、樗汁,和丹蒸服也。

**白菊花酒**《天宝单方》:治丈夫、妇人久患头风眩闷,头发干落,胸中痰壅,每发即头旋眼昏,不觉欲倒者,是其候也。先灸两风池各二七壮,并服此酒及散,永瘥。其法:春末夏初,收白菊软苗,阴干捣末,空腹取一方寸匕和无灰酒服之,日再服,渐加三方寸匕。若不饮酒者,但和羹粥汁服,亦得。秋八月合花收暴干,切取三大斤,以生绢袋盛,贮三大斗酒中,经七日服之,日三次,常令酒气相续为佳(苏颂《图经》)。

**风热头痛**菊花、石膏、川芎各三钱,为末。每服一钱半,茶调下(《简便方》)。

**膝风疼痛**菊花、陈艾叶作护膝,久则自除也(吴旻《扶寿方》)。

**癍痘入目**生翳障。用白菊花、谷精草、绿豆皮等分,为末。每用一钱,以干柿饼一枚,粟米泔一盏,同煮候泔尽,食柿,日食三枚。浅者五七日,远者半月,见效(《仁斋直指方》)。

**病后生翳**白菊花、蝉蜕等分,为散。每用二三钱,入蜜少许,水煎服。大人小儿皆宜,屡验(《救急方》)。

**疔肿垂死**菊花一握,捣汁一升,入口即活,此神验方也。冬月采根(《肘后方》)。

**女人阴肿**甘菊苗捣烂煎汤,先熏后洗(危氏《得效方》)。

**酒醉不醒**九月九日真菊花为末,饮服方寸匕(《外台秘要》)。

**眼目昏花**双美丸:用甘菊花一斤,红椒去目六两,为末,用新地黄汁和丸梧子大。每服五十丸,临卧茶清下(《瑞竹堂方》)。

**花上水**

〔主治〕益色壮阳,治一切风(大明)。

## 野菊《拾遗》

【释名】苦薏(《《拾遗》》)。〔时珍曰〕薏乃莲子之心,此

野菊

物味苦似之,故与之同名。

【集解】〔藏器曰〕苦薏生泽畔,茎如马兰,花如菊。菊甘而薏苦,语曰苦如薏是也。〔时珍曰〕苦薏处处原野极多,与菊无异,但叶薄小而多尖,花小而蕊多,如蜂窠状,气味苦辛惨烈。

根、叶、茎、花

【气味】苦、辛,温,有小毒。〔震亨曰〕野菊花,服之大伤胃气。

【主治】调中止泄,破血,妇人腹内宿血宜之(藏器)。治痈肿疔毒,瘰疬眼瘜(时珍)。

【附方】新四。

痈疽疔肿一切无名肿毒。《孙氏集效方》:用野菊花连茎捣烂,酒煎热服取汗,以渣傅之即愈。○《卫生易简方》:用野菊花茎叶、苍耳草各一握,共捣,入酒一碗,绞汁服,以渣傅之,取汗即愈。或六月六日采苍耳叶,九月九日采野菊花,为末,每酒服三钱,亦可。

天泡湿疮野菊花根、枣木,煎汤洗之(《医学集成》)。

瘰疬未破野菊花根捣烂,煎酒服,以渣傅之自消,不消亦自破也(《瑞竹堂经验方》)。

庵𦵔音淹闾。○《本经·上品》

【释名】覆闾(《《纲目》》)。〔时珍曰〕庵,草屋也。闾,里门也。此草乃蒿属,老茎可以盖覆庵间,故以名之。《贞元广利方》谓之庵间蒿云。又史注云:庵庐,军行宿室也。则间似当作庐。

庵茴

【集解】〔《别录》曰〕庵茴子生雍州川谷,亦生上党及道边,十月采实阴干。〔弘景曰〕状如蒿艾之类,近道处处有之,仙经亦时用之,人家种此辟蛇也。〔颂曰〕今江淮亦有之。春生苗,叶如艾蒿,高二三尺。七月开花,八月结实,九月采实。〔时珍曰〕庵茴叶不似艾,似菊叶而薄,多细丫,面背皆青。高者四五尺,其茎白色,如艾茎而粗。八九月开细花,淡黄色。结细实如艾实,中有细子,极易繁衍。艺花者以之接菊。

子

【气味】苦,微寒,无毒。〔《别录》曰〕微温。〔普曰〕神农、雷公、桐君、岐伯:苦,小温,无毒。李当之:温。〔权曰〕辛、苦。〔时珍曰〕降也,阴中微阳,入足厥阴经血分。〔之才曰〕荆实、薏苡为之使。

【主治】五脏瘀血,腹中水气,胪胀留热,风寒湿痹,身体诸痛。久服轻身延年不老(《本经》)。疗心下坚,隔中寒热,周痹,妇人月水不通,消食明目。驱骡食之神仙(《别录》)。益气,主男子阴痿不起,治心腹胀满(甄权)。腰脚重痛,膀胱痛,及骨节烦痛,不下食（大明）。擂酒饮，治闪挫腰痛，及妇人产后血气痛（时珍）。

【发明】〔颂曰〕《本经》言久服轻身不老，而古方少有服食者，惟入诸杂治药中，如胡洽治惊邪狸骨丸之类，大方中用之。孙思邈《千金翼》、韦宙《独行方》，主跪折瘀血，并单用庵䕡煮汁服，亦可末服。今人治打扑多用此法，或饮或散，其效最速。〔时珍曰〕《吴普本草》及《名医别录》，并言驱驉食庵䕡神仙，此亦谓其多寿尔。驱驉乃兽名，似骡而小，前足长，后足短，不能自食，每负蹶鼠为之啮食。

【附方】旧一，新二。

瘀血不散变成痈肿。生痷䕡蒿捣汁一升，服之（《广利方》）。

月水不通妇人宿有风冷，留血积聚，月水不通。庵䕡子一升，桃仁二升，酒浸去皮尖，研匀入瓶内，以酒二斗浸，封五日后，每饮三合，日三服（《圣惠方》）。

产后血痛庵䕡子一两，水一升，童子小便二杯，煎饮（《濒湖集简方》）。

【附录】对庐〔《别录·有名未用》曰〕味苦，寒，无毒。主疥疮久不瘳，生死肌，除大热，煮汁洗之。似庵䕡。八月采。

### 蓍音尸。○《本经·上品》

【释名】〔时珍曰〕按班固《白虎通》载孔子云：蓍之为言耆也。老人历年多，更事久，事能尽知也。陆佃《埤雅》云：草之多寿者，故字从耆。《博物志》言：蓍千岁而三百茎，其本已老，故知吉凶。

【集解】〔《别录》曰〕蓍实生少室山谷，八月、九月采实，日干。〔恭曰〕此草所在有之，其茎可为筮。陶氏误以楮实为之。

楮实味甘,此味苦,今正之。〔颂曰〕今蔡州上蔡县白龟祠旁,其生如蒿作丛,高五六尺,一本一二十茎,至多者五十茎,生便条直,所以异于众蒿也。秋后有花,出于枝端,红紫色,形如菊花,结实如艾实。《史记·龟策传》云:龟千岁乃游于莲叶之上,蓍百茎共一根。所生之处,兽无虎狼,虫无毒螫。徐广注云:刘向言龟千岁而灵,蓍百年而一本生百茎也。褚先生云:"蓍满百茎,其下必有神龟守之,其上常有青云覆之。"

蓍

《传》云:"天下和平,王道得而蓍茎长丈,其丛生满百茎。"方今取蓍者,八十茎已上,长八尺者,即已难得。但得满六十茎以上,长六尺者,即可用矣。今蔡州所上,皆不言如此。则此类亦神物,故不常有也。〔时珍曰〕蓍乃蒿属,神草也。故《易》曰:"蓍之德,圆而神。"天子蓍长九尺,诸侯七尺,大夫五尺,士三尺。张华《博物志》言:以末大于本者为主,次蒿,次荆,皆以月望浴之。然则无蓍揲卦,亦可以荆、蒿代之矣。

实

〔气味〕苦、酸,平,无毒。

〔主治〕益气充肌肤,明目聪慧先知。久服不饥不老轻身(《本经》)。

叶

〔主治〕痞疾(时珍)。

〔附方〕新一。

**腹中痞块** 蓍叶、独蒜、穿山甲末、食盐,同以好醋捣成饼,量痞大小贴之,两炷香为度。其痞化为脓血,从大便出(刘松石《保寿堂方》)。

## 艾《别录·中品》

【释名】冰台(《尔雅》)、医草(《别录》)、黄草(《埤雅》)、艾蒿(《《尔雅注》》)。〔时珍曰〕王安石《字说》云:艾可乂疾,久而弥善,故字从乂。陆佃《埤雅》云:《博物志》言削冰令圆,举而向日,以艾承其影则得火。则艾名冰台,其以此乎?医家用灸百病,故曰灸草。一灼谓之一壮,以壮人为法也。

【集解】〔《别录》曰〕艾叶生田野,三月三日采,暴干。〔颂曰〕处处有之,以复道及四明者为佳,云此种灸百病尤胜。初春布地生苗,茎类蒿,叶背白,以苗短者为良。三月三日,五月五日,采叶暴干。陈久方可用。〔时珍曰〕艾叶本草不著土产,但云生田野。宋时以汤阴复道者为佳,四明者图形。近代惟汤阴者谓之北艾,四明者谓之海艾。自成化以来,则以蕲州者为胜,用充方物,天下重之,谓之蕲艾。相传他处艾灸酒坛不能透,蕲艾一灸则直透彻,为异也。此草多生山原。二月宿根生苗成丛,其茎直生,白色,高四五尺。其叶四布,状如

艾

蒿,分为五尖,桠上复有小尖,面青背白,有茸而柔厚。七八月叶间出穗如车前穗,细花,结实累累盈枝,中有细子,霜后始枯。皆以五月五日连茎刈取,暴干收叶。先君月池子讳言闻,尝著《蕲艾传》一卷。有赞云:产于山阳,采以端午。治病灸疾,功非小补。又宗懔《荆楚岁时记》云:五月五日鸡未鸣时,采艾似人形者揽而取之,收以灸病甚验。是日采艾为人,悬于户上,可禳毒气。其茎干之,染麻油引火点灸炷,滋润灸疮,至愈不疼。亦可代蓍策,及作烛心。

叶

〔修治〕〔宗奭曰〕艾叶干捣,去青滓,取白,入石硫黄末少许,谓之硫黄艾,灸家用之。得米粉少许,可捣为末,入服食药用。〔时珍曰〕凡用艾叶,须用陈久者,治令细软,谓之熟艾。若生艾灸火,则伤人肌脉。故《孟子》云:七年之病,求三年之艾。拣取净叶,扬去尘屑,入石臼内木杵捣熟,罗去渣滓,取白者再捣,至柔烂如绵为度。用时焙燥,则灸火得力。入妇人丸散,须以熟艾,用醋煮干,捣成饼子,烘干再捣为末用。或以糯糊和作饼,及酒炒者,皆不佳。洪氏《容斋随笔》云:艾难着力,若入白茯苓三五片同碾,即时可作细末,亦一异也。

〔气味〕苦,微温,无毒。〔恭曰〕生寒,熟热。〔元素曰〕苦温,阴中之阳。〔时珍曰〕苦而辛,生温熟热,可升可降,阳也。入足太阴、厥阴、少阴之经。苦酒、香附为之使。

〔主治〕灸百病。可作煎,止吐血下痢,下部䘌疮,妇人漏血,利阴气,生肌肉,辟风寒,使人有子。作煎勿令见风(《别录》)。捣汁服,止伤血,杀蛔虫(弘景)。主衄血下血,脓血痢,水煮及丸散任用(苏恭)。止崩血、肠痔血,搨金疮,止腹痛,安胎。苦酒作煎,治癣甚良。捣汁饮,治心腹一切冷气鬼气(甄权)。治带下,止霍乱转筋,痢后寒热(大明)。治带脉为病,腹胀满,腰溶溶如坐水中(好古)。温中逐冷除湿(时珍)。

〔发明〕〔诜曰〕春月采嫩艾作菜食,或和面作馄饨如弹子,吞三五枚,以饭压之,治一切鬼恶气,长服止冷痢。又以嫩艾作干饼子,用生姜煎服,止泻痢及产后泻血,甚妙。〔颂曰〕近世有单服艾者,或用蒸木瓜和丸,或作汤空腹饮,甚补虚羸。然亦有毒发则热气冲上,狂躁不能禁,至攻眼有疮出血者,诚不可妄服也。〔震亨曰〕妇人无子,多由血少不能摄精,俗医谓子宫虚冷,投以辛热,或服艾叶。不知艾性至热,入火灸则气下行,入药服则气上行。本草止言其温,不言其热。世人喜温,率多服之,久久毒发,何尝归咎于艾哉!予考苏颂《图经》而因默有感焉。〔时珍曰〕艾叶生则微苦太辛,熟则微辛太苦,生温熟热,纯阳也。可以取太阳真火,可以回垂绝元阳。服之则走三阴,而逐一切寒湿,转肃杀之气为融和。灸之则透诸经,而治百种病邪,起沉疴之人为康泰,其功亦大矣。苏恭言其生寒,苏颂言其有毒。一则见其能止诸血,一则见其热气上冲,遂谓其性寒有毒,误矣。盖不知血随气而行,气行则血散,热因久服致火上冲之故尔。夫药以治病,中病则止。若素有虚寒痼冷,妇人湿郁带漏之人,以艾和归、附诸药治其病,夫何不可?而乃妄意求嗣,服艾不辍,助以辛热,药性久偏,致使火躁,是谁之咎欤,于艾何尤?艾附丸治心腹少腹诸痛,调女人诸病,颇有深功。胶艾汤治虚痢,及妊娠产后下血,尤著奇效。老人丹田气弱,脐腹畏冷者,以熟艾入布袋兜其脐腹,妙不可言。寒湿脚气,亦宜以此夹入袜内。

〔附方〕旧二十四,新二十七。

**伤寒时气**温病头痛,壮热脉盛。以干艾叶三升,水一斗,煮一升,顿服取汗(《肘后方》)。

**妊娠伤寒**壮热,赤斑变为黑斑,溺血。用艾叶如鸡子大,酒三升,煮二升半,分为二服(《伤寒类要》)。

**妊娠风寒**卒中,不省人事,状如中风。用熟艾三两,米醋炒极热,以绢包熨脐下,良久即苏(《妇人良方》)。

**中风口㖞**以苇筒长五寸,一头刺入耳内,四面以面密封,不透风,一头以艾灸之七壮。患右灸左,患左灸右(《胜金方》)。

**中风口噤**熟艾灸承浆一穴,颊车二穴,各五壮(《千金方》)。

**中风掣痛**不仁不随。并以干艾斛许,揉团纳瓦甑中,并下塞诸孔,独留一目,以痛处着甑目,而烧艾熏之,一时即知矣(《肘后方》)。

**舌缩口噤**以生艾捣傅之。干艾浸湿亦可(《圣济录》)。

**咽喉肿痛**《医方大成》:同嫩艾捣汁,细咽之。〇《经验方》:用青艾和茎叶一握,同醋捣烂,傅于喉上。冬月取干艾亦得。李亚所传方也。

**癫痫诸风**熟艾于阴囊下谷道正门当中间,随年岁灸之(《斗门方》)。

**鬼击中恶**卒然着人,如刀刺状,胸胁腹内疙刺切痛不可按,或即吐血、鼻中出血、下血,一名鬼排。以熟艾如鸡子大三枚,水五升,煎二升,顿服(《肘后方》)。

**小儿脐风**撮口。艾叶烧灰填脐中,以帛缚定效。或隔蒜灸之,候口中有艾气立愈(《简便方》)。

**狐惑虫蜃**病人齿无色,舌上白,或喜睡不知痛痒处,或下痢,宜急治下部。不晓此者,但攻其上,而下部生虫,食其肛,烂见五脏,便死也。烧艾于管中,熏下部令烟入,或少加雄黄更妙。

罂中烧烟亦可（《肘后方》）。

**头风久痛**蕲艾揉为丸，时时嗅之，以黄水出为度（《青囊杂纂》）。

**头风面疮**痒出黄水。艾叶二两，醋一斤，砂锅煎取汁，每薄纸上贴之。一日二三上（《御药院方》）。

**心腹恶气**艾叶捣汁饮之（《药性论》）。

**脾胃冷痛**白艾末，沸汤服二钱（《卫生易简方》）。

**蛔虫心痛**如刺，口吐清水。白熟艾一升，水三升，煮一升服，吐虫出。或取生艾捣汁，五更食香脯一片，乃饮一升，当下虫出（《肘后方》）。

**口吐清水**干蕲艾煎汤啜之（《怪证奇方》）。

**霍乱洞下**不止。以艾一把，水三升，煮一升，顿服（《外台秘要》）。

**老小白痢**艾姜丸：用陈北艾四两，干姜炮三两，为末，醋煮仓米糊丸梧子大。每服七十丸，空心米饮下，甚有奇效（《永类方》）。

**诸痢久下**艾叶、陈皮等分，煎汤服之。亦可为末，酒煮烂饭和丸，每盐汤下二三十丸（《圣济总录》）。

**暴泄不止**陈艾一把，生姜一块，水煎热服（《生生编》）。

**粪后下血**艾叶、生姜煎浓汁，服三合（《千金方》）。

**野鸡痔病**先以槐柳汤洗过，以艾灸上七壮，取效。郎中王及乘骡入西川，数日病痔大作，如胡瓜贯于肠头，其热如火，忽至僵仆，无计。有主邮者云：须灸即瘥。乃用上法灸三五壮，忽觉一道热气入肠中，因大转泻，血秽并出，泻后遂失胡瓜所在矣（《经验方》）。

**妊娠下血**张仲景曰：妇人有漏下者，有半产后下血不绝者,有妊娠下血者,并宜胶艾汤主之。阿胶二两,艾叶三两,芎䓖、甘草各二两,当归、地黄各三两,芍药四两,水五升,清酒三升,煮取三升,乃纳胶令消尽,每温服一升,日三服(《金匮要略》)。

**妊娠胎动**或腰痛,或抢心,或下血不止,或倒产子死腹中。艾叶一鸡子大,酒四升,煮二升,分二服(《肘后方》)。

**胎动迫心作痛**。艾叶鸡子大,以头醋四升,煎二升,分温服(《子母秘录》)。

**妇人崩中**连日不止。熟艾鸡子大,阿胶炒为末半两,干姜一钱,水五盏,先煮艾姜至二盏半,倾出,入胶烊化,分三服,一日服尽(初虞世《古今录验》)。

**产后泻血**不止。干艾叶半两,炙熟老生姜半两,浓煎汤,一服止,妙(孟诜《食疗本草》)。

**产后腹痛**欲死,因感寒起者。陈蕲艾二斤,焙干,捣铺脐上,以绢覆住,熨斗熨之,待口中艾气出,则痛自止矣(杨诚《经验方》)。

**忽然吐血**一二口,或心衄,或内崩。熟艾三团,水五升,煮二升服。一方:烧灰水服二钱(《千金方》)。

**鼻血不止**艾灰吹之。亦可以艾叶煎服(《圣惠方》)。

**盗汗不止**熟艾二钱,白茯神三钱,乌梅三个,水一钟,煎八分,临卧温服(《通妙真人方》)。

**火眼肿痛**以艾烧烟起,用碗覆之,候烟尽,碗上刮煤下,以温水调化洗眼,即瘥。更入黄连尤佳(《斗门方》)。

**面上皯黵**艾灰、桑灰各三升,以水淋汁,再淋至三遍,以五色布纳于中,同煎,令可丸时,每以少许傅之,自烂脱,甚妙(《外台秘要》)。

**妇人面疮**名粉花疮。以定粉五钱,菜子油调泥碗内,用艾一二团,烧烟熏之,候烟尽,覆地上一夜,取出调搽,永无瘢痕,亦易生肉(谈野翁《试验方》)。

**身面疣目**艾火灸三壮即除(《圣惠方》)。

**鹅掌风病**蕲艾真者四五两,水四五碗,煮五六滚,入大口瓶内盛之,用麻布二层缚之,将手心放瓶上熏之,如冷再热,如神(陆氏《积德堂方》)。

**疮疥熏法**熟蕲艾一两,木鳖子三钱,雄黄二钱,硫黄一钱,为末,揉入艾中,分作四条。每以一条安阴阳瓦中,置被里烘熏,后服通圣散(《医方摘要》)。

**小儿疳疮**艾叶一两,水一升,煮取四合,分三服(《备急方》)。

**小儿烂疮**艾叶烧灰傅之,良(《子母秘录》)。

**臁疮口冷**不合。熟艾烧烟熏之(《经验方》)。

**白癞风疮**干艾随多少,以浸曲酿酒如常法,日饮之,觉痹即瘥(《肘后方》)。

**疔疮肿毒**艾蒿一担烧灰,于竹筒中淋取汁,以一二合,和石灰如糊。先以针刺疮至痛,乃点药三遍,其根自拔。玉山韩光以此治人,神验。贞观初,衢州徐使君访得此方。予用治三十余人,得效(孙真人《千金方》)。

**发背初起**未成,及诸热肿。以湿纸搨上,先干处是头,着艾灸之。不论壮数,痛者灸至不痛,不痛者灸至痛乃止。其毒即散,不散亦免内攻,神方也(李绛《兵部手集》)。

**痈疽不合**疮口冷滞。以北艾煎汤洗后,白胶熏之(《直指方》)。

**咽喉骨哽**用生艾蒿数升,水、酒共一斗,煮四升,细细饮之,当下(《外台秘要》)。

**误吞铜钱**艾蒿一把,水五升,煎一升,顿服便下(钱相公

《箧中方》）。

**诸虫蛇伤**艾灸数壮甚良（《集简方》）。

**风虫牙痛**化蜡少许，摊纸上，铺艾，以箸卷成筒，烧烟，随左右熏鼻，吸烟令满口，呵气，即疼止肿消。靳季谦病此月余，一试即愈（《普济方》）。

实

〔气味〕苦、辛，暖，无毒。

〔主治〕明目，疗一切鬼气（甄权）。壮阳，助水脏腰膝，及暖子宫（大明）。

〔发明〕〔诜曰〕艾子和干姜等分，为末，蜜丸梧子大。空心每服三十丸，以饭三五匙压之，日再服。治百恶气，其鬼神速走出。田野之人，与此甚相宜也。

**【附录】夏台**〔《别录·有名未用》曰〕味甘，主百疾，济绝气。〔弘景曰〕此药神奇乃尔，不复识用，可恨也。〔时珍曰〕艾名冰台，此名夏台，艾灸百病能回绝气，此主百病济绝气，恐是一物重出也，故附于艾后。

## 千年艾《纲目》

**【集解】**〔时珍曰〕千年艾出武当太和山中。小茎高尺许。其根如蓬蒿。其叶长寸余，无尖桠，面青背白。秋开黄花，如野菊而小，结实如青珠丹颗之状。三伏日采叶暴干。叶不似艾，而作艾香，搓之即碎，不似艾叶成茸也。羽流以充方物。

叶

**【气味】**辛、微苦，温，无毒。

**【主治】**男子虚寒，妇人血气诸痛，水煎服之（时珍）。

## 茵陈蒿《本经·上品》

**【释名】**〔藏器曰〕此虽蒿类,经冬不死,更因旧苗而生,故名因陈,后加蒿字耳。〔时珍曰〕按张揖《广雅》及《吴普本草》并作因尘,不知何义?

**【集解】**〔《别录》曰〕茵陈生太山及丘陵坡岸上,五月及立秋采,阴干。〔弘景曰〕今处处有之,似蓬蒿而叶紧细。秋后茎枯,经冬不死,至春又生。〔韩保昇曰〕叶似青蒿而背白。〔大明曰〕茵陈出和州及南山岭上,一名石茵陈。〔颂曰〕近道皆有之,不及太山者佳。春初生苗,高三五寸,似蓬蒿而叶紧细,无花实,五月、七月采茎叶阴干,今谓之山茵陈。江宁府一种茵陈,叶大根粗,黄白色,至夏有花实。阶州一种白蒿,亦似青蒿而背白,本土皆以为茵陈入药。今南方医人用山茵陈,乃有数种。或著其

千年艾

茵陈蒿

说云：山茵陈，汴京及北地用者，如艾蒿，叶细而背白，其气亦如艾，味苦，干则色黑。江南所用者，茎叶都似家茵陈而大，高三四尺，气极芬香，味甘辛，俗又名龙脑薄荷。吴中所用，乃石香菜也，叶至细，色黄味辛，甚香烈，性温。若误作解脾药服，大令人烦。以本草论之，但有茵陈蒿，无山茵陈。注云：叶似蓬蒿而紧细。今汴京、北地所用山茵陈是也。大体世方用山茵陈疗脑痛，解伤寒发汗，行肢节滞气，化痰利膈，治劳倦最要。详本草正经，惟疗黄疸，利小便，与世方都不应。今试取汴京所用山茵陈为解肌发汗药，灼然少效；江南山茵陈疗伤寒脑痛绝胜。比见诸医议论，谓家茵陈亦能解肌下隔，去胸中烦。方家少用，但可研作饮服之。本草所无，自出俗方。茵陈蒿当别是一物，主疗自异，不得为山茵陈也。此说亦未可据。但以功较之，则江南者为胜；以经言之，则非本草所出。医方所用，更当考论尔。〔敩曰〕凡使须用叶有八角者，阴干，去根细剉，勿令犯火。〔时珍曰〕茵陈昔人多莳为蔬，故入药用山茵陈，所以别家茵陈也。洪舜俞《老圃赋》云"酻糟紫姜之掌，沐醯青陈之丝"，是也。今淮扬人，二月二日犹采野茵陈苗，和粉面作茵陈饼食之。后人各据方土所传，遂致淆乱。今山茵陈二月生苗，其茎如艾。其叶如淡色青蒿而背白，叶歧紧细而扁整。九月开细花黄色，结实大如艾子，花实并与庵䕡花实相似，亦有无花实者。

　　茎叶

**【气味】**苦，平、微寒，无毒。〔普曰〕神农、岐伯、雷公：苦，无毒。黄帝：辛，无毒。〔权曰〕苦、辛，有小毒。〔大明曰〕石茵陈：苦，凉，无毒。伏硇砂。〔张元素曰〕苦、甘，阴中微阳。入足太阳经。

**【主治】**风湿寒热邪气，热结黄疸。久服轻身益气耐老。面白悦长年。白兔食之仙（《本经》）。治通身发黄，小便不利，除头热，去伏瘕（《别录》）。通关节，去滞热，伤寒用之（藏器）。石茵陈：治天行时疾热狂，头痛头旋，风眼疼，瘴疟。女人癥瘕，并闪损乏绝（大明）。

**【发明】**〔弘景曰〕《仙经》云：白蒿，白兔食之仙。而今茵陈乃云此，恐是误耳。〔宗奭曰〕张仲景治伤寒热甚发黄，身面悉黄者，用之极效。一僧因伤寒后发汗不彻，有留热，面身皆黄，多热，期年不愈。医作食黄治不对，而食不减。予与此药，服五日病减三分之一，十日减三分之二，二十日病悉去。方用山茵陈、山栀子各三分，秦艽、升麻各四钱，为散。每用三钱，水四合，煎二合，去滓，食后温服，以知为度。此药以山茵陈为本，故书之。〔王好古曰〕张仲景茵陈栀子大黄汤，治湿热也。栀子檗皮汤，治燥热也。如苗涝则湿黄，苗旱则燥黄。湿则泻之，燥则润之可也。此二药治阳黄也。韩祗和、李思训治阴黄，用茵陈附子汤。大抵以茵陈为君主，而佐以大黄、附子，各随其寒热也。

**【附方】**旧二，新六。

茵陈羹除大热黄疸，伤寒头痛，风热瘴疟，利小便。以茵陈细切，煮羹食之。生食亦宜（《食医心镜》）。

遍身风痒生疮疥。用茵陈煮浓汁洗之，立瘥（《千金方》）。

疬疡风病茵陈蒿两握，水一斗五升，煮取七升。先以皂荚汤洗，次以此汤洗之，冷更作。隔日一洗，不然恐痛也（崔行功《纂要》）。

风疾挛急茵陈蒿一斤，秫米一石，曲三斤，和匀，如常法酿酒服之（《圣济总录》）。

痫黄如金好眠吐涎。茵陈蒿、白鲜皮等分，水二钟，煎服,日二服(《三十六黄方》)。

遍身黄疸茵陈蒿一把,同生姜一块,捣烂,于胸前四肢,日日擦之。

男子酒疸用茵陈蒿四根,栀子七个,大田螺一个,连壳捣烂,以百沸白酒一大盏,冲汁饮之,秘方也。

眼热赤肿山茵陈、车前子等分,煎汤调茶调散,服数服(《直指方》)。

## 青蒿《本经·下品》

【释名】草蒿(《本经》)、方溃(《本经》)、菣(音牵,去声。《尔雅》)、犳蒿(《蜀本》)、香蒿(《衍义》)。○〔保昇曰〕草蒿,江东人呼为犳蒿,为其气臭似犳也。北人呼为青蒿。《尔雅》云:蒿,菣也。孙炎注云:荆楚之间,谓蒿为菣。郭璞注云"今人呼青蒿香,中炙啖者为菣",是也。〔时珍曰〕《晏子》云:蒿,草之高者也。按《尔雅》诸蒿,独菣得单称为蒿,岂以诸蒿叶背皆白,而此蒿独青,异于诸蒿故耶?

【集解】〔《别录》曰〕青蒿生华阴川泽。〔弘景曰〕处处有之,即今青蒿,人亦取杂香菜食之。〔保昇曰〕嫩时醋淹为菹,自然香。叶似茵陈蒿而背不白,高四尺许。四月、五月采,日干入药。《诗》云"呦呦鹿鸣,食野之蒿",即此蒿也。〔颂曰〕青蒿春生苗,叶极细,

青蒿

可食。至夏高四五尺。秋后开细淡黄花,花下便结子,如粟米大,八九月采子阴干。根茎子叶并入药用,干者炙作饮香尤佳。〔宗奭曰〕青蒿得春最早,人剔以为蔬,根赤叶香。沈括《梦溪笔谈》云:青蒿一类,自有二种:一种黄色,一种青色。本草谓之青蒿,亦有所别也。陕西银绥之间,蒿丛中时有一两窠,迥然青色者,土人谓之香蒿。茎叶与常蒿一同,但常蒿色淡青,此蒿深青,如松桧之色。至深秋余蒿并黄,此蒿犹青,其气芬芳。恐古人所用,以深青者为胜。不然,诸蒿何尝不青?〔时珍曰〕青蒿二月生苗,茎粗如指而肥软,茎叶色并深青。其叶微似茵陈,而面背俱青。其根白硬。七八月开细黄花颇香。结实大如麻子,中有细子。

**【修治】**〔敩曰〕凡使,惟中为妙,到膝即仰,到腰即俯。使子勿使叶,使根勿使茎,四件若同使,翻然成痼疾。采得叶,用七岁儿七个溺,浸七日七夜,漉出晒干。

叶、茎、根、子

〔气味〕苦,寒,无毒。〔时珍曰〕伏硫黄。

〔主治〕疥瘙痂痒恶疮,杀虱,治留热在骨节间,明目(《本经》)。鬼气尸疰伏连,妇人血气,腹内满,及冷热久痢。秋冬用子,春夏用苗,并捣汁服。亦暴干为末,小便入酒和服(藏器)。补中益气,轻身补劳,驻颜色,长毛发,令黑不老,兼去蒜发,杀风毒。心痛热黄,生捣汁服,并贴之(大明)。治疟疾寒热(时珍)。生捣傅金疮,止血止疼良(苏恭)。烧灰隔纸淋汁,和石灰煎,治恶疮瘜肉靥瘢(孟诜)。

〔发明〕〔颂曰〕青蒿治骨蒸热劳为最,古方单用之。〔时珍曰〕青蒿得春木少阳之气最早,故所主之证,皆少阳、厥阴血分之病也。按《月令通纂》,言伏内庚日,采青蒿悬于门庭内,可辟邪气。阴干为末,冬至、元旦各服二钱亦良。观此,则青蒿之治鬼疰伏尸,盖亦有所伏也。

〔附方〕旧四,新十三。

**男妇劳瘦**青蒿细剉,水三升,童子小便五升,同煎取二升半。去滓入器中煎成膏,丸如梧子大。每空心及卧时,温酒吞下二十丸(《斗门方》)。

**虚劳寒热**肢体倦疼,不拘男妇。八九月青蒿成实时采之,去枝梗,以童子小便浸三日,晒干为末。每服二钱,乌梅一个,煎汤服(《灵苑方》)。

**骨蒸鬼气**童子小便五大斗澄清,青蒿五斗,八九月拣带子者最好,细剉相和,纳大釜中,以猛火煎取三大斗,去滓,漉釜令净,再以微火煎可二大斗,入猪胆一枚,同煎一大斗半,去火待冷,以瓷器盛之。每欲服时,取甘草二三两,炙熟为末,以煎和捣千杵为丸。空腹粥饮下二十丸,渐增至三十丸止(崔元亮《海上方》)。

**骨蒸烦热**青蒿一握,猪胆汁一枚,杏仁四十个去皮尖炒,以童子小便一大盏,煎五分,空心温服(《十便良方》)。

**虚劳盗汗**烦热口干。用青蒿一斤,取汁熬膏,入人参末、麦门冬末各一两,熬至可丸,丸如梧子大,每食后米饮服二十丸,名青蒿丸(《圣方总录》)。

**疟疾寒热**《肘后方》:用青蒿一握,水二升,捣汁服之。○《仁存方》:用五月五日天未明时采青蒿阴干四两,桂心一两,为末。毋发前,酒服二钱。○《经验方》:用端午日采青蒿叶阴干,桂心等分,为末。每服一钱,先寒用热酒,先热用冷酒,发日五更服之。切忌发物。

**温疟痰甚**但热不寒。用青蒿二两,童子小便浸焙,黄丹半两,为末。每服二钱,白汤调下(《仁存方》)。

赤白痢下五月五日采青蒿、艾叶等分,同豆豉捣作饼,日干,名蒿豉丹。每用一饼,以水一盏半煎服(《圣济总录》)。

鼻中衄血青蒿捣汁服之,并塞鼻中,极验(《卫生易简方》)。

酒痔便血青蒿用叶不用茎,用茎不用叶,为末。粪前冷水,粪后水酒调服(《永类钤方》)。

金疮扑损《肘后方》:用青蒿捣封之,血止则愈。○一方:用青蒿、麻叶、石灰等分,五月五日捣和晒干。临时为末,搽之。

牙齿肿痛青蒿一握,煎水漱之(《济急方》)。

毒蜂螫人嚼青蒿封之即安(《肘后方》)。

耳出脓汁青蒿末,绵裹纳耳中(《圣惠方》)。

鼻中瘜肉青蒿灰、石灰等分,淋汁熬膏点之(《圣济总录》)。

子

〔气味〕甘,冷,无毒。

〔主治〕明目开胃,炒用。治劳瘦,壮健人小便浸用之。治恶疮疥癣风疹,煎水洗之(大明)。治鬼气,为末酒服方寸匕(孟诜)。功同叶(时珍)。

〔附方〕新一。

积热眼涩三月三日或五月五日,采青蒿花或子,阴干为末,每井华水空心服二钱。久服明目,可夜看书,名青蒿散(《十便良方》)。

节间虫见《虫部》。

## 黄花蒿《纲目》

**【释名】**臭蒿(《《日华》》)。

**【集解】**〔大明曰〕臭蒿一名草蒿。〔时珍曰〕香蒿臭蒿通可名草蒿。此蒿与青蒿相似,但此蒿色绿带淡黄,气辛臭不可食,人家采以罨酱黄酒曲者是也。

叶

〔气味〕辛、苦,凉,无毒。

〔主治〕小儿风寒惊热(时珍)。

子

〔气味〕辛,凉,无毒。

〔主治〕治劳,下气开胃,止盗汗及邪气鬼毒(大明)。

## 白蒿《本经·上品》

【释名】蘩(《尔雅》)、由胡(《尔雅》)、蒌蒿(《食疗》)、蒿(音商)蒌(《《尔雅》》)。〔时珍曰〕白蒿有水陆二种,《尔雅》通谓之蘩,以其易繁衍也。曰:蘩,皤蒿。即今陆生艾蒿也,辛熏不美。曰:蘩,由胡。即今水生蒌蒿也,辛香而美。曰:蘩之丑,

黄花蒿

白蒿

秋为蒿。则通指水陆二种而言,谓其春时各有种名,至秋老则皆呼为蒿矣。曰蘩,曰萧,曰萩,皆老蒿之通名,象秋气肃赖之气。

**【集解】**〔《别录》曰〕白蒿生中山川泽,二月采。〔弘景曰〕蒿类甚多,而俗中不闻呼白蒿者。方药家既不用,皆无复识之。〔恭曰〕《尔雅》:蘩,皤蒿。即白蒿也,所在有之。叶颇似细艾,上有白毛错涩,粗于青蒿。从初生至枯,白于众蒿。〔禹锡曰〕蓬蒿可以为菹。故《诗笺》云,以豆荐蘩菹也。陆玑《诗疏》云:凡艾白色为皤蒿。今白蒿先诸草发生,香美可食,生蒸皆宜。〔颂曰〕此草古人以为菹。今人但食蒌蒿,不复食此。或疑白蒿即蒌蒿,而孟诜《食疗》又别著蒌蒿条,所说不同,明是二物,乃知古今食品之异也。又今阶州以白蒿为茵陈,其苗叶亦相似,然以入药,恐不可用也。〔时珍曰〕白蒿处处有之,有水陆二种。本草所用,盖取水生者,故曰生中山川泽,不曰山谷平地也。二种形状相似,但陆生辛熏,不及水生者香美尔。《诗》云:"呦呦鹿鸣,食野之蘋。"蘋即陆生皤蒿,俗呼艾蒿是矣。鹿食九种解毒之草,白蒿其一也。《诗》云:"于以采蘩,于沼于沚。"《左传》云:"蘋蘩蕰藻之菜,可以荐于鬼神,羞于王公。"并指水生白蒿而言,则本草白蒿之为蒌蒿无疑矣。郑樵《通志》谓蘋为蒌蒿,非矣。鹿乃山兽,蒌乃水蒿。陆玑《诗疏》谓蘋为牛尾蒿,亦非矣。牛尾蒿色青不白,细叶直上,状如牛尾也。蒌蒿生陂泽中,二月发苗,叶似嫩艾而歧细,面青背白。其茎或赤或白,其根白脆。采其根茎,生熟菹曝皆可食,盖嘉蔬也。景差《大招》云:"吴酸蒿蒌不沾薄。"谓吴人善调酸,瀹蒌蒿为齑,不沾不薄而甘美,此正指水生者也。

### 苗根

〔气味〕甘,平,无毒。〔思邈曰〕辛,平。〔时珍曰〕发疮疥。

〔主治〕五脏邪气,风寒湿痹,补中益气,长毛发令黑,疗心悬,少食常饥。久服轻身,耳目聪明不老（《本经》）。生挼,醋淹为菹食,甚益人。捣汁服,去热黄及心痛。曝为末,米饮空心服一匙,治夏月暴水痢。烧灰淋汁煎,治淋沥疾（孟诜）。利膈开胃,杀河豚鱼毒（时珍）。

〔发明〕〔弘景曰〕服食家七禽散云,白兔食白蒿仙,与庵蕳同法耳。〔时珍曰〕《本经》列白蒿于上品,有功无毒,而古今方家不知用,岂不得服之之诀欤?

〔附方〕旧一。

恶疮癞疾但是恶疾遍体,面目有疮者,皆可服之。用白艾蒿十束如升大,煮取汁,以曲及米一如酿酒法,候熟稍服之（《深师方》）。

子

〔气味〕缺。

〔主治〕鬼气,为末,酒服之,良（孟诜）。

## 角蒿《唐本草》

【集解】〔恭曰〕角蒿叶似白蒿,花如瞿麦,红赤可爱,子似王不留行,黑色作角,七月、八月采。〔保昇曰〕叶似蛇床、青蒿,子角似蔓菁,实黑而细,秋熟,所在皆有之。〔宗奭曰〕茎叶如青蒿,开淡红紫花,大约径三四分。花罢结角,长二寸许,微弯。〔斅曰〕凡使勿用红蒿并邪蒿,二味真似角蒿,只是此香而角短尔。采得,于槐砧上细剉用之。

【气味】辛、苦,平,有小毒。

【主治】干湿𧏾诸恶疮有虫者（《唐本》）。治口齿疮绝胜（宗奭）。

**【附方】**旧二，新一。

**齿龈宣露**多是疳也。角蒿烧灰，夜涂上。切忌油腻、沙糖、干枣（《外台秘要》）。

**口疮不瘥**入胸中并生者。不拘大人小儿，以角蒿灰涂之，有汁吐去，一宿效（《千金方》）。

**月蚀耳疮**用蒿灰掺之良（《集简方》）。

## 藤蒿《拾遗》

**【释名】**莪蒿（《尔雅》）、萝蒿（同上）、抱娘蒿（《纲目》）。〔时珍曰〕陆农师云：藤之为言高也。莪，亦峨也，莪科高也。可以覆蚕，故谓之萝。抱根丛生，故曰抱娘。

**【集解】**〔时珍曰〕藤蒿生高岗，似小蓟，宿根先于百草。《尔

角蒿

藤蒿

雅》云：莪，萝。是也。《诗·小雅》云："菁菁者莪。"陆玑注云：即莪蒿也。生泽国渐洳处。叶似斜蒿而细科，三月生。茎、叶可生食，又可蒸食，香美颇似蒌蒿。但味带麻，不似蒌蒿甘香。

**【气味】**辛，温，无毒。

**【主治】**破血下气，煮食之（藏器）。

# 马先蒿《本经·中品》

**【释名】**马新蒿（《唐本》）、马矢蒿（《本经》）、练石草（《别录》）、烂石草（同上）、虎麻（《唐本》）。〔时珍曰〕蒿气如马矢，故名。马先，乃马矢字讹也。马新，又马先之讹也。〔弘景曰〕练石草，一名烂石草，即马矢蒿。今方药不复用之。

**【集解】**〔《别录》曰〕马先蒿、练石草，并生南阳川泽。〔恭曰〕叶大如茺蔚，花红白色。二月、八月采茎叶，阴干用。八月、九月实熟，俗谓之虎麻是也。一名马新蒿，所在有之。茺蔚苗短小，其子夏中熟。二物初生，极相似也。〔禹锡曰〕按《尔雅》云：蔚，牡菣。注云：即蒿之无子者。《诗》云："匪莪伊蔚。"陆玑云：牡蒿也。三月始生，七月开花，似胡麻花而紫赤。八月生角，似小豆角，锐而长。一名马新蒿，是也。〔颂曰〕郭璞以牡菣为无子，而陆玑云有子，二说小异。今当用有子者为正。〔时珍曰〕《别录》牡蒿、马先蒿，原是二条。陆玑所

马先蒿

谓有子者,乃马先蒿,而复引无子之牡蒿释之,误矣。牡蒿详见本条。

【气味】苦,平,无毒。〔《别录》曰〕练石草:寒。

【主治】寒热鬼疰,中风湿痹,女子带下病,无子(《本经》)。练石草:治五癃,破石淋、膀胱中结气,利水道小便(《别录》)。恶疮(弘景)。

【附方】旧一。

大疯癞疾骨肉疽败,眉须堕落,身体痒痛。以马先蒿,一名马矢蒿,一名烂石草,炒捣末。每服方寸匕,食前温酒下,一日三服,一年都瘥(《肘后方》)。

## 阴地厥 宋《图经》

阴地厥

【集解】〔颂曰〕生邓州顺阳县内乡山谷。叶似青蒿,茎青紫色,花作小穗,微黄,根似细辛。七月采根苗用。〔时珍曰〕江浙亦有之。外家采制丹砂、硫黄。

根苗

【气味】甘、苦,微寒,无毒。

【主治】肿毒风热(苏颂)。

【附方】新一。

男妇吐血后,胸膈虚热。阴地厥、紫河车、贯众、甘草各半两。每服三钱,水煎服(《圣济总录》)。

## 牡蒿《别录·下品》

**【释名】**齐头蒿（《《唐本》》）。〔时珍曰〕《尔雅》：蔚，牡蒿。蒿之无子者。则牡之名以此也。诸蒿叶皆尖，此蒿叶独夅而秃，故有齐头之名。

**【集解】**〔《别录》曰〕牡蒿生田野，五月、八月采。〔弘景曰〕方药不复用。〔恭曰〕齐头蒿也，所在有之。叶似防风，细薄而无光泽。〔时珍曰〕齐头蒿三四月生苗，其叶扁而本狭，末夅有秃歧。嫩时可茹。鹿食九草，此其一也。秋开细黄花，结实大如车前实，而内子微细不可见，故人以为无子也。

牡蒿

苗

**【气味】**苦、微甘，温，无毒。

**【主治】**充肌肤，益气，令人暴肥。不可久服，血脉满盛（《别录》）。擂汁服，治阴肿（时珍）。

**【附方】**新一。

疟疾寒热齐头蒿根、滴滴金根各一把，擂生酒一钟，未发前服。以渣傅寸口，男左女右。二日便止（《海上名方》）。

## 九牛草宋《图经》

**【集解】**〔颂曰〕生筠州山冈上。二月生苗，独茎，高一尺。

叶似艾叶,圆而长,背有白毛,面青。五月采苗用。〔时珍曰〕陈嘉谟《本草蒙筌》以此为蕲艾,谬矣。

苗

【气味】微苦,有小毒。

【主治】解风劳,治身体痛。与甘草同煎服,不入众药用(苏颂)。

## 茺蔚《本经·上品》

【释名】益母(《本经》)、益明(《本经》)、贞蔚(《别录》)、萑(《尔雅》。音推)、野天麻(《会编》)、猪麻(《纲目》)、火枕(《本经》)、郁臭草(《图经》)、苦低草(《图经》)、夏枯草(《外台》)、土质汗(《纲目》)。〔时珍曰〕此草及子皆充盛密蔚,故名茺蔚。其功宜于妇人及明目益精,故有益

九牛草

茺蔚

母、益明之称。其茎方类麻，故谓之野天麻。俗呼为猪麻，猪喜食之也。夏至后即枯，故亦有夏枯之名。《近效方》谓之土质汗。林亿云：质汗出西番，乃热血合诸药煎成，治金疮折伤。益母亦可作煎，治折伤，故名为土质汗也。〔禹锡曰〕《尔雅》：萑，蓷。注云：今茺蔚也。又名益母。刘歆云：蓷，臭秽也。臭秽，即茺蔚也。陆玑云：蓷，益母也。故曾子见之感思。

**【集解】**〔《别录》曰〕茺蔚生海滨池泽，五月采。〔弘景曰〕今处处有之。叶如荏，方茎，子形细长，有三棱。方用亦稀。〔颂曰〕今园圃及田野极多。郭璞注《尔雅》云：叶似荏，方茎白华，华生节间。节节生花，实似鸡冠子，黑色，茎作四方棱，五月采。又云九月采实，医方稀有用实者。〔宗奭曰〕茺蔚初春生时，亦可浸洗，淘去苦水，煮作菜食。凌冬不凋悴也。〔时珍曰〕茺蔚近水湿处甚繁。春初生苗如嫩蒿，入夏长三四尺，茎方如黄麻茎。其叶如艾叶而背青，一梗三叶，叶有尖歧。寸许一节，节节生穗，丛簇抱茎。四五月间，穗内开小花，红紫色，亦有微白色者。每萼内有细子四粒，粒大如同蒿子，有三棱，褐色，药肆往往以作巨胜子货之。其草生时有臭气，夏至后即枯，其根白色。苏颂《图经》谓其叶似荏，其子黑色，似鸡冠子，九月采实，寇宗奭《衍义》谓其凌冬不凋者，皆误传也。此草有白花、紫花二种，茎叶子穗皆一样。但白者能入气分，红者能入血分，别而用之可也。按《闺阁事宜》云：白花者为益母，紫花者为野天麻。返魂丹注云：紫花者为益母，白花者不是。陈藏器《本草》云：茺蔚生田野间，人呼为郁臭草。天麻生平泽，似马鞭草，节节生紫花，花中有子，如青葙子。孙思邈《千金方》云：天麻草，茎如火麻，冬生苗，夏着赤花，如鼠尾花。此皆似以茺蔚、天麻为二物，盖不知其是一物二种。凡物花皆有赤白，如牡丹、芍药、菊花之类是矣。又按郭璞《尔雅注》云：萑（音推）即茺蔚，又名益母。叶似荏，白华，华生节间。又云：蘬（音推），方茎，叶长而锐，有穗，穗间有花紫缥色，可以为饮，江东呼为牛蘬。据此则是萑、蘬名本相同，但以花色分别之，其为一物无疑矣。宋人重修本草，以天麻草误注天麻，尤为谬失。陈藏器《本草》又有錾菜，云生江南阴地，似益母，方茎对节白花，主产后血病。此即茺蔚之白花者，故其功主血病亦相同。

〔子〕

〔修治〕〔时珍曰〕凡用，微炒香，亦或蒸熟，烈日曝燥，舂簸去壳，取仁用。

〔气味〕辛、甘，微温，无毒。〔《别录》曰〕甘，微寒。〔时珍曰〕甘、辛，温。灰制硫黄。

〔主治〕明目益精，除水气，久服轻身（《本经》）。疗血逆大热，头痛心烦（《别录》）。产后血胀（大明）。舂仁生食，补中益气，通血脉，填精髓，止渴润肺（吴瑞）。治风解热，顺气活血，养肝益心，安魂定魄，调女人经脉，崩中带下，产后胎前诸病。久服令人有子（时珍）。

〔发明〕〔震亨曰〕茺蔚子活血行气，有补阴之功，故名益母。凡胎前产后所恃者，血气也。胎前无滞，产后无虚，以其行中有补也。〔时珍曰〕茺蔚子味甘、微辛，气温，阴中之阳，手、足厥阴经药也。白花者入气分，紫花者入血分。治妇女经脉不调，胎产一切血气诸病，妙品也，而医方鲜知用。时珍常以之同四物、香附诸药治人，获效甚多。盖包络生血，肝藏血。此物能活血补阴，故能明目、益精、调经，治女人诸病也。东垣李氏言瞳子散大者，禁用茺蔚子，为其辛温主散，能助火也。当归虽辛温，而兼苦甘，能和血，故不禁之。愚谓目得血而能视，茺蔚行血甚捷，瞳子散大，血不足也，故禁之，非助火也。血滞病目则宜之，故曰明目。

茎〔大明曰〕苗、叶、根同功。

〔气味〕〔藏器曰〕寒。〔时珍曰〕茎、叶：味辛、微苦。花：味微苦、甘。根：味甘。并无毒。〔《镜源》曰〕制硫黄、雌黄、砒石。

〔主治〕瘾疹痒，可作浴汤（《本经》）。捣汁服，主浮肿，下水，消恶毒疔肿、乳痈丹游等毒，并傅之。又服汁，主子死腹中，及产后血胀闷。滴汁入耳中，主聤耳。捣傅蛇虺毒（苏恭）。入面药，令人光泽，治粉刺（藏器）。活血破血，调经解毒，治胎漏产难，胎衣不下，血运血风血痛，崩中漏下，尿血泻血，疳痢痔疾，打扑内损瘀血，大便小便不通（时珍）。

〔发明〕〔时珍曰〕益母草之根、茎、花、叶、实，并皆入药，可同用。若治手、足厥阴血分风热，明目益精，调女人经脉，则单用茺蔚子为良。若治肿毒疮疡，消水行血，妇人胎产诸病，则宜并用为良。盖其根茎花叶专于行，而子则行中有补故也。

【附方】旧十四，新七。

济阴返魂丹〔昝殷《产宝》曰〕此方，乃吉安文江高师禹，备礼求于名医所得者，其效神妙，活人甚多，能治妇人胎前产后诸疾危证。用野天麻，又名益母，又名火枕，又名负担，即茺蔚子也。叶似艾叶，茎类火麻，方梗凹面，四五六月节节开花，红紫色如蓼花，南北随处皆有，白花者不是。于端午、小暑，或六月六日，花正开时，连根收采阴干，用叶及花子。忌铁器，以石器碾为细末，炼蜜丸如弹子大，随证嚼服用汤使。其根烧存性为末，酒服,功与黑神散不相上下。其药不限丸数,以病愈为度。或丸如梧子大,每服五七十丸。又可捣汁滤净,熬膏服之。○胎前脐腹痛,或作声者,米饮下。○胎前产后,脐腹刺痛,胎动不安,下血不止,当归汤下。○产后,以童子小便化下一丸,能安魂定魄,血气自然调顺,诸病不生。又能破血痛,养脉息,调经络,并温酒下。○胎衣不下,及横生不顺,死胎不下,经日胀满,心闷心痛,并用炒盐汤下。○产后血运,眼黑血热,口渴烦闷,如见鬼神,狂言不省人事,以童子小便和酒化下。○产后结成血块,脐腹奔痛,时发寒热,有冷汗,或面垢颜赤,五心烦热,并用童子小便、酒下,或薄荷自然汁下。○产后恶露不尽,结滞刺痛,上冲心胸满闷,童子小便、酒下。○产后泻血水,以枣汤下。○产后痢疾,米汤下。○产后血崩漏下,糯米汤下。○产后赤白带下,煎胶艾汤下。月水不调,温酒下。○产后中风,牙关紧急,半身不遂,失音不语,童便、酒下。○产后气喘咳嗽,胸膈不利,恶心吐酸水,面目浮肿,两胁疼痛,举动失力,温酒下。○产后月内咳嗽,自汗发热,久则变为骨蒸,童便、酒下。○产后鼻衄,舌黑口干,童便酒下。○产后两太阳穴痛,呵欠心忪,气短羸瘦,不思饮食,血风身热,手足顽麻,百节疼痛,并米饮化下。○产后大小便不通,烦躁口苦者,薄荷汤下。○妇人久无子息,温酒下。

**益母膏**《近效方》:治产妇诸疾,及折伤内损有瘀血,每天阴则痛,神方也。三月采益母草一名负担,一名夏枯草,连根叶茎花洗择令净,于箔上摊暴水干,以竹刀切长五寸,勿用铁刀,置于大锅中,以水浸过二三寸,煎煮,候草烂水减三之二,漉去草,取汁约五六斗,入盆中澄半日,以绵滤去浊滓,以清汁入釜中,慢火煎取一斗,如稀饧状,瓷瓶封收。每取梨大,暖酒和服,日再服。或和羹粥亦可。如远行,即更炼至可丸收之。服至七日,则疼渐平复也。产妇恶露不尽及血运，一二服便瘥。其药无忌。又能治风，益心力（《外台秘要》）。

**女人难产**益母草捣汁七大合，煎减半，顿服立止。无新者，以干者一大握，水七合，煎服（韦宙《独行方》）。

**胎死腹中**益母草捣熟，以暖水少许，和绞取汁，顿服之（韦宙《独行方》）。

**产后血运**心气欲绝。益母草研汁，服一盏，绝妙（《子母秘录》）。

**产后血闭**不下者。益母草汁一小盏，入酒一合，温服（《圣惠方》）。

**带下赤白**益母草花开时采，捣为末。每服二钱，食前温汤下（《集验方》）。

**小便尿血**益母草捣汁，服一升立瘥。此苏澄方也（《外台秘要》）。

**赤白杂痢**困重者。益母草日干，陈盐梅烧存性，等分为末。每服三钱，白痢干姜汤、赤痢甘草汤下。名二灵散（《卫生家宝方》）。

**小儿疳痢**垂死者。益母草嫩叶，同米煮粥食之，取足，以瘥为度，甚佳。饮汁亦可（《广济方》）。

**痔疾下血**益母草叶，捣汁饮之（《食医心镜》）。

**一切痈疮**妇人妒乳乳痈，小儿头疮，及浸淫黄烂热疮，疥疽阴蚀。并用天麻草切五升，以水一斗半，煮一斗，分数次洗之以杀痒（《千金方》）。

**急慢疔疮**《圣惠方》：用益母草捣封之，仍绞五合服，即消。〇《医方大成》：用益母草四月连花采之，烧存性。先以小尖刀十字划开疔根，令血出。次绕根开破，捻出血，拭干。以稻草心蘸药捻入疮口，令到底。良久当有紫血出，捻令血净，再捻药入，见红血乃止。一日夜捻药三五度。重者二日根烂出，轻者一日出。有疮根胀起，即是根出，以针挑之。出后仍傅药生肌易愈。忌风寒房室酒肉一切毒物。

**疬毒已破**益母草捣敷甚妙（《斗门方》）。

**勒乳成痈**益母为末，水调涂乳上，一宿自瘥。生捣亦得（《圣惠方》）。

**喉闭肿痛**益母草捣烂，新汲水一碗，绞浓汁顿饮，随吐愈。冬月用根（《卫生易简方》）。

**聤耳出汁**茺蔚茎叶汁滴之（《圣惠方》）。

**粉刺黑斑**《闺阁事宜》云：五月五日收带根天麻紫花者，晒干烧灰。以商陆根捣自然汁，加酸醋和搜灰作饼，炭火煅过收之。半年方用，入面药，甚能润肌。○〔苏颂曰〕唐天后炼益母草泽面法：五月五日采根苗具者，勿令着土，暴干捣罗，以面水和成团，如鸡子大，再暴干。仍作一炉，四旁开窍，上下置火，安药中央。大火烧一炊久，即去大火，留小火养之，勿令火绝。经一复时出之，瓷器中研治，筛再研，三日收用，如澡豆法，日用。一方：每十两加滑石一两，胭脂一钱。

**马咬成疮**苦低草，切细，和醋炒涂之（孙真人方）。

**新生小儿**益母草五两，煎水浴之，不生疮疥（《简要济众》）。

### 錾菜音惭。《拾遗》

**【集解】**〔藏器曰〕錾菜生江南阴地，似益母，方茎对节，白花。〔时珍曰〕此即益母之白花者，乃《尔雅》所谓萑是也。其紫花者，《尔雅》所谓蕴是也。萑、蕴皆同一音，乃一物二种。故此条亦主血病，与益母功同。郭璞独指白花者为益母，咎殷谓白花者非益母,皆欠详审。嫩苗可食,故谓之菜。寇宗奭言茺蔚嫩苗可煮食,正合此也。

苗

**【气味】**辛,平,无毒。

**【主治】**破血,产后腹痛,煮汁服（藏器）。

**薇衔**薇音眉。○《本经·上品》

**【释名】**麋衔（《本经》）、鹿衔（《唐本》）、吴风草（《唐本》）、无心（《吴普》）、无颠（《吴普》）、承膏（《别录》）、承肌（《吴普》）。〔恭曰〕南人谓之吴风草。一名鹿衔草,言鹿有疾,衔此草即瘥也。〔时珍曰〕据苏说,则薇衔、麋衔当作麋衔也。鹿、麋一类也。按郦道元《水经注》云:魏兴锡山多生薇衔草,有风不偃,无风独摇。则吴风亦当作无风,乃通。〔藏器曰〕一名无

鳌菜

薇衔

心草,非草之无心者,方药少用。

【集解】〔《别录》曰〕薇衔生汉中川泽及冤句、邯郸。七月采茎叶,阴干。〔恭曰〕此草丛生,似芄蔚及白头翁,其叶有毛,赤茎。又有大小二种:楚人谓大者为大吴风草,小者为小吴风草。〔保昇曰〕叶似芄蔚,丛生有毛,其花黄色,其根赤黑色。

茎叶

【气味】苦,平,无毒。〔《别录》曰〕微寒。〔之才曰〕得秦皮良。

【主治】风湿痹历节痛,惊痫吐舌,悸气贼风,鼠瘘痈肿(《本经》)。暴癥,逐水,疗痿蹶。久服轻身明目(《别录》)。妇人服之,绝产无子(藏器)。煎水,洗瘭疽甲疽恶疮(时珍。出《外科精义》)。

【发明】〔时珍曰〕麋衔乃《素问》所用治风病自汗药,而后世不知用之,诚缺略也。《素问》:黄帝曰:有病身热懈惰,汗出如浴,恶风少气,此为何病? 岐伯曰:病名酒风。治之以泽泻、术各三五分,麋衔五分,合以三指撮为后饭。后饭者,先服药也。

【附方】新二。

年深恶疮无心草根、钓苓根、狼毒、白丁香各五钱,麝香一字,为末掺之。○又方:无心草根、干姜各二钱,钓苓根三钱,为末掺之(并《外科精义》)。

小儿破伤风病,拘急口禁。没心草半两,白附子炮二钱半,为末。每服一字,薄荷酒灌下(《圣济录》)。

【附录】无心草(宋《图经》)〔颂曰〕生秦州及商州,凤翔各县皆出之。三月开花,五月结实,六七月采根苗,阴干用。性温,无毒。主积血,逐气块,益筋节,补虚损,润颜色,疗澼泄腹痛。〔时珍曰〕麋衔一名无心草,此草功用与之相近,其图形亦相近,恐即一物也,故附之俟访考焉。鼠耳草,亦名无心,与此不同。

# 夏枯草《本经·下品》

**【释名】** 夕句(《本经》)、乃东(《本经》)、燕面(《别录》)、铁色草(《《纲目》》)。〔震亨曰〕此草夏至后即枯。盖禀纯阳之气,得阴气则枯,故有是名。

**【集解】**〔《别录》曰〕夏枯草生蜀郡川谷,四月采。〔恭曰〕处处有之,生平泽。〔颂曰〕冬至后生,叶似旋覆。三月、四月开花,作穗紫白色,似丹参花,结子亦作穗。五月便枯,四月采之。〔时珍曰〕原野间甚多,苗高一二尺许,其茎微方。叶对节生,似旋覆叶而长大,有细齿,背白多纹。茎端作穗,长一二寸,穗中开淡紫小花,一穗有细子四粒。丹溪云无子,亦欠察矣。嫩苗瀹过,浸去苦味,油盐拌之可食。

夏枯草

**【正误】**〔宗奭曰〕今谓之郁臭。自秋便生,经冬不悴,春开白花,夏结子。〔震亨曰〕郁臭草有臭味,即茺蔚是也。夏枯草无臭味,明是两物。俱生于春,夏枯先枯而无子,郁臭后枯而结子。

茎叶

**【气味】** 苦、辛,寒,无毒。〔之才曰〕土瓜为之使。伏汞砂。

**【主治】** 寒热瘰疬鼠瘘头疮,破癥,散瘿结气,脚肿湿痹,轻身(《本经》)。

**【发明】**〔震亨曰〕《本草》言夏枯草大治瘰疬，散结气。有补养厥阴血脉之功，而不言及。观其退寒热，虚者可使；若实者以行散之药佐之，外以艾灸，亦渐取效。〔时珍曰〕黎居士《简易方》：夏枯草治目疼，用沙糖水浸一夜用，取其能解内热、缓肝火也。楼全善云：夏枯草治目珠疼至夜则甚者，神效。或用苦寒药点之反甚者，亦神效。盖目珠连目本，即系也，属厥阴之经。夜甚及点苦寒药反甚者，夜与寒亦阴故也。夏枯禀纯阳之气，补厥阴血脉，故治此如神，以阳治阴也。一男子至夜目珠疼，连眉棱骨，及头半边肿痛。用黄连膏点之反甚，诸药不效。灸厥阴、少阳，疼随止，半日又作。月余，以夏枯草二两，香附二两，甘草四钱，为末。每服一钱半，清茶调服。下咽则疼减半，至四五服良愈矣。

**【附方】**旧一，新六。

明目补肝 肝虚目睛痛，冷泪不止，筋脉痛，羞明怕日。夏枯草半两，香附子一两，为末。每服一钱，腊茶汤调下（《简要济众》）。

赤白带下 夏枯草，花开时采，阴干为末。每服二钱，米饮下，食前（徐氏《家传方》）。

血崩不止 夏枯草为末，每服方寸匕，米饮调下（《圣惠方》）。

产后血运 心气欲绝者。夏枯草捣绞汁服一盏，大妙（徐氏《家传方》）。

扑伤金疮 夏枯草口嚼烂，罨上即愈（《卫生易简》）。

汗斑白点 夏枯草煎浓汁，日日洗之（《乾坤生意》）。

瘰疬马刀 不问已溃未溃，或日久成漏。用夏枯草六两，水二钟，煎七分，食远温服。虚甚者，则煎汁熬膏服。并涂患处，兼以十全大补汤加香附、贝母、远志尤善。此物生血，乃治瘰疬之圣药也。其草易得，其功甚多（薛己《外科经验方》）。

# 刘寄奴草《唐本草》

**【释名】**金寄奴（大明）、乌藤菜（《纲目》）。〔时珍曰〕按李延寿《南史》云：宋高祖刘裕，小字寄奴。微时伐荻新洲，遇一大蛇，射之。明日往，闻杵臼声。寻之，见童子数人皆青衣，于榛林中捣药。问其故。答曰：我主为刘寄奴所射，今合药傅之。裕曰：神何不杀之？曰：寄奴王者，不可杀也。裕叱之，童子皆散，乃收药而反。每遇金疮傅之即愈。人因称此草为刘寄奴草。郑樵《通志》云：江南人因汉时谓刘为卯金刀，乃呼刘为金。是以又有金寄奴之名。江东人谓之乌藤菜云。

**【集解】**〔恭曰〕刘寄奴草生江南。茎似艾蒿，长三四尺，叶似山兰草而尖长，一茎直上有穗，叶互生，其子似稗而细。〔保昇曰〕今出越州，蒿之类也。高四五尺，叶似菊，其花白色，其实黄白色作穗，夏月收苗日干之。

〔颂曰〕今河中府、孟州、汉中、滁州亦有之。春生苗，茎似艾蒿，上有四棱，高二三尺以来。叶青似柳，四月开碎小黄白花，形如瓦松，七月结实似黍而细，根淡紫色似莴苣。六月、七月采苗及花子通用。〔时珍曰〕刘寄奴一茎直上。叶似苍术，尖长糙涩，面深背淡。九月茎端分开数枝，一枝攒簇十朵小花，白瓣黄蕊，如小菊花状。花罢有白絮，如苦荬花之絮。其子细长，亦如苦荬子。所云实

刘寄奴草

如黍稗者，似与此不同，其叶亦非蒿类。

　　子苗同。

　　**【修治】**〔敩曰〕凡采得，去茎叶，只用实。以布拭去薄壳令净，拌酒蒸，从巳至申，曝干用。〔时珍曰〕茎、叶、花、子皆可用。

　　**【气味】**苦，温，无毒。

　　**【主治】**破血下胀。多服令人下痢（苏恭）。下血止痛，治产后余疾，止金疮血，极效（《别录》）。心腹痛，下气，水胀血气，通妇人经脉癥结，止霍乱水泻（大明）。小便尿血，新者研末服（时珍）。

　　**【附方】**旧一，新七。

　　大小便血刘寄奴为末，茶调空心服二钱，即止（《集简方》）。

　　折伤瘀血在腹内者。刘寄奴、骨碎补、延胡索各一两，水二升，煎七合，入酒及童子小便各一合，顿温服之（《千金方》）。

　　血气胀满刘寄奴穗实为末，每服三钱，酒煎服。不可过多，令人吐利。此破血之仙药也（《卫生易简方》）。

　　霍乱成痢刘寄奴草煎汁饮（《圣济总录》）。

　　汤火伤灼刘寄奴捣末，先以糯米浆鸡翎扫上，后乃掺末。并不痛，亦无痕，大验之方。凡汤火伤，先以盐末掺之，护肉不坏，后乃掺药为妙（《经验方》）。

　　风入疮口肿痛。刘寄奴为末，掺之即止（《圣惠方》）。

　　小儿夜啼刘寄奴半两，地龙炒一分，甘草一寸。水煎，灌少许（《圣济总录》）。

　　赤白下痢阴阳交滞，不问赤白。刘寄奴、乌梅、白姜等分，水煎服。赤加梅，白加姜（艾元英《如宜方》）。

## 曲节草宋《图经》

【释名】六月凌（音令。《图经》）、六月霜（《纲目》）、绿豆青（《图经》）、蛇蓝（《图经》）。〔时珍曰〕此草性寒，故有凌、霜、绿豆之名。

【集解】〔颂曰〕曲节草生筠州。四月生苗，茎方色青有节，叶似刘寄奴而青软，七八月着花似薄荷，结子无用。五月、六月采茎叶，阴干。

茎叶

【气味】甘，平，无毒。

【主治】发背疮，消痈肿，拔毒。同甘草作末，米汁调服（苏颂）。

曲节草

## 丽春草宋《图经》

【释名】仙女蒿（《图经》）、定参草（《图经》）。〔颂曰〕丽春草生檀嵎山川谷，檀嵎山在高密界。河南淮阳郡、颍川及谯郡、汝南郡等，并呼为龙芊草。河北近山、邺郡、汲郡，并名丛兰艾。上党紫团山亦有，名定参草，又名仙女蒿。今所在有之。甚疗癞黄，人莫能知。〔时珍曰〕此草有殊功，而不著其形状。今罂粟亦名丽春草，九仙子亦名仙女娇，与此同名，恐非一物也。当俟博访。

丽春草

花及根

【气味】缺。

【主治】痫黄黄疸（苏颂）。

【发明】〔颂曰〕唐天宝中，颍川郡杨正进方，名医皆用有效。其方云：丽春草疗因时患伤热，变成痫黄，遍身壮热，小便黄赤，眼如金色，面又青黑，心头气痛，绕心如刺，头旋欲倒，兼胁下有痃气，及黄疸等，经用有验。其药春三月采花，阴干一升，捣散。每平明空腹取三方寸匕，和生麻油一盏顿服，日一服，隔五日再进，以知为度。其根疗黄疸，捣汁一盏，空腹顿服，须臾即利三两行，其疾立已。一剂不能全愈，隔七日更一剂，永瘥。忌酒面猪鱼蒜粉酪等。

## 旋覆花《本经·下品》

【释名】金沸草（《本经》）、金钱花（《纲目》）、滴滴金（《纲目》）、盗庚（《尔雅》）、夏菊（《纲目》）、戴椹（《别录》）。〔宗奭曰〕花缘繁茂，圆而覆下，故曰旋覆。〔时珍曰〕诸名皆因花状而命也。《尔雅》云：覆，盗庚也。盖庚者金也，谓其夏开黄花，盗窃金气也。《酉阳杂俎》云：金钱花一名毗尸沙，自梁武帝时始进入中国。

【集解】〔《别录》曰〕旋覆生平泽川谷。五月采花，日干，二十日成。〔弘景曰〕出近道下湿地，似菊花而大。别有旋蕾根，出河

南,北国亦有,形似芎䓖,惟合旋
蒀膏用之,余无所用,非此旋覆花
根也。〔保昇曰〕叶似水苏,花黄
如菊,六月至九月采花。〔颂曰〕
今所在皆有。二月以后生苗,多
近水旁,大似红蓝而无刺,长一二
尺以来,叶如柳,茎细。六月开花
如菊花,小铜钱大,深黄色。上党
田野人呼为金钱花,七八月采花。
今近道人家园圃所莳金钱花,花
叶并同,极易繁盛,恐即旋覆也。
〔宗奭曰〕旋覆叶如大菊,又如艾
蒿。秋开花大如梧桐子,花淡黄

旋覆花

色,其香过于菊。别有旋花,乃鼓子花,非此花也。见本条。〔时
珍曰〕花状如金钱菊。水泽边生者,花小瓣单;人家栽者,花大
蕊簇,盖壤瘠使然。其根细白。俗传露水滴下即生,故易繁,盖
亦不然。

### 花

〔修治〕〔敩曰〕采得花,去蕊并壳皮及蒂子,蒸之,从巳
至午,晒干用。

〔气味〕咸,温,有小毒。〔《别录》曰〕甘,微温,冷利。〔权
曰〕甘,无毒。〔大明曰〕无毒。〔宗奭曰〕苦、甘、辛。

〔主治〕结气胁下满,惊悸,除水,去五脏间寒热,
补中下气(《本经》)。消胸上痰结,唾如胶漆,心胁痰
水,膀胱留饮,风气湿痹,皮间死肉,目中眵䁾,利大
肠,通血脉,益色泽(《别录》)。主水肿,逐大腹,开

胃,止呕逆不下食（甄权）。行痰水,去头目风（宗奭）。消坚软痞,治噫气（好古）。

〔发明〕〔颂曰〕张仲景治伤寒汗下后,心下痞坚,噫气不除,有七物旋覆代赭汤;杂治妇人,有三物旋覆汤。胡洽居士治痰饮在两胁胀满,有旋覆花丸,用之尤多。〔成无己曰〕硬则气坚,旋覆之咸,以软痞坚也。〔震亨曰〕寇宗奭言其行痰水去头目风,亦走散之药。病人涉虚者,不宜多服,冷利大肠,宜戒之。〔时珍曰〕旋覆乃手太阴肺、手阳明大肠药也。所治诸病,其功只在行水下气通血脉尔。李卫公言嗅其花能损目。唐慎微《本草》误以旋花根方收附此下,今改正之。

〔附方〕旧一,新三。

中风壅滞旋覆花,洗净焙研,炼蜜丸梧子大。夜卧以茶汤下五丸至七丸、十丸（《经验后方》）。

半产漏下虚寒相抟,其脉弦芤。旋覆花汤:用旋覆花三两,葱十四茎,新绛少许,水三升,煮一升,顿服（《金匮要略》）。

月蚀耳疮旋覆花烧研,羊脂和涂之（《集简方》）。

小儿眉癣小儿眉毛眼睫,因癣退不生。用野油花即旋覆花、赤箭即天麻苗、防风等分,为末。洗净,以油调涂之（《总微论》）。

叶

【主治】傅金疮,止血（大明）。治疔疮肿毒（时珍）。

根

【主治】风湿（《别录》）。

## 青葙《本经·下品》

【释名】草蒿（《本经》）、萎蒿（《本经》）、昆仑草（《唐本》）、野鸡冠（《纲目》）、鸡冠苋（《纲目》）、子名草决明

（《本经》）。〔时珍曰〕青葙名义未详。胡麻叶亦名青蘘,此草又多生于胡麻地中,与之同名,岂以其相似而然耶？青蒿亦名草蒿,其功相似,而名亦相同,何哉？其子明目,与决明子同功,故有草决明之名。其花叶似鸡冠,嫩苗似苋,故谓之鸡冠苋。郑樵《通志》言俗名牛尾蒿者,误矣。

**【集解】**〔《别录》曰〕青葙生平谷道旁。三月采茎叶,阴干。五月、六月采子。〔弘景曰〕处处有之。似麦栅花,其子甚细。别有草蒿,或作草藁,主疗殊相类,形名又相似可疑,而实两种也。〔恭曰〕此草苗高尺余,叶细软,花紫白色,实作角,子黑而扁光,似苋实而大,生下湿地,四月、五月采,荆襄人名为昆仑草。〔颂曰〕今江淮州郡近道亦有之。二月生青苗,长三四尺。叶阔似柳而软。茎似蒿,青红色。六月、七月内生花,上红下白。子黑光而扁,似莨菪。根亦似蒿根而白,直下独茎生根。六月、八月采子。〔时珍曰〕青葙生田野间,嫩苗似苋可食,长则高三四尺。苗叶花实与鸡冠花一样无别。但鸡冠花穗或有大而扁或团者。此则梢间出花穗,尖长四五寸,状如兔尾,水红色,亦有黄白色者。子在穗中,与鸡冠子及苋子一样难辨。苏恭言其结角,误矣。萧炳言黄花者名陶朱术,与陈藏器所说不同。又有天灵草,亦此类也,并附于下。

青葙

茎叶

〔**修治**〕〔敩曰〕凡用先烧

铁杵臼,乃捣用之。

〔气味〕苦,微寒,无毒。

〔主治〕邪气,皮肤中热,风瘙身痒,杀三虫(《本经》)。恶疮疥虱痔蚀,下部䘌疮(《别录》)。捣汁服,大疗温疠(苏恭)。止金疮血(大明)。

子

〔气味〕苦,微寒,无毒。〔权曰〕苦,平。

〔主治〕唇口青(《本经》)。治五脏邪气,益脑髓,镇肝,明耳目,坚筋骨,去风寒湿痹(大明)。治肝脏热毒冲眼,赤障青盲翳肿,恶疮疥疮(甄权)。

〔发明〕〔炳曰〕理眼,有青葙子丸。〔宗奭曰〕青葙子,《经》中不言治眼,惟《药性论》《日华子》始言治肝明目。今人多用治眼,殊与《经》意不相当。〔时珍曰〕青葙子治眼,与决明子、苋实同功。《本经》虽不言治眼,而云一名草决明,主唇口青,则其明目之功可知矣。目者肝之窍,唇口青者足厥阴经之证,古方除热亦多用之,青葙子之为厥阴药,又可知矣。况用之治目,往往有验,尤可征。据《魏略》云:初平中有青牛先生,常服青葙子丸,年百余岁,如五六十者。

〔附方〕旧一。

鼻衄不止眩冒欲死。青葙子汁三合,灌入鼻中(《贞元广利方》)。

【附录】桃朱术〔炳曰〕青葙一种花黄者,名陶朱术,苗相似。〔藏器曰〕桃朱术生园中,细如芹,花紫,子作角。以镜向旁敲之,则子自发。五月五日乃收子,带之令妇人为夫所爱。雁来红〔时珍曰〕茎叶穗子并与鸡冠同。其叶九月鲜红,望之如花,故名。吴人呼为老少年。一种六月叶红者,名十样锦。天灵草〔时珍曰〕按《土宿真君本草》云：状如鸡冠花，叶亦如之，折之有液如乳，生江湖荆南陂池间。五月取汁，可制雄、硫，煮雌炼砂。思萱子〔敩曰〕思萱子、鼠细子，二件真似青葙子，只是味不同。思萱子味粗，煎之有涩。

## 鸡冠宋《嘉祐》

**【释名】**〔时珍曰〕以花状命名。

**【集解】**〔时珍曰〕鸡冠处处有之。三月生苗，入夏高者五六尺，矬者才数寸。其叶青柔，颇似白苋菜而窄，梢有赤脉。其茎赤色，或圆或扁，有筋起。六七月梢间开花，有红、白、黄三色。其穗圆长而尖者，俨如青葙之穗；扁卷而平者，俨如雄鸡之冠。花大有围一二尺者，层层卷出可爱。子在穗中，黑细光滑，与苋实一样。其穗如秕麦状。花最耐久，霜后始蔫。

花冠鸡

鸡冠

苗

〔气味〕甘，凉，无毒。

〔主治〕疮痔及血病（时珍）。

子

〔气味〕甘，凉，无毒。

〔主治〕止肠风泻血，赤白痢（藏器）。崩中带下，入药炒用（大明）。

花

〔气味〕同上。

〔主治〕痔漏下血,赤白下痢,崩中赤白带下,分赤白用（时珍）。

〔附方〕新十。

**吐血不止**白鸡冠花,醋浸煮七次,为末。每服二钱,热酒下（《经验方》）。

**结阴便血**鸡冠花、椿根白皮等分,为末,炼蜜丸梧子大。每服三十丸,黄芪汤下,日二服（《圣济总录》）。

**粪后下血**白鸡冠花并子炒,煎服（《圣惠方》）。

**五痔肛肿**久不愈,变成瘘疮。用鸡冠花、凤眼草各一两,水二碗,煎汤频洗（《卫生宝鉴》）。

**下血脱肛**白鸡冠花、防风等分,为末,糊丸梧子大,空心米饮每服七十丸。一方：白鸡冠花炒、棕榈灰、羌活一两,为末。每服二钱,米饮下（《永类钤方》）。

**经水不止**红鸡冠花一味,晒干为末。每服二钱,空心酒调下。忌鱼腥猪肉（《孙氏集效方》）。

**产后血痛**白鸡冠花,酒煎服之（李楼《奇方》）。

**妇人白带**白鸡冠花晒干为末,每旦空心酒服三钱。赤带用红者（《孙氏集效方》）。

**白带沙淋**白鸡冠花、苦壶卢等分,烧存性,空心火酒服之（《摘玄》）。

**赤白下痢**鸡冠花煎酒服。赤用红,白用白（《集简方》）。

## 红蓝花宋《开宝》

【释名】红花（《开宝》）、黄蓝（《《开宝》》）。〔颂曰〕其花红色,叶颇似蓝,故有蓝名。

**【集解】**〔志曰〕红蓝花,即红花也,生梁汉及西域。《博物志》云:张骞得种于西域。今魏地亦种之。〔颂曰〕今处处有之。人家场圃所种,冬月布子于熟地,至春生苗,夏乃有花。花下作梂猬多刺,花出梂上。圃人乘露采之,采已复出,至尽而罢。梂中结实,白颗如小豆大。其花暴干,以染真红,又作胭脂。〔时珍曰〕红花二月、八月、十二月皆可以下种,雨后布子,如种麻法。初生嫩叶、

红蓝花

苗亦可食。其叶如小蓟叶。至五月开花,如大蓟花而红色。侵晨采花捣熟,以水淘,布袋绞去黄汁又捣,以酸粟米泔清又淘,又绞袋去汁,以青蒿覆一宿,晒干,或捏成薄饼,阴干收之。入药搓碎用。其子五月收采,淘净捣碎煎汁,入醋,拌蔬食,极肥美。又可为车脂及烛。

花

〔气味〕辛,温,无毒。〔元素曰〕入心养血,谓其苦温,阴中之阳,故入心。佐当归,生新血。〔好古曰〕辛而甘苦温,肝经血分药也。入酒良。

〔主治〕产后血运口噤,腹内恶血不尽绞痛,胎死腹中,并酒煮服。亦主蛊毒(《开宝》)。多用破留血,少用养血(震亨)。活血润燥,止痛散肿,通经(时珍)。

〔发明〕〔时珍曰〕血生于心包,藏于肝,属于冲任。红花

汁与之同类,故能行男子血脉,通女子经水。多则行血,少则养血。按《养疴漫笔》云:新昌徐氏妇,病产运已死,但胸膈微热。有名医陆氏曰:血闷也。得红花数十斤,乃可活。遂亟购得,以大锅煮汤,盛三桶于窗格之下,异妇寝其上熏之,汤冷再加。有顷指动,半日乃苏。按此亦得唐许胤宗以黄芪汤熏柳太后风病之法也。

〔附方〕旧五,新三。

六十二种风张仲景治六十二种风。兼腹内血气刺痛。用红花一大两,分为四分,以酒一大升,煎钟半,顿服之。不止再服(《图经本草》)。

一切肿疾红花熟捣取汁服,不过三服便瘥(《外台秘要》)。

喉痹壅塞不通者。红蓝花捣,绞取汁一小升服之,以瘥为度。如冬月无生花,以干者浸湿绞汁煎服,极验(《广利方》)。

热病胎死红花酒煮汁,饮二三盏(《熊氏补遗》)。

胎衣不下方同上(杨氏《产乳》)。

产后血运心闷气绝。红花一两,为末,分作二服,酒二盏,煎一盏,连服。如口噤,斡开灌之。或入小便尤妙(《子母秘录》)。

聤耳出水红蓝花三钱半,枯矾五钱,为末,以绵杖缴净吹之。无花则用枝叶。一方去矾(《圣惠方》)。

噎膈拒食端午采头次红花,无灰酒拌,焙干,血竭瓜子样者,等分为末,无灰酒一盏,隔汤顿热,徐咽。初服二分,次日四分,三日五分(杨起《简便方》)。

子

〔主治〕天行疮痘,水吞数颗(《开宝》)。功与花同(苏颂)。

〔附方〕旧二,新一。

血气刺痛红蓝子一升,捣碎,以无灰酒一大升拌子,暴干,重捣筛,蜜丸梧子大,空心酒下四十丸（张仲景方）。

疮疽不出红花子、紫草茸各半两,蝉蜕二钱半,水酒钟半,煎减半,量大小加减服（庞安常《伤寒论》）。

女子中风血热烦渴。以红蓝子五合,熬捣,旦日取半大匙,以水一升,煎取七合,去渣细细咽之（《贞元广利方》）。

苗

〔主治〕生捣,涂游肿（《开宝》）。

## 番红花《纲目》

**【释名】**洎夫蓝（《纲目》）、撒法郎（《《纲目》》）。

**【集解】**〔时珍曰〕番红花出西番回回地面及天方国,即彼地红蓝花也。元时以入食馔用。按:张华《博物志》言,张骞得红蓝花种于西域,则此即一种,或方域地气稍有异耳。

**【气味】**甘,平,无毒。

**【主治】**心忧郁积,气闷不散,活血。久服令人心喜。又治惊悸（时珍）。

**【附方】**新一。

伤寒发狂惊怖恍惚。用撒法郎二分,水一盏,浸一夕服之。天方国人所传（王玺《医林集要》）。

番红花

# 燕脂《纲目》

**【释名】** 䟓䟓(《类篇》)。〔时珍曰〕按伏侯《中华古今注》云：燕脂起自纣，以红蓝花汁凝作之。调脂饰女面，产于燕地，故曰燕脂。或作䟓䟓。匈奴人名妻为阏氏，音同燕脂，谓其颜色可爱如燕脂也。俗作胭肢、胭支者，并谬也。

**【集解】**〔时珍曰〕燕脂有四种：一种以红蓝花汁染胡粉而成，乃《苏鹗演义》所谓燕脂叶似蓟，花似蒲，出西方，中国谓之红蓝，以染粉为妇人面色者也。一种以山燕脂花汁染粉而成，乃段公路《北户录》所谓端州山间有花丛生，叶类蓝，正月开花似蓼，土人采含苞者为燕脂粉，亦可染帛，如红蓝者也。一种以山榴花汁作成者，郑虔《胡本草》中载之。一种以紫矿染绵而成者，谓之胡燕脂，李珣《南海药谱》载之，今南人多用紫矿燕脂，俗呼紫梗是也。大抵皆可入血病药用。又落葵子亦可取汁和粉饰面，亦谓之胡燕脂，见《菜部》。

**【气味】** 甘，平，无毒。

**【主治】** 小儿聤耳，浸汁滴之(《开宝》)。活血，解痘毒(时珍)。

**【附方】** 新五。

乳头裂破燕脂、蛤粉为末，傅之(危氏《得效方》)。

婴孩鹅口白厚如纸，用坯子燕脂，以乳汁调涂之，一宿效。男用女乳，女用男乳(《集简方》)。

漏疮肿痛猪胆七个，绵燕脂十个洗水，和匀，搽七次即可(《救急方》)。

防痘入目燕脂嚼汁点之(《集简方》)。

痘疮倒陷干燕脂三钱，胡桃烧存性一个，研末，用胡荽煎酒服一钱,再服取效(《救急方》)。

# 大蓟、小蓟《别录·中品》

**【释名】**虎蓟(弘景)、马蓟(范汪)、猫蓟(弘景)、刺蓟(《日华》)、山牛蒡(《日华》)、鸡项草(《图经》)、千针草(《图经》)、野红花(《纲目》)。〔弘景曰〕大蓟是虎蓟,小蓟是猫蓟,叶并多刺,相似。田野甚多,方药少用。〔时珍曰〕蓟犹髻也,其花如髻也。曰虎、曰猫,因其苗状狰狞也。曰马者,大也。牛蒡,因其根似牛蒡根也。鸡项,因其茎似鸡之项也。千针、红花,皆其花状也。郑樵《通志》谓《尔雅》之蘩曰狗毒者即此,未知是否?〔藏器曰〕蓟门以多蓟得名,当以北方者为胜也。

**【集解】**〔《别录》曰〕大小蓟,五月采。〔恭曰〕大小蓟叶虽相似,功力有殊。大蓟生山谷,根疗痈肿;小蓟生平泽,不能

大蓟

小蓟

消肿,而俱能破血。〔颂曰〕小蓟处处有之,俗名青刺蓟。二月生苗,二三寸时,并根作菜,茹食甚美。四月高尺余,多刺,心中出花,头如红蓝花而青紫色,北人呼为千针草。四月采苗,九月采根,并阴干用。大蓟苗根与此相似,但肥大尔。〔宗奭曰〕大小蓟皆相似,花如髻。但大蓟高三四尺,叶皱;小蓟高一尺许,叶不皱,以此为异。作菜虽有微芒,不害人。

大蓟根叶同。

〔气味〕甘,温,无毒。〔弘景曰〕有毒。〔权曰〕苦,平。〔大明曰〕叶凉。

〔主治〕女子赤白沃,安胎,止吐血鼻衄,令人肥健(《别录》)。捣根绞汁服半升,主崩中血下立瘥(甄权)。叶:治肠痈,腹脏瘀血,作运扑损,生研,酒并小便任服。又恶疮疥癣,同盐研罯之(大明)。

小蓟根苗同。

〔气味〕甘,温,无毒。〔大明曰〕凉。

〔主治〕养精保血(《别录》)。破宿血,止新血,暴下血,血痢,金疮出血,呕血等,绞取汁温服。作煎和糖,合金疮,及蜘蛛蛇蝎毒,服之亦佳(藏器)。治热毒风,并胸膈烦闷,开胃下食,退热,补虚损。○苗:去烦热,生研汁服(并大明)。作菜食,除风热。夏月热烦不止,捣汁半升服,立瘥(孟诜)。

【发明】〔大明曰〕小蓟力微,只可退热,不似大蓟能健养下气也。〔恭曰〕大小蓟皆能破血。但大蓟兼疗痈肿,而小蓟专主血,不能消肿也。

【附方】旧五,新九。

心热吐血口干。用刺蓟叶及根,捣绞取汁,每顿服二小盏(《圣惠方》)。

**舌硬出血**不止。刺蓟捣汁,和酒服。干者为末,冷水服(《普济方》)。

**九窍出血**方同上(《简要济众》)。

**卒泻鲜血**小蓟叶捣汁,温服一升(梅师方)。

**崩中下血**大小蓟根一升,酒一斗,渍五宿,任饮。亦可酒煎服,或生捣汁温服。○又方:小蓟茎叶洗切,研汁一盏,入生地黄汁一盏,白术半两,煎减半,温服(《千金方》)。

**堕胎下血**小蓟根叶、益母草五两,水三大碗,煮汁一碗,再煎至一盏,分二服,一日服尽(《圣济总录》)。

**金疮出血**不止。小蓟苗捣烂涂之(孟诜《食疗本草》)。

**小便热淋**马蓟根捣汁服(《圣惠方》)。

**鼻塞不通**小蓟一把,水二升,煮取一升,分服(《外台秘要方》)。

**小儿浸淫**疮痛不可忍,发寒热者。刺蓟叶新水调傅疮上,干即易之(《简要济众方》)。

**癣疮作痒**刺蓟叶捣汁服之(《千金方》)。

**妇人阴痒**小蓟煮汤,日洗三次(《普济方》)。

**诸瘘不合**虎蓟根、猫蓟根、酸枣根、枳根、杜衡各一把,斑蝥三分,炒为末,蜜丸枣大。日一服,并以小丸纳疮中(《肘后方》)。

**丁疮恶肿**千针草四两,乳香一两,明矾五钱,为末。酒服二钱,出汗为度(《普济方》)。

## 续断《本经·上品》

【**释名**】属折(《本经》)、接骨(《别录》)、龙豆(《本经》)、南草(《别录》)。〔时珍曰〕续断、属折、接骨,皆以功命名也。

续断

【集解】〔《别录》曰〕续断生常山山谷,七月、八月采,阴干。〔普曰〕出梁州,七月七日采。〔弘景曰〕按《桐君药录》云:续断生蔓延,叶细茎如荏大,根本黄白,有汁,七月、八月采根。今皆用茎叶节节断,皮黄皱,状如鸡脚者,又呼为桑上寄生。时人又有接骨树,高丈余许,叶似蒴藋,皮主金疮。广州又有续断藤,一名诺藤,断其茎,以器承取汁饮,疗虚损绝伤,用沐头,长发,折枝插地即生。恐皆非真。李当之云是虎蓟,与此大乖,但虎蓟亦疗血。〔恭曰〕所在山谷皆有。今俗用者,叶似苎而茎方,根如大蓟,黄白色。陶说非也。〔颂曰〕今陕西、河中、兴元、舒、越、晋、绛诸州亦有之。三月以后生苗,干四棱,似苎麻,叶两两相对而生。四月开花,红白色,似益母花。根如大蓟,赤黄色。谨按《范汪方》云:续断即是马蓟,与小蓟叶相似,但大于小蓟尔。叶似旁翁菜而小厚,两边有刺,刺人,其花紫色,与今越州所图者相类。而市之货者,亦有数种,少能辨其粗良。医人但以节节断、皮黄皱者为真。〔敩曰〕凡使勿用草茅根,缘真相似,若误服令人筋软。〔时珍曰〕续断之说不一。桐君言是蔓生,叶似荏。李当之、范汪并言是虎蓟。《日华子》言是大蓟,一名山牛蒡。苏恭、苏颂皆言叶似苎麻,根似大蓟,而《名医别录》复出大小蓟条,颇难依据。但自汉以来,皆以大蓟为续断,相承久矣。究其实,则二苏所云,似与桐君相符,当以为正。今人所用,以川中来，色赤而瘦，折之有烟尘起者为良焉。郑樵《通志》谓范汪所说者乃南续断，不知何据。盖以别川续断耳。

## 根

**【修治】**〔敩曰〕凡采得根，横切锉之，又去向里硬筋，以酒浸一伏时，焙干，入药用。

**【气味】**苦，微温，无毒。〔《别录》曰〕辛。〔普曰〕神农、雷公、黄帝、李当之：苦，无毒。扁鹊：辛，无毒。〔之才曰〕地黄为之使，恶雷丸。

**【主治】**伤寒，补不足，金疮痈疡折跌，续筋骨，妇人乳难。久服益气力（《本经》）。妇人崩中漏血，金疮血内漏，止痛生肌肉，及踠伤恶血腰痛，关节缓急（《别录》）。去诸温毒，通宣血脉（甄权）。助气，补五劳七伤，破癥结瘀血，消肿毒，肠风痔瘘，乳痈瘰疬，妇人产前后一切病，胎漏，子宫冷，面黄虚肿，缩小便，止泄精尿血（大明）。

**【发明】**〔时珍曰〕宋张叔潜秘书，知剑州时，其阁下病血痢。一医用平胃散一两，入川续断末二钱半，每服二钱，水煎服即愈。绍兴壬子，会稽时行痢疾。叔潜之子以方传人，往往有验。小儿痢服之效。

**【附方】**旧二，新二。

小便淋沥 生续断捣绞汁服，即马蓟根也（《古今录验》）。

妊娠胎动 两三月堕，预宜服此。川续断酒浸，杜仲姜汁炒去丝，各二两，为末，枣肉煮烂杵和丸梧子大。每服三十丸，米饮下。

产后诸疾 血运，心闷烦热，厌厌气欲绝，心头硬，乍寒乍热。续断皮一握，水三升，煎二升，分三服。如人行一里，再服，无所忌。此药救产后垂死（《子母秘录》）。

**打扑伤损**闪肭骨节,用接骨草叶捣烂罨之,立效（《卫生易简方》）。

## 苦芙音袄。○《别录·下品》

**【释名】**钩、芙（《尔雅》）、苦板（《纲目》）。〔时珍曰〕凡物稺曰芙,此物嫩时可食,故以名之。

苦芙

**【集解】**〔弘景曰〕苦芙处处有之,伧人取茎生食之。〔保昇曰〕所在下湿地有之,茎圆无刺,可生啖,子若猫蓟。五月五日采苗,暴干。〔恭曰〕今人以为漏芦,非也。〔时珍曰〕《尔雅》钩、芙。即此苦芙也。芙大如拇指,中空,茎头有薹似蓟,初生可食。许慎《说文》言江南人食之下气。今浙东人清明节采其嫩苗食之,云一年不生疮疖。亦捣汁和米为食,其色清,久留不败。《造化指南》云:苦板大者名苦藕,叶如地黄,味苦,初生有白毛,入夏抽茎有毛,开白花甚繁,结细实。其无花实者,名地胆草,汁苦如胆也。处处湿地有之。入炉火家用。

苗

**【气味】**苦,微寒,无毒。

**【主治】**面目通身漆疮。烧灰傅之,亦可生食（《别录》）。烧灰疗金疮,甚验（弘景）。治丹毒（大明）。煎汤洗痔,甚验（汪颖）。下气解热（时珍）。

## 漏卢《本经·上品》

【释名】野兰（《本经》）、荚蒿（苏恭）、鬼油麻（《日华》）。〔时珍曰〕屋之西北黑处谓之漏。凡物黑色谓之卢。此草秋后即黑,异于众草,故有漏卢之称。《唐韵》作蔲,其荚如麻,故俗呼为鬼油麻云。

【集解】〔《别录》曰〕漏卢生乔山山谷,八月采根,阴干。〔弘景曰〕乔山应是黄帝所葬处,乃在上郡。今出近道。市人取苗用之。俗中取根名鹿骊根,苦酒摩以疗疮疥。〔恭曰〕此药俗名荚蒿,茎叶似白蒿,花黄,生荚,长似细麻之荚,大如箸许,有四五瓣,七八月后皆黑,异于众草,蒿之类也。常用其茎叶及子,未见用根。其鹿骊,山南谓之木藜芦,有毒,非漏卢也。今人以马蓟似苦芙者为漏卢,亦非也。〔志曰〕别本注言漏卢茎大如箸,高四五尺,子房似油麻房而小。江东人取其苗用,胜于根。江宁及上党者佳。陶云鹿骊,苏云木藜芦,皆非也。漏卢自别。〔藏器曰〕南人用苗,北土用根,乃树生,如茱萸树,高二三尺,有毒杀虫,山人以洗疮疥。〔保升曰〕叶似角蒿,今曹、兖州下湿处最多。六月、七月采茎,日干,黑于众草。〔大明曰〕花苗并可用。形并气味似干牛蒡,头上有白花子。〔颂曰〕今汴东州郡及秦、海州皆有之。旧说茎叶似白蒿,花黄有荚,茎若箸大,房类油麻而小。今诸郡所图上,惟单州者差相类。沂州者花叶颇似牡丹。秦州者花似单叶寒菊,紫色,五七枝同一干。海州者花紫碧,如单叶莲花,花萼下及根旁有白茸裹之,根如蔓菁而细,又类葱本,黑色,淮甸人呼为老翁花。三州所生花虽别,而叶颇相类,但秦、海

单州漏卢

沂州漏卢

秦州漏卢

海州漏卢

州者叶更作锯齿状。一物而殊类如此,医家何所适从? 当依旧
说,以单州出者为胜。又本草飞廉一名漏卢,云与苦芙相类,其
根生则肉白皮黑,干则黑如玄参,七八月采花阴干用。所说与秦
州、海州所图漏卢花叶及根颇相近,然彼人但名漏卢,不曰飞廉
也。〔敩曰〕一种真似漏卢,只是味苦酸,误服令人吐不止。〔时
珍曰〕按沈存中《笔谈》云:今方家所用漏卢乃飞廉也。飞廉一
名漏卢,苗似苦芙,根如牛蒡绵头者是也。采时用根。今闽中所
谓漏卢,茎如油麻,高六七寸,秋深枯黑如漆,采时用苗,乃真漏
卢也。余见飞廉下。

### 根苗

**【修治】**〔敩曰〕凡采得漏卢,细剉,以生甘草相对拌蒸之,
从巳至申,拣出晒干用。

**【气味】**苦、咸,寒,无毒。〔《别录》曰〕大寒。〔藏器曰〕
有毒。〔杲曰〕无毒。足阳明本经药也。〔大明曰〕连翘为之使。

**【主治】**皮肤热毒,恶疮疽痔,湿痹,下乳汁。久
服轻身益气,耳目聪明,不老延年(《本经》)。止遗
溺,热气疮痒如麻豆,可作浴汤(《别录》)。通小肠,
泄精尿血,肠风,风赤眼,小儿壮热,扑损,续筋骨,
乳痈瘰疬金疮,止血排脓,补血长肉,通经脉(大明)。

**【发明】**〔弘景曰〕此药久服甚益人,而服食方罕见用之。
近道出者,惟疗瘘疥耳,市人皆取苗用。〔时珍曰〕漏卢下乳汁,
消热毒,排脓止血,生肌杀虫。故东垣以为手足阳明药,而古方
治痈疽发背,以漏卢汤为首称也。庞安常《伤寒论》治痈疽及预
解时行痘疹热,用漏卢叶,云无则以山栀子代之。亦取其寒能解
热,盖不知其能入阳明之故也。

**【附方】**旧二,新六。

腹中蛔虫漏卢为末,以饼臛和方寸匕,服之(《外台秘要》)。

小儿无辜疳病肚胀,或时泄痢,冷热不调。以漏卢一两,杵为散。每服一钱,以猪肝一两,入盐少许,以水同煮熟,空心顿食之(《圣惠方》)。

冷劳泄痢漏卢一两,艾叶炒四两,为末。米醋三升,入药末一半,同熬成膏,入后末,和丸梧子大,每温水下三十丸(《圣济总录》)。

产后带下方同上。

乳汁不下乃气脉壅塞也。又治经络凝滞,乳内胀痛,邪畜成痈,服之自然内消。漏卢二两半,蛇退十条炙焦,瓜蒌十个烧存性,为末。每服二钱,温酒调下,良久以热羹汤投之,以通为度(《和剂方》)。

历节风痛筋脉拘挛。古圣散:用漏卢麸炒半两,地龙去土炒半两,为末,生姜二两取汁,入蜜三两,同煎三五沸,入好酒五合,盛之。每以三杯,调末一钱,温服(《圣济总录》)。

一切痈疽发背,初发二日,但有热证,便宜服漏卢汤,退毒下脓,乃是宣热拔毒之剂,热退即住服。漏卢用有白茸者、连翘、生黄耆、沉香各一两,生粉草半两,大黄微炒一两,为细末。每服二钱,姜枣汤调下(李迅《痈疽集验方》)。

白秃头疮五月收漏卢草,烧灰,猪膏和涂之(《圣济总录》)。

## 飞廉《本经·上品》

【释名】漏芦(《别录》)、木禾(《别录》)、飞雉(同上)、飞轻(《本经》)、伏兔(《别录》)、伏猪(同)、天荠(同)。〔时珍曰〕飞廉,神禽之名也。其状鹿身豹文,雀头蛇尾,有角,能致风气。此草附茎有皮如箭羽,复疗风邪,故有飞廉、飞雉、飞轻诸名。

**【集解】**〔《别录》曰〕飞廉生河内川泽,正月采根,七月、八月采花,阴干。〔弘景曰〕处处有之。极似苦芺,惟叶多刻缺,叶下附茎,轻有皮起似箭羽,其花紫色。俗方殆无用,而道家服其枝茎,可得长生,又入神枕方。今既别有漏芦,则此漏芦乃别名尔。〔恭曰〕此有两种:一种生平泽中,是陶氏所说者。一种生山冈上者,叶颇相似,而无刻缺,且多毛,其茎亦无羽,其根直下,更无旁枝,生则肉白皮黑,中有黑脉,日干则黑如玄参。用茎叶及根,疗疳蚀杀虫,与平泽者俱有验。今俗以马蓟似苦芺者为漏芦,并非是也。〔保昇曰〕叶似苦芺,茎似软羽,花紫色,子毛白。所在平泽皆有,五月、六月采,日干。〔敩曰〕凡使勿用赤脂蔓,与飞廉形状相似,只赤脂蔓见酒则色便如血,以此可表识之。〔颂曰〕今秦州所图漏芦,花似单叶寒菊,紫色,五七枝同一干。海州所图漏芦,花紫碧色,如单叶莲花,花萼下及根旁有白茸裹之,根黑色,如蔓菁而细,又类葱本,与陶苏所说飞廉相近,然彼但谓之漏芦。今医家罕有用飞廉者,不能的识。〔时珍曰〕飞廉亦蒿类也。苏颂《图经》疑海州所图之漏芦是飞廉。沈存中《笔谈》亦言飞廉根如牛蒡而绵头。古方漏芦散下云,用有白茸者。则是有白茸者乃飞廉无疑矣。今考二物气味功用俱不相远,似可通用,岂或一类有数种,而古今名称各处

飞廉

不同乎？

## 根及花

【修治】〔敩曰〕凡用根，先刮去粗皮，杵细，以苦酒拌一夜，漉出，日干细杵用。

【气味】苦，平，无毒。〔权曰〕苦、咸，有毒。〔之才曰〕得乌头良，恶麻黄。

【主治】骨节热，胫重酸疼。久服令人身轻（《本经》）。头眩顶重，皮间邪风，如蜂螫针刺，鱼子细起，热疮痈疽痔，湿痹，止风邪咳嗽，下乳汁。久服益气明目不老，可煮可干用（《别录》）。主留血（甄权）。疗疳蚀，杀虫（苏恭）。小儿疳痢，为散，浆水服，大效（萧炳）。治头风旋运（时珍）。

【发明】〔时珍曰〕葛洪《抱朴子》书，言飞廉单服可轻身延寿。又言服飞廉煎，可远涉疾行，力数倍于常。《本经》《别录》所列亦是良药，而后人不知用，何哉？

【附方】旧一。

疳蜃蚀口及下部。用飞廉蒿烧灰捣筛，以两钱匕着痛处。甚痛，则忍之；若不痛，非疳也。下部虫如马尾大，相缠出无数。十日瘥，二十日平复（《千金翼方》）。

### 苎麻《别录·下品》

【释名】〔时珍曰〕苎麻作纻，可以绩纻，故谓之纻。凡麻丝之细者为绖，粗者为纻。陶弘景云：苎即今绩苎麻是也。麻字从广，从林（音派），象屋下林麻之形。广音掩。

【集解】〔颂曰〕苎麻旧不著所出州土，今闽、蜀、江、浙多有之。剥其皮可以绩布。苗高七八尺。叶如楮叶而无叉，面青背白，有短毛。夏秋间着细穗青花。其根黄白而轻虚，二月、八月采。按陆玑《草木疏》云：苎一科数十茎，宿根在土中，至春自生，不须栽种。荆扬间岁三刈，诸园种之岁再刈，便剥取其皮，以竹刮其表，厚处自脱，得里如筋者煮之，用绩布。今江、浙、闽中尚复如此。〔宗奭曰〕苎如荨麻，花如白杨而长成穗，每一朵凡数十穗，青白色。〔时珍曰〕苎，家苎也。又有山苎，野苎也。有紫苎，叶面紫；白苎，叶面青，其背皆白。可刮洗煮食救荒，味甘美。其子茶褐色，九月收之，二月可种。宿根亦自生。

苎麻

### 根

〔气味〕甘，寒，无毒。〔权曰〕甘，平。〔大明曰〕甘，滑，冷，无毒。

〔主治〕安胎，贴热丹毒（《别录》）。治心膈热，漏胎下血，产前后心烦，天行热疾，大渴大狂，服金石药人心热，罯毒箭蛇虫咬（大明）。沤苎汁：止消渴（《别录》）。

〔发明〕〔震亨曰〕苎根大能补阴而行滞血，方药或恶其贱，似未曾用也。〔藏器曰〕苎性破血，将苎麻与产妇枕之，止血运。产后腹痛，以苎安腹上即止也。又蚕咬人毒入肉，取苎汁饮之。今人以苎近蚕种，则蚕不生是矣。

〔附方〕旧四,新七。

**痰哮咳嗽**苎根煅存性,为末,生豆腐蘸三五钱,食即效。未全,可以肥猪肉二三片蘸食,甚妙(《医学正传》)。

**小便不通**《圣惠方》:用麻根、蛤粉各半两,为末。每服二钱,空心新汲水下。○《摘玄方》:用苎根洗研,摊绢上,贴少腹连阴际,须臾即通。

**小便血淋**苎根煎汤频服,大妙。亦治诸淋(《圣惠方》)。

**五种淋疾**苎麻根两茎,打碎,以水一碗半,煎半碗,顿服即通,大妙(《斗门方》)。

**妊娠胎动**忽下黄汁如胶,或如小豆汁,腹痛不可忍者。苎根去黑皮切二升,银一斤,水九升,煎四升。每服以水一升,入酒半升,煎一升,分作二服。一方不用银(梅师方)。

**肛门肿痛**生苎根捣烂,坐之良(《濒湖集简方》)。

**脱肛不收**苎根捣烂,煎汤熏洗之(《圣惠方》)。

**痈疽发背**初起未成者。苎根熟捣傅上,日夜数易,肿消则瘥(《图经本草》)。

**五色丹毒**苎根煮浓汁,日三浴之(《外台秘要》)。

**鸡鱼骨哽**谈野翁《试验方》:用苎麻根捣汁,以匙挑灌之,立效。○《医方大成》:用野苎麻根捣碎,丸如龙眼大,鱼骨鱼汤下,鸡骨鸡汤下。

叶

〔气味〕同根。

〔主治〕金疮伤折血出,瘀血(时珍)。

〔发明〕〔时珍曰〕苎麻叶甚散血,五月五日收取,和石灰捣作团,晒干收贮。遇有金疮折损者,研末傅之,即时血止,且易痂也。按李仲南《永类方》云:凡诸伤瘀血不散者,五六月收野苎叶、苏叶，擂烂，傅金疮上。如瘀血在腹内，顺流水绞汁服即通，血皆化水。以生猪血试之，可验也。秋冬用干叶亦可。

〔附方〕新三。

骤然水泻日夜不止，欲死，不拘男妇。用五月五日采麻叶，阴干为末。每服二钱，冷水调下。勿吃热物，令人闷倒。只吃冷物。小儿半钱（杨子建《护命方》）。

冷痢白冻方同上。

蛇虺咬伤青麻嫩头捣汁，和酒等分，服三盏。以渣傅之，毒从窍中出，以渣弃水中即不发。看伤处有窍是雄蛇，无窍是雌蛇，以针挑破伤处成窍，傅药（《摘玄方》）。

# 苘（蕭）麻 苘音顷。○《唐本草》

**【释名】**白麻（《《古今录验》》）。〔时珍曰〕苘一作蕭，又作苘。种必连顷，故谓之蕭也。

**【集解】**〔恭曰〕苘即蕭麻也。今人取皮作布及索者。实似大麻子，九月、十月采，阴干。〔颂曰〕处处有之。北人种以绩布，及打绳索。苗高四五尺或六七尺，叶似苎而薄，花黄，实壳如蜀葵，其中子黑色。〔时珍曰〕苘麻，今之白麻也。多生卑湿处，人亦种之。叶大似桐叶，团而有尖。六七月开黄花。结实如半磨形，有齿，嫩青老黑。中子扁黑，状如黄葵子。其茎轻虚洁白。北人取

苘麻

皮作麻。以茎蘸硫黄作淬灯，引火甚速。其嫩子，小儿亦食之。

实

〔气味〕苦，平，无毒。

〔主治〕赤白冷热痢，炒研为末，每蜜汤服一钱。痈肿无头者，吞一枚（苏恭）。生眼翳瘀肉，起倒睫拳毛（时珍）。

根

〔主治〕亦治痢，古方用之（苏颂）。

【附方】新一。

一切眼疾苘麻子一升，为末。以獖猪肝批片，蘸末炙熟，再蘸再炙，末尽乃为末。每服一字，陈米饮下，日三服（《圣济总录》）。

目生翳膜久不愈者。用苘实，以柳木作碪，磨去壳，马尾筛取黄肉去焦壳，每十两可得四两，非此法不能去壳也。用猪肝薄切，滚药慢炙熟，为末，醋和丸梧子大。每服三十丸，白汤下。一方：以苘实内袋中蒸熟，暴为末，蜜丸，温水下（《圣济总录》）。

## 大青《别录·中品》

【释名】〔时珍曰〕其茎叶皆深青，故名。

【集解】〔《别录》曰〕大青三四月采茎，阴干。〔弘景曰〕今出东境及近道，紫茎长尺许，茎叶皆用。〔颂曰〕今江东州郡及荆南、眉、蜀、濠、淄诸州皆有之。春生青紫茎，似石竹苗叶，花红紫色，似马蓼，亦似芫花，根黄，三月、四月采茎叶，阴干用。〔时珍曰〕处处有之。高二三尺，茎圆。叶长三四寸，面青背淡，对节而生。八月开小花，红色成簇。结青实大如椒颗，九月色赤。

茎叶

【气味】苦，大寒，无毒。〔权曰〕甘。〔时珍曰〕甘、微咸,不苦。

**【主治】**时气头痛,大热口疮(《别录》)。除时行热毒,甚良(弘景)。治温疫寒热(甄权)。治热毒风,心烦闷,渴疾口干,小儿身热疾风疹,及金石药毒。涂罯肿毒(大明)。主热毒痢,黄疸、喉痹、丹毒(时珍)。

**【发明】**〔颂曰〕古方治伤寒黄汗、黄疸等,有大青汤。又治伤寒头身强、腰脊痛,葛根汤内亦用大青。大抵时疾多用之。

大青

〔时珍曰〕大青气寒,味微苦咸,能解心胃热毒,不特治伤寒也。朱肱《活人书》治伤寒发赤斑烦痛,有犀角大青汤、大青四物汤。故李象先《指掌赋》云:阳毒则狂斑烦乱,以大青、升麻,可回困笃。

**【附方】**新五。

喉风喉痹大青叶捣汁灌之,取效止(《卫生易简方》)。

小儿口疮大青十八铢,黄连十二铢,水三升,煮一升服。一日二服,以瘥为度(《千金方》)。

热病下痢困笃者。大青汤:用大青四两,甘草、赤石脂三两,胶二两,豉八合,水一斗,煮三升,分三服,不过二剂瘥(《肘后方》)。

热病发斑赤色烦痛。大青四物汤:用大青一两,阿胶、甘草各二钱半,豉二合,分三服。每用水一盏半,煎一盏,入胶烊化服。○又犀角大青汤：用大青七钱半，犀角二钱半，栀子十枚，豉二撮，分二服。每服水一盏半，煎八分，温服（《南阳活人书》）。

肚皮青黑 小儿卒然肚皮青黑，乃血气失养，风寒乘之，危恶之候也。大青为末，纳口中，以酒送下（《保幼大全》方）。

## 小青 宋《图经》

小青

【集解】〔颂曰〕小青生福州，三月生花，彼土人当月采叶用之。

叶

【气味】缺。

【主治】生捣，傅痈肿疮疖甚效（苏颂）。治血痢腹痛，研汁服，解蛇毒（时珍）。

【附方】新二。

蛇虺螫伤《卫生易简方》：用小青一握，细研，入香白芷半两，酒调服。手挼患处，候黄水出为效。○《摘玄方》：用小青、大青、牛膝叶同捣汁，和酒服，以渣敷之。

中暑发昏 小青叶井水浸去泥，控干，入沙糖擂汁，急灌之（《寿域方》）。

## 胡卢巴 宋《嘉祐》

【释名】苦豆（《《正要》》）。

**【集解】**〔禹锡曰〕胡卢巴出广州并黔州。春生苗,夏结子,子作细荚,至秋采。今人多用岭南者。或云是番萝卜子,未审的否?〔颂曰〕今出广州。或云种出海南诸番,盖其国芦菔子也。舶客将种莳于岭外亦生,然不及番中来者真好。今医家治元脏虚冷为要药,而唐已前方不见用,本草不著,盖是近出也。

胡卢巴

**【修治】**〔时珍曰〕凡入药,淘净,以酒浸一宿,晒干,蒸熟或炒过用。

**【气味】**苦,大温,无毒。〔杲曰〕纯阳。

**【主治】**元脏虚冷气。得附子、硫黄,治肾虚冷,腹胁胀满,面色青黑。得蘹香子、桃仁,治膀胱气甚效(《嘉祐》)。治冷气疝瘕,寒湿脚气,益右肾,暖丹田(时珍)。

**【发明】**〔宗奭曰〕膀胱气,用此合桃仁麸炒等分,为末。半为散,半以酒糊和丸梧子大。每服五七十丸,空心盐酒下。其散以热米饮下,与丸子相间,空心服,日各一二服。〔时珍曰〕胡卢巴,右肾命门药也。元阳不足,冷气潜伏,不能归元者,宜之。宋《惠民和剂局方》,有胡卢巴丸,治大人小儿,小肠奔豚偏坠,及小腹有形如卵,上下走痛,不可忍者。用胡卢巴八钱,茴香六钱,巴戟去心、川乌头炮去皮各二钱,楝实去核四钱,吴茱萸五钱,并炒为末,酒糊丸梧子大。每服十五丸,小儿五丸,盐酒下。

太医薛己云：一人病寒疝，阴囊肿痛，服五苓诸药不效，与此而平也。又张子和《儒门事亲》云：有人病目不睹，思食苦豆，即胡卢巴，频频不缺。不周岁而目中微痛，如虫行入眦，渐明而愈。按此亦因其益命门之功，所谓益火之原，以消阴翳是也。

**【附方】**新六。

**小肠气痛**胡卢巴炒研末，每服二钱，茴香酒下（《直指方》）。

**肾脏虚冷**腹胁胀满。胡卢巴炒二两，熟附子、硫黄各七钱五分，为末，酒煮曲糊丸梧桐子大，每盐汤下三四十丸（《圣济总录》）。

**冷气疝瘕**胡卢巴酒浸晒干，荞麦炒研面，各四两，小茴香一两，为末，酒糊丸梧子大。每服五十丸，空心盐汤或盐酒下。服至两月，大便出白脓，则除根（方广《心法附余》）。

**阴癞肿痛**偏坠，或小肠疝气，下元虚冷，久不愈者，沉香内消丸主之。沉香、木香各半两，胡卢巴酒浸炒、小茴香炒，各二两，为末，酒糊丸梧子大。每服五七十丸，盐酒下。

**气攻头痛**胡卢巴炒、三棱酒浸焙，各半两，干姜炮二钱半，为末，姜汤或温酒每服二钱（《济生方》）。

**寒湿脚气**腿膝疼痛，行步无力。胡芦巴酒浸一宿焙，破故纸炒香，各四两，为末。以木瓜切顶去瓤，安药在内令满，用顶合住签定，烂蒸，捣丸梧子大。每服七十丸，空心温酒下（《杨氏家藏方》）。

## 蠡实《本经·中品》

**【释名】**荔实（《别录》）、马蔺子（《唐本》）、马楝子（《图经》）、马薤（《礼记》注）、马帚（《尔雅》）、铁扫帚（《救荒》）、剧草（《本经》）、旱蒲（《礼记》）、豕首（《本经》）、三坚（《本经》）。〔弘景曰〕方药不用，俗无识者。惟天名精亦名豕首。〔恭曰〕此即马蔺子也。《月令》：仲冬荔挺出，郑玄注云：荔，马薤也。《通俗文》云：一名马蔺。本草谓之荔实。〔颂曰〕马蔺子，北人讹为马楝子。《广雅》云：马薤，荔也。高诱云：荔挺出，荔草挺出也。讲《礼》者不识，呼为荔挺，又作马苋，并误矣。马苋亦名豚耳，即马齿也。〔时珍曰〕《尔雅》云：茢（音瓶），马帚也。此即荔草，谓其可为马刷，故名。今河南北人呼为铁扫帚，是矣。

**【集解】**〔《别录》曰〕蠡实生河东川谷，五月采实，阴干。〔颂曰〕今陕西诸郡及鼎、澧州亦有之，近汴尤多。叶似薤而长厚，三月开紫碧花，五月结实作角子，如麻大而赤色有棱，根细长，通黄色，人取以为刷。三月开花，五月采实，并阴干用。许慎《说文》云：荔似蒲而小，根可为刷。高诱云：河北平泽率生之。江东颇多，种于阶庭，但呼为旱蒲，不知即马薤也。〔时珍曰〕蠡草生荒野中，就地丛生，一本二三十茎，苗高三四尺，叶中抽茎，开花结实。

蠡实

**【正误】**〔宗奭曰〕蠡实，陶隐居言方药不用，俗无识者。本草诸家所注不相应。若果是马蔺，则《日华子本草》不当更言可为蔬菜。盖马蔺叶出土已硬，又无味，马牛皆不食，岂堪人食？今不敢以蠡实为马蔺，更俟博识。○〔时珍曰〕《别录》蠡实亦名荔实，则蠡乃荔字之讹也。张揖《广雅》云：荔又名马蔺，其说已明。又按周定王《救荒本草》言其嫩苗味苦,炸熟换水浸去苦味,油盐调食,则马蔺亦可作菜矣。寇氏但据陶说疑之,欠考矣。陶氏不识之药多矣。今正其误。

### 实

〔修治〕〔时珍曰〕凡入药炒过用,治疝则以醋拌炒之。

〔气味〕甘,平,无毒。〔保昇曰〕寒。〔颂曰〕山人服之,云大温,甚有奇效。

〔主治〕皮肤寒热,胃中热气,风寒湿痹,坚筋骨,令人嗜食。久服轻身(《本经》)。止心烦满,利大小便,长肌肤肥大(《别录》)。疗金疮血内流,痈肿,有效(苏恭)。妇人血气烦闷,产后血运,并经脉不止,崩中带下,消一切疮疖,止鼻衄吐血,通小肠,消酒毒,治黄病,杀蕈毒,傅蛇虫咬(大明)。治小腹疝痛,腹内冷积,水痢诸病(时珍)。

〔附方〕旧二,新六。

**诸冷极病**医所不治者。马蔺子九升洗净。空腹服一合,酒下,日三服(《千金方》)。

**寒疝诸疾**寒疝不能食,及腹内一切诸疾,消食肥肌。马蔺子一升,每日取一把,以面拌煮吞之,服尽愈(姚僧垣《集验方》)。

**喉痹肿痛**《卫生易简方》:用蠡实一合,升麻五分,水一升,煎三合,入少蜜搅匀,细呷,大验。○《圣惠方》:用马蔺子二升,升麻一两,为末,蜜丸,水服一钱。○又方:马蔺子八钱,牛蒡子六钱,为末,空心温水服方寸匕。

**水痢百病**张文仲《备急方》:用马蔺子,以六月六日面熬,各等分,为末,空心米饮服方寸匕。如无六月六日面,常面亦可,牛骨灰亦可。○又方:马蔺子、干姜、黄连各等分,为散,熟汤服二方寸匕,入腹即断也。冷热皆治,常用神效,不得轻之。忌猪肉、冷水。

**肠风下血**有疙瘩疮,破者不治。马蔺子一斤,研破酒浸,夏三、冬七日,晒干,何首乌半斤,雄黄、雌黄各四两,为末,以浸药酒打糊丸梧子大。每服三十丸,温酒下,日三服,见效(《普济方》)。

### 花、茎及根、叶

〔**主治**〕去白虫(《本经》)。疗喉痹,多服令人溏泄(《别录》)。主痈疽恶疮(时珍)。

〔**发明**〕〔颂曰〕蠡草花实皆入药。《列仙传》云:寇先生宋人,好种荔,食其葩实,是矣。〔时珍曰〕按《叶水东日记》云:北方田野人患胸腹饱胀者,取马楝花揸凉水服,即泄数行而愈。据此则多服令人泄之说有验,而蠡实之为马蔺更无疑矣。

〔**附方**〕旧三,新六。

**睡死不寤**蠡实根一握,杵烂,以水绞汁,稍稍灌之(《外台秘要》)。

**喉痹口噤**马蔺花二两,蔓荆子一两,为末,温水服一钱。

**喉痹肿痛**喘息欲死者。《外台秘要》:用马蔺根叶二两,水一升半,煮一盏,细饮之,立瘥。○《圣惠方》:用根捣汁三合,蜜一合,慢火熬成,徐徐咽之,日五七度。一方:单汁饮之,口噤者灌下。无生者,以刷煎汁。

**沙石热淋**马蔺花七枚烧,故笔头二七枚烧,粟米一合炒,为末。每服三钱,酒下,日二服。名通神散。

**小便不通**马蔺花炒,茴香炒,葶苈炒,为末,每酒服二钱(《十便良方》)。

**一切痈疽**发背恶疮。用铁扫帚,同松毛、牛膝,以水煎服(《乾坤生意》)。

**面上瘢黶**取铁扫帚,地上自落叶,并子,煎汤频洗,数次自消(《寿域神方》)。

**面疱鼻䶗**马蔺子花,杵傅之佳(《肘后方》)。

**【附录】必似勒**(《拾遗》)〔藏器曰〕辛,温,无毒。主冷气,胃闭不消食,心腹胀满。生昆仑,状似马蔺子也。

## 恶实《别录·中品》

**【释名】鼠粘**(《别录》)、**牛蒡**(《别录》)、**大力子**(《纲目》)、**蒡翁菜**(《纲目》)、**便牵牛**(《纲目》)、**蝙蝠刺**(《斗门方》)。〔时珍曰〕其实状恶而多刺钩,故名。其根叶皆可食,人呼为牛菜,术人隐之,呼为大力也。俚人谓之便牵牛。河南人呼为夜叉头。〔颂曰〕实壳多刺,鼠过之则缀惹不可脱,故谓之鼠粘子,亦如羊负来之比。

**【集解】**〔《别录》曰〕恶实生鲁山平泽。〔恭曰〕鲁山在邓州东北。此草叶大如芋,子壳似栗状,实细长如茺蔚子。〔颂曰〕恶实即牛蒡子也,处处有之。叶大如芋叶而长。实似葡萄核而褐色,外壳似栗梂,而小如指关,多刺。根有极大者,作菜茹益人。秋后采子入药。〔时珍曰〕牛蒡古人种子,以肥壤栽之。剪苗氽淘

恶实

为蔬,取根煮曝为脯,云甚益人,今人亦罕食之。三月生苗,起茎高者三四尺。四月开花成丛,淡紫色。结实如枫梂而小,萼上细刺百十攒簇之,一梂有子数十颗。其根大者如臂,长者近尺,其色灰黪。七月采子,十月采根。

子

〔修治〕〔敩曰〕凡用拣净,以酒拌蒸,待有白霜重出,以布拭去,焙干捣粉用。

〔气味〕辛,平,无毒。〔藏器曰〕苦。〔元素曰〕辛温,阳中之阴,升也。〔杲曰〕辛平,阳也,降也。

〔主治〕明目补中,除风伤(《别录》)。风毒肿,诸瘘(藏器)。研末浸酒,每日服三二盏,除诸风,去丹石毒,利腰脚。又食前熟挼三枚吞之,散诸结节筋骨烦热毒(甄权)。吞一枚,出痈疽头(苏恭)。炒研煎饮,通利小便(孟诜)。润肺散气,利咽膈,去皮肤风,通十二经(元素)。消斑疹毒(时珍)。

〔发明〕〔杲曰〕鼠粘子其用有四:治风湿瘾疹,咽喉风热,散诸肿疮疡之毒,利凝滞腰膝之气,是也。

〔附方〕旧五,新十一。

风水身肿欲裂。鼠粘子二两,炒研为末。每温水服二钱,日三服(《圣惠方》)。

风热浮肿咽喉闭塞。牛蒡子一合,半生半熟,为末,热酒服一寸匕(《经验方》)。

痰厥头痛牛蒡子炒、旋覆花等分,为末。腊茶清服一钱,日二服(《圣惠方》)。

头痛连睛鼠粘子、石膏等分,为末,茶清调服(《医方摘要》)。

咽膈不利疏风壅,涎唾多。牛蒡子微炒、荆芥穗各一两,炙甘草半两，为末。食后汤服二钱，当缓缓取效（寇氏《本草衍义》）。

**悬痈喉痛**风热上抟也。恶实炒、甘草生等分，水煎含咽，名启关散（《普济方》）。

**喉痹肿痛**牛蒡子六分，马蔺子八分，为散。每空心温水服方寸匕，日再服。仍以牛蒡子三两，盐二两，研匀，炒热包熨喉外（《广济方》）。

**咽喉痘疹**牛蒡子二钱，桔梗一钱半，粉甘草节七分，水煎服（《痘疹要诀》）。

**风热瘾疹**牛蒡子炒、浮萍等分，以薄荷汤服二钱，日二服（初虞世《古今录验》）。

**风龋牙痛**鼠粘子炒，煎水含，冷吐之（《延年方》）。

**小儿痘疮**时出不快，壮热狂躁，咽膈壅塞，大便秘涩，小儿咽喉肿，胸膈不利。若大便利者，勿服。牛蒡子炒一钱二分，荆芥穗二分，甘草节四分，水一盏，同煎至七分，温服。已出亦可服。名必胜散（《和剂局方》）。

**妇人吹乳**鼠粘二钱，麝香少许，温酒细吞下（《袖珍方》）。

**便痈肿痛**鼠粘子二钱，炒研末，入蜜一匙，朴硝一匙，空心温酒服（《袖珍方》）。

**蛇蝎蛊毒**大力子，煮汁服（《卫生易简方》）。

**水蛊腹大**恶实微炒一两，为末，面糊丸梧子大，每米饮下十丸（张文仲方）。

**历节肿痛**风热攻手指，赤肿麻木，甚则攻肩背两膝，遇暑热则大便秘。牛蒡子三两，新豆豉炒、羌活各一两，为末。每服二钱，白汤下（《本事方》）。

**根、茎**

〔气味〕苦，寒，无毒。〔权曰〕甘，平。〔藏器曰〕根须蒸熟暴干用。不尔，令人欲吐。

〔主治〕伤寒寒热汗出，中风面肿，消渴热中，逐水。久服轻身耐老（《别录》）。根：主牙齿痛，劳疟诸风，脚缓弱风毒，痈疽，咳嗽伤肺，肺壅疝瘕，冷气积血（苏恭）。根：浸酒服，去风及恶疮。和叶捣碎，傅杖疮金疮，永不畏风（藏器）。主面目烦闷，四肢不健，通十二经脉，洗五脏恶气。可常作菜食，令人身轻（甄权）。切根如豆，拌面作饭食，消胀壅。茎叶煮汁作浴汤，去皮间习习如虫行。又入盐花生捣，搨一切肿毒（孟诜）。

〔发明〕〔颂曰〕根作脯食甚良。茎叶宜煮汁酿酒服。冬月采根，蒸暴入药。刘禹锡《传信方》：疗暴中风，用紧细牛蒡根，取时避风，以竹刀或荆刀刮去土，生布拭了，捣绞取汁一大升，和好蜜四大合，温分两服，得汗出便瘥。此方得之岳鄂郑中丞。郑因食热肉一顿，便中暴风。外甥卢氏为颍阳令，有此方。服，当时便瘥。

〔附方〕旧五，新一十六。

**时气余热**不退，烦躁发渴，四肢无力，不能饮食。用牛蒡根捣汁，服一小盏，效（《圣惠方》）。

**天行时疾**生牛蒡根捣汁五合，空腹分为二服。服讫，取桑叶一把，炙黄，以水一升，煮取五合，顿服取汗，无叶用枝（孙真人《食忌》）。

**热攻心烦**恍惚。以牛蒡根捣汁一升，食后分为二服（《食医心镜》）。

**伤寒搐搦**汗后覆盖不密，致腰背手足搐搦者，牛蒡根散主之。牛蒡根十条，麻黄、牛膝、天南星各六钱剉，于盆内研细，好酒一升同研,以新布绞取汁。以炭火半秤烧一地坑令赤,扫净,倾药汁入坑内,再烧令黑色,取出于乳钵内细研。每服一钱,温酒下,日三服(朱肱《活人书》)。

**一切风疾**十年、二十年者。牛蒡根一升,生地黄、枸杞子、牛膝各三升,用袋盛药,浸无灰酒三升内,每任意饮之(《外台秘要》)。

**老人中风**口目瞤动,烦闷不安。牛蒡根切一升,去皮晒干,杵为面,白米四合淘净,和作馎饦,豉汁中煮,加葱椒五味,空心食之。恒服极效(《寿亲养老书》)。

**老人风湿久痹**,筋挛骨痛。服此壮肾,润皮毛,益气力。牛蒡根一升切,生地黄一升切,大豆二升炒,以绢袋盛,浸一斗酒中,五六日,任性空心温服二三盏,日二服(《集验方》)。

**头面忽肿**热毒风气内攻,或连手足赤肿,触着痛者。牛蒡子根,一名蝙蝠刺,洗净研烂,酒煎成膏,绢摊贴肿处。仍以热酒服一二匙,肿消痛减(《斗门方》)。

**头风掣痛**不可禁者,摩膏主之。取牛蒡茎叶,捣取浓汁二升,无灰酒一升,盐花一匙头,慢火煎稠成膏,以摩痛处,风毒自散。摩时须极力令热,乃效。冬月用根(《箧中方》)。

**头风白屑**牛蒡叶捣汁,熬稠涂之。至明,皂荚水洗去(《圣惠方》)。

**喉中热肿**鼠粘根一升,水五升,煎一升,分三服(《延年方》)。

**小儿咽肿**牛蒡根捣汁,细咽之(《普济方》)。

**热毒牙痛**热毒风攻头面,齿龈肿痛不可忍。牛蒡根一斤捣汁,入盐花一钱,银器中熬成膏。每用涂齿龈下,重者不过三度瘥(《圣惠方》)。

**项下瘿疾**鼠粘子根一升,水三升,煮取一升半,分三服。

或为末,蜜丸常服之(《救急方》)。

耳卒肿痛 牛蒡根切,绞汁二升,银锅内熬膏涂之(《圣济总录》)。

小便不通 脐腹急痛。牛蒡叶汁、生地黄汁二合,和匀,入蜜二合。每服一合,入水半盏,煎三五沸,调滑石末一钱服(《圣济总录》)。

疬子肿毒 鼠粘子叶贴之(《千金方》)。

石瘘出脓 坚实寒热。鼠粘子叶为末,和鸡子白封之(《外台秘要》)。

诸疮肿毒 牛蒡根三茎洗,煮烂捣汁,入米煮粥,食一碗,甚良(《普济方》)。

积年恶疮 反花疮、漏疮不瘥者。牛蒡根捣,和腊月猪脂,日日封之(《千金方》)。

月水不通 结成癥块,腹肋胀大,欲死。牛蒡根二斤剉,蒸三遍,以生绢袋盛之,以酒二斗浸五日,每食前温服一盏(《普济方》)。

## 枲耳《本经·中品》

【释名】胡枲(《本经》)、常思(弘景)、苍耳(《尔雅》)、卷耳(《诗经》)、爵耳(《诗疏》)、猪耳(《纲目》)、耳珰(《诗疏》)、地葵(《本经》)、葹(音施。《楚辞》)、羊负来(弘景)、道人头(《图经》)、进贤菜(《记事珠》)、喝起草(《纲目》)、野茄(《纲目》)、缣丝草(《证治要诀》)。〔颂曰〕诗人谓之卷耳,《尔雅》谓之苍耳,《广雅》谓之枲耳,皆以实得名也。陆玑《诗疏》云:其实正如妇人耳珰,今或谓之耳珰草。郑康成谓是白胡荽,幽州人呼为爵耳。《博物志》云:洛中有人驱羊

枲耳

入蜀，胡枲子多刺，粘缀羊毛，遂至中土，故名羊负来。俗呼为道人头。〔弘景曰〕伧人皆食之，谓之常思菜。以叶覆麦作黄衣者，方用甚稀。〔时珍曰〕其叶形如枲麻，又如茄，故有枲耳及野茄诸名。其味滑如葵，故名地葵，与地肤同名。诗人思夫赋《卷耳》之章，故名常思菜。张揖《广雅》作常枲，亦通。

【集解】〔《别录》曰〕枲耳生安陆川谷及六安田野，实熟时采。〔颂曰〕今处处有之。陆氏《诗疏》云：其叶青白似胡荽，白华细茎，蔓生，可煮为茹，滑而少味。四月中生子，正如妇人耳珰。郭璞云：形如鼠耳，丛生如盘。今之所有皆类此，但不作蔓生。〔时珍曰〕按周定王《救荒本草》云：苍耳叶青白，类粘糊菜叶。秋间结实，比桑椹短小而多刺。嫩苗炸熟，水浸淘拌食，可救饥。其子炒去皮，研为面，可作烧饼食，亦可熬油点灯。

实

〔修治〕〔大明曰〕入药炒熟，捣去刺用，或酒拌蒸过用。

〔气味〕甘，温，有小毒。〔《别录》曰〕苦。〔权曰〕甘，无毒。〔恭曰〕忌猪肉、马肉、米泔，害人。

〔主治〕风头寒痛，风湿周痹，四肢拘挛痛，恶肉死肌，膝痛。久服益气，耳目聪明，强志轻身（《本经》）。治肝热，明目（甄权）。治一切风气，填髓暖腰脚，治瘰疬疥癣及瘙痒（大明）。炒香浸酒服,去风补益（时珍）。

〔附方〕旧三,新四。

久疟不瘥苍耳子,或根茎亦可,焙研末,酒糊丸梧子大。每酒服三十丸,日二服。生者捣汁服亦可（《朱氏集验方》）。

大腹水肿小便不利。苍耳子灰、葶苈末等分。每服二钱,水下,日二服（《千金方》）。

风湿挛痹一切风气。苍耳子三两,炒为末,以水一升半,煎取七合,去滓呷之（《食医心镜》）。

牙齿痛肿苍耳子五升,水一斗,煮取五升,热含之。冷即吐去,吐后复含,不过一剂瘥。茎叶亦可,或入盐少许（孙真人《千金翼》）。

鼻渊流涕苍耳子即縑丝草子,炒研为末,每白汤点服一二钱（《证治要诀》）。

眼目昏暗枲耳实一升,为末,白米半升作粥,日食之（《普济方》）。

嗜酒不已毡中苍耳子七枚,烧灰投酒中饮之,即不嗜（陈藏器《本草》）。

茎、叶

〔修治〕〔敩曰〕凡采得去心,取黄精,以竹刀细切拌之,蒸从巳至亥时出,去黄精,阴干用。

〔气味〕苦、辛,微寒,有小毒。〔恭曰〕忌猪肉、马肉、米泔。伏硇砂。

〔主治〕溪毒（《别录》）。中风伤寒头痛（孟诜）。大风癫痫,头风湿痹,毒在骨髓,腰膝风毒。夏月采曝为末,水服一二匕,冬月酒服。或为丸,每服二三十丸，日三服。满百日，病出如瘑疥，或痒，汁出，或斑驳甲错皮起，皮落则肌如凝脂。令人省睡，除诸毒螫，杀虫疳湿䘌。久服益气，耳目聪明，轻身强志（苏恭）。按叶安舌下，出涎，去目黄好睡。烧灰和腊猪脂，封丁肿出根。煮酒服，主狂犬咬毒（藏器）。

〔发明〕〔时珍曰〕苍耳叶久服去风热有效，最忌猪肉及风邪，犯之则遍身发出赤丹也。按《苏沈良方》云：枲耳根、苗、叶、实，皆洗濯阴干，烧灰汤淋，取浓汁，泥连二灶炼之。灰汁耗，即旋取傍釜中热灰汤益之。一日夜不绝火，乃旋得霜，干瓷瓶收之。每日早晚酒服二钱，补暖去风驻颜，尤治皮肤风，令人肤革清净。每澡沐入少许尤佳。宜州文学昌从谏，服此十余年，至七八十，红润轻健，皆此药力也。《斗门方》云：妇人血风攻脑，头旋闷绝，忽死倒地，不知人事者。用喝起草嫩心阴干为末，以酒服一大钱，其功甚效。此物善通顶门连脑，盖即苍耳也。

〔附方〕旧十二，新十六。

万应膏治一切痈疽发背，无头恶疮，肿毒疔疖，一切风痒，臁疮杖疮，牙疼喉痹。五月五日采苍耳根叶数担，洗净晒萎细剉，以大锅五口，入水煮烂，以筛滤去粗滓，布绢再滤。复入净锅，武火煎滚，文火熬稠，搅成膏，以新罐贮封。每以敷贴，即愈。牙疼即敷牙上，喉痹敷舌上或噙化，二三次即效。每日用酒服一匙，极有效（《集简方》）。

一切风毒并杀三虫肠痔，能进食。若病胃胀满，心闷发热，即宜服之。五月五日午时附地刈取枲耳叶，洗暴燥，捣下筛。每服方寸匕，酒或浆水下，日二、夜三。若觉吐逆，则以蜜丸服，准计方寸匕数也。风轻者，日二服。若身体作粟或麻豆出，此为风毒出也。可以针刺溃去黄汁，乃止。七月七、九月九，亦可采用（《千金方》）。

**一切风气**苍耳嫩叶一石切,和麦蘖五升作块,于蒿艾中罯二十日成曲。取米一斗,炊作饭,看冷暖,入曲三升酿之,封二七日成熟。每空心暖服,神验。封此酒可两重布,不得令密,密则溢出。忌马肉、猪肉（孟诜《食疗本草》）。

**诸风头运**苍耳叶晒干为末,每服一钱,酒调下,日三服。若吐,则以蜜丸梧子大,每服二十丸。十日全好矣（杨氏《经验方》）。

**血风脑运**方见发明下。

**毒攻手足**肿痛欲断。苍耳捣汁渍之,并以滓傅之,立效。春用心,冬用子（《千金翼》）。

**卒中水毒**初觉头目微痛,恶寒,骨节强急,旦醒暮剧,手足逆冷,三日则虫蚀下部,六七日脓溃,食至五脏,杀人也。捣常思草,绞汁服一二升,并以绵染,导其下部（《肘后方》）。

**毒蛇溪毒**沙虱、射工等所伤,口噤眼黑,手足强直,毒攻腹内成块,逡巡不救。苍耳嫩苗一握,取汁,和酒温灌之,以滓厚傅伤处（《胜金方》）。

**疫病不染**五月五日午时多采苍耳嫩叶,阴干收之。临时为末,冷水服二钱,或水煎举家皆服,能辟邪恶（《千金方》）。

**风瘙瘾疹**身痒不止。用苍耳茎、叶、子等分,为末。每服二钱,豆淋酒调下（《圣惠方》）。

**面上黑斑**苍耳叶焙为末,食后米饮调服一钱,一月愈（《摘玄方》）。

**赤白汗斑**苍耳嫩叶尖,和青盐擂烂,五六月间擦之,五七次效（《摘玄方》）。

**大风疠疾**《袖珍方》:用嫩苍耳、荷叶等分,为末。每服二钱,温酒下,日二服。○《乾坤生意》:用苍耳叶为末,以大枫子油和丸梧子大。每服三四十丸，以茶汤下，日二服。○又方：五月五日或六月六日，五更带露采苍耳草，捣取汁，熬作锭子。取半斤鳢鱼一尾，剖开不去肚肠，入药一锭，线缝，以酒二碗，慢火煮熟令吃，不过三五个鱼即愈也。忌盐一百日。

**卒得恶疮**苍耳、桃皮作屑，纳疮中（《百一方》）。

**反花恶疮**有肉如饭粒，破之血出，随生反出。用苍耳叶捣汁，服三合，并涂之，日二上（《圣济总录》）。

**一切疔肿**诜曰：危困者，用苍耳根叶捣，和小儿尿绞汁，冷服一升，日三服，拔根甚验。○《养生方》：用苍耳根苗烧灰，和醋淀涂之，干再上。不十次，即拔根出。○《邵真人方》：苍耳根三两半，乌梅肉五个，连须葱三根，酒二钟，煎一钟，热服取汗。

**齿风动痛**苍耳一握，以浆水煮，入盐含漱（《外台秘要》）。

**缠喉风病**苍耳根一把，老姜一块，研汁，入酒服（《圣济总录》）。

**赤目生疮**作痛。道人头末二两，乳香一钱，每用一钱，烧烟嗜鼻（《圣济总录》）。

**鼻衄不止**苍耳茎叶捣汁一小盏服（《圣惠方》）。

**五痔下血**五月五日采苍耳茎叶为末，水服方寸匕甚效（《千金翼》）。

**赤白下痢**苍耳草不拘多少洗净，用水煮烂去滓，入蜜用武火熬成膏。每服一二匙，白汤下（《医方摘玄》）。

**产后诸痢**苍耳叶捣绞汁，温服半中盏，日三四服（《圣惠方》）。

**误吞铜钱**苍耳头一把，以水一升，浸水中十余度，饮水愈（《肘后方》）。

**花蜘蛛毒**咬人，与毒蛇无异。用野缣丝，即道人头，捣汁一盏服,仍以渣傅之(《摘玄方》)。

花

〔主治〕白癞顽痒(时珍)。

### 天名精《本经·上品》

〔校正〕〔时珍曰〕据苏、沈二说,并入《唐本》鹤虱、《开宝》地菘、《别录·有名未用》埊松。

【释名】天蔓菁(《别录》)、天门精(《别录》)、地菘(《唐本》)、埊松(《别录》。埊与地同)。玉门精(《别录》)、麦句姜(《本经》)、蟾蜍兰(《别录》)、蛤蟆蓝(《本经》)、蚵蚾草(《纲目》)、豕首(《本经》)、彘颅(《别录》)、活鹿草(《异苑》)、刘懵草(懵音胡革反。《异苑》)、皱面草(《纲目》)、母猪芥(《纲目》)。实名鹤虱(《《唐本》》),根名杜牛膝(《《集效方》》)。〔恭曰〕天名精,即活鹿草也。《别录》一名天蔓菁,南人名为地菘,叶与蔓菁、菘菜相类,故有此名。其味甘辛,故有姜称。状如蓝,而蛤蟆好居其下,故名蛤蟆蓝。香气似兰,故又名蟾蜍兰。〔时珍曰〕天名精乃天蔓菁之讹也。其气如豕彘,故有豕首、彘颅之名。昔人谓之活鹿草,俗人因其气臊,讹为狐狸臊者,是也。《尔雅》云:茢薽,豕首也。郭璞注云:江东呼为豨首,可以炒蚕蛹食。〔藏器曰〕郭璞注《尔雅》蘧麦,云即麦句姜者,非也。陶公注钓樟条云:有一草似狼牙,气辛臭,名为地菘,人呼为刘懵草,主金疮。按《异苑》云:宋元嘉中,青州刘懵射一獐,剖五脏以此草塞之,蹶然而起。懵怪而拔草,便倒,如此三度。懵因密录此草种之,主折伤,愈多人,因以名之。既有活鹿之名,雅与獐事相合。陶、苏俱说是地菘,定非二物。

【正误】〔弘景曰〕天名精即今之豨莶,亦名豨首。夏月杵汁服之，除热病。味至苦而云甘，或非是也。○〔恭曰〕豨莶苦而臭，名精辛而香，全不相类也。〔禹锡曰〕苏恭云：天名精南人名地菘。陈藏器《本草·解纷》，亦言天名精为地菘。《开宝本草》不当重出地菘条，例宜刊削。〔时珍曰〕按沈括《笔谈》云：世人既不识天名精，又妄认地菘为火杴，本草又出鹤虱一条，都成纷乱。不知地菘即天名精，其叶似菘，又似蔓菁，故有二名，鹤虱即其实也。又《别录·有名未用》埊松，即此地菘，亦系误出，今并正之，合而为一。

**【集解】**〔《别录》曰〕天名精生平原川泽，五月采。〔保昇曰〕地菘也。《小品方》名天蔓菁，又名天芜菁。叶似山南菘菜，夏秋抽条，颇似薄荷，花紫白色，味辛而香。〔志曰〕地菘所在皆有，生人家及路旁阴处，高二三寸，叶似菘叶而小。又曰：鹤虱，出波斯者为胜。今上党亦有，力势薄于波斯者。〔恭曰〕鹤虱生西戎，子似蓬蒿子而细，合茎叶用之。〔颂曰〕天名精，江湖间皆有之，状如韩保昇所说。又曰：鹤虱，江淮衡湘皆有之。春生苗，叶皱似紫苏，大而尖长，不光。茎高二尺许。七月生黄白花，似菊。八月结实，子极尖细，干即黄黑色。南人呼其叶为火杴。按火杴即豨莶，虽花实相类，而别是一物，不可杂用。〔时珍曰〕天名精嫩苗绿色，似皱叶菘芥，微有狐气。淘净炸之，亦可食。长则起茎，开小黄花，如小野菊花。结

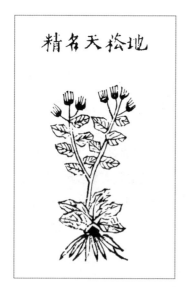

天名精

实如同蒿,子亦相似,最粘人衣,狐气尤甚。炒熟则香,故诸家皆云辛而香,亦巴人食负蠜,南人食山奈之意尔。其根白色,如短牛膝。此物最贱,而《唐本草》言鹤虱出西戎,宋本草言出波斯者,何哉?盖当时人不知用之,惟西戎、波斯始知入药,且土产所宜故尔。亦苜蓿云出西域,而不知中土饲马者即是也。详见稀莶下。

叶根同。

〔气味〕甘,寒,无毒。〔《别录》曰〕壆松:辛,无毒。〔时珍曰〕微辛、甘,有小毒。生汁吐人。〔之才曰〕垣衣、地黄为之使。

〔主治〕瘀血血瘕欲死,下血止血,利小便,久服轻身耐老(《本经》)。除小虫,去痹,除胸中结热,止烦渴,逐水,大吐下(《别录》)。破血生肌,止鼻衄,杀三虫,除诸毒肿,丁疮瘘痔,金疮内射,身痒瘾疹不止者,揩之立已(《唐本》)。地菘:主金疮,止血,解恶虫蛇螫毒,按以傅之(《开宝》)。吐痰止疟,治牙痛口紧喉痹(时珍)。壆松:主眩痹(《别录·有名未用》)。

〔发明〕〔时珍曰〕天名精,并根苗而言也。地菘、壆松,皆言其苗叶也。鹤虱,言其子也。其功大抵只是吐痰止血杀虫解毒,故擂汁服之能止痰疟,漱之止牙疼,按之傅蛇咬,亦治猪瘟病也。按孙天仁《集效方》云:凡男妇乳蛾喉咙肿痛,及小儿急慢惊风牙关紧急不省人事者。以鹤虱草,一名皱面草,一名母猪芥,一名杜牛膝,取根洗净捣烂,入好酒绞汁灌之,良久即苏。仍以渣傅项下,或醋调搽亦妙。朱端章《集验方》云:余被檄任淮西幕府时,牙疼大作。一刀镊人以草药一捻,汤泡少时,以手蘸汤挹痛处即定。因求其方,用之治人多效,乃皱面地菘草也,俗人讹为地葱。沈存中《笔谈》专辩地菘，其子名鹤虱，正此物也。钱季诚方：用鹤虱一枚，擢置齿中。高监方：以鹤虱煎米醋漱口，或用防风、鹤虱煎水噙漱，仍研草塞痛处，皆有效也。

〔附方〕旧二，新九。

**男女吐血** 皱面草即地菘，晒干为末。每服一二钱，以茅花泡汤调服，日二次（《卫生易简》）。

**咽喉肿塞**《伤寒蕴要》：治痰涎壅滞，喉肿水不可下者。地菘一名鹤虱草，连根叶捣汁，鹅翎扫入，去痰最妙。○《圣济总录》：用杜牛膝、鼓锤草，同捣汁灌之。不得下者，灌鼻得吐为妙。○又方：杜牛膝春夏用茎，秋冬用根，一把，青矾半两，同研，点患处，令吐脓血痰沫，即愈。

**缠喉风肿** 蚵蚾草即皱面草，细研，以生蜜和丸弹子大，每噙一二丸即愈。干者为末，蜜丸亦可。名救生丸（《经效济世方》）。

**诸骨哽咽** 地菘、马鞭草各一握，去根，白梅肉一个，白矾一钱，捣作弹丸，绵裹含咽，其骨自软而下也（《普济方》）。

**风毒瘰疬** 赤肿。地菘捣傅，干即易之（《圣惠方》）。

**丁疮肿毒** 鹤虱草叶，浮酒糟，同捣敷之，立效（《孙氏集效方》）。

**发背初起** 地菘杵汁一升，日再服，瘥乃止（《伤寒类要》）。

**恶疮肿毒** 地菘捣汁，日服三四次（《外台秘要》）。

**恶蛇咬伤** 地菘捣傅之（《易简方》）。

**鹤虱**《唐本草》

〔气味〕苦，平，有小毒。〔大明曰〕凉，无毒。

〔主治〕蛔蛲虫。为散，以肥肉臛汁服方寸匕，亦入丸散用（《唐本》）。虫心痛。以淡醋和半匕服，立瘥（《开宝》）。杀五脏虫，止疟，傅恶疮（大明）。

〔发明〕〔颂曰〕鹤虱,杀虫方中为最要药。《古今录验方》:疗蛔咬心痛,取鹤虱十两,捣筛蜜丸梧子大,以蜜汤空腹吞四五十丸。忌酒肉。韦云患心痛十年不瘥,于杂方内见,合服之便愈。李绛《兵部手集》方,治小儿蛔虫啮心腹痛,亦单用鹤虱研末,以肥猪肉汁下之。五岁,一服二分,虫出即止也。

〔附方〕新一。

大肠虫出 不断,断之复生,行坐不得。鹤虱末,水调半两服,自愈(《怪疾奇方》)。

## 豨莶 音喜枕。○《唐本草》

〔校正〕并入《唐本》猪膏莓。

**【释名】**希仙(《纲目》)、火枕草(《唐本》)、猪膏莓(《唐本》)、虎膏(《唐本》)、狗膏(《唐本》)、粘糊菜(《救荒》)。〔时珍曰〕《韵书》:楚人呼猪为豨,呼草之气味辛毒为莶。此草气臭如猪而味莶螫,故谓之豨莶。猪膏、虎膏、狗膏,皆因其气似,及治虎狗伤也。火枕当作虎莶,俗音讹尔,近人复讹豨莶为希仙矣。《救荒本草》言其嫩苗炸熟,浸去苦味,油盐调食,故俗谓之粘糊菜。

**【集解】**〔恭曰〕豨莶,田野皆识之,一名火枕。叶似酸浆而狭长,花黄白色。三月、四月采苗叶暴干。又曰:猪膏莓,生平泽下湿地,所在皆有。一名虎膏,一名狗膏。叶似苍耳,茎圆有毛。〔颂曰〕豨莶处处有之。春生苗,叶似芥叶而狭长,文粗。茎高二三尺。秋初有花如菊。秋末结实,颇似鹤虱。夏采叶,暴干用。〔藏器曰〕猪膏草,叶似荏有毛。〔保昇曰〕猪膏叶似苍耳,两枝相对,茎叶俱有毛,黄白色,五月、六月采苗,日干。〔时珍曰〕按苏恭《唐本草》谓豨莶似酸浆,猪膏莓似苍耳,列为二种。而

豨莶

成讷《进豨莶丸表》，言此药与《本草》所述相异，多生沃壤，高三尺许，节叶相对。张咏《豨莶丸表》，言此草金棱银线，素茎紫荄，对节而生。蜀号火杴，茎叶颇同苍耳。又按沈括《笔谈》云：世人妄认地菘为火杴。有单服火杴法者，乃是地菘，不当用火杴。火杴乃《本草》名猪膏莓者，后人不识，重复出条也。按此数说各异，而今人风痹多用豨莶丸，将何适从耶？时珍尝聚诸草订视，则猪膏草素茎有直棱，兼有斑点，叶似苍耳而微长，似地菘而稍薄，对节而生，茎叶皆有细毛。肥壤一株分枝数十。八九月开小花，深黄色，中有长子如同蒿子，外萼有细刺粘人。地菘则青茎，圆而无棱，无斑无毛，叶皱似菘芥，亦不对节。观此则似与成、张二氏所说相合。今河南陈州采豨莶充方物，其状亦是猪膏草，则沈氏谓豨莶即猪膏莓者，其说无疑矣。苏恭所谓似酸浆者，乃龙葵，非豨莶，盖误认尔。但沈氏言世间单服火杴，乃是地菘，不当用猪膏莓，似与成、张之说相反。今按豨莶、猪膏莓条，并无治风之说。惟《本经》地菘条，有去痹除热，久服轻身耐老之语，则治风似当用地菘。然成、张进御之方，必无虚谬之理。或者二草皆有治风之功乎？而今服猪膏莓之豨莶者，复往往有效。其地菘不见有服之者。则豨莶之为猪膏，尤不必疑矣。

## 豨莶

**【气味】**苦,寒,有小毒。又曰:猪膏莓:辛、苦、平,无毒。〔藏器曰〕有小毒。苏恭曰猪膏无毒,误矣。

**【主治】**豨莶:治热䘌烦满不能食。生捣汁三合服,多则令人吐。又曰:猪膏莓:主金疮止痛,断血生肉,除诸恶疮,消浮肿。捣封之,汤渍散傅并良(苏恭)。主久疟痰癖,捣汁服取吐。捣傅虎伤、狗咬、蜘蛛咬、蚕咬、蠼螋溺疮(藏器)。治肝肾风气,四肢麻痹,骨痛膝弱,风湿诸疮(时珍)。

**【发明】**〔颂曰〕蜀人单服豨莶法:五月五日、六月六日、九月九日,采叶,去根茎花实,净洗暴干。入甑中,层层洒酒与蜜蒸之,又暴。如此九过,则气味极香美。熬捣筛末,蜜丸服之。云甚益元气,治肝肾风气,四肢麻痹,骨间疼,腰膝无力者,亦能行大肠气。诸州所说,皆云性寒有小毒,与唐本同。惟文州及高邮军云:性热无毒。服之补益,安五脏,生毛发,兼主风湿疮,肌肉顽痹,妇人久冷尤宜用。须去粗茎,留枝叶花实蒸暴。两说不同。岂单用叶则寒而有毒,并枝花实则热而无毒乎?抑土地所产不同而然欤?〔时珍曰〕生捣汁服则令人吐,故云有小毒。九蒸九暴则补人去痹,故云无毒。生则性寒,熟则性温,云热者非也。〔慎微曰〕按江陵府节度使成讷《进豨莶丸方表》略云:臣有弟䜣,年三十一中风,伏枕五年,百医不瘥。有道人锺针因睹此患,曰:可饵豨莶丸必愈。其草多生沃壤,高三尺许,节叶相对。当夏五月以来收之,每去地五寸剪刈,以温水洗去泥土,摘叶及枝头。凡九蒸九暴,不必太燥,但以取足为度。仍熬捣为末,炼蜜丸如梧子大,空心温酒或米饮下二三十丸。服至二千丸,所患忽加,不得忧虑,是药攻之力。服至四千丸,必得复故。至五千丸，当复丁壮。臣依法修合，令诉服之，果如其言。服后须吃饭三五匙压之。五月五日采者佳。奉敕宣付医院详录。又知益州张咏《进豨莶丸表》略云：切以餐石饮水，可作充肠之馔；饵松含柏，亦成救病之功。是以疗饥者不在于羞珍，愈病者何烦于异术？倘获济时之药，辄陈鄙物之形。不耻管窥，辄干天听。臣因换龙兴观，掘得一碑，内说修养气术，并药方二件。依方差人访问采觅，其草颇有异，金棱银线，素茎紫荄，对节而生。蜀号火杴，茎叶颇同苍耳。不费登高历险，每常求少获多。急采非难，广收甚易。倘勤久服，旋见神功。谁知至贱之中，乃有殊常之效。臣自吃至百服，眼目清明。即至千服，髭须乌黑，筋力轻健，效验多端。臣本州有都押衙罗守一，曾因中风坠马，失音不语。臣与十服，其病立瘥。又和尚智严，年七十，忽患偏风，口眼㖞斜，时时吐涎。臣与十服，亦便得痊。今合一百剂，差职员史元奏进。

**【附方】**新五。

风寒泄泻火杴丸：治风气行于肠胃，泄泻。火杴草为末，醋糊丸梧子大。每服三十丸，白汤下（《圣济总录》）。

痈疽肿毒一切恶疮。豨莶草端午采者一两，乳香一两，白矾烧半两，为末。每服二钱，热酒调下。毒重者连进三服，得汗妙（《乾坤秘韫》）。

发背丁疮豨莶草、五叶草即五爪龙、野红花即小蓟、大蒜等分，擂烂，入热酒一碗，绞汁服，得汗立效（《乾坤生意》）。

丁疮肿毒端午采豨莶草，日干为末。每服半两，热酒调下。汗出即愈，极有效验（《集简方》）。

反胃吐食火杴草焙为末，蜜丸梧子大，每沸汤下五十丸（《百一选方》）。

【附录】类鼻〔《别录·有名未用》曰〕味酸，温，无毒。主痿痹。生田中高地。叶如天名精。美根，五月采。〔时珍曰〕此似猪膏草也。古今名谓或不同，故附于此。羊屎柴〔时珍曰〕按《乾坤生意》云：一名牛屎柴，生山野中。叶类鹤虱，四月开白花。其叶主痈疽发背，捣傅之。冬月用根。可以毒鱼。

## 箬《纲目》

【释名】篛（与箬同。〖《玉篇》〗）、辽叶（〖《纲目》〗）。〔时珍曰〕箬若竹而弱，故名。其生疏辽，故又谓之辽。

【集解】〔时珍曰〕箬生南方平泽。其根与茎皆似小竹，其节籜与叶皆似芦荻，而叶之面青背淡，柔而韧，新旧相代，四时常青。南人取叶作笠，及裹茶盐，包米粽，女人以衬鞋底。

叶

【气味】甘，寒，无毒。

【主治】男女吐血、衄血、呕血、咯血、下血。并烧存性，温汤服一钱匕。又通小便，利肺气喉痹，消痈肿（时珍）。

【附方】新一十二。

一切眼疾笼箬烧灰，淋汁洗之，久之自效（《经验方》）。

咽喉闭痛辽叶、灯心草烧灰等分，吹之，甚妙（《集简方》）。

耳忽作痛或红肿内胀。将经霜青箬露在外，将朽者烧存

箬

性，为末。傅入耳中，其疼即止（杨起《简便方》）。

**肺壅鼻衄**箬叶烧灰、白面三钱，研匀，井花水服二钱（《圣济总录》）。

**经血不止**箬叶灰、蚕纸灰等分，为末。每服二钱，米饮下（《圣济总录》）。

**肠风便血**茶篓内箬叶，烧存性。每服三匙，空心糯米汤下。或入麝香少许（王璆《百一选方》）。

**男妇血淋**亦治五淋。多年煮酒瓶头箬叶，三五年至十年者尤佳。每用七个，烧存性，入麝香少许，陈米饮下，日三服。有人患此，二服愈。福建煮过夏月酒多有之（《百一选方》）。

**尿白如注**小腹气痛。茶笼内箬叶烧存性，入麝香少许，米饮下（《经验方》）。

**小便涩滞**不通。干箬叶一两烧灰，滑石半两，为末，每米饮服三钱（《普济方》）。

**男妇转脬**方同上。

**吹奶乳痈**五月五日粽箬烧灰，酒服二钱，即散，累效（《济急仙方》）。

**痘疮倒靥**箬叶灰一钱，麝香少许，酒服（张德恭《痘疹便览》方）。

### 芦《别录·下品》

〔校正〕并入《拾遗》江中采出芦。

**【释名】**苇（音伟。〖《尔雅》〗）、葭（音加。〖《尔雅》〗），花名蓬莪（《唐本》）、笋名蘿（音拳。〖《尔雅》〗）。〔时珍曰〕按毛苌《诗疏》云：苇之初生曰葭，未秀曰芦，长成曰苇。苇者，伟大也。芦者，色卢黑也。葭者，嘉美也。

**【集解】**〔恭曰〕芦根生下湿地。茎叶似竹，花若荻花，名蓬蕽。二月、八月采根，日干用。〔颂曰〕今在处有之，生下湿陂泽中。其状都似竹，而叶抱茎生，无枝。花白作穗若茅花。根亦若竹根而节疏。其根取水底味甘辛者。其露出及浮水中者，并不堪用。按郭璞注《尔雅》云：葭即芦也。苇即芦之成者。菼，薍，似苇而小，中实，江东呼为乌苠（音丘）。或谓之莲，即荻也。至秋坚成，即谓之萑（音桓）。蒹似萑

荻 蘆

芦

而细长，高数尺，江东谓之薕。其花皆名芀（音调）。其萌皆名蘿，堪食如竹笋。若然，则芦苇通为一物也。所谓蒹，乃今作帘者是也。所谓菼者，今以当薪者是也。而人罕能别蒹菼与芦苇也。又北人以苇与芦为二物。水旁下湿所生者皆名苇。其细不及指大，人家池圃所植者，皆名芦。其干差大，深碧色者，谓之碧芦，亦难得。然则芦苇皆可通用矣。〔时珍曰〕芦有数种：其长丈许中空皮薄色白者，葭也，芦也，苇也。短小于苇而中空皮厚色青苍者，菼也，薍也，荻也，萑也。其最短小而中实者蒹也，薕也。皆以初生、已成得名。其身皆如竹，其叶皆长如箬叶，其根入药，性味皆同。其未解叶者，古谓之紫蓉。〔敩曰〕芦根须要逆水生，并黄泡肥厚者，去须节并赤黄皮用。

根

〔气味〕甘，寒，无毒。

〔主治〕消渴客热，止小便利（《别录》）。疗反胃呕逆不下食，胃中热，伤寒内热，弥良（苏恭）。解大热，开胃，治噎哕不止（甄权）。寒热时疾烦闷，泻痢人渴，孕妇心热（大明）。

笋

〔气味〕小苦，冷，无毒。〔甯源曰〕忌巴豆。

〔主治〕膈间客热，止渴，利小便，解河豚及诸鱼蟹毒（甯源）。解诸肉毒（时珍）。

〔发明〕〔时珍曰〕按《雷公炮炙论》序云：益食加觞，须煎芦、朴。注云：用逆水芦根并厚朴二味等分，煎汤服。盖芦根甘能益胃，寒能降火故也。

〔附方〕旧六，新六。

骨蒸肺痿不能食者，苏游芦根饮主之。芦根、麦门冬、地骨皮、生姜各十两，橘皮、茯苓各五两，水二斗，煮八升，去滓，分五服，取汗乃瘥（《外台秘要》）。

劳复食复欲死。并以芦根煮浓汁饮（《肘后方》）。

呕哕不止厥逆者。芦根三斤切，水煮浓汁，频饮二升。《必效》：若以童子小便煮服，不过三服愈（《肘后方》）。

五噎吐逆心膈气滞，烦闷不下食。芦根五两剉，以水三大盏，煮取二盏，去滓温服（《金匮玉函方》）。

反胃上气芦根、茅根各二两，水四升，煮二升，分服（《千金方》）。

霍乱烦闷芦根三钱，麦门冬一钱，水煎服（《千金方》）。

霍乱胀痛芦根一升，生姜一升，橘皮五两，水八升，煎三升，分服（《太平圣惠方》）。

食狗肉毒心下坚，或腹胀口干，忽发热妄语。芦根煮汁服（梅师方）。

中马肉毒方同上（《圣惠》）。

鲩鲗鱼毒方同上（《肘后方》）。

食蟹中毒方同上（《千金》）。

中药箭毒方同上（《千金》）。

茎、叶

〔气味〕甘，寒，无毒。

〔主治〕霍乱呕逆，肺痈烦热，痈疽。烧灰淋汁，煎膏，蚀恶肉，去黑子（时珍）。莳：治金疮，生肉灭瘢（徐之才）。江中采出芦：令夫妇和同，用之有法（藏器）。

〔发明〕〔时珍曰〕古方煎药多用劳水及陈芦火，取其水不强，火不盛也。芦中空虚，故能入心肺，治上焦虚热。

〔附方〕新六。

霍乱烦渴腹胀。芦叶一握，水煎服。○又方：芦叶五钱，糯米二钱半，竹茹一钱，水煎，入姜汁、蜜各半合，煎两沸，时时呷之（《圣惠方》）。

吐血不止芦荻外皮烧灰，勿令白，为末，入蚌粉少许，研匀，麦门冬汤服一二钱。三服可救一人（《圣惠方》）。

肺痈咳嗽烦满微热，心胸甲错。苇茎汤：用苇茎切二升，水二斗，煮汁五升。入桃仁五十枚，薏苡仁、瓜瓣各半升，煮取二升，服。当吐出脓血而愈（张仲景《金匮玉函方》）。

发背溃烂陈芦叶为末，以葱椒汤洗净，傅之神效（《乾坤秘韫》）。

痈疽恶肉白炭灰、荻灰等分，煎膏涂之，蚀尽恶肉，以生肉膏贴之。亦去黑子。此药只可留十日，久则不效（葛洪《肘后方》）。

小儿秃疮以盐汤洗净，蒲苇灰傅之（《圣济总录》）。

蓬莪

〔气味〕甘，寒，无毒。

〔主治〕霍乱。水煮浓汁服，大验（苏恭）。煮汁服，解中鱼蟹毒（苏颂）。烧灰吹鼻，止衄血。亦入崩中药（时珍）。

〔附方〕新二。

干霍乱病心腹胀痛。芦蓬茸一把，水煮浓汁，顿服二升（《小品方》）。

诸般血病水芦花、红花、槐花、白鸡冠花、茅花等分，水二钟，煎一钟服（万表《积善堂方》）。

## 甘蔗《别录·下品》

**【释名】**芭蕉（《衍义》）、天苴（《史记》注）、芭苴（《史记》注）。〔时珍曰〕按陆佃《埤雅》云：蕉不落叶，一叶舒则一叶焦，故谓之焦。俗谓干物为巴，巴亦蕉意也。《稽圣赋》云：竹布实而根苦，蕉舒花而株槁。芭苴乃蕉之音转也。蜀人谓之天苴。曹叔雅《异物志》云：芭蕉结实，其皮赤如火，其肉甜如蜜，四五枚可饱人，而滋味常在牙齿间，故名甘蔗。

**【集解】**〔弘景曰〕甘蔗本出广州。今江东并有，根叶无异，惟子不堪食耳。〔恭曰〕甘蔗出岭南者，子大味甘；北间者，但有花无实。〔颂曰〕今二广、闽中、川蜀皆有，而闽广者实极甘美可啖，他处虽多，而作花者亦少，近时中州种之甚盛，皆芭蕉也。其类亦多。有子者名甘蔗，卷心中抽干作花。初生大萼，似倒垂菡萏，有十数层，层皆作瓣，渐大则花出瓣中，极繁盛。红者如火炬，谓之红蕉。白者如蜡色，谓之水蕉。其花大类象牙，故谓之牙蕉。其实亦有青黄之别,品类亦多,最甘美,曝干可寄远,北土得之以为珍果。其茎解散如丝,闽人以灰汤练治,纺绩为布,谓之蕉葛。〔宗奭曰〕芭蕉三年已上即有花,自心中抽出,一茎止一花,全如莲花,瓣亦相似,但色微黄绿,中心无蕊,悉是花叶也。花头常下垂,每一朵自中夏开,直至中秋后方尽,凡三叶开则三叶脱落也。〔时珍曰〕按万震《南州异物志》云:甘蔗即芭蕉,乃草类也。望之如树株,大者一围余。叶长

甘蕉

丈许,广尺余至二尺。其茎虚软如芋,皆重皮相裹。根如芋魁,青色,大者如车毂。花着茎末,大如酒杯,形色如莲花。子各为房,实随花长,每花一阖,各有六子,先后相次,子不俱生,花不俱落也。蕉子凡三种,未熟时皆苦涩,熟时皆甜而脆,味如葡萄,可以疗饥。一种子大如拇指,长六七寸,锐似羊角,两两相抱者,名羊角蕉,剥其皮黄白色,味最甘美。一种子大如鸡卵,有类牛乳者,名牛乳蕉,味微减。一种子大如莲子,长四五寸,形正方者,味最弱也。并可蜜藏为果。又顾岕《海槎录》云:海南芭蕉常年开花结实,有二种:板蕉大而味淡,佛手蕉小而味甜。通呼为蕉子。不似江南者,花而不实。又范成大《虞衡志》云:南中芭蕉有数种:极大者凌冬不凋,中抽一干,长数尺,节节有花,花褪叶根有实,去皮取肉,软烂如绿柿,味极甘冷,四季恒实。土人以饲小儿,云性凉,去客热,谓之蕉子,又名牛蕉子。以梅汁渍,曝干

压扁,味甘酸有微霜,名芭蕉干。一种鸡蕉子,小于牛蕉,亦四季实。一种芽蕉子,小于鸡蕉,尤香嫩甘美,惟秋初结子。一种红蕉花,叶瘦,类芦箬,花色正红,如榴花,日拆一两叶,其端各有一点鲜绿尤可爱,春开至秋尽犹芳,俗名美人蕉。一种胆瓶蕉,根出土处特肥饱,状如胆瓶也。又费信《星槎胜览》云:南番阿鲁诸国,无米谷,惟种芭蕉、椰子,取实代粮也。

【气味】甘,大寒,无毒。〔恭曰〕性冷,不益人。多食动冷气。

【主治】生食,止渴润肺。蒸熟晒裂,舂取仁食,通血脉,填骨髓(孟诜)。生食,破血,合金疮,解酒毒。干者,解肌热烦渴(吴瑞)。除小儿客热,压丹石毒(时珍)。

根

〔气味〕甘,大寒,无毒。〔恭曰〕寒。〔颂曰〕甘蕉、芭蕉,性相同也。

〔主治〕痈肿结热(《别录》)。捣烂傅肿,去热毒。捣汁服,治产后血胀闷(苏恭)。主黄疸(孟诜)。治天行热狂,烦闷消渴,患痈毒并金石发动,躁热口干,并绞汁服之。又治头风游风(大明)。

〔附方〕旧四,新六。

发背欲死芭蕉根捣烂涂之(《肘后方》)。

一切肿毒方同上。

赤游风疹方同上。

风热头痛方同上。

风虫牙痛芭蕉自然汁一碗,煎热含嗽(《普济方》)。

天行热狂芭蕉根捣汁饮之(《日华子本草》)。

消渴饮水骨节烦热。用生芭蕉根捣汁,时饮一二合(《圣惠方》)。

血淋涩痛芭蕉根、旱莲草各等分,水煎服,日二(《圣惠方》)。

产后血胀捣芭蕉根绞汁,温服二三合。

疮口不合芭蕉根取汁,抹之良(《直指方》)。

蕉油以竹筒插入皮中,取出,瓶盛之。

〔气味〕甘,冷,无毒。

〔主治〕头风热,止烦渴,及汤火伤。梳头,止女人发落,令长而黑(大明)。暗风痫病,涎作运闷欲倒者,饮之取吐,极有奇效(苏颂)。

〔附方〕新一。

小儿截惊以芭蕉汁、薄荷汁煎匀,涂头顶,留囟门,涂四肢,留手足心勿涂,甚效(邓笔峰《杂兴》)。

叶

〔主治〕肿毒初发,研末,和生姜汁涂之(时珍。○《圣惠方》)。

〔附方〕新一。

岐毒初起芭蕉叶,熨斗内烧存性,入轻粉,麻油调涂,一日三上,或消或破,皆无痕也(《仁斋直指方》)。

花

〔主治〕心痹痛。烧存性研,盐汤点服二钱(《日华》)。

## 蘘荷《别录·中品》

〔校正〕自《菜部》移入此,并入《有名未用》蘘草为一。

【释名】覆葅(《别录》)、蘘草(《别录》)、猼苴(猼音博。(《上林赋》)、蒚苴(《说文》)、嘉草(《《周礼》》)。〔弘景曰〕《本草》白襄荷,而今人呼赤者为襄荷,白者为覆菹。盖食以赤者为胜,入药以白者为良,叶同一种尔。〔时珍曰〕覆菹,许氏《说文》作蒚苴,司马相如《上林赋》作猼苴,与芭蕉音相近。《离骚·大招》云:醢豚苦狗脍苴蓴。王逸注云:苴蓴(音博),襄荷也,见本草。而今之本草无之,则脱漏亦多矣。

**【集解】**〔《别录》曰〕襄草生淮南山谷。〔颂曰〕襄荷,荆襄江湖间多种之,北地亦有。春初生,叶似甘蕉,根似姜芽而肥,其叶冬枯,根堪为菹。其性好阴,在木下生者尤美。潘岳《闲居赋》云:襄荷依阴,时藿向阳,是也。宗懔《荆楚岁时记》云:仲冬以盐藏襄荷,用备冬储,又以防虫。史游《急就篇》云:襄荷冬日藏,其来远矣。然有赤白二种:白者入药,赤者堪啖,及作梅果多用之。〔宗奭曰〕襄荷,八九月间淹贮,以备冬月作蔬果。治病止用白者。〔时珍曰〕苏颂《图经》言:荆襄江湖多种,今访之无复识者。惟杨慎《丹铅录》云:《急就章》注:襄荷即今甘露。考之本草形性相同。甘露即芭蕉也。崔豹《古今注》云:襄荷似芭蕉而白色,其子花生根中,花未败时可食,久则消烂矣。根似姜。宜阴翳地,依荫而生。又按王旻《山居录》云:襄荷宜树阴下,二月种之。一种永生,不须锄耘,但加粪耳。八月初踏其苗令死,则根滋茂。九月初取其傍生根为菹,亦可酱藏。

襄荷

十月中以糠覆其根下，则过冬不冻死也。

【修治】〔敩曰〕凡使勿用革牛草，真相似，其革牛草腥涩。凡使白蘘荷，以铜刀刮去粗皮一重，细切，入砂盆中研如膏，取自然汁炼作煎，新器摊冷，如干胶状，刮取用之。

根

〔气味〕辛，温，有小毒。〔思邈曰〕辛，微温，涩，无毒。

〔主治〕中蛊及疟，捣汁服（《别录》）。溪毒，沙虱，蛇毒（弘景）。诸恶疮。根心：主稻麦芒入目中不出，以汁注目即出（苏恭）。赤眼涩痛，捣汁点之（时珍）。

蘘草

〔气味〕苦、甘，寒，无毒。〔大明曰〕平。

〔主治〕温疟寒热，酸嘶邪气，辟不祥（《别录》）。

【发明】〔弘景曰〕中蛊者服蘘荷汁，并卧其叶，即呼蛊主姓名。多食损药力，又不利脚。人家种之，亦云辟蛇。〔颂曰〕按干宝《搜神记》云：外姊夫蒋士先，得疾下血，言中蛊。其家密以蘘荷置于席下。忽大笑曰：蛊我者，张小小也。乃收小小，小小亡走。自此解蛊药多用之，往往验也。《周礼》庶氏以嘉草除蛊毒，宗懔谓嘉草即蘘荷是也。陈藏器云：蘘荷、茜根为主蛊之最，谓此。〔时珍曰〕《别录》：《菜部》蘘荷，谓根也；《草部》蘘草，谓叶也。其主治亦颇相近，今并为一云。

【附方】旧八，新一。

卒中蛊毒下血如鸡肝，昼夜不绝，脏腑败坏待死者。以蘘荷叶密置病人席下，勿令知之，必自呼蛊主姓名也（梅师方）。

喉中似物吞吐不出，腹胀羸瘦。取白蘘荷根捣汁服，蛊立出也（梅师方）。

喉舌疮烂酒渍蘘荷根半日，含漱其汁，瘥乃止（《外台秘要》）。

**吐血痔血**向东蘘荷根一把,捣汁三升服之（《肘后方》）。

**妇人腰痛**方同上。

**月信涩滞**蘘荷根细切,水煎取二升,空心入酒和服（《经验方》）。

**风冷失声**咽喉不利。蘘荷根二两,捣绞汁,入酒一大盏,和匀,细细服,取瘥（《肘后方》）。

**伤寒时气**温病初得,头痛壮热,脉盛者。用生蘘荷根叶合捣,绞汁服三四升（《肘后》）。

**杂物入目**白蘘荷根取心捣,绞取汁,滴入目中,立出（《普济方》）。

## 麻黄《本经·中品》

**【释名】**龙沙（《本经》）、卑相（《别录》）、卑盐（《别录》）。〔时珍曰〕诸名殊不可解。或云其味麻,其色黄,未审然否? 张揖《广雅》云:龙沙,麻黄也。狗骨,麻黄根也。不知何以分别如此?

**【集解】**〔《别录》曰〕麻黄生晋地及河东,立秋采茎,阴干令青。〔弘景曰〕今出青州、彭城、荥阳、中牟者为胜,色青而多沫。蜀中亦有,不好。〔恭曰〕郑州鹿台及关中沙苑河旁沙洲上最多。同州沙苑既多,其青、徐者亦不复用。〔禹锡曰〕按段成式《酉阳杂俎》云:麻黄茎头开花,花小而黄,丛生。子如覆盆子,可食。〔颂曰〕今近汴京多有之,以荥阳、中牟者为胜。春生苗,至夏五月则长及一尺以来。梢上有黄花,结实如百合瓣而小,又似皂荚子,味甜,微有麻黄气,外皮红,里仁子黑。根紫赤色。俗说有雌雄二种:雌者于三月、四月内开花,六月结子。雄者无花,不结子。至立秋后收茎阴干。〔时珍曰〕其根皮色黄赤,长者近尺。

## 茎

〔修治〕〔弘景曰〕用之折去节根,水煮十余沸,以竹片掠去上沫。沫令人烦,根节能止汗故也。

〔气味〕苦,温,无毒。〔《别录》曰〕微温。〔普曰〕神农、雷公:苦,无毒。扁鹊:酸。李当之:平。〔权曰〕甘,平。〔元素曰〕性温,味苦而甘辛,气味俱薄,轻清而浮,阳也,升也。手太阴之

麻黄

药,入足太阳经,兼走手少阴、阳明。〔时珍曰〕麻黄微苦而辛,性热而轻扬。僧继洪云:中牟有麻黄之地,冬不积雪,为泄内阳也。故过用则泄真气。观此则性热可知矣。服麻黄自汗不止者,以冷水浸头发,仍用扑法即止。凡服麻黄药,须避风一日,不尔病复作也。凡用须佐以黄芩,则无赤眼之患。〔之才曰〕厚朴、白微为之使。恶辛夷、石韦。

〔主治〕中风伤寒头痛,温疟,发表出汗,去邪热气,止咳逆上气,除寒热,破癥坚积聚(《本经》)。五脏邪气缓急,风胁痛,字乳余疾,止好唾,通腠理,解肌,泄邪恶气,消赤黑斑毒。不可多服,令人虚(《别录》)。治身上毒风瘑痹,皮肉不仁,主壮热温疫,山岚瘴气(甄权)。通九窍,调血脉,开毛孔皮肤(大明)。去营中寒邪,泄卫中风热(元素)。散赤目肿痛,水肿

风肿,产后血滞（时珍）。

〔**发明**〕〔弘景曰〕麻黄疗伤寒,解肌第一药。〔颂曰〕张仲景治伤寒,有麻黄汤及葛根汤、大小青龙汤,皆用麻黄。治肺痿上气,有射干麻黄汤、厚朴麻黄汤,皆大方也。〔杲曰〕轻可去实,麻黄、葛根之属是也。六淫有余之邪,客于阳分皮毛之间,腠理闭拒,营卫气血不行,故谓之实。二药轻清成象,故可去之。麻黄微苦,其形中空,阴中之阳,入足太阳寒水之经。其经循背下行,本寒而又受外寒,故宜发汗,去皮毛气分寒邪,以泄表实。若过发则汗多亡阳,或饮食劳倦及杂病自汗表虚之证用之,则脱人元气,不可不禁。〔好古曰〕麻黄治卫实之药,桂枝治卫虚之药,二物虽为太阳证药,其实营卫药也。心主营为血,肺主卫为气。故麻黄为手太阴肺之剂,桂枝为手少阴心之剂。伤寒伤风而咳嗽,用麻黄、桂枝,即汤液之源也。〔时珍曰〕麻黄乃肺经专药,故治肺病多用之。张仲景治伤寒无汗用麻黄,有汗用桂枝。历代明医解释,皆随文傅会,未有究其精微者。时珍常绎思之,似有一得,与昔人所解不同云。津液为汗,汗即血也。在营则为血,在卫则为汗。夫寒伤营,营血内涩,不能外通于卫,卫气闭固,津液不行,故无汗发热而憎寒。夫风伤卫,卫气外泄,不能内护于营,营气虚弱,津液不固,故有汗发热而恶风。然风寒之邪,皆由皮毛而入。皮毛者,肺之合也。肺主卫气,包罗一身,天之象也。是证虽属乎太阳,而肺实受邪气。其证时兼面赤怫郁,咳嗽有痰,喘而胸满诸证者,非肺病乎？盖皮毛外闭,则邪热内攻,而肺气膹郁。故用麻黄、甘草同桂枝,引出营分之邪,达之肌表,佐以杏仁泄肺而利气。汗后无大热而喘者,加以石膏。朱肱《活人书》:夏至后加石膏、知母,皆是泄肺火之药。是则麻黄汤虽太阳发汗重剂,实为发散肺经火郁之药也。腠理不密,则津液外泄,而肺气自虚。虚则补其母。故用桂枝同甘草，外散风邪以救表，内伐肝木以防脾。佐以芍药，泄木而固脾，泄东所以补西也。使以姜枣，行脾之津液而和营卫也。下后微喘者加厚朴、杏仁，以利肺气也。汗后脉沉迟者加人参，以益肺气也。朱肱加黄芩为阳旦汤，以泻肺热也。皆是脾肺之药。是则桂枝虽太阳解肌轻剂，实为理脾救肺之药也。此千古未发之秘旨，愚因表而出之。又少阴病发热脉沉，有麻黄附子细辛汤、麻黄附子甘草汤。少阴与太阳为表里，乃赵嗣真所谓熟附配麻黄，补中有发也。一锦衣夏月饮酒达旦，病水泄，数日不止，水谷直出。服分利消导升提诸药则反剧。时珍诊之，脉浮而缓，大肠下弩，复发痔血。此因肉食生冷茶水过杂，抑遏阳气在下，木盛土衰，《素问》所谓久风成飧泄也。法当升之扬之。遂以小续命汤投之，一服而愈。昔仲景治伤寒六七日，大下后，脉沉迟，手足厥逆，咽喉不利，唾脓血，泄利不止者，用麻黄升麻汤平其肝肺，兼升发之，即斯理也。神而明之，此类是矣。

〔附方〕旧五，新七。

**天行热病**初起一二日者。麻黄一大两去节，以水四升煮，去沫，取二升，去滓，着米一匙及豉，为稀粥。先以汤浴后，乃食粥，厚覆取汗，即愈（孟诜《必效方》）。

**伤寒雪煎**麻黄十斤去节，杏仁四升去皮熬，大黄一斤十三两。先以雪水五石四斗，渍麻黄于东向灶釜中。三宿后，纳大黄搅匀，桑薪煮至二石，去滓。纳杏仁同煮至六七斗，绞去滓，置铜器中。更以雪水三斗，合煎令得二斗四升，药成，丸如弹子大。有病者以沸白汤五合，研一丸服之，立汗出。不愈，再服一丸。封药勿令泄气（《千金方》）。

**伤寒黄疸**表热者，麻黄醇酒汤主之。麻黄一把，去节绵裹,美酒五升,煮取半升,顿服取小汗。春月用水煮(《千金方》)。

**里水黄肿**张仲景云:一身面目黄肿,其脉沉,小便不利,甘草麻黄汤主之。麻黄四两,水五升,煮去沫,入甘草二两,煮取三升。每服一升,重复汗出。不汗再服。慎风寒。○《千金》云:有患气虚久不瘥,变成水病,从腰以上肿者,宜此发其汗。

**水肿脉沉**属少阴,其脉浮者为风,虚胀者为气,皆非水也。麻黄附子汤汗之。麻黄三两,水七升,煮去沫,入甘草二两,附子炮一枚,煮取二升半。每服八分,日三服,取汗(张仲景《金匮要略》)。

**风痹冷痛**麻黄去根五两,桂心二两,为末,酒二升,慢火熬如饧。每服一匙,热酒调下,至汗出为度。避风(《圣惠方》)。

**小儿慢脾**风,因吐泄后而成。麻黄长五寸十个去节,白术指面大二块,全蝎二个,生薄荷叶包煨,为末。二岁以下一字,三岁以上半钱,薄荷汤下(《圣惠方》)。

**尸咽痛痹**语声不出。麻黄以青布裹,烧烟筒中熏之(《圣惠方》)。

**产后腹痛**及血下不尽。麻黄去节,为末,酒服方寸匕,一日二三服,血下尽即止(《子母秘录》)。

**心下悸病**半夏麻黄丸:用半夏、麻黄等分,末之,炼蜜丸小豆大。每饮服三丸,日三服(《金匮要略》)。

**痘疮倒靥**〔寇宗奭曰〕郑州麻黄去节半两,以蜜一匙同炒良久,以水半升煎数沸,去沫再煎去三分之一,去滓乘热服之,避风,其疮复出也。一法:用无灰酒煎,其效更速。仙源县笔工李用之子,病斑疮风寒倒靥已困,用此一服便出,如神。

**中风诸病**麻黄一秤去根,以王相日乙卯日,取东流水三石三斗,以净锅盛五七斗,先煮五沸,掠去沫,逐旋添水,尽至三五斗,漉去麻黄,澄定,滤去滓,取清再熬至一斗,再澄再滤,取汁再熬,至升半为度,密封收之,一二年不妨。每服一二匙,热汤化下取汗。熬时要勤搅,勿令着底,恐焦了。仍忌鸡犬阴人见之。此刘守真秘方也(《宣明方》)。

### 根节

〔气味〕甘,平,无毒。

〔主治〕止汗,夏月杂粉扑之(弘景)。

〔发明〕〔权曰〕麻黄根节止汗,以故竹扇杵末同扑之。又牡蛎粉、粟粉并麻黄根等分,为末,生绢袋盛贮。盗汗出,即扑,手摩之。〔时珍曰〕麻黄发汗之气驶不能御,而根节止汗效如影响,物理之妙,不可测度如此。自汗有风湿、伤风、风温、气虚、血虚、脾虚、阴虚、胃热、痰饮、中暑、亡阳、柔痓诸证,皆可随证加而用之。当归六黄汤加麻黄根,治盗汗尤捷。盖其性能行周身肌表,故能引诸药外至卫分而固腠理也。本草但知扑之之法,而不知服饵之功尤良也。

〔附方〕新八。

盗汗阴汗麻黄根、牡蛎粉为末,扑之。

盗汗不止麻黄根、椒目等分,为末。每服一钱,无灰酒下。外以麻黄根、故蒲扇为末,扑之(《奇效良方》)。

小儿盗汗麻黄根三分,故蒲扇灰一分,为末。以乳服三分,日三服。仍以干姜三分同为末,三分扑之(《古今录验》)。

诸虚自汗夜卧即甚,久则枯瘦。黄芪、麻黄根各一两,牡蛎米泔浸洗煅过,为散。每服五钱,水二盏,小麦百粒,煎服(《和剂局方》)。

虚汗无度麻黄根、黄芪等分,为末,飞面糊作丸梧子大。每用浮麦汤下百丸,以止为度(谈野翁《试验方》)。

产后虚汗黄芪、当归各一两,麻黄根二两。每服一两,煎汤下。

阴囊湿疮肾有劳热。麻黄根、石硫黄各一两,米粉一合,为末,傅之(《千金方》)。

内外障翳麻黄根一两,当归身一钱,同炒黑色,入麝香少许,为末。嗜鼻,频用。此南京相国寺东黑孩儿方也(《普济》)。

**【附录】云花草**〔时珍曰〕按葛洪《肘后方》治马疥,有云花草,云状如麻黄,而中坚实也。

## 木贼宋《嘉祐》

**【释名】**〔时珍曰〕此草有节,面糙涩。治木骨者,用之磋擦则光净,犹云木之贼也。

**【集解】**〔禹锡曰〕木贼出秦、陇、华、成诸郡近水地。苗长尺许,丛生。每根一干,无花叶,寸寸有节,色青,凌冬不凋。四月采之。〔颂曰〕所在近水地有之,采无时,今用甚多。〔时珍曰〕丛丛直上,长者二三尺,状似凫茈苗及粽心草,而中空有节,又似麻黄茎而稍粗,无枝叶。

木贼

茎

**【气味】**甘、微苦,无毒。〔时珍曰〕温。

**【主治】**目疾,退翳膜,消积块,益肝胆,疗肠风,止痢,及妇人月水不断,崩中赤白（《嘉祐》）。解肌，止泪止血，去风湿，疝痛，大肠脱肛（时珍）。

【发明】〔禹锡曰〕木贼得牛角䚡、麝香，治休息久痢。得禹余粮、当归、芎劳，治崩中赤白。得槐蛾、桑耳，治肠风下血。得槐子、枳实，治痔疾出血。〔震亨曰〕木贼去节烘过，发汗至易，本草不曾言及。〔时珍曰〕木贼气温，味微甘苦，中空而轻，阳中之阴，升也，浮也。与麻黄同形同性，故亦能发汗解肌，升散火郁风湿，治眼目诸血疾也。

【附方】旧三，新九。

目昏多泪 木贼去节，苍术泔浸，各一两，为末，每服二钱，茶调下。或蜜丸亦可。

急喉痹塞 木贼以牛粪火烧存性，每冷水服一钱，血出即安也（《圣惠方》）。

舌硬出血 木贼煎水漱之，即止（《圣惠方》）。

血痢不止 木贼五钱，水煎温服，一日一服（《圣惠方》）。

泻血不止 方同上，日二服（《广利方》）。

肠痔下血 多年不止。用木贼、枳壳各二两，干姜一两，大黄二钱半，并于铫内炒黑存性，为末。每粟米饮服二钱，甚效也（苏颂《图经本草》）。

大肠脱肛 木贼烧存性，为末掺之，按入即止。一加龙骨（《三因方》）。

妇人血崩 血气痛不可忍，远年近日不瘥者，雷氏木贼散主之。木贼一两，香附子一两，朴硝半两，为末。每服三钱，色黑者，酒一盏煎，红赤者，水一盏煎，和滓服，日二服。脐下痛者，加乳香、没药、当归各一钱，同煎。忌生冷硬物猪鱼油腻酒面（《医垒元戎》）。

**月水不断**木贼炒三钱,水一盏,煎七分,温服,日一服(《圣惠方》)。

**胎动不安**木贼去节、川芎等分,为末。每服三钱,水一盏,入金银一钱,煎服(《圣济总录》)。

**小肠疝气**木贼细判,微炒为末,沸汤点服二钱,缓服取效。一方:用热酒下(寇氏《本草衍义》)。

**误吞铜钱**木贼为末,鸡子白调服一钱(《圣惠方》)。

**【附录】问荆**〔藏器曰〕味苦,平,无毒。主结气瘤痛,上气气急,煮汁服之。生伊洛洲渚间,苗如木贼,节节相接,一名接续草。

# 石龙刍《本经·上品》

**【释名】龙须**(《本经》)、**龙修**(《山海经》)、**龙华**(《别录》)、**龙珠**(《本经》)、**悬莞**(《别录》)、**草续断**(《本经》)、**缙云草**(《纲目》)、**方宾**(《别录》)、**西王母簪**(《纲目》)。〔时珍曰〕刈草包束曰刍。此草生水石之处,可以刈束养马,故谓之龙刍。《述异记》周穆王东海岛中养八骏处,有草名龙刍,是矣。故古语云:一束龙刍,化为龙驹。亦孟子刍豢之义。龙须、王母簪,因形也。缙云,县名,属今处州,仙都山产此草,因以名之。崔豹《古今注》云:世言黄帝乘龙上天,群臣攀龙须坠地生草,名曰龙须者,谬也。江东以草织席,名西王母席,亦岂西王母骑虎而堕其须乎?

**【集解】**〔《别录》曰〕石龙刍生梁州山谷湿地,五月、七月采茎暴干。以九节多珠者良。〔弘景曰〕茎青细相连,实赤,今出近道水石处,似东阳龙须以作席者,但多节尔。〔藏器曰〕今出汾州、沁州、石州,亦处处有之。〔保昇曰〕丛生,茎如挺,所在有之,俗名龙须草,可为席,八月、九月采根暴干。〔时珍曰〕龙须丛生,状如粽心草及凫茈,苗直上,夏月茎端开小穗花,结细实,并无枝叶。今吴人多栽莳织席,他处自生者不多也。《本经》明言龙刍一名龙须,而陶弘景言龙刍似龙须但多节,似以为二物者,非矣。

草鬖龍

石龙刍

茎

〔气味〕苦,微寒,无毒。〔《别录》曰〕微温。

〔主治〕心腹邪气,小便不利淋闭,风湿鬼疰恶毒。久服补虚羸,轻身,耳目聪明,延年(《本经》)。补内虚不足,痞满,身无润泽,出汗,除茎中热痛,疗蛔虫及不消食(《别录》)。

败席

〔主治〕淋及小便卒不通,弥败有垢者方尺,煮汁服之(藏器)。

## 龙常草《别录·有名未用》

【释名】粽心草(《纲目》)。〔时珍曰〕俚俗五月采,系角黍之心,呼为粽心草是也。

【集解】〔《别录》曰〕生河水旁,状如龙刍,冬夏生。〔时珍曰〕按《尔雅》云:蔄,鼠莞也。郑樵解为龙刍。郭璞云:纤细似龙须,可为席,蜀中出者好。恐即此龙常也。盖是龙须之小者尔。故其功用亦相近云。

　茎

【气味】咸,温,无毒。

【主治】轻身,益阴气,疗痹寒湿(《别录》)。

## 灯心草宋《开宝》

【释名】虎须草(《纲目》)、碧玉草(《纲目》)。

【集解】〔志曰〕灯心草生江南泽地,丛生,茎圆细而长直,人将为席。〔宗奭曰〕陕西亦有之。蒸熟待干,折取中心白穰燃灯者,是谓熟草。又有不蒸者,但生干剥取为生草。入药宜用生草。〔时珍曰〕此即龙须之类,但龙须紧小而瓤实,此草稍粗而瓤虚白。吴人栽莳之,取瓤为灯炷,以草织席及蓑。他处野生者不多。外丹家以之伏硫、砂。《雷公炮炙论》序云:硇遇赤须,永

龙常草　　　　　灯心草

留金鼎。注云：赤须亦呼虎须草，煮硇能住火。不知即此虎须否也？

## 茎及根

〔修治〕〔时珍曰〕灯心难研，以粳米粉浆染过，晒干研末，入水澄之，浮者是灯心也，晒干用。

〔气味〕甘，寒，无毒。〔元素曰〕辛、甘，阳也。〔吴绶曰〕淡，平。

〔主治〕五淋，生煮服之。败席煮服，更良（《开宝》）。泻肺，治阴窍涩不利，行水，除水肿癃闭（元素）。治急喉痹，烧灰吹之甚捷。烧灰涂乳上，饲小儿，止夜啼（震亨）。降心火，止血通气，散肿止渴。烧灰入轻粉、麝香，治阴疳（时珍）。

〔附方〕旧一，新九。

**破伤出血**灯心草嚼烂傅之，立止（《胜金方》）。

**衄血不止**灯心一两，为末，入丹砂一钱，米饮每服二钱（《圣济总录》）。

**喉风痹塞**《瑞竹堂方》：用灯心一握，阴阳瓦烧存性，又炒盐一匙，每吹一捻，数次立愈。○一方：用灯心灰二钱，蓬砂末一钱，吹之。○一方：灯心、箬叶烧灰等分，吹之。○《惠济方》：用灯心草、红花烧灰，酒服一钱，即消。

**痘疮烦喘**小便不利者。灯心一把，鳖甲二两，水一升半，煎六合，分二服（庞安常《伤寒论》）。

**夜不合眼**难睡。灯草煎汤代茶饮，即得睡（《集简方》）。

**通利水道**白飞霞自制天一丸：用灯心十斤，米粉浆染，晒干研末，入水澄去粉，取浮者晒干，二两五钱，赤白茯苓去皮共五两，滑石水飞五两，猪苓二两，泽泻三两，人参一斤切片，熬膏和药,丸如龙眼大,朱砂为衣。每用一丸,任病换引。大段小儿生理向上,本天一生水之妙,诸病以水道通利为捷径也(《韩氏医通》)。

**湿热黄疸** 灯草根四两,酒、水各半,入瓶内煮半日,露一夜,温服(《集玄方》)。

**灯花烬** 见《火部》。

# 第十六卷　草部

## 目录

迎春花《纲目》

款冬花《本经》

鼠曲草《日华》（即米曲、佛耳草）

决明《本经》　茳芒、合明草附

地肤《本经》（即落帚）

瞿麦《本经》

王不留行《本经》

剪春罗《纲目》

金盏草《救荒》

葶苈《本经》

车前《本经》

狗舌草《唐本草》

马鞭草《别录》（即龙牙）

蛇含《本经》

女青《本经》

鼠尾草《别录》

狼把草《开宝》

狗尾草《纲目》

鳢肠《唐本草》（即旱莲草）

连翘《本经》

陆英《本经》

蒴藋《别录》

水英《图经》

蓝《本经》

蓝淀《纲目》

青黛《开宝》　雀翘附

甘蓝《拾遗》

蓼《本经》

水蓼《唐本草》

马蓼《纲目》

荭草《别录》

毛蓼《拾遗》

海根《拾遗》

火炭母草《图经》

三白草《唐本草》

蚕茧草《拾遗》

蛇茧草《拾遗》

虎杖《别录》

蒁《拾遗》

萹蓄《本经》

荩草《本经》

蒺藜《本经》

谷精草《开宝》

海金沙《嘉祐》

地杨梅《拾遗》

水杨梅《纲目》

地蜈蚣草《纲目》

半边莲《纲目》

紫花地丁《纲目》

鬼针草《拾遗》

独用将军《唐本草》　留军待附

见肿消《图经》

攀倒甑《图经》

水甘草《图经》

右附方旧一百七十一,新二百九十一。

# 第十六卷　草部

## 草之五隰草类下七十三种

### 地黄《本经·上品》

【释名】芐（音户。《别录》）、芑（音起。《别录》）、地髓（《本经》）。〔大明曰〕生者以水浸验之。浮者名天黄，半浮半沉者名人黄，沉者名地黄。入药沉者为佳，半沉者次之，浮者不堪。〔时珍曰〕《尔雅》云：芐，地黄。郭璞云：江东呼为芐。罗愿云：芐以沉下珍为贵，故字从下。

【集解】〔《别录》曰〕地黄生咸阳川泽黄土地者佳，二月、八月采根阴干。〔弘景曰〕咸阳即长安也。生渭城者乃有子实如小麦。今以彭城干地黄最好，次历阳，近用江宁板桥者为胜。作干者有法，捣汁和蒸，殊用工意，而此云阴干，恐以蒸作为失乎？人亦以牛膝、萎蕤作之，人不能别。〔颂曰〕今处处有之，以同州者为上。二月生叶，布地便出似车前，叶上有皱纹而不光。高者及尺余，低者三四寸。其花似油麻花而红紫色，亦有黄花者。其实作房如连翘，中子甚细而沙褐色。根如人手指，通黄色，粗细长短不常。种之甚易，根入土即生。一说：古称种地黄宜黄土。今不然，大宜肥壤虚地，则根大而多汁。其法以苇席围编如车轮，径丈余，以壤土实苇席中为坛。坛上又以苇席实土为一级，比下坛径减一尺。如此数级，如浮屠。乃以地黄根节多者寸断之，莳坛上，层层令满，逐日水灌，令茂盛。至春秋分时，自上层

地黄

取之，根皆长大而不断折，不被剐伤故也。得根暴干。出同州者光润甘美。〔宗奭曰〕地黄叶如甘露子，花如脂麻花，但有细斑点，北人谓之牛奶子花，茎有微细短白毛。〔时珍曰〕今人惟以怀庆地黄为上，亦各处随时兴废不同尔。其苗初生塌地，叶如山白菜而毛涩，叶面深青色，又似小芥叶而颇厚，不叉丫。叶中撺茎，上有细毛。茎梢开小筒子花，红黄色。结实如小麦粒。根长四五寸，细如手指，皮赤黄色，如羊蹄根及胡萝卜根，曝干乃黑，生食作土气。俗呼其苗为婆婆奶。古人种子，今惟种根。王旻《山居录》云：地黄嫩苗，摘其旁叶作菜，甚益人。本草以二月、八月采根，殊未穷物性。八月残叶犹在，叶中精气，未尽归根。二月新苗已生，根中精气已滋于叶。不如正月、九月采者殊好，又与蒸曝相宜。《礼记》云：羊苓豕薇，则自古已食之矣。〔嘉谟曰〕江浙壤地种者，受南方阳气，质虽光润而力微；怀庆山产者，禀北方纯阴，皮有疙瘩而力大。

### 干地黄

〔**修治**〕〔藏器曰〕干地黄，《本经》不言生干及蒸干。方家所用二物各别，蒸干即温补，生干即平宣，当依此法用。〔时珍曰〕《本经》所谓干地黄者，即生地黄之干者也。其法取地黄一百斤，择肥者六十斤洗净，晒令微皱。以拣下者洗净，木臼中捣绞汁尽，投酒更捣，取汁拌前地黄，日中晒干，或火焙干用。

〔气味〕甘,寒,无毒。〔《别录》曰〕苦。〔权曰〕甘,平。〔好古曰〕甘、苦,寒,气薄味厚,沉而降,阴也。入手足少阴厥阴及手太阳之经。酒浸,上行外行。日干者平,火干者温,功用相同。〔元素曰〕生地黄大寒,胃弱者斟酌用之,恐损胃气。〔之才曰〕得清酒、麦门冬良。恶贝母,畏芜荑。〔权曰〕忌葱、蒜、萝卜、诸血,令人营卫涩,须发白。〔敩曰〕忌铜、铁器,令人肾消并发白,男损营,女损卫。〔时珍曰〕姜汁浸则不泥膈,酒制则不妨胃。鲜用则寒,干用则凉。

〔主治〕伤中,逐血痹,填骨髓,长肌肉。作汤除寒热积聚,除痹,疗折跌绝筋。久服轻身不老,生者尤良《本经》。主男子五劳七伤,女子伤中胞漏下血,破恶血,溺血,利大小肠,去胃中宿食,饱力断绝,补五脏内伤不足,通血脉,益气力,利耳目《别录》。助心胆气,强筋骨长志,安魂定魄,治惊悸劳劣,心肺损,吐血鼻衄,妇人崩中血运（大明）。产后腹痛。久服变白延年（甄权）。凉血生血,补肾水真阴,除皮肤燥,去诸湿热（元素）。主心病掌中热痛,脾气痿蹶嗜卧,足下热而痛（好古）。治齿痛唾血。

生地黄

〔气味〕大寒。

〔主治〕妇人崩中血不止,及产后血上薄心闷绝。伤身胎动下血,胎不落,堕坠跞折,瘀血留血,鼻衄吐血,皆捣饮之《别录》。解诸热,通月水,利水道。捣贴心腹,能消瘀血（甄权）。

〔发明〕〔好古曰〕生地黄入手少阴,又为手太阳之剂,故钱仲阳泻丙火与木通同用以导赤也。诸经之血热,与他药相随,亦能治之。溺血、便血皆同。〔权曰〕病人虚而多热者,宜加用之。〔戴原礼曰〕阴微阳盛,相火炽强,来乘阴位,日渐煎熬,为虚火之证者,宜地黄之属,以滋阴退阳。○〔宗奭曰〕《本经》只言干、生二种,不言熟者。如血虚劳热,产后虚热,老人中虚燥热者,若与生干,当虑太寒,故后世改用蒸曝熟者。生熟之功殊别,不可不详。〔时珍曰〕《本经》所谓干地黄者,乃阴干、日干、火干者,故又云生者尤良。《别录》复云生地黄者,乃新掘鲜者,故其性大寒。其熟地黄乃后人复蒸晒者。诸家本草皆指干地黄为熟地黄,虽主治证同,而凉血补血之功稍异,故今别出熟地黄一条于下。

## 熟地黄

〔修治〕〔颂曰〕作熟地黄法:取肥地黄三二十斤净洗,别以拣下瘦短者三二十斤捣绞取汁,投石器中,浸漉令浃,甑上浸三四过,时时浸滤转蒸讫,又暴使汁尽。其地黄当光黑如漆,味甘如饴。须瓷器收之,以其脂柔喜润也。〔敩曰〕采生地黄去皮,瓷锅上柳木甑蒸之,摊令气歇,拌酒再蒸,又出令干。勿犯铜铁器,令人肾消并发白,男损营,女损卫也。〔时珍曰〕近时造法:拣取沉水肥大者,以好酒入缩砂仁末在内,拌匀,柳木甑于瓦锅内蒸令气透,晾干。再以砂仁酒拌蒸晾。如此九蒸九晾乃止。盖地黄性泥,得砂仁之香而窜,合和五脏冲和之气,归宿丹田故也。今市中惟以酒煮熟售者,不可用。

〔气味〕甘、微苦,微温,无毒。〔元素曰〕甘、微苦,寒。假酒力洒蒸,则微温而大补。味厚气薄,阴中之阳,沉也。入手足少阴厥阴之经。治外治上,须酒制。忌萝卜、葱、蒜、诸血。得牡丹皮、当归,和血生血凉血,滋阴补髓。

〔主治〕填骨髓,长肌肉,生精血,补五脏内伤不足,通血脉,利耳目,黑须发,男子五劳七伤,女子伤中胞漏,经候不调,胎产百病(时珍)。补血气,滋肾水,益真阴,去脐腹急痛,病后胫股酸痛(元素)。坐而欲起,目眦眦无所见(好古)。

〔发明〕〔元素曰〕地黄生则大寒而凉血,血热者须用之;熟则微温而补肾,血衰者须用之。又脐下痛属肾经,非熟地黄不能除,乃通肾之药也。〔好古曰〕生地黄治心热、手足心热,入手足少阴厥阴,能益肾水,凉心血,其脉洪实者宜之。若脉虚者,则宜熟地黄,假火力蒸九数,故能补肾中元气。仲景八味丸以之为诸药之首,天一所生之源也。汤液四物汤治藏血之脏,以之为君者,癸乙同归一治也。〔时珍曰〕按王硕《易简方》云:男子多阴虚,宜用熟地黄;女子多血热,宜用生地黄。又云:生地黄能生精血,天门冬引入所生之处;熟地黄能补精血,用麦门冬引入所补之处。虞抟《医学正传》云:生地黄生血,而胃气弱者服之,恐妨食;熟地黄补血,而痰饮多者服之,恐泥膈。或云:生地黄酒炒则不妨胃,熟地黄姜汁炒则不泥膈。此皆得用地黄之精微者也。〔颂曰〕崔元亮《海上方》:治一切心痛,无问新久。以生地黄一味,随人所食多少,捣绞取汁,搜面作馎饦或冷淘食,良久当利出虫,长一尺许,头似壁宫,后不复患矣。昔有人患此病二年,深以为恨,临终戒其家人,吾死后当剖去病本。从其言果得虫,置于竹节中,每所食皆饲之。因食地黄馎饦亦与之,随即坏烂。由此得方。刘禹锡《传信方》亦纪其事云:贞元十年,通事舍人崔抗女,患心痛垂绝,遂作地黄冷淘食,便吐一物,可方寸匕,状如蛤蟆,无足目,似有口,遂愈。冷淘勿着盐。

**【附方】**旧十三,新五十一。

服食法地黄根净洗,捣绞汁,煎令稠,入白蜜更煎,令可丸,丸如梧子大。每晨温酒送下三十丸,日三服。亦可以青州枣和丸。或别以干地黄末入膏,丸服亦可。百日面如桃花,三年身轻不老。《抱朴子》云:楚文子服地黄八年,夜视有光(《神仙方》)。

**地黄煎**补虚除热,治吐血唾血,取乳石,去痈疖等疾。生地黄不拘多少,三捣三压,取汁令尽,以瓦器盛之,密盖勿泄气,汤上煮减半,绞去滓,再煎如饧,丸弹子大。每温酒服一丸,日二服(《千金方》)。

**地髓煎**生地黄十斤,洗净,捣压取汁,鹿角胶一斤半,生姜半斤,绞取汁,蜜二升,酒四升。文武火煮地黄汁数沸,即以酒研紫苏子四两,取汁入煎一二十沸,下胶,胶化,下姜汁、蜜再煎,候稠,瓦器盛之。每空心酒化一匕服,大补益(同上)。

**地黄粥**大能利血生精。地黄切二合,与米同入罐中煮之,候熟,以酥二合,蜜一合,同炒香入内,再煮熟食(臞仙《神隐》)。

**地黄酒**见《谷部》酒下。

**琼玉膏**常服开心益智,发白返黑,齿落更生,辟谷延年。治痈疽劳瘵,咳嗽唾血等病,乃铁瓮城申先生方也。生地黄汁十六斤取汁,人参末一斤半,白茯苓末三斤,白沙蜜十斤,滤净拌匀,入瓶内,箬封,安砂锅中,桑柴火煮三日夜。再换蜡纸重封,浸井底一夜,取起,再煮一伏时。每以白汤或酒点服一匙。丹溪云:好色虚人,咳嗽唾血者,服之甚捷。国朝太医院进御服食,议加天门冬、麦门冬、枸杞子末各一斤,赐名益寿永真。《臞仙方》:加琥珀、沉香半两。

**明目补肾**生苄、熟苄各二两,川椒红一两,为末,蜜丸梧子大,每空心盐汤下三十丸(《普济方》)。

**固齿乌须**一治齿痛,二生津液,三变白须,其功极妙。地黄五斤,柳木甑内,以土盖上,蒸熟晒干。如此三次,捣为小饼。每噙咽一枚(《御药院方》)。

**男女虚损**或大病后,或积劳后,四体沉滞,骨肉酸痛,吸吸少气,或小腹拘急,腰背强痛,咽干唇燥,或饮食无味,多卧少起,久者积年,轻者百日,渐至瘦削。用生地黄二斤,面一斤,捣烂,炒干为末。每空心酒服方寸匕,日三服。忌如法(《肘后方》)。

**虚劳困乏**地黄一石,取汁,酒三斗,搅匀煎收。日服(《必效方》)。

**病后虚汗**口干心躁。熟地黄五两,水三盏,煎一盏半,分三服,一日尽(《圣惠方》)。

**骨蒸劳热**张文仲方:用生地黄一升,捣三度,绞取汁尽,分再服。若利即减之,以身轻凉为度(《外台秘要》)。

**妇人发热**欲成劳病,肌瘦食减,经候不调。地髓煎:用干地黄一斤,为末,炼蜜丸梧子大,每酒服五十丸(《保庆集》)。

**妇人劳热**心忪。地黄煎:用生干地黄、熟干地黄等分,为末,生姜自然汁,入水相和,打糊丸梧子大。每服三十丸,用地黄汤下,或酒醋茶汤下亦可,日三服。觉脏腑虚冷,则晨服八味丸,地黄性冷坏脾。阴虚则发热,地黄补阴血故也(《妇人良方》)。

**咳嗽唾血**劳瘦骨蒸,日晚寒热。生地黄汁三合,煮白粥临熟,入地黄汁搅匀,空心食之(《食医心镜》)。

**吐血咳嗽**熟地黄末,酒服一钱,日三(《圣惠方》)。

**吐血不止**生地黄汁一升二合,白胶香二两,以瓷器盛,入甑蒸,令胶消,服之(梅师)。

**肺损吐血**或舌上有孔出血。生地黄八两取汁,童便五合同煎热,入鹿角胶炒研一两,分三服。

**心热吐衄**脉洪数者。生苄汁半升，熬至一合，入大黄末一两，待成膏，丸梧子大，每熟水下五丸至十丸（并《圣惠方》）。

**鼻出衄血**干地黄、龙脑薄荷等分，为末，冷水调下（孙兆《秘宝方》）。

**吐血便血**地黄汁六合，铜器煎沸，入牛皮胶一两，待化入姜汁半杯，分三服，便止。或微转一行，不妨（《圣惠方》）。

**肠风下血**生地黄、熟地黄并酒浸、五味子等分，为末，以炼蜜丸梧子大，每酒下七十丸（《百一选方》）。

**初生便血**小儿初生七八日，大小便血出，乃热传心肺。不可服凉药，只以生地黄汁五七匙，酒半匙，蜜半匙，和服之（《全幼心鉴》）。

**小便尿血**吐血，及耳鼻出血。生地黄汁半升，生姜汁半合，蜜一合，和服（《圣惠方》）。

**小便血淋**生地黄汁、车前叶汁各三合，和煎服（《圣惠方》）。

**小儿蛊痢**生苄汁一升二合，分三四服，立效（《子母秘录》）。

**月水不止**生地黄汁，每服一盏，酒一盏，煎服，日二次（《千金方》）。

**月经不调**久而无子，乃冲任伏热也。熟地黄半斤，当归二两，黄连一两，并酒浸一夜，焙研为末，炼蜜丸梧子大。每服七十丸，米饮温酒任下（禹讲师方）。

**妊娠漏胎**下血不止。《百一方》：用生地黄汁一升，渍酒四合，煮三五沸服之。不止又服。○崔氏方：用生地黄为末，酒服方寸匕，日一夜一。○《经心录》：加干姜为末。○《保命集》：二黄丸：用生地黄、熟地黄等分，为末。每服半两，白术、枳壳煎汤，空心调下，日二服。

**胎寒腹痛**妊妇冲任脉虚，惟宜抑阳助阴。内补丸：用熟地黄二两,当归一两,微炒为末,蜜丸梧子大,每温酒下三十丸(许学士《本事方》)。

**妊娠胎动**生地黄捣汁,煎沸,入鸡子白一枚,搅服(《圣惠方》)。

**产后血痛**有块,并经脉行后,腹痛不调。黑神散:用熟地黄一斤,陈生姜半斤,同炒干为末。每服二钱,温酒调下(《妇人良方》)。

**产后恶血**不止。干地黄捣末,每食前热酒服一钱,连进三服(《瑞竹堂方》)。

**产后中风**胁不得转。交加散:用生地黄五两研汁,生姜五两取汁,交互相浸一夕,次日各炒黄,浸汁干,乃焙为末。每酒服一方寸匕(《济生方》)。

**产后烦闷**乃血气上冲。生地黄汁、清酒各一升,相和煎沸,分二服(《集验方》)。

**产后百病**地黄酒:用地黄汁渍曲二升,净秫米二斗,令发,如常酿之。至熟,封七日,取清,常服令相接。忌生冷酢滑蒜鸡猪鱼一切毒物。未产先一月酿成。夏月不可造(《千金方》)。

**胞衣不出**生地黄汁一升,苦酒三合,相和暖服(《必效方》)。

**寒疝绞痛**来去。用乌鸡一只,治如常法。生地黄七斤,剉细,甑中同蒸,下以铜器承取汁。清旦服,至日晡令尽。其间当下诸寒澼沦,作白粥食之。久疝者作三剂(《肘后方》)。

**小儿阴肿**以葱椒汤暖处洗之,唾调地黄末傅之。外肾热者,鸡子清调。或加牡蛎少许(危氏方)。

**小儿热病**壮热烦渴,头痛。生地黄汁三合,蜜半合,和匀,时时与服(《普济方》)。

**热喝昏沉**地黄汁一盏服之。

**热瘴昏迷**烦闷,饮水不止,至危者,一服见效。生地黄根、生薄荷叶等分,擂烂,取自然汁,入麝香少许,井花水调下,觉心下顿凉,勿再服(《普济方》)。

**温毒发斑**黑膏:治温毒发斑呕逆。生地黄二两六钱二字半,好豆豉一两六钱二字半,以猪膏十两合之,露一夜,煎减三分之一,绞去滓,入雄黄、麝香如豆大,搅匀,分作三服,毒从皮中出则愈。忌芜荑(《千金方》)。

**血热生癣**地黄汁频服之(《千金方》)。

**疔肿乳痈**地黄捣敷之,热即易。性凉消肿,无不效(梅师方)。

**痈疖恶肉**地黄三斤,水一斗,煮取三升,去滓煎稠,涂纸上贴之,日三易(《鬼遗方》)。

**一切痈疽**及打扑伤损,未破疼痛者。以生地黄杵如泥,摊在上,掺木香末于中,又摊地黄泥一重贴之,不过三五度即内消也(王衮《博济方》)。

**打扑损伤**骨碎及筋伤烂。用生地黄熬膏裹之。以竹简编夹急缚,勿令转动。一日一夕,可十易之,则瘥。○《类说》云:许元公过桥堕马,右臂曰脱,左右急接入臼中,昏迷不知痛苦。急召田录事视之,曰:尚可救。乃以药封肿处,中夜方苏,达旦痛止,痛处已白。日日换贴,其瘀肿移至肩背,乃以药下去黑血三升而愈。即上方也(出《肘后方》中)。○损伤打扑瘀血在腹者。用生地黄汁三升,酒一升半,煮二升半,分三服(出《千金方》)。

**物伤睛突**轻者睑胞肿痛,重者目睛突出,但目系未断者。即纳入,急捣生地黄,绵裹傅之。仍以避风膏药,护其四边(《圣济总录》)。

睡起目赤肿起，良久如常者，血热也。卧则血归于肝，故热则目赤肿。良久血散，故如常也。用生地黄汁浸粳米半升，晒干，三浸三晒。每夜以米煮粥食一盏，数日即愈。有人病此，用之得效（《医余》）。

眼暴赤痛水洗生地黄、黑豆各二两，捣膏。卧时以盐汤洗目，闭目以药厚罨目上，至晓，水润取下（《圣济总录》）。

蓐内赤目生地黄薄切，温水浸贴（《小品方》）。

牙疳宣露脓血口气。生地黄一斤，盐二合，末，自捣和团，以面包煨令烟断，去面入麝一分，研匀，日夜贴之（《圣济录》）。

牙齿挺长出一分者。常咋生地黄，甚妙（张文仲《备急方》）。

牙动欲脱生地黄绵裹啒之，令汁渍根，并咽之，日五六次（《千金方》）。

食蟹龈肿肉努出者。生地黄汁一碗，牙皂角数条火炙，蘸尽地黄汁，为末，傅之（《永类方》）。

耳中常鸣生地黄截，塞耳中，日数易之。或煨熟，尤妙（《肘后方》）。

须发黄赤生地黄一斤，生姜半斤，各洗，研自然汁，留滓。用不蛀皂角十条，去皮弦，蘸汁，炙至汁尽为度。同滓入罐内泥固，煅存性，为末，用铁器盛。末三钱汤调，停二日，临卧刷染须发上，即黑（《本事方》）。

竹木入肉生地黄嚼烂罨之（《救急方》）。

毒箭入肉煎生地黄汁作丸服，至百日，箭出（《千金方》）。

猘犬咬伤地黄捣汁饮，并涂之，百度愈（《百一方》）。

叶

〔主治〕恶疮似癞，十年者，捣烂日涂，盐汤先洗（《千金方》）。○〔时珍曰〕按《抱朴子》云：韩子治用地黄苗喂五十岁老马,生三驹,又一百三十岁乃死也。张鷟《朝野金载》云:雉被鹰伤,衔地黄叶点之;虎中药箭,食清泥解之,鸟兽犹知解毒,何况人乎?

**实**

〔主治〕四月采,阴干捣末,水服方寸匕,日三服,功与地黄等（苏颂）。○〔弘景曰〕出渭城者有子,淮南七精散用之。

**花**

〔主治〕为末服食,功同地黄（苏颂）。肾虚腰脊痛,为末,酒服方寸匕,日三（时珍）。

〔附方〕新一。

内障青盲风赤生翳,及坠睛日久,瞳损失明。地黄花晒、黑豆花晒、槐花晒各一两,为末。猪肝一具,同以水二斗,煮至上有凝脂,掠尽瓶收。每点少许,日三四次（《圣惠方》）。

【附录】胡面莽（《拾遗》）〔藏器曰〕味甘,温,无毒。主去疣癣及冷气,止腹痛,煮服。生岭南,叶如地黄。

## 牛膝《本经·上品》

【释名】牛茎（《广雅》）、百倍（《本经》）、山苋菜（《救荒》）、对节菜（《《救荒》》）。〔弘景曰〕其茎有节,似牛膝,故以为名。〔时珍曰〕《本经》又名百倍,隐语也,言其滋补之功,如牛之多力也。其叶似苋,其节对生,故俗有山苋、对节之称。

【集解】〔《别录》曰〕牛膝生河内川谷及临朐。二月、八月、十月采根,阴干。〔普曰〕叶如夏蓝,茎本赤。〔弘景曰〕今出近道蔡州者,最长大柔润。其茎有节,茎紫节大者为雄,青细者为雌,以雄为胜。〔大明曰〕怀州者长白,苏州者色紫。〔颂曰〕今江淮、闽粤、关中亦有之,然不及怀州者为真。春生苗,茎高二三尺,青紫色,有节如鹤膝及牛膝状。叶尖圆如匙,两两相对。于节上生花作穗,秋结实甚细。以根极长大至三尺而柔润者为佳。茎叶亦可单用。〔时珍曰〕牛膝处处有之,谓之土牛膝,不堪服食。惟北土及川中人家栽莳者为良。秋间收子,至春种之。其苗方茎暴节,叶皆对生,颇似苋叶而长且尖梢。秋月开花,作穗结子,状如小鼠负虫,有涩毛,皆贴茎倒生。九月末取根,水中浸两宿,挼去皮,裹扎暴干,虽白直可贵,而挼去白汁入药,不如留皮者力大也。嫩苗可作菜茹。

牛膝

## 根

〔修治〕〔敩曰〕凡使去头芦,以黄精自然汁浸一宿,漉出,剉,焙干用。〔时珍曰〕今惟以酒浸入药,欲下行则生用,滋补则焙用,或酒拌蒸过用。

〔气味〕苦、酸,平,无毒。〔普曰〕神农:甘。雷公:酸,无毒。李当之:温。〔之才曰〕恶萤火、龟甲、陆英,畏白前,忌牛肉。

〔主治〕寒湿痿痹,四肢拘挛,膝痛不可屈伸,逐血气,伤热火烂,堕胎。久服轻身耐老(《本经》)。疗伤中少气,男子阴消,老人失溺,补中续绝,益精利阴气,填骨髓,止发白,除脑中痛及腰脊痛,妇人月水不通,血结(《别录》)。治阴痿,补肾,助十二经脉,逐恶血（甄权）。治腰膝软怯冷弱，破癥结，排脓止痛，产后心腹痛并血运，落死胎（大明）。强筋，补肝脏风虚（好古）。同苁蓉浸酒服，益肾。竹木刺入肉，嚼烂罨之，即出（宗奭）。治久疟寒热，五淋尿血，茎中痛，下痢，喉痹口疮齿痛，痈肿恶疮伤折（时珍）。

〔发明〕〔权曰〕病人虚羸者，加而用之。〔震亨曰〕牛膝能引诸药下行，筋骨痛风在下者，宜加用之。凡用土牛膝，春夏用叶，秋冬用根，惟叶汁效尤速。〔时珍曰〕牛膝乃足厥阴、少阴之药。所主之病，大抵得酒则能补肝肾，生用则能去恶血，二者而已。其治腰膝骨痛、足痿阴消、失溺久疟、伤中少气诸病，非取其补肝肾之功欤？其癥瘕心腹诸痛、痈肿恶疮、金疮折伤喉齿、淋痛尿血、经候胎产诸病，非取其去恶血之功欤？按陈日华《经验方》云：方夷吾所编《集要方》，予刻之临汀。后在鄂渚，得九江守王南强书云：老人久苦淋疾，百药不效。偶见临汀《集要方》中用牛膝者，服之而愈。又叶朝议亲人患血淋，流下小便在盆内凝如蒟蒻，久而有变如鼠形，但无足尔。百治不效。一村医用牛膝根煎浓汁，日饮五服，名地髓汤。虽未即愈，而血色渐淡，久乃复旧。后十年病又作，服之又瘥。因检本草，见《肘后方》治小便不利，茎中痛欲死，用牛膝并叶，以酒煮服之。今再拈出，表其神功。又按杨士瀛《直指方》云：小便淋痛，或尿血，或沙石胀痛。用川牛膝一两，水二盏，煎一盏，温服。一妇患此十年，服之得效。杜牛膝亦可，或入麝香、乳香尤良。

〔附方〕旧十三，新八。

劳疟积久不止者。长大牛膝一握。生切，以水六升，煮二升，分三服。清早一服，未发前一服，临发时一服（《外台秘要》）。

消渴不止下元虚损。牛膝五两为末，生地黄汁五升浸之，日曝夜浸，汁尽为度，蜜丸梧子大，每空心温酒下三十丸。久服壮筋骨，驻颜色，黑发，津液自生（《经验后方》）。

**卒暴癥疾**腹中有如石刺，昼夜啼呼。牛膝二斤，以酒一斗渍之，密封，于灰火中温令味出。每服五合至一升，随量饮（《肘后方》）。

**痢下肠蛊**凡痢下应先白后赤，若先赤后白为肠蛊。牛膝二两捣碎，以酒一升渍经一宿。每饮一两杯，日三服（《肘后方》）。

**妇人血块**土牛膝根洗切，焙捣为末，酒煎温服，极效。福州人单用之（《图经本草》）。

**女人血病**万病丸：治女人月经淋闭，月信不来，绕脐寒疝痛，及产后血气不调，腹中结瘕癥不散诸病。牛膝酒浸一宿焙，干漆炒令烟尽，各一两，为末，生地黄汁一升，入石器内，慢火熬至可丸，丸如梧子大。每服二丸，空心米饮下（《拔萃方》）。

**妇人阴痛**牛膝五两，酒三升，煮取一升半，去滓，分三服（《千金方》）。

**生胎欲去**牛膝一握捣，以无灰酒一盏，煎七分，空心服。仍以独根土牛膝涂麝香，插入牝户中（《妇人良方》）。

**胞衣不出**牛膝八两，葵子一合，水九升，煎三升，分三服（《延年方》）。

**产后尿血**川牛膝水煎频服（《熊氏补遗》）。

**喉痹乳蛾**新鲜牛膝根一握，艾叶七片，捣和人乳，取汁灌入鼻内。须臾痰涎从口鼻出，即愈。无艾亦可。○一方：牛膝捣汁，和陈酢灌之。

**口舌疮烂**牛膝浸酒含漱，亦可煎饮（《肘后方》）。

**牙齿疼痛**牛膝研末含漱。亦可烧灰致牙齿间（《千金方》）。

**折伤闪肭**杜牛膝捣罨之（《卫生易简方》）。

金疮作痛生牛膝捣敷,立止(梅师方)。

卒得恶疮人不识者。牛膝根捣傅之(《千金方》)。

痈疖已溃用牛膝根略刮去皮,插入疮口中,留半寸在外,以嫩橘叶及地锦草各一握,捣其上。牛膝能去恶血,二草温凉止痛,随干随换,有十全之功也(陈日华《经验方》)。

风瘙瘾疹及痞癖。牛膝末,酒服方寸匕,日三服(《千金方》)。

骨疽癞病方同上。

茎叶

〔气味〕缺。

〔主治〕寒湿痿痹,老疟淋闷,诸疮。功同根,春夏宜用之(时珍)。

〔附方〕旧三,新一。

气湿痹痛腰膝痛。用牛膝叶一斤切,以米三合,于豉汁中煮粥,和盐酱空腹食之(《圣惠方》)。

老疟不断牛膝茎叶一把切,以酒三升渍服,令微有酒气。不即断,更作,不过三剂止(《肘后方》)。

溪毒寒热东间有溪毒中人,似射工,但无物。初病恶寒发热烦懊,骨节强痛。不急治,生虫食脏杀人。用雄牛膝茎紫色节大者一把,以酒、水各一杯同捣,绞汁温饮,日三服(《肘后方》)。

眼生珠管牛膝并叶捣汁,日点三四次(《圣惠方》)。

## 紫菀《本经·中品》

【释名】青菀(《别录》)、紫蒨(《别录》)、返魂草(《纲目》)、夜牵牛(《《斗门方》》)。〔时珍曰〕其根色紫而柔宛,故名。许慎《说文》作茈菀。《斗门方》谓之返魂草。

【集解】〔《别录》曰〕紫菀生汉中、房陵山谷及真定、邯郸。

二月、三月采根,阴干。〔弘景曰〕近道处处有之。其生布地,花紫色,本有白毛,根甚柔细。有白者名白菀,不复用。〔大明曰〕形似重台,根作节,紫色润软者佳。〔颂曰〕今耀、成、泗、寿、台、孟诸州、兴国军皆有之。三月内布地生苗,其叶三四相连。五月、六月内开黄白紫花,结黑子。余如陶说。〔恭曰〕白菀,即女菀也。疗体与紫菀相同,无紫菀时亦用之。〔颖曰〕紫菀连根叶采之,醋浸,入少盐收藏,作菜辛香,号名仙菜。盐不宜多,多则腐也。〔时珍曰〕按陈自明云:紫菀以牢山所出根如北细辛者为良,沂兖以东皆有之。今人多以车前、旋覆根赤土染过伪之。紫菀肺病要药,肺本自亡津液,又服走津液药,为害滋甚,不可不慎。

紫菀

## 根

**【修治】**〔敩曰〕凡使先去须。有白如练色者,号曰羊须草,自然不同。去头及土,用东流水洗净,以蜜浸一宿,至明于火上焙干用。一两用蜜二分。

**【气味】**苦,温,无毒。〔《别录》曰〕辛。〔权曰〕苦,平。〔之才曰〕款冬为之使。恶天雄、瞿麦、藁本、雷丸、远志,畏茵陈。

**【主治】**咳逆上气,胸中寒热结气,去蛊毒痿躄,安五脏(《本经》)。疗咳唾脓血,止喘悸,五劳体虚,补不足,小儿惊痫(《别录》)。治尸疰,补虚下气,劳气虚热，百邪鬼魅（甄权）。调中，消痰止渴，润肌肤，添骨髓（大明）。益肺气，主息贲（好古）。

**【附方】**旧三，新四。

**肺伤咳嗽**紫菀五钱，水一盏，煎七分，温服，日三次（《卫生易简方》）。

**久嗽不瘥**紫菀、款冬花各一两，百部半两，捣罗为末。每服三钱，姜三片，乌梅一个，煎汤调下，日二，甚佳（《图经本草》）。

**小儿咳嗽**声不出者。紫菀末、杏仁等分，入蜜同研，丸芡子大。每服一丸，五味子汤化下（《全幼心鉴》）。

**吐血咳嗽**吐血后咳者。紫菀、五味炒为末，蜜丸芡子大，每含化一丸（《指南方》）。

**产后下血**紫菀末，水服五撮（《圣惠方》）。

**缠喉风痹**不通欲死者。用返魂草根一茎，洗净纳入喉中，待取恶涎出即瘥，神效。更以马牙硝津咽之，即绝根本。一名紫菀，南人呼为夜牵牛（《斗门方》）。

**妇人小便**卒不得出者。紫菀为末，井华水服三撮，即通。小便血者，服五撮立止（《千金方》）。

## 女菀《本经·中品》

**【释名】**白菀（《别录》）、织女菀（《别录》）、女复（《广雅》）、茆（音柳。〔《别录》〕）。〔时珍曰〕其根似女体柔婉，故名。

**【集解】**〔《别录》曰〕女菀生汉中山谷或山阳。正月、二月采，阴干。〔弘景曰〕比来医方无复用之。复有白菀似紫菀，恐非此也。〔恭曰〕白菀即女菀，《有名未用》重出一条，故陶说疑之。功与紫菀相似。〔宗奭曰〕女菀即白菀，非二物也。唐修本草删去白菀，甚合宜。〔时珍曰〕白菀，即紫菀之色白者也。雷敩言：

紫菀白如练色者,名羊须草,恐即此物也。

### 根

**【气味】** 辛,温,无毒。

〔之才曰〕畏卤咸。

**【主治】** 风寒洗洗,霍乱泄痢,肠鸣上下无常处,惊痫寒热百疾(《本经》)。疗肺伤咳逆出汗,久寒在膀胱支满,饮酒夜食发病(《别录》)。

**【发明】** 〔时珍曰〕按葛洪《肘后方》载治人面黑令白方:用

女菀

真女菀三分,铅丹一分,为末。醋浆服一刀圭,日三服。十日大便黑,十八日如漆,二十一日全白便止,过此太白矣。年三十后不可服。忌五辛。孙思邈《千金方》用酒服,男十日,女二十日,黑色皆从大便出也。又《名医录》云:宋兴国时,有女任氏色美,聘进士王公辅,不遂意,郁久面色渐黑。母家求医。一道人用女真散,酒下二钱,一日二服。数日面貌微白,一月如故。恳求其方,则用黄丹、女菀二物等分尔。据此,则葛氏之方,已试有验者矣。然则紫菀治手太阴血分,白菀手太阴气分药也。肺热则面紫黑,肺清则面白。三十岁以后则肺气渐减,不可复泄,故云不可服之也。

## 麦门冬《本经·上品》

**【释名】** 虋冬(音门。《尔雅》),秦名羊韭,齐名爱韭,楚名马韭,越名羊耆(并《别录》)。禹韭(《吴普》)、禹余粮(《别录》)、忍冬(《吴普》)、忍凌(《吴普》)、不死药(《吴普》)、阶前草(《梅尧臣诗》)。〔弘景曰〕根似穬麦,故谓之麦门冬。〔时珍曰〕麦须曰虋,此草根似麦而有须,其叶如韭,凌冬不凋,故谓之麦虋冬,及有诸韭、忍冬诸名。俗作门冬,便于字也。可以服食断谷,故又有余粮、不死之称。《吴普本草》:一名仆垒,一名随脂。

**【集解】**〔《别录》曰〕麦门冬叶如韭,冬夏长生。生函谷川谷及堤坂肥土石间久废处。二月、三月、八月、十月采根,阴干。〔普曰〕生山谷肥地,丛生,叶如韭,实青黄。采无时。〔弘景曰〕函谷即秦关。处处有之,冬月作实如青珠,以四月采根,肥大者为好。〔藏器曰〕出江宁者小润,出新安者大白。其苗大者如鹿葱,小者如韭叶,大小有三四种,功用相似,其子圆碧。〔颂曰〕所在有之。叶青似莎草,长及尺余,四季不凋。根黄白色有须,根如连珠形。四月开淡红花,如红蓼花。实碧而圆如珠。江南出者叶大,或云吴地者尤胜。〔时珍曰〕古人惟用野生者。后世所用多是种莳而成。其法:四月初采根,于黑壤肥沙地栽之。每年六月、九月、十一月,三次上粪及芸灌。夏至前一日取根,洗晒收之。其子亦可种,但成迟尔。浙中来者甚良,其叶似韭而多纵文且坚韧为异。

麦门冬

根

**【修治】**〔弘景曰〕凡用取肥大者,汤泽,抽去心,不尔令人烦。大抵一斤须减去四五两也。〔时珍曰〕凡入汤液,以滚水润湿,少顷抽去心,或以瓦焙软,乘热去心。若入丸散,须瓦焙热,即于风中吹冷,如此三四次,即易燥,且不损药力。或以汤浸捣膏和药,亦可。滋补药,则以酒浸擂之。

**【气味】**甘,平,无毒。〔《别录》曰〕微寒。〔普曰〕神农、岐伯:甘,平。黄帝、桐君、雷公:甘,无毒。李当之:甘,小温。〔杲曰〕甘,微苦,微寒,阳中微阴,降也。入手太阴经气分。〔之才曰〕地黄、车前为之使。恶款冬、苦瓠、苦芙。畏苦参、青蘘、木耳。伏石钟乳。

**【主治】**心腹结气,伤中伤饱,胃络脉绝,羸瘦短气。久服轻身不老不饥(《本经》)。疗身重目黄,心下支满,虚劳客热,口干燥渴,止呕吐,愈痿蹶,强阴益精,消谷调中保神,定肺气,安五脏,令人肥健,美颜色,有子(《别录》)。去心热,止烦热,寒热体劳,下痰饮(藏器)。治五劳七伤,安魂定魄,止嗽,治肺痿吐脓,时疾热狂头痛(大明)。治热毒大水,面目肢节浮肿,下水,主泄精(甄权)。治肺中伏火,补心气不足,主血妄行,及经水枯,乳汁不下(元素)。久服轻身明目。和车前、地黄丸服,去温瘴,变白,夜视有光(藏器)。断谷为要药(弘景)。

**【发明】**〔宗奭曰〕麦门冬治肺热之功为多,其味苦,但专泄而不专收,寒多人禁服。治心肺虚热及虚劳。与地黄、阿胶、麻仁,同为润经益血、复脉通心之剂;与五味子、枸杞子,同为生脉之剂。〔元素曰〕麦门冬治肺中伏火、脉气欲绝者,加五味子、人参，三味为生脉散，补肺中元气不足。〔杲曰〕六七月间湿热方旺，人病骨乏无力，身重气短，头旋眼黑，甚则痿软。故孙真人以生脉散补其天元真炁。脉者，人之元气也。人参之甘寒，泻热火而益元气。麦门冬之苦寒，滋燥金而清水源。五味子之酸温，泻丙火而补庚金，兼益五脏之气也。〔时珍曰〕按赵继宗《儒医精要》云：麦门冬以地黄为使，服之令人头不白，补髓，通肾气，定喘促，令人肌体滑泽，除身上一切恶气不洁之疾，盖有君而有使也。若有君无使，是独行无功矣。此方惟火盛气壮之人服之相宜。若气弱胃寒者，必不可饵也。

**【附方】**旧三，新九。

**麦门冬煎**补中益心，悦颜色，安神益气，令人肥健，其力甚驶。取新麦门冬根去心，捣熟绞汁，和白蜜，银器中重汤煮，搅不停手，候如饴乃成。温酒日日化服之（《图经本草》）。

**消渴饮水**用上元板桥麦门冬鲜肥者二大两。宣州黄连九节者二大两，去两头尖三五节，小刀子调理去皮毛了，吹去尘，更以生布摩拭，秤之，捣末。以肥大苦瓠汁浸麦门冬，经宿然后去心，即于臼中捣烂，纳黄连末和捣，并手丸如梧子大。食后饮下五十丸，日再。但服两日，其渴必定。若重者，即初服一百五十丸，二日服一百二十丸，三日一百丸，四日八十丸，五日五十丸。合药要天炁晴明之夜，方浸药。须净处，禁妇人鸡犬见之。如觉可时，每日只服二十五丸。服讫觉虚，即取白羊头一枚治净，以水三大斗煮烂，取汁一斗以来，细细饮之。勿食肉，勿入盐。不过三剂平复也（崔元亮《海上集验方》）。

**劳气欲绝**麦门冬一两，甘草炙二两，粳米半合，枣二枚，竹叶十五片，水二升，煎一升，分三服（《南阳活人书》）。

**虚劳客热**麦门冬煎汤频饮（《本草衍义》）。

吐血衄血诸方不效者。麦门冬去心一斤，捣取自然汁，入蜜二合，分作二服，即止（《活人心统》）。

衄血不止麦门冬去心、生地黄各五钱，水煎服，立止（《保命集》）。

齿缝出血麦门冬煎汤漱之（《兰室宝鉴》）。

咽喉生疮脾肺虚热上攻也。麦门冬一两，黄连半两，为末，炼蜜丸梧子大。每服二十丸，麦门冬汤下（《普济方》）。

乳汁不下麦门冬去心，焙为末。每用三钱，酒磨犀角约一钱许，温热调下，不过二服便下（《熊氏补遗》）。

下痢口渴引饮无度。麦门冬去心三两，乌梅肉二十个，细剉，以水一升，煮取七合，细细呷之（《必效方》）。

金石药发麦门冬六两，人参四两，甘草炙二两，为末，蜜丸梧子大。每服五十丸，饮下，日再服（《本草图经》）。

男女血虚麦门冬三斤，取汁熬成膏，生地黄三斤，取汁熬成膏，等分，一处滤过，入蜜四之一，再熬成，瓶收。每日白汤点服。忌铁器（《医方摘要》）。

## 萱草宋《嘉祐》

【释名】忘忧（《说文》）、疗愁（《纲目》）、丹棘（《古今注》）、鹿葱（《嘉祐》）、鹿剑（《土宿》）、妓女（《吴普》）、宜男（《《嘉祐》》）。〔时珍曰〕萱本作谖。谖，忘也。《诗》云："焉得谖草？言树之背。"谓忧思不能自遣，故欲树此草，玩味以忘忧也。吴人谓之疗愁。董子云：欲忘人之忧，则赠之丹棘，一名忘忧故也。其苗烹食，气味如葱，而鹿食九种解毒之草，萱乃其一，故又名鹿葱。周处《风土记》云：怀妊妇人佩其花，则生男。故名宜男。李九华《延寿书》云：嫩苗为蔬，食之动风，令人昏然如

萱草

醉，因名忘忧。此亦一说也。嵇康《养生论》：《神农经》言中药养性，故合欢蠲忿，萱草忘忧。亦谓食之也。郑樵《通志》乃言萱草一名合欢者，误矣。合欢见《木部》。

**【集解】**〔颂曰〕萱草处处田野有之，俗名鹿葱。五月采花，八月采根。今人多采其嫩苗及花跗作菹食。〔时珍曰〕萱宜下湿地，冬月丛生。叶如蒲、蒜辈而柔弱，新旧相代，四时青翠。五月抽茎开花，六出四垂，朝开暮蔫，至秋深乃尽，其花有红黄紫三色。结实三角，内有子大如梧子，黑而光泽。其根与麦门冬相似，最易繁衍。《南方草木状》言：广中一种水葱，状如鹿葱，其花或紫或黄，盖亦此类也。或言鹿葱花有斑文，与萱花不同时者，谬也。肥土所生，则花厚色深，有斑文，起重台，开有数月；瘠土所生，则花薄而色淡，开亦不久。嵇含《宜男花序》亦云，荆楚之土号为鹿葱，可以荐菹，尤可凭据。今东人采其花跗干而货之，名为黄花菜。

苗花

〔气味〕甘，凉，无毒。

〔主治〕煮食，治小便赤涩，身体烦热，除酒疸（大明）。消食，利湿热（时珍）。作菹，利胸膈，安五脏，令人好欢乐，无忧，轻身明目（苏颂）。

根

〔主治〕沙淋，下水气。酒疸黄色遍身者，捣汁服

（藏器）。大热衄血，研汁一大盏，和生姜汁半盏，细呷之（宗奭）。吹乳、乳痈肿痛，擂酒服，以滓封之（时珍）。

〔**发明**〕〔震亨曰〕萱属木，性下走阴分，一名宜男，宁无微意存焉?

〔**附方**〕新四。

**通身水肿** 鹿葱根叶，晒干为末。每服二钱，入席下尘半钱，食前米饮服（《圣惠方》）。

**小便不通** 萱草根煎水频饮（《杏林摘要》）。

**大便后血** 萱草根和生姜，油炒，酒冲服（《圣济总录》）。

**食丹药毒** 萱草根研汁服之（《事林广记》）。

## 捶胡根《拾遗》

【**集解**】〔藏器曰〕生江南川谷荫地，苗如萱草，其根似天门冬。凡用抽去心。

【**气味**】甘，寒，无毒。

【**主治**】润五脏，止消渴，除烦去热，明目，功如麦门冬（藏器）。

## 淡竹叶《纲目》

【**释名**】根名碎骨子（《《纲目》》）。〔时珍曰〕竹叶象形。碎骨言其下胎也。

【**集解**】〔时珍曰〕处处原野有之。春生苗，高数寸，细茎绿叶，俨如竹米落地所生细竹之茎叶。其根一窠数十须，须上结子，与麦门冬一样，但坚硬尔，随时采之。八九月抽茎，结小长穗。俚人采其根苗，捣汁和米作酒曲，甚芳烈。

【**气味**】甘，寒，无毒。

捶胡根　　　　　　　　淡竹叶

【主治】叶：去烦热，利小便，清心。根：能堕胎催生（时珍）。

## 鸭跖草跖音只。○宋《嘉祐》补

【释名】苓鸡舌草（《拾遗》）、碧竹子（同上）、竹鸡草（《纲目》）、竹叶菜（同上）、淡竹叶（同上）、耳环草（同上）、碧蝉花（同上）、蓝姑草（《《得效方》》）。〔藏器曰〕鸭跖生江东、淮南平地。叶如竹，高一二尺，花深碧，好为色，有角如鸟嘴。〔时珍曰〕竹叶菜处处平地有之。三四月生苗，紫茎竹叶，嫩时可食。四五月开花，如蛾形，两叶如翅，碧色可爱。结角尖曲如鸟喙，实在角中，大如小豆。豆中有细子，灰黑而皱，状如蚕屎。巧匠采其花，取汁作画色及彩羊皮灯，青碧如黛也。

苗

【气味】苦,大寒,无毒。

【主治】寒热瘴疟,痰饮丁肿,肉癥涩滞,小儿丹毒,发热狂痫,大腹痞满,身面气肿,热痢,蛇犬咬、痈疽等毒（藏器）。和赤小豆煮食,下水气湿痹,利小便（大明）。消喉痹（时珍）。

鸭跖草

【附方】新四。

小便不通竹鸡草一两,车前草一两,捣汁入蜜少许,空心服之（《集简方》）。

下痢赤白蓝姑草,即淡竹叶菜,煎汤日服之（《活幼全书》）。

喉痹肿痛鸭跖草汁点之（《袖珍方》）。

五痔肿痛耳环草一名碧蝉儿花,按软纳患处,即效（危亦林《得效方》）。

## 葵《本经·上品》

〔校正〕自《菜部》移入此。

【释名】露葵（《纲目》）、滑菜（《纲目》）。〔时珍曰〕按《尔雅翼》云:葵者,揆也。葵叶倾日,不使照其根,乃智以揆之也。古人采葵必待露解,故曰露葵。今人呼为滑菜,言其性也。古者葵为五菜之主,今不复食之,故移入此。

【集解】〔《别录》曰〕冬葵子生少室山。〔弘景曰〕以秋种葵,覆养经冬,至春作子者,谓之冬葵,入药性至滑利。春葵子亦

葵

滑，不堪药用，故是常葵耳。术家取葵子微炒，令烨炋（音毕午）散着湿地，遍踏之，朝种暮生，远不过宿。〔恭曰〕此即常食之葵也。有数种，皆不入药用。〔颂曰〕葵处处有之。苗叶作菜茹，更甘美。冬葵子古方入药最多。葵有蜀葵、锦葵、黄葵、终葵、菟葵，皆有功用。〔时珍曰〕葵菜古人种为常食，今之种者颇鲜。有紫茎、白茎二种，以白茎为胜。大叶小花，花紫黄色，其最小者名鸭脚葵。其实大如指顶，皮薄而扁，实内子轻虚如榆荚仁。四五月种者可留子。六七月种者为秋葵，八九月种者为冬葵，经年收采。正月复种者为春葵。然宿根至春亦生。按王祯《农书》云：葵，阳草也。其菜易生，郊野甚多，不拘肥瘠地皆有之。为百菜之主，备四时之馔。本丰而耐旱，味甘而无毒。可防荒俭，可以菹腊，其枯枿可为榜簇，根子又能疗疾，咸无遗弃。诚蔬茹之要品，民生之资益者也。而今人不复食之，亦无种者。

### 苗

〔气味〕甘，寒，滑，无毒。为百菜主，其心伤人（《别录》）。〔弘景曰〕葵叶尤冷利，不可多食。〔颂曰〕苗叶作菜茹甚甘美，但性滑利，不益人。〔诜曰〕其性虽冷，若热食之，令人热闷动风气。四季月食之，发宿疾。天行病后食之，令人失明。霜葵生食，动五种留饮，吐水。凡服百药，忌食其心，心有毒也。黄背紫茎者,勿食之。不可合鲤鱼黍米鲊食,害人。〔时珍曰〕凡被狂犬咬者,永不可食,食之即发。食葵须用蒜,无蒜勿食之。又伏硫黄。

〔主治〕脾之菜也。宜脾,利胃气,滑大肠(思邈)。宜导积滞,妊妇食之,胎滑易生(苏颂)。煮汁服,利小肠,治时行黄病。干叶为末及烧灰服,治金疮出血(甄权)。除客热,治恶疮,散脓血,女人带下,小儿热毒下痢丹毒,并宜食之(汪颖)。服丹石人宜食(孟诜)。润燥利窍,功与子同(同上)。

〔发明〕〔张从正曰〕凡久病大便涩滞者,宜食葵菜,自然通利,乃滑以养窍也。〔时珍曰〕按唐王焘《外台秘要》云:天行斑疮,须臾遍身,皆戴白浆,此恶毒气也。高宗永徽四年,此疮自西域东流于海内。但煮葵菜叶以蒜齑啖之,则止。又《圣惠方》亦云:小儿发斑,用生葵菜叶绞汁,少少与服,散恶毒气。按此即今痘疮也。今之治者,惟恐其大小二便频数,泄其元气,痘不起发。葵菜滑窍,能利二便,似不相宜,而昔人赖之。岂古今运气不同,故治法亦随时变易欤?

〔附方〕旧四,新三。

天行斑疮方见上。

肉锥怪疾有人手足甲忽长,倒生刺肉,如锥痛不可忍者,但食葵菜即愈(夏子益《奇疾方》)。

诸瘘不合先以泔清温洗,拭净,取葵菜微火烘暖贴之。不过二三百叶,引脓尽,即肉生也。忌诸鱼、蒜、房事(《必效方》)。

汤火伤疮葵菜为末傅之(《食物本草》)。

蛇蝎螫伤葵菜捣汁服之(《千金方》)。

误吞铜钱葵菜捣汁冷饮(《普济方》)。

丹石发动口干咳嗽者。每食后饮冬月葵齑汁一盏,便卧少时(《食疗本草》)。

根

〔气味〕甘,寒,无毒。

〔主治〕恶疮,疔淋,利小便,解蜀椒毒(《别录》)。小儿吞钱不出,煮汁饮之,神妙(甄权)。治痟疮出黄汁(孟诜)。利窍滑胎,止消渴,散恶毒气(时珍)。

〔附方〕旧五,新七。

二便不通胀急者。生冬葵根二斤,捣汁三合,生姜四两,取汁一合,和匀,分二服。连用即通也。

消渴引饮小便不利。葵根五两,水三大盏,煮汁,平旦服,日一服(并《圣惠方》)。

消中尿多日夜尿七八升。冬葵根五斤,水五斗,煮三斗。每日平旦服二升(《外台秘要》)。

漏胎下血血尽子死。葵根茎烧灰。酒服方寸匕,日三(《千金方》)。

瘭疽恶毒肉中忽生一黡子,大如豆粟,或如梅李,或赤或黑,或白或青,其黡有核,核有深根,应心,能烂筋骨,毒入脏腑即杀人。但饮葵根汁,可折其热毒(姚僧垣《集验方》)。

妒乳乳痈葵茎及子为末,酒服方寸匕,日二(昝殷《产宝》)。

身面疳疮出黄汁者。葵根烧灰,和猪脂涂之(《食疗本草》)。

小儿蓐疮葵根烧末傅之(《子母秘录》)。

小儿紧唇葵根烧灰,酥调涂之(《圣惠方》)。

口吻生疮用经年葵根,烧灰傅之(《外台秘要》)。

蛇虺螫伤葵根捣涂之(《古今录验》)。

解防葵毒葵根捣汁饮之(《千金方》)。

冬葵子〔《别录》曰〕十二月采之。〔机曰〕子乃春生,不应十二月可采也。

〔气味〕甘,寒,滑,无毒。黄芩为之使。

〔主治〕五脏六腑,寒热羸瘦,五癃,利小便。久服坚骨长肌肉,轻身延年(《本经》)。疗妇人乳难内闭,肿痛(《别录》)。出痈疽头(孟诜)。下丹石毒(弘景)。通大便,消水气,滑胎治痢(时珍)。

〔发明〕〔时珍曰〕葵气味俱薄,淡滑为阳,故能利窍通乳,消肿滑胎也。其根叶与子功用相同。按陈自明《妇人良方》云:乳妇气脉壅塞,乳汁不行,及经络凝滞,奶房胀痛,留蓄作痈毒者。用葵菜子炒香、缩砂仁等分,为末,热酒服二钱。此药滋气脉,通营卫,行津液,极验。乃上蔡张不愚方也。

〔附方〕旧八,新一十二。

大便不通 十日至一月者。《肘后方》:冬葵子三升,水四升,煮取一升服。不瘥更作。○《圣惠》:用葵子末、人乳汁等分,和服立通。

关格胀满 大小便不通,欲死者。《肘后方》:用葵子二升,水四升,煮取一升,纳猪脂一丸如鸡子,顿服。○《千金》:用葵子为末,猪脂和丸梧子大。每服五十丸,效止。

小便血淋 葵子一升,水三升,煮汁,日三服(《千金方》)。

妊娠患淋 冬葵子一升,水三升,煮二升,分服(《千金方》)。

妊娠下血 方同上。

产后淋沥 不通。用葵子一合,朴硝八分,水二升,煎八合,下硝服之(《集验方》)。

妊娠水肿 身重,小便不利,洒淅恶寒,起即头眩。用葵子、茯苓各三两,为糁。饮服方寸匕,日三服,小便利则愈。若转胞者,加发灰,神效(《金匮要略》)。

生产困闷 冬葵子一合,捣破,水二升,煮汁半升,顿服,少时便产。昔有人如此服之,登厕,立扑儿于厕中也(《食疗》)。

倒生口噤 冬葵子炒黄为末,酒服二钱匕,效(《产书》)。

乳汁不通 方见发明。

胎死腹中 葵子为末,酒服方寸匕。若口噤不开者,灌之,药下即苏(《千金方》)。

胞衣不下 冬葵子一合,牛膝一两,水二升,煎一升服(《千金方》)。

血痢产痢 冬葵子为末,每服二钱,入蜡茶一钱,沸汤调服,日三(《圣惠方》)。

疟疾邪热 冬葵子阴干为末,酒服二钱。午日取花按手,亦去疟(《圣惠方》)。

痈肿无头 孟诜曰:三日后,取葵子一百粒,水吞之,当日即开也。○《经验后方》云:只吞一粒即破。如吞两粒,则有两头也。

便毒初起 冬葵子末,酒服二钱(《儒门事亲》)。

面上疱疮 冬葵子、柏子仁、茯苓、瓜瓣各一两,为末。食后酒服方寸匕,日三服(陶隐居方)。

解蜀椒毒 冬葵子煮汁饮之(《千金方》)。

伤寒劳复 葵子二升,粱米一升,煮粥食,取汗立安(《圣惠》)。

## 蜀葵 宋《嘉祐》

〔校正〕自《菜部》移入此。并入《有名未用》(《别录》)吴葵华。

**【释名】** 戎葵(《尔雅》)、吴葵(《别录》)。〔藏器曰〕

《尔雅》云:菺(音坚),戎葵也。郭璞注云:今蜀葵也。叶似葵,花如木槿花。戎、蜀其所自来,因以名之。〔时珍曰〕罗愿《尔雅翼》:吴葵作胡葵,云胡,戎也。《夏小正》云:四月小满后五日,吴葵华,《别录》吴葵,即此也。而唐人不知,退入《有名未用》。《嘉祐本草》重于《菜部》出蜀葵条。盖未读《尔雅注》及《千金方》"吴葵一名蜀葵"之文故也。今并为一。

**【集解】**〔颂曰〕蜀葵似葵,花如木槿花,有五色。小花者名锦葵,功用更强。〔时珍曰〕蜀葵处处人家植之。春初种子,冬月宿根亦自生苗,嫩时亦可茹食。叶似葵菜而大,亦似丝瓜叶,有歧叉。过小满后长茎,高五六尺。花似木槿而大,有深红浅红紫黑白色、单叶千叶之异。昔人谓其疏茎密叶、翠萼艳花、金粉檀心者,颇善状之。惟红白二色入药。其实大如指头,皮薄而扁,内仁如马兜铃仁及芜荑仁,轻虚易种。其秸剥皮,可缉布作绳。一种小者名锦葵,即荆葵也。《尔雅》谓之菈(音乔)。其花大如五铢钱,粉红色,有紫缕文。掌禹锡《补注本草》,谓此即戎葵,非矣。然功用亦相似。

蜀葵

**苗**

〔气味〕甘,微寒,滑,无毒。〔思邈曰〕不可久食,钝人志性。若被狗啮者食之,永不瘥也。〔李鹏飞曰〕合猪肉食,人无颜色。

〔主治〕除客热,利肠胃(思邈)。煮食,治丹石发,热结,大人小儿热毒下痢(藏器)。作蔬食,滑窍治淋,润燥易产(时珍)。捣烂涂火疮,烧研傅金疮(大明)。

根茎

〔主治〕客热,利小便,散脓血恶汁(藏器)。

〔发明〕〔宗奭曰〕蜀葵,四时取红色、单叶者根,阴干,治带下,排脓血恶物,极验也。

〔附方〕新七。

小便淋痛 葵花根洗剉,水煎五七沸,服之如神(《卫生宝鉴》)。

小便血淋 葵花根二钱,车前子一钱,水煮,日服之(《简便单方》)。

小便尿血 葵茎灰,酒服方寸匕,日三(《千金》)。

肠胃生痈 怀忠丹:治内痈有败血,腥秽殊甚,脐腹冷痛,用此排脓下血。单叶红蜀葵根、白芷各一两,白枯矾、白芍药各五钱,为末,黄蜡溶化,和丸梧子大,每空心米饮下二十丸。待脓血出尽,服十宣散补之(坦仙《皆效方》)。

诸疮肿痛 不可忍者。葵花根去黑皮,捣烂,入井华水调稠贴之(《普济方》)。

小儿吻疮 经年欲腐。葵根烧研傅之(《圣惠方》)。

小儿口疮 赤葵茎炙干为末,蜜和含之(《圣惠方》)。

吴葵华《别录》

〔气味〕咸,寒,无毒。〔禹锡曰〕蜀葵华:甘,冷,无毒。

〔主治〕理心气不足(《别录》)。小儿风疹疥疟(《嘉祐》）。治带下，目中溜火，和血润燥，通窍，利大小肠（时珍）。

〔发明〕〔张元素曰〕蜀葵花，阴中之阳也。赤者治赤带，白者治白带；赤者治血燥，白者治气燥，皆取其寒滑润利之功也。又紫葵花，入染髭发方中用。

〔附方〕旧二，新五。

**二便关格**胀闷欲死，二三日则杀人。蜀葵花一两捣烂，麝香半钱，水一大盏，煎服。根亦可用。

**痎疟邪热**蜀葵花白者，阴干为末，服之。午日取花挼手，亦能去疟（苏颂《图经本草》）。

**妇人带下**脐腹冷痛，面色痿黄，日渐虚困。用葵花一两，阴干为末，每空心温酒服二钱匕。赤带用赤葵，白带用白葵（《圣惠方》）。

**横生倒产**葵花为末，酒服方寸匕（《千金方》）。

**酒齄赤鼻**蜀葵花研末，腊猪脂和匀，夜傅旦洗（《仁存方》）。

**误吞针钱**葵花煮汁服之（《普济方》）。

**蜂蝎螫毒**五月五日午时，收蜀葵花、石榴花、艾心等分，阴干为末，水调涂之（《肘后方》）。

子

〔气味〕甘，冷，无毒。

〔主治〕淋涩，通小肠，催生落胎，疗水肿，治一切疮疥并瘢疵赤靥（大明）。

〔发明〕〔时珍曰〕按杨士瀛《直指方》云：蜀葵子炒，入宣毒药中最验。又催生方：用子二钱，滑石三钱，为末。顺流水服五钱，即下。

〔附方〕旧一，新二。

**大小便闭**不通者。用白花胡葵子为末,煮浓汁服之(《千金方》)。

**石淋破血**五月五日,收葵子炒研,食前温酒下一钱,当下石出(《圣惠方》)。

**痈肿无头**蜀葵子为末,水调傅之(《经验后方》)。

## 菟葵《唐本草》

【**释名**】天葵(《图经》)、蒵(音希。〔《尔雅》〕)、雷丸草(《外丹本草》)。

【**集解**】〔恭曰〕菟葵苗如石龙芮,而叶光泽,花白似梅,其茎紫黑,煮啖极滑。所在下泽田间皆有,人多识之。六月、七月采茎叶,曝干入药。〔禹锡曰〕郭璞注《尔雅》云:菟葵似葵而小,叶状如藜,有毛,汋之可食而滑。〔宗奭曰〕菟葵,绿叶如黄蜀葵,其花似拒霜,甚雅,其形至小,如初开单叶蜀葵。有檀心,色如牡丹姚黄蕊,则蜀葵也。唐刘梦得所谓菟葵燕麦动摇春风者,是也。〔时珍曰〕按郑樵《通志》云:菟葵,天葵也。状如葵菜,叶大如钱而厚,面青背微紫,生于崖石。凡丹石之类,得此而后能神。所以《雷公炮炙论》云:如要形坚,岂忘紫背,谓其能坚铅也。此说得于天台一僧。又按南宫从《岣嵝神书》云:紫背天葵出蜀中,灵草也。生于水际。取自然汁煮汞则

菟葵

坚,亦能煮八石拒火也。又按甄立言《古今录验》云:五月五前斋戒,看桑下有菟葵者,至五日午时,至桑下咒曰:系黎乎俱当苏婆诃。咒毕,乃以手摩桑阴一遍,口啮菟葵及五叶草嚼熟,以唾涂手,熟揩令遍。再斋七日,不得洗手。后有蛇虫蝎虿咬伤者,以此手摩之,即愈也。时珍窃谓古有咒由一科,此亦其类,但不知必用菟葵,取何义也? 若谓其相制,则治毒虫之草亦多矣。

### 苗

【气味】甘,寒,无毒。

【主治】下诸石五淋,止虎蛇毒。诸疮捣汁饮之。涂疮能解毒止痛(《唐本》)。

## 黄蜀葵 宋《嘉祐》

〔校正〕自《菜部》移入此。

【释名】〔时珍曰〕黄蜀葵别是一种,宜入《草部》,而《嘉祐本草》定入《菜部》,为其与蜀葵同名,而气味主治亦同故也。今移于此。

【集解】〔禹锡曰〕黄蜀葵花,近道处处有之。春生苗叶,颇似蜀葵,而叶尖狭多刻缺,夏末开花浅黄色,六七月采,阴干之。〔宗奭曰〕黄蜀葵与蜀葵别种,非是蜀葵中黄者也。叶心下有紫檀色,摘下剔散,日干之。不尔,即浥烂也。〔时珍曰〕黄葵二月下种,或宿子在土自生,至夏始长。

黄蜀葵

叶大如蓖麻叶,深绿色,开歧丫,有五尖如人爪形,旁有小尖。六月开花,大如碗,鹅黄色,紫心六瓣而侧,且开午收暮落,人亦呼为侧金盏花。随即结角,大如拇指,长二寸许,本大末尖,六棱有毛,老则黑色。其棱自绽,内有六房,如脂麻房。其子累累在房内,状如苘麻子,色黑。其茎长者六七尺,剥皮可作绳索。

花

〔气味〕甘,寒,滑,无毒。

〔主治〕小便淋及催生。治诸恶疮脓水久不瘥者,作末傅之即愈,为疮家要药(《嘉祐》)。消痈肿。浸油,涂汤火伤(时珍)。

〔附方〕新八。

沙石淋痛黄蜀葵花一两,炒为末,每米饮服一钱,名独圣散(《普济方》)。

难产催生如圣散:治胎脏干涩难产,剧者并进三服,良久腹中气宽,胎滑即下也。用黄葵花焙研末,熟汤调服二钱。无花,用子半合研末,酒淘去滓,服之(《产宝鉴》)。

胎死不下即上方,用红花酒下。

痈疽肿毒黄蜀葵花,用盐掺,收瓷器中,密封,经年不坏。每用傅之,自平自溃。无花,用根叶亦可(《直指方》)。

小儿口疮黄葵花,烧末傅之(《肘后方》)。

小儿木舌黄蜀葵花为末一钱,黄丹五分。傅之(《直指方》)。

汤火灼伤用瓶盛麻油,以箸就树夹取黄葵花,收入瓶内,勿犯人手,密封收之。遇有伤者,以油涂之甚妙(《经验方》)。

小儿秃疮黄蜀葵花、大黄、黄芩等分,为末。米泔净洗,香油调搽(《普济方》)。

子及根

〔气味〕甘,寒,滑,无毒。

〔主治〕痈肿,利小便,五淋水肿,产难,通乳汁(时珍)。

〔发明〕〔颂曰〕冬葵、黄葵、蜀葵,形状虽各不同,而性俱寒滑,故所主疗不甚相远。〔时珍曰〕黄葵子古方少用,今为催生及利小便要药。或单用,或入汤散皆宜,盖其性滑,与冬葵子同功故也。花、子与根性功相同,可以互用。无花用子,无子用根。

〔附方〕旧二,新二。

临产催生〔宗奭曰〕临产时以四十九粒研烂,温水服之,良久即产。○《经验后方》:用子焙研三钱,井华水服。无子用根,煎汁服。

便痈初起淮人用黄蜀葵子七七粒,皂角半挺,为末,以石灰同醋调涂之(《永类钤方》)。

痈肿不破黄葵子研,酒服,一粒则一头,神效(《卫生易简方》)。

打扑伤损黄葵子研,酒服二钱(《海上方》)。

## 龙葵 《唐本草》

〔校正〕并入《图经》老鸦眼睛草。

**【释名】**苦葵(《图经》)、苦菜(《唐本》)、天茄子(《图经》)、水茄(《纲目》)、天泡草(《纲目》)、老鸦酸浆草(《纲目》)、老鸦眼睛草(《图经》)。〔时珍曰〕龙葵,言其性滑如葵也。苦以菜味名,茄以叶形名,天泡、老鸦眼睛皆以子形名也。与酸浆相类,故加老鸦以别之。五爪龙亦名老鸦眼睛草,败酱、苦苣并名苦菜,名同物异也。

**【集解】**〔弘景曰〕益州有苦菜,乃是苦荬。〔恭曰〕苦荬即

龙葵

龙葵也,俗亦名苦菜,非荼也。龙葵所在有之,关河间谓之苦菜,叶圆花白,子若牛李子,生青熟黑,但堪煮食,不任生啖。〔颂曰〕龙葵近处亦稀,惟北方有之,北人谓之苦葵。叶圆似排风而无毛,花白色,子亦似排风子,生青熟黑,其赤者名赤珠,亦可入药。又曰:老鸦眼睛草,生江湖间。叶如茄子叶,故名天茄子。或云:即漆姑草也。漆姑即蜀羊泉,已见《本经·草部》。人亦不能决识之。〔时珍曰〕龙葵、龙珠,一类二种也,皆处处有之。四月生苗,嫩时可食,柔滑。渐高二三尺,茎大如箸,似灯笼草而无毛。叶似茄叶而小。五月以后,开小白花,五出黄蕊。结子正圆,大如五味子,上有小蒂,数颗同缀,其味酸。中有细子,亦如茄子之子。但生青熟黑者为龙葵,生青熟赤者为龙珠,功用亦相仿佛,不甚辽远。苏颂《图经·菜部》既注龙葵,复于《外类》重出老鸦眼睛草,盖不知其即一物也。又谓老鸦眼睛是蜀羊泉,误矣。蜀羊泉叶似菊,开紫花,子类枸杞,详见《草部》本条。杨慎《丹铅录》,谓龙葵即吴葵,反指《本草》为误,引《素问》《千金》“四月吴葵华”为证。盖不知《千金方》言吴葵即蜀葵,已自明白矣。今并正之。

苗

〔气味〕苦、微甘,滑,寒,无毒。

〔主治〕食之解劳少睡,去虚热肿（《唐本》）。治风,补益男子元气,妇人败血（苏颂）。消热散血,压丹石毒宜食之（时珍）。

〔附方〕旧一。

去热少睡龙葵菜同米煮作羹粥食之（《食医心镜》）。

茎、叶、根

〔气味〕同苗。

〔主治〕捣烂和土,傅丁肿火丹疮,良（孟诜）。疗痈疽肿毒,跌扑伤损,消肿散血（时珍）。根与木通、胡荽煎汤服,通利小便（苏颂）。

〔附方〕旧四,新八。

通利小便方见上。

从高坠下欲死者。取老鸦眼睛草茎叶捣汁服,以渣傅患处（唐瑶《经验方》）。

火焰丹肿老鸦眼睛草叶,入醋细研傅之,能消赤肿（苏颂《图经本草》）。

痈肿无头龙葵茎叶捣傅（《经验方》）。

发背痈疽成疮者。苏颂《图经》云:用龙葵一两为末,麝香一分,研匀,涂之甚善。○《袖珍方》云:一切发背痈疽恶疮。用蛤蟆一个,同老鸦眼睛草茎叶捣烂,傅之即散,神效。

诸疮恶肿老鸦眼睛草擂酒服,以渣傅之（《普济方》）。

丁肿毒疮黑色黯肿者,乃服丹石毒也;赤色者,肉面毒也。用龙葵根一握洗切,乳香末、黄连三两,杏仁六十枚,和捣作饼,厚如三钱,依疮大小傅之,觉痒即换去。痒不可忍,切勿搔动。候炊久,疮中似石榴子戢戢然,乃去药。时时以甘草汤温洗,洗后以蜡贴之。终身不得食羊血。如无龙葵,以蔓菁根代之（《圣济总录》）。

天泡湿疮龙葵苗叶捣傅之。

吐血不止天茄子苗半两,人参二钱半,为末。每服二钱,新汲水下(《圣济总录》)。

辟除蚤虱天茄叶铺于席下,次日尽死。

多年恶疮天茄叶贴之,或为末贴(《救急良方》)。

产后肠出不收。老鸦酸浆草一把,水煎,先熏后洗,收乃止(《救急方》)。

子七月采之。

〔主治〕丁肿(《唐本》)。明目轻身甚良(甄权)。治风,益男子元气,妇人败血(苏颂)。

## 龙珠《拾遗》

【释名】赤珠(《《图经》》)。〔颂曰〕龙葵子赤者名赤珠,象形也。

【集解】〔甄权曰〕龙葵,赤珠者名龙珠,挼云汁可食,能变白令黑。〔藏器曰〕龙珠生道旁,子圆似龙葵,但熟时正赤耳。〔时珍曰〕龙珠、龙葵,虽以子之黑赤分别,其实一物二色,强分为二也。

苗

〔气味〕苦,寒,无毒。

〔主治〕能变白发,令人不睡。主诸热毒,石气发动,调中解烦(藏器)。

〔发明〕〔权曰〕龙珠,服之变白令黑,耐老。若能生食得苦者,不食他菜,十日后即有灵异也。不与葱、薤同啖。根亦入药用。

子

〔气味〕同菜。

〔主治〕丁肿(藏器)。

# 酸浆《本经·中品》

〔校正〕《菜部》苦耽，《草部》酸浆、灯笼草，俱并为一。

**【释名】**醋浆（《本经》）、苦葴（音针。《尔雅注》）、苦耽（《嘉祐》）、灯笼草（《唐本》）、皮弁草（《食疗》）、天泡草（《纲目》）、王母珠（《嘉祐》）、洛神珠（同上），小者名苦蘵（《嘉祐》）。〔藏器曰〕《尔雅》云：葴，寒浆也。郭璞注云：即今酸浆，江东人呼为苦葴。小者为苦蘵，亦呼为小苦耽。崔豹《古今注》云：葴，一名蘵子，实形如皮弁，其子圆如珠。〔时珍曰〕酸浆，以子之味名也。苦葴、苦耽，以苗之味名也。灯笼、皮弁，以角之形名也。王母、洛神珠，以子之形名也。按杨慎《卮言》云：本草灯笼草、苦耽、酸浆，皆一物也。修本草者非一时一人，故重复耳。燕京野果名红姑娘，外垂绛囊，中含赤子如珠，酸甘可食，盈盈绕砌，与翠草同芳，亦自可爱。盖姑娘乃瓜囊之讹，古者瓜、姑同音，娘、囊之音亦相近耳。此说得之，故今以《本经》酸浆，《唐本草》灯笼草、宋《嘉祐本草》苦耽，俱并为一焉。

**【集解】**〔《别录》曰〕酸浆生荆楚川泽及人家田园中，五月采，阴干。〔弘景曰〕酸浆处处多有，苗似水茄而小，叶亦可食。子作房，房中有子如梅李大，皆黄赤色，小儿食之。〔保昇曰〕酸浆即苦葴也，根如菹芹，白色绝苦。〔禹锡曰〕苦耽生故墟垣堑间，高二三尺，子作角，如撮口袋，中有子如珠，熟则赤色。关中人谓之洛神珠，一名王母珠，一名皮弁草。一种小者名苦蘵。《尔雅》谓之黄蒢。〔恭曰〕灯笼草所在有之，枝干高三四尺，有红花状若灯笼，内有红子可爱，根、茎、花、实并入药用。〔宗奭曰〕酸浆即苦耽也，《嘉祐》重出苦耽条。天下有之，苗如天茄子，开小白花，结青壳，熟则深红，壳中子大如樱，亦红色，樱中复

酸浆

有细子,如落苏之子,食之有青草气也。〔时珍曰〕龙葵、酸浆,一类二种也。酸浆、苦蕺,一种二物也。但大者为酸浆,小者为苦蕺,以此为别。败酱亦名苦蕺,与此不同。其龙葵、酸浆苗叶一样,但龙葵茎光无毛,五月入秋开小白花,五出黄蕊,结子无壳,累累数颗同枝,子有蒂盖,生青熟紫黑。其酸浆同时开小花黄白色,紫心白蕊,其花如杯状,无瓣,但有五尖,结一铃壳,凡五棱,一枝一颗,下悬如灯笼之状,壳中一子,状如龙葵子,生青熟赤。以此分别,便自明白。按《庚辛玉册》云:灯笼草四方皆有,惟川陕者最大。叶似龙葵,嫩时可食。四五月开花结实,有四叶盛之如灯笼,河北呼为酸浆。据此及杨慎之说,则灯笼、酸浆之为一物,尤可证矣。唐慎微以三叶酸草附于酸浆之后,盖不知其名同物异也。其草见《草之九》,酢浆下。

苗、叶、茎、根

〔气味〕苦,寒,无毒。〔禹锡曰〕有小毒。〔恭曰〕苦,大寒,无毒。〔时珍曰〕方士取汁煮丹砂,伏白矾,煮三黄,炼硝、硫。

〔主治〕酸浆:治热烦满,定志益气,利水道(《本经》)。捣汁服,治黄病,多效(弘景)。灯笼草:治上气咳嗽风热,明目,根茎花实并宜(《唐本》)。苦耽苗子:治传尸伏连,鬼气痃忤邪气,腹内热结,目黄不下食,大小便涩,骨热咳嗽,多睡劳乏,呕逆痰壅,疟癖痞满,小儿无辜疬子,寒热大腹,杀虫落胎,去蛊毒,并煮汁饮,亦生捣汁服。研膏,傅小儿闪癖(《嘉祐》)。

〔发明〕〔震亨曰〕灯笼草,苦能除湿热,轻能治上焦,故主热咳咽痛。此草治热痰咳嗽,佛耳草治寒痰咳嗽也。与片芩清金丸同用,更效。〔时珍曰〕酸浆利湿除热。除热故清肺治咳,利湿故能化痰治疽。一人病虚乏咳嗽有痰,愚以此加入汤中用之,有效。

〔附方〕新三。

热咳咽痛灯笼草为末,白汤服,名清心丸。仍以醋调傅喉外(《丹溪纂要》)。

喉疮作痛灯笼草,炒焦研末,酒调呷之(《医学正传》)。

灸疮不发酸浆叶贴之。

子

〔气味〕酸,平,无毒。〔《别录》曰〕寒。

〔主治〕热烦满,定志益气,利水道,产难吞之立产(《本经》)。食之,除热,治黄病,尤益小儿(苏颂)。治骨蒸劳热,尸疰痁瘦,痰癖热结,与苗茎同功(《嘉祐》)。

〔附方〕新二。

酸浆实丸治三焦肠胃伏热,妇人胎热难产。用酸浆实五两,苋实三两,马蔺子炒、大盐另研、榆白皮炒各二两,柴胡、黄芩、栝楼根、菵茹各一两,为末,炼蜜丸梧子大。每服三十丸,木香汤下(《普济方》)。

天泡湿疮天泡草铃儿生捣敷之。亦可为末,油调敷(邓才《杂兴方》)。

## 蜀羊泉《本经·中品》

【释名】羊泉（《别录》）、羊饴（《别录》）、漆姑草（《拾遗》》）。〔时珍曰〕诸名莫解。能治漆疮，故曰漆姑。

蜀羊泉

【集解】〔《别录》曰〕蜀羊泉生蜀郡山谷。〔弘景曰〕方不复用，人无识者。〔恭曰〕此草俗名漆姑，叶似菊，花紫色，子类枸杞子，根如远志，无心有糁。所在平泽有之，生阴湿地，三月、四月采苗叶阴干。〔藏器曰〕陶注杉材云：漆姑叶细细，多生石边，能疗漆疮。苏云漆姑是羊泉。按：羊泉乃大草。漆姑草如鼠迹大，生阶墀间阴处，气辛烈，挼敷漆疮，亦主溪毒，乃同名也。〔颂曰〕或言老鸦眼睛草即漆姑草，漆姑乃蜀羊泉，人不能决识。〔时珍曰〕漆姑有二种：苏恭所说是羊泉，陶、陈所说是小草。苏颂所说老鸦眼睛草，乃龙葵也。又黄蜂作窠，衔漆姑草汁为蒂，即此草也。

【气味】苦，微寒，无毒。

【主治】秃疮恶疮热气，疥瘙痂癣虫（《本经》）。疗龋齿，女子阴中内伤，皮间实积（《别录》）。主小儿惊，生毛发，捣涂漆疮（苏恭）。蚯蚓气呵者，捣烂入黄丹盫之（时珍。出《摘玄方》）。

〔附方〕新一。

黄疸疾漆草一把,捣汁和酒服。不过三五次,即愈(《摘玄方》)。

## 鹿蹄草《纲目》

**【释名】**小秦王草(《纲目》)、秦王试剑草(《《纲目》》)。〔时珍曰〕鹿蹄象叶形。能合金疮,故名试剑草。又山慈姑亦名鹿蹄,与此不同。

**【集解】**〔时珍曰〕按轩辕述《宝藏论》云:鹿蹄多生江广平陆及寺院荒处,淮北绝少,川陕亦有。苗似堇菜,而叶颇大,背紫色。春生紫花。结青实,如天茄子。可制雌黄、丹砂。

**【气味】**缺。

**【主治】**金疮出血,捣涂即止。又涂一切蛇虫犬咬毒(时珍)。

鹿蹄草

## 败酱《本经·中品》

**【释名】**苦菜(《纲目》)、苦蕺(《纲目》)、泽败(《别录》)、鹿肠(《本经》)、鹿首(《别录》)、马草(《别录》)。〔弘景曰〕根作陈败豆酱气,故以为名。〔时珍曰〕南人采嫩者,暴蒸作菜食,味微苦而有陈酱气,故又名苦菜,与苦荬、龙葵同名。亦名苦蕺,与酸浆同名,苗形则不同也。

**【集解】**〔《别录》曰〕败酱生江夏川谷,八月采根,暴干。〔弘

败酱

景曰〕出近道。叶似豨莶,根形如柴胡。〔恭曰〕此药不出近道,多生冈岭间。叶似水茛及薇衔,丛生,花黄根紫,作陈酱色,其叶殊不似豨莶也。〔颂曰〕江东亦有之,状如苏恭所说。〔时珍曰〕处处原野有之,俗名苦菜,野人食之,江东人每采收储焉。春初生苗,深冬始凋。初时叶布地生,似菘菜叶而狭长,有锯齿,绿色,面深背浅。夏秋茎高二三尺而柔弱,数寸一节。节间生叶,四散如伞。颠顶开白花成簇,如芹花、蛇床子花状。结小实成簇。其根白紫,颇似柴胡。吴普言其根似桔梗,陈自明言其根似蛇莓根者,皆不然。

根苗同。

【修治】〔敩曰〕凡收得便粗杵,入甘草叶相拌对蒸,从巳至未,去甘草叶,焙干用。

【气味】苦,平,无毒。〔《别录》曰〕咸,微寒。〔权曰〕辛、苦,微寒。〔大明曰〕酸。〔时珍曰〕微苦带甘。

【主治】暴热火疮赤气,疥瘙疽痔,马鞍热气(《本经》)。除痈肿浮肿结热,风痹不足,产后腹痛(《别录》)。治毒风痛痹,破多年凝血,能化脓为水,产后诸病,止腹痛,余疹烦渴(甄权)。治血气心腹痛,破癥结,催生落胞,血运鼻衄吐血,赤白带下,赤眼障膜弩肉,聤耳,疮疖疥癣丹毒,排脓补瘘(大明)。

【发明】〔时珍曰〕败酱乃手足阳明厥阴药也。善排脓破血，故仲景治痈及古方妇人科皆用之。乃易得之物，而后人不知用，盖未遇识者耳。

【附方】旧二，新三。

肠痈有脓薏苡仁附子败酱散：用薏苡仁十分，附子二分，败酱五分，捣为末。每以方寸匕，水二升，煎一升，顿服。小便当下，即愈（张仲景《金匮玉函》）。

产后恶露七八日不止。败酱、当归各六分，续断、芍药各八分，芎䓖、竹茹各四分，生地黄炒十二分，水二升，煮取八合，空心服（《外台秘要》）。

产后腰痛乃血气流入腰腿，痛不可转者。败酱、当归各八分，芎䓖、芍药、桂心各六分，水二升，煮八合，分二服。忌葱（《广济方》）。

产后腹痛如锥刺者。败酱草五两，水四升，煮二升。每服二合，日三服，良（《卫生易简方》）。

蠼螋尿疮绕腰者。败酱煎汁涂之，良（杨氏《产乳》）。

## 迎春花《纲目》

【集解】〔时珍曰〕处处人家栽插之，丛生，高者二三尺，方茎厚叶。叶如初生小椒叶而无齿，面青背淡。对节生小枝，一枝三叶。正月初开小花，状如瑞香，花黄色，不结实。

迎春花

叶

【气味】苦、涩,平,无毒。

【主治】肿毒恶疮,阴干研末,酒服二三钱,出汗便瘥(《卫生易简方》)。

## 款冬花《本经·中品》

【释名】款冻(郭璞)、颗冻(《尔雅》)、氐冬(《别录》)、钻冻(《衍义》)、菟奚(《尔雅》)、橐吾(《本经》)、虎须(《本经》)。〔时珍曰〕按《述征记》云:洛水至岁末凝厉,则款冬茂悦曾冰之中。则颗冻之名以此而得,后人讹为款冬,即款冻尔。款者至也,至冬而花也。〔宗奭曰〕百草中,惟此不顾冰雪,最先春也,故世谓之钻冻。虽在冰雪之下,至时亦生芽,春时人采以代蔬。入药须微见花者良。如已芬芳,则都无气力。今人多使如箸头者,恐未有花也。

【集解】〔《别录》曰〕款冬生常山山谷及上党水旁,十一月采花阴干。〔弘景曰〕第一出河北,其形如宿莼未舒者佳,其腹里有丝。次出高丽百济,其花乃似大菊花。次亦出蜀北部宕昌,而并不如。其冬月在冰下生,十二月、正月旦取之。〔恭曰〕今出雍州南山溪水,及华州山谷涧间。叶似葵而大,丛生,花出根下。〔颂曰〕今关中亦有之。根紫色,叶似萆薢,十二月开黄花,青紫萼,去土一二寸,初出如菊花萼,通直而肥实无子。则陶氏所谓出高丽百济者,近此类也。又有红花者,叶如荷而斗直,大者容一升,小者容数合,俗呼为蜂斗叶,又名水斗叶。则苏氏所谓大如葵而丛生者,是也。傅咸《款冬赋》序云:予曾逐禽,登于北山,于时仲冬之月,冰凌盈谷,积雪被崖,顾见款冬炜然,始敷华艳,是也。

潞州款冬花

秦州款冬花

**【修治】**〔敩曰〕凡采得,须去向里裹花蕊壳,并向里实如栗零壳者。并枝叶,以甘草水浸一宿,却取款冬叶相拌裹一夜,晒干去叶用。

**【气味】**辛,温,无毒。〔《别录》曰〕甘。〔好古曰〕纯阳,入手太阴经。〔之才曰〕杏仁为之使,得紫菀良,恶皂荚、消石、玄参,畏贝母、辛夷、麻黄、黄耆、黄芩、黄连、青葙。

**【主治】**咳逆上气善喘,喉痹,诸惊痫寒热邪气(《本经》)。消渴,喘息呼吸(《别录》)。疗肺气心促急,热乏劳咳,连连不绝,涕唾稠粘,肺痿肺痈,吐脓血(甄权)。润心肺,益五脏,除烦消痰,洗肝明目,及中风等疾(大明)。

**【发明】**〔颂曰〕《本经》主咳逆,古今方用为温肺治嗽之最。崔知悌疗久咳熏法:每旦取款冬花如鸡子许,少蜜拌花使润,纳一升铁铛中。又用一瓦碗钻一孔,孔内安一小笔管,以面泥缝,勿令漏气。铛下着炭火,少时烟从筒出,以口含吸,咽之。如胸中少闷,须举头,即将指头按住筒口,勿使漏。至烟尽乃止。如是五日一为之。待至六日,饱食羊肉馎饦一顿,永瘥。〔宗奭曰〕有人病嗽多日,或教然款冬花三两,于无风处以笔管吸其烟,满口则咽之,数日果效。

**【附方】**新二。

**痰嗽带血** 款冬花、百合蒸焙,等分为末,蜜丸龙眼大。每卧时嚼一丸,姜汤下(《济生方》)。

**口中疳疮** 款冬花、黄连等分,为细末,用唾津调成饼子。先以蛇床子煎汤漱口,乃以饼子傅之,少顷确住,其疮立消也(杨诚《经验方》)。

## 鼠曲草《日华》

〔校正〕并入《有名未用》鼠耳,及东垣《药类法象》佛耳草。

**【释名】**米曲(《纲目》)、鼠耳(《别录》)、佛耳草(《法象》)、无心草(《别录》)、香茅(《拾遗》)、黄蒿(《会编》)、茸母(《纲目》)。〔时珍曰〕曲言其花黄如曲色,又可和米粉食也。鼠耳言其叶形如鼠耳,又有白毛蒙茸似之,故北人呼为茸母。佛耳,则鼠耳之讹也。今淮人呼为毛耳朵,则香茅之茅,似当作毛。按段成式《杂俎》云:蚍蜉酒草,鼠耳也,一名无心草。岂蚍蜉食此,故有是名耶?

**【集解】**〔《别录》曰〕鼠耳一名无心,生田中下地,厚叶肥茎。〔藏器曰〕鼠曲草,生平岗熟地,高尺余,叶有白毛,黄花。《荆楚岁时记》云:三月三日,取鼠曲汁,蜜和为粉,谓之龙舌料,以压时气（粜音板，米饼也）。山南人呼为香茅。取花杂榉皮染褐，至破犹鲜。江西人呼为鼠耳草也。〔汪机曰〕佛耳草，徽人谓之黄蒿。二三月苗长尺许，叶似马齿苋而细，有微白毛，花黄。土人采茎叶和米粉，捣作粑果食。〔时珍曰〕《日华本草》鼠曲，即《别录》鼠耳也。唐宋诸家不知，乃退鼠耳入《有名未用》中。李杲《药类法象》用佛耳草，亦不知其即鼠耳也。原野间甚多。二月生苗，茎叶柔软。叶长寸许，白茸如

鼠曲草

鼠耳之毛。开小黄花成穗，结细子。楚人呼为米曲，北人呼为茸母。故邵桂子《瓮天脞语》云：北方寒食，采茸母草和粉食。宋徽宗诗"茸母初生认禁烟"者，是也。

**【气味】**甘，平，无毒。〔《别录》曰〕鼠耳：酸，无毒。〔杲曰〕佛耳草：酸，性热。款冬花为之使。宜少食之，过则损目。

**【主治】**鼠耳：主痹寒寒热，止咳（《别录》）。鼠曲：调中益气，止泄除痰，压时气，去热嗽。杂米粉作糗食，甜美（《日华》）。佛耳：治寒嗽及痰，除肺中寒，大升肺气（李杲）。

**【发明】**〔震亨曰〕治寒痰嗽，宜用佛耳草；热痰嗽，宜用灯笼草。〔时珍曰〕《别录》云治寒热止咳，东垣云治寒嗽，言其标也；《日华》云治热嗽，言其本也。大抵寒嗽，多是火郁于内而寒覆于外也。按陈氏《经验方》云：三奇散：治一切咳嗽，不问久

近,昼夜无时。用佛耳草五十文,款冬花二百文,熟地黄二两,焙
研末。每用二钱,于炉中烧之,以筒吸烟咽下,有涎吐去。予家
一获久病此,医治不效。偶在沅州得一婢,用此法,两服而愈也。

## 决明《本经·上品》

**【释名】**〔时珍曰〕此马蹄决明也,以明目之功而名。又
有草决明、石决明,皆同功者。草决明即青葙子,陶氏所谓萋蒿
是也。

**【集解】**〔《别录》曰〕决明子生龙门川泽,十月十日采,阴
干百日。〔弘景曰〕龙门在长安北。今处处有之。叶如茳芒。子
形似马蹄,呼为马蹄决明,用之当捣碎。又别有草决明,是萋蒿
子,在下品中。〔颂曰〕今处处人家园圃所莳。夏初生苗,高三四
尺许。根带紫色。叶似苜蓿而大。七月开黄花,结角。其子如
青绿豆而锐,十月采之。按《尔雅》:薢茩,决光。郭璞释云:药
草决明也。叶黄锐,赤华,实如山茱萸。或曰陵也。关西谓之薢
茩(音皆苟)。其说与此种颇不类。又有一种马蹄决明,叶如江
豆,子形似马蹄。〔宗奭曰〕决明,苗高四五尺,春亦为蔬。秋深
结角,其子生角中如羊肾。今湖南北人家所种甚多,或在村野成
段。《蜀本图经》言叶似苜蓿而阔大者,甚为允当。〔时珍曰〕决
明有二种:一种马蹄决明,茎高三四尺,叶大于苜蓿,而本小末
奓,昼开夜合,两两相帖。秋开淡黄花五出,结角如初生细豇豆,
长五六寸。角中子数十粒,参差相连,状如马蹄,青绿色,入眼目
药最良。一种茳芒决明,《救荒本草》所谓山扁豆是也。苗茎似
马蹄决明,但叶之本小末尖,正似槐叶,夜亦不合。秋开深黄花
五出,结角大如小指,长二寸许。角中子成数列,状如黄葵子而
扁,其色褐,味甘滑。二种苗叶皆可作酒曲,俗呼为独占缸。但

马蹄决明　　　　　　　茳芒决明

茳芒嫩苗及花与角子，皆可瀹茹及点茶食，而马蹄决明苗角皆韧苦，不可食也。苏颂言薢茩即决明，殊不类，恐别一物也。

子

【气味】咸，平，无毒。〔《别录》曰〕苦、甘、微寒。〔之才曰〕蓍实为之使，恶大麻子。

【主治】青盲，目淫肤，赤白膜，眼赤痛泪出。久服益精光，轻身（《本经》）。疗唇口青（《别录》）。助肝气，益精。以水调末涂，消肿毒。㸌太阳穴，治头痛。又贴脑心，止鼻洪。作枕，治头风明目，胜于黑豆（《日华》）。治肝热风眼赤泪。每旦取一匙按净，空心吞之，百日后夜见物光（甄权）。益肾，解蛇毒（震亨）。○叶作菜食，利五脏明目，甚良（甄权）。

【发明】〔时珍曰〕《相感志》言：圃中种决明，蛇不敢入。

丹溪朱氏言决明解蛇毒,本于此也。王旻《山居录》言:春月种决明,叶生采食,其花阴干亦可食。切忌泡茶,多食无不患风。按马蹄决明苗角皆韧而苦,不宜于食。纵食之,有利五脏明目之功,何遂至于患风耶? 又刘绩《霏雪录》言:人家不可种决明,生子多跛。此迂儒误听之说也,不可信。

**【附方】**旧一,新七。

**积年失明**决明子二升为末,每食后粥饮服方寸匕(《外台秘要》)。

**青盲雀目**决明一升,地肤子五两,为末,米饮丸梧子大,每米饮下二三十丸(《普济方》)。

**补肝明目**决明子一升,蔓菁子二升,以酒五升煮,暴干为末。每饮服二钱,温水下,日二服(《圣惠方》)。

**目赤肿痛**决明子炒研,茶调傅两太阳穴,干则易之,一夜即愈(《医方摘玄》)。

**头风热痛**方同上。

**鼻衄不止**方见主治。

**癣疮延蔓**决明子一两为末,入水银、轻粉少许,研不见星,擦破上药,立瘥,此东坡家藏方也(《奇效良方》)。

**发背初起**草决明生用一升捣,生甘草一两,水三升,煮一升,分二服。大抵血滞则生疮,肝主藏血,决明和肝气,不损元气也(许学士《本事方》)。

**【附录】茳芒**(《拾遗》)〔藏器曰〕陶云:决明叶如茳芒。按茳芒生道旁,叶小于决明,性平无毒,火炙作饮极香,除痰止渴,令人不睡,调中,隋稠禅师采作五色饮以进炀帝者,是也。又有茳芏,字从土,音吐,一名江蓠子,乃草似莞,生海边,可为席者,与决明叶不相类。〔时珍曰〕茳芒亦决明之一种,故俗犹称独占缸。说见前集解下。**合明草**《《拾遗》）〔藏器曰〕味甘，寒，无毒。主暴热淋，小便赤涩，小儿瘈病，明目下水，止血痢，捣绞汁服。生下湿地，叶如四出花，向夜叶即合。

## 地肤《本经·上品》

**【释名】** 地葵（《本经》）、地麦（《别录》）、落帚（《日华》）、独帚（《图经》）、王蕏（《尔雅》）、王帚（郭璞）、扫帚（弘景）、益明（《药性》）、涎衣草（《唐本》）、白地草（《纲目》）、鸭舌草（《图经》）、千心妓女（《土宿本草》）。〔时珍曰〕地肤、地麦，因其子形似也。地葵，因其苗味似也。鸭舌，因其形似也。妓女，因其枝繁而头多也。益明，因其子功能明目也。子落则老，茎可为帚，故有帚、蕏诸名。

**【集解】**〔《别录》曰〕地肤子生荆州平泽及田野，八月、十月采实，阴干。〔弘景曰〕今田野间亦多，皆取茎苗为扫帚。其子微细，入补药丸散用，《仙经》不甚用。〔恭曰〕田野人名为地麦草，北人名涎衣草。叶细茎赤，出熟田中。苗极弱，不能胜举。今云堪为扫帚，恐未之识也。〔大明曰〕地肤即落帚子也。子色青，似一眠起蚕沙之状。〔颂曰〕今蜀川、关中近地皆有之。初生薄地，五六寸，根形如蒿，茎赤叶青，大似荆芥。三月开黄白花，结子青白色，八月、九月采实。神仙七精

地肤

散云：地肤子，星之精也。或曰其苗即独帚也，一名鸭舌草。陶弘景所谓茎苗可为扫帚者，苏恭言其苗弱不胜举，二说不同，而今医家皆以为独帚。密州图上者，云根作丛生，每窠有二三十茎，茎有赤有黄，七月开黄花，其实地肤也。至八月而蘗干成，可采。此正与独帚相合。恐西北出者短弱，故苏说云耳。〔时珍曰〕地肤嫩苗，可作蔬茹，一科数十枝，攒簇团团直上，性最柔弱，故将老时可为帚，耐用。苏恭云不可帚，止言其嫩苗而已。其子最繁。《尔雅》云：葥，王蔧。郭璞注云：王帚也。似藜，可以为扫帚，江东呼为落帚。此说得之。

### 子

〔气味〕苦，寒，无毒。〔时珍曰〕甘，寒。

〔主治〕膀胱热，利小便，补中益精气。久服耳目聪明，轻身耐老（《本经》）。去皮肤中热气，使人润泽，散恶疮疝瘕，强阴（《别录》）。治阴卵癫疾，去热风，可作汤沐浴。与阳起石同服，主丈夫阴痿不起，补气益力（甄权）。治客热丹肿（《日华》）。

〔发明〕〔藏器曰〕众病皆起于虚。虚而多热者，加地肤子、甘草。

〔附方〕旧三，新七。

风热赤目 地肤子焙一升，生地黄半斤，取汁和作饼，晒干研末。每服三钱，空心酒服（《圣惠方》）。

目痛眯目 凡目痛及眯目中伤有热瞑者。取地肤子白汁，频注目中（王焘《外台秘要》）。

雷头风肿 不省人事。落帚子同生姜研烂，热冲酒服，取汗即愈（《圣济总录》）。

胁下疼痛 地肤子为末，酒服方寸匕（《寿域神方》）。

**疝气危急**地肤子即落帚子,炒香研末。每服一钱,酒下(《简便方》)。

**狐疝阴㿗**超越举重,卒得阴㿗,及小儿狐疝,伤损生㿗。并用地肤子五钱,白术二钱半,桂心五分,为末,饮或酒服三钱,忌生葱、桃、李(《必效方》)。

**久疹腰痛**积年,有时发动。六月、七月取地肤子,干末。酒服方寸匕,日五六服(《肘后》)。

**血痢不止**地肤子五两,地榆、黄芩各一两,为末。每服方寸匕,温水调下(《圣惠方》)。

**妊娠患淋**热痛酸楚,手足烦疼。地肤子十二两,水四升,煎二升半,分服(《子母秘录》)。

**肢体疣目**地肤子、白矾等分,煎汤频洗(《寿域神方》)。

**苗叶**

〔气味〕苦,寒,无毒。〔时珍曰〕甘、苦。烧灰煎霜,制砒石、粉霜、水银、硫黄、雄黄、硇砂。

〔主治〕捣汁服,主赤白痢,烧灰亦善。煎水洗目,去热暗雀盲涩痛(《别录》)。主大肠泄泻,和气,涩肠胃,解恶疮毒(苏颂)。煎水日服,治手足烦疼,利小便诸淋(时珍)。

〔发明〕〔时珍曰〕按虞抟《医学正传》云:抟兄年七十,秋间患淋,二十余日,百方不效。后得一方,取地肤草捣自然汁,服之遂通。至贱之物,有回生之功如此。时珍按:《圣惠方》治小便不通,用地麦草一大把,水煎服。古方亦常用之。此物能益阴气,通小肠。无阴则阳无以化,亦东垣治小便不通,用黄檗、知母滋肾之意。

〔附方〕新一。

物伤睛陷弩肉突出。地肤洗去土二两。捣绞汁,每点少许。冬月以干者煮浓汁(《圣惠方》)。

## 瞿麦瞿音劬。○《本经·中品》

【释名】蘧麦(《尔雅》)、巨句麦(《本经》)、大菊(《尔雅》)、大兰(《别录》)、石竹(《日华》)、南天竺草(《纲目》)。〔弘景曰〕子颇似麦,故名瞿麦。〔时珍曰〕按陆佃解《韩诗外传》云:生于两旁谓之瞿。此麦之穗旁生故也。《尔雅》作蘧。有渠、衢二音。《日华本草》云:一名燕麦,一名杜姥草者,误矣。燕麦即雀麦,雀瞿二字相近,传写之讹尔。

【集解】〔《别录》曰〕瞿麦生太山山谷,立秋采实阴干。〔弘景曰〕今出近道。一茎生细叶,花红紫赤色可爱,合子叶刈取之,子颇似麦子。有两种,一种微大,花边有叉桠,未知何者是也?今市人皆用小者。复一种,叶广相似而有毛,花晚而甚赤。按经云采实,其中子细,燥熟便脱尽矣。〔颂曰〕今处处有之。苗高一尺以来,叶尖小青色,根紫黑色,形如细蔓菁。花红紫赤色,亦似映山红,二月至五月开。七月结实作穗,子颇似麦。河阳河中府出者,苗可用。淮甸出者根细,村民取作刷帚。《尔雅》谓之大菊,《广雅》谓之此蒌是也。〔时珍曰〕石竹叶似地肤叶而尖小,又似初生小竹叶而细窄,其茎纤细有节,

瞿麦

高尺余,梢间开花。山野生者,花大如钱,红紫色。人家栽者,花稍小而妩媚,有红白粉红紫赤斑烂数色,俗呼为洛阳花。结实如燕麦,内有小黑子。其嫩苗炸熟水淘过,可食。

穗

〔修治〕〔敩曰〕凡使只用蕊壳,不用茎叶。若一时同使,即空心令人气噎、小便不禁也。用时以篛竹沥浸一伏时,漉晒。

〔气味〕苦,寒,无毒。〔《别录》曰〕辛。〔权曰〕甘。〔之才曰〕蘘草、牡丹为之使,恶螵蛸,伏丹砂。

〔主治〕关格诸癃结,小便不通,出刺,决痈肿,明目去翳,破胎堕子,下闭血(《本经》)。养肾气,逐膀胱邪逆,止霍乱,长毛发(《别录》)。主五淋(甄权)。月经不通,破血块排脓(大明)。

叶

〔主治〕痔瘘并泻血,作汤粥食。又治小儿蛔虫,及丹石药发。并眼目肿痛及肿毒,捣傅。治浸淫疮并妇人阴疮(大明)。

【发明】〔杲曰〕瞿麦利小便为君主之用。〔颂曰〕古今方通心经、利小肠为最要。〔宗奭曰〕八正散用瞿麦,今人为至要药。若心经虽有热,而小肠虚者服之,则心热未退,而小肠别作病矣。盖小肠与心为传送,故用此入小肠。本草并不治心热。若心无大热,止治其心,或制之不尽,当求其属以衰之可也。〔时珍曰〕近古方家治产难,有石竹花汤,治九孔出血,有南天竺饮,皆取其破血利窍也。

【附方】旧六,新五。

小便石淋宜破血。瞿麦子捣为末,酒服方寸匕,日三服,三日当下石(《外台秘要》)。

小便不利有水气，栝蒌瞿麦丸主之。瞿麦二钱半，栝蒌根二两，大附子一个，茯苓、山芋各三两，为末，蜜和丸梧子大。一服三丸，日三。未知，益至七八丸。以小便利、腹中温为知也（张仲景《金匮方》）。

下焦结热小便淋闷，或有血出，或大小便出血。瞿麦穗一两，甘草炙七钱五分，山栀子仁炒半两，为末。每服七钱，连须葱头七个，灯心五十茎，生姜五片，水二碗，煎至七分，时时温服。名立效散（《千金方》）。

子死腹中或产经数日不下。以瞿麦煮浓汁服之（《千金方》）。

九窍出血服药不止者。南天竺草，即瞿麦，拇指大一把，山栀子仁三十个，生姜一块，甘草炙半两，灯草一小把，大枣五枚。水煎服（《圣济总录》）。

目赤肿痛浸淫等疮。瞿麦炒黄为末，以鹅涎调涂眦头即开。或捣汁涂之（《圣惠方》）。

眯目生翳其物不出者，生肤翳者。瞿麦、干姜炮为末，井华水调服二钱，日二服（《圣惠方》）。

鱼脐疔疮瞿麦烧灰，和油傅之，甚佳（崔氏方）。

咽喉骨哽瞿麦为末，水服方寸匕，日二（《外台秘要》）。

竹木入肉瞿麦为末，水服方寸匕。或煮汁，日饮三次（梅师方）。

箭刀在肉及咽喉胸膈诸隐处不出。酒服瞿麦末方寸匕，日三服（《千金方》）。

## 王不留行《本经·上品》

【释名】禁宫花（《日华》）、剪金花（《日华》）、金盏银台（《资生经》）。〔时珍曰〕此物性走而不住，虽有王命不能留其行,故名。《吴普本草》作一名王不流行,盖误也。

【集解】〔《别录》曰〕王不留行生太山山谷。二月、八月采。〔弘景曰〕今处处有之。叶似酸浆,子似菘子。人言是蓼子,不尔。多入痈瘘方用。〔保昇曰〕所在有之。叶似菘蓝。其花红白色。子壳似酸浆,其中实圆黑似菘子,大如黍粟。三月收苗,五月收子。根苗花子并通用。〔颂曰〕今江浙及并河近处皆有之。苗茎俱青,高七八寸已来。根黄色如

王不留行

荠根。叶尖如小匙头,亦有似槐叶者。四月开花,黄紫色。随茎而生,如菘子状,又似猪蓝花。五月采苗茎,晒干用。俗谓之剪金草。河北生者,叶圆花红,与此小别。〔时珍曰〕多生麦地中。苗高者一二尺。三四月开小花,如铎铃状,红白色。结实如灯笼草子,壳有五棱,壳内包一实,大如豆。实内细子,大如菘子,生白熟黑,正圆如细珠可爱。陶氏言叶似酸浆,苏氏言花如菘子状者,皆欠详审,以子为花叶状也。灯笼草,即酸浆也。苗、子皆入药。

### 苗、子

【修治】〔敩曰〕凡采得拌湿蒸之,从巳至未。以浆水浸一宿,焙干用。

【气味】苦,平,无毒。〔普曰〕神农:苦,平。岐伯、雷公:甘。〔元素曰〕甘、苦,平。阳中之阴。

**【主治】**金疮止血,逐痛出刺,除风痹内寒。久服轻身耐老增寿(《本经》)。止心烦鼻衄,痈疽恶疮瘘乳,妇人难产(《别录》)。治风毒,通血脉(甄权)。游风风疹,妇人血经不匀,发背(《日华》)。下乳汁(元素)。利小便,出竹木刺(时珍)。

**【发明】**〔元素曰〕王不留行,下乳引导用之,取其利血脉也。〔时珍曰〕王不留行能走血分,乃阳明冲任之药。俗有"穿山甲、王不留,妇人服了乳长流"之语,可见其性行而不住也。按王执中《资生经》云:一妇人患淋卧久,诸药不效。其夫夜告予。予按既效方治诸淋,用剪金花十余叶煎汤,遂令服之。明早来云:病减八分矣。再服而愈。剪金花一名禁宫花,一名金盏银台,一名王不留行是也。〔颂曰〕张仲景治金疮,有王不留行散,《贞元广利方》治诸风痉,有王不留行汤,皆最效。

**【附方】**旧一,新八。

鼻衄不止剪金花连茎叶阴干,浓煎汁温服,立效(《指南方》)。

粪后下血王不留行末,水服一钱(《圣济总录》)。

金疮亡血王不留行散:治身被刀斧伤,亡血。用王不留行十分,八月八日采之;蒴藋细叶十分,七月七日采之;桑东南根白皮十分,三月三日采之。川椒三分,甘草十分,黄芩、干姜、芍药、厚朴各二分。以前三味烧存性,后六味为散,合之。每大疮饮服方寸匕,小疮但粉之。产后亦可服(张仲景《金匮要略》)。

妇人乳少因气郁者。涌泉散:王不留行、穿山甲炮、龙骨、瞿麦穗、麦门冬等分,为末。每服一钱,热酒调下,后食猪蹄羹,仍以木梳梳乳,一日三次(《卫生宝鉴方》)。

头风白屑王不留行、香白芷等分,为末。干掺,一夜篦去

（《圣惠方》）。

**痈疽诸疮**王不留行汤：治痈疽妒乳，月蚀白秃，及面上久疮，去虫止痛。用王不留行、东南桃枝、东引茱萸根皮各五两，蛇床子、牡荆子、苦竹叶、蒺藜子各三升，大麻子一升。以水二斗半，煮取一斗，频频洗之（《千金方》）。

**误吞铁石**骨刺不下，危急者。王不留行、黄檗等分，为末，汤浸蒸饼，丸弹子大，青黛为衣，线穿挂风处。用一丸，冷水化灌之（《百一选方》）。

**竹木针刺**在肉中不出，疼痛。以王不留行为末，熟水调服方寸匕，兼以根傅，即出（梅师方）。

**疔肿初起**王不留行子为末，蟾酥丸黍米大。每服一丸，酒下，汗出即愈（《集简方》）。

## 剪春罗《纲目》

**【释名】**剪红罗（《证治要诀》）。

**【集解】**〔时珍曰〕剪春罗二月生苗，高尺余。柔茎绿叶，叶对生，抱茎。入夏开花，深红色，花大如钱，凡六出，周回如剪成可爱。结实大如豆，内有细子。人家多种之为玩。又有剪红纱花，茎高三尺，叶旋覆。夏秋开花，状如石竹花而稍大，四围如剪，鲜红可爱。结穗亦如石竹，穗中有细子。方书不见用者。计其功，亦应利小便、主痈肿也。

**【气味】**甘，寒，无毒。

**【主治】**火带疮绕腰生者，采花或叶捣烂，蜜调涂之，为末亦可（时珍。出《证治要诀》）。

剪春罗　　　　　　　　剪红纱

# 金盏草《救荒》

〔校正〕并入宋《图经》杏叶草。

**【释名】** 杏叶草（《图经》）、长春花（《《纲目》》）。〔时珍曰〕金盏，其花形也。长春，言耐久也。

**【集解】**〔颂曰〕杏叶草，一名金盏草，生常州。蔓生篱下，叶叶相对。秋后有子如鸡头实，其中变生一小虫，脱而能行。中夏采花。〔周定王曰〕金盏儿花，苗高四五寸。叶似初生莴苣叶，厚而狭，抱茎而生。茎柔脆。茎头开花，大如指头，金黄色，状如盏子，四时不绝。其叶味酸，炸熟水浸过，油盐拌食。〔时珍曰〕夏月结实，在萼内，宛如尺蠖虫数枚蟠屈之状，故苏氏言其化虫，实非虫也。

**【气味】** 酸，寒，无毒。

**【主治】**肠痔下血久不止（苏颂）。

## 葶苈《本经·下品》

**【释名】**丁历（《别录》）、革蒿（革音典。〖《别录》〗）、大室（《本经》）、大适（《本经》）、狗荠（《别录》）。〔时珍曰〕名义不可强解。

**【集解】**〔《别录》曰〕葶苈生藁城平泽及田野,立夏后采实,阴干。〔弘景曰〕出彭城者最胜,今近道亦有。母即公荠也。子细黄至苦,用之当熬。〔颂曰〕今汴东、陕西、河北州郡皆有之,曹州者尤佳。初春生苗叶,高六七寸,似荠。根白色,枝茎俱青。三月开花,微黄。结角,子扁小如黍粒微长,黄色。《月令》:孟夏之月,靡草死。许慎、郑玄注皆云:靡草,荠、葶苈之属是也。一说葶苈单茎向上,叶端出角,粗且短。又有一种狗芥草,叶近根

金盏草

葶苈

下作歧,生角细长。取时必须分别此二种也。〔敩曰〕凡使勿用赤须子,真相似,只是味微甘苦耳。葶苈子之苦,入顶也。〔时珍曰〕按《尔雅》云:革,葶苈也。郭璞注云:实叶皆似芥,一名狗荠。然则狗荠即是葶苈矣。盖葶苈有甜苦二种。狗荠味微甘,即甜葶苈也。或云甜葶苈是菥蓂子,考其功用亦似不然。

子

**【修治】**〔敩曰〕凡使葶苈,以糯米相合,置于爝上,微焙,待米熟,去米,捣用。

**【气味】**辛,寒,无毒。〔《别录》曰〕苦,大寒。得酒良。〔权曰〕酸,有小毒。入药炒用。〔杲曰〕沉也,阴中阳也。〔张仲景曰〕葶苈傅头疮,药气入脑,杀人。〔之才曰〕榆皮为之使,得酒良,恶白僵蚕、石龙芮。〔时珍曰〕宜大枣。

**【主治】**癥瘕积聚结气,饮食寒热,破坚逐邪,通利水道(《本经》)。下膀胱水,伏留热气,皮间邪水上出,面目浮肿,身暴中风热痱痒,利小腹。久服令人虚(《别录》)。疗肺壅上气咳嗽,止喘促,除胸中痰饮(《开宝》)。通月经(时珍)。

**【发明】**〔杲曰〕葶苈大降气,与辛酸同用,以导肿气。《本草·十剂》云:泄可去闭,葶苈、大黄之属。此二味皆大苦寒,一泄血闭,一泄气闭。盖葶苈之苦寒,气味俱厚,不减大黄,又性过于诸药,以泄阳分肺中之闭,亦能泄大便,为体轻象阳故也。〔宗奭曰〕葶苈有甜、苦二种,其形则一也。《经》既言味辛苦,即甜者不复更入药也。大概治体皆以行水走泄为用,故曰久服令人虚,盖取苦泄之义,《药性论》不当言味酸。〔震亨曰〕葶苈属火性急,善逐水。病人稍涉虚者,宜远之。且杀人甚捷,何必久服而后致虚也。〔好古曰〕苦甜二味,主治不同。仲景泻肺汤用苦,余方或有用甜者,或有不言甜苦者。大抵苦则下泄,甜则少缓,量病人虚实用之,不可不审。本草虽云治同,而甜苦之味安得不异?〔时珍曰〕甘苦二种,正如牵牛,黑白二色,急缓不同,又如壶卢,甘苦二味,良毒亦异。大抵甜者下泄之性缓,虽泄肺而不伤胃;苦者下泄之性急,既泄肺而易伤胃,故以大枣辅之。然肺中水气臌满急者,非此不能除。但水去则止,不可过剂尔。既不久服,何至杀人?《淮南子》云:大戟去水,葶苈愈胀,用之不节,乃反成病。亦在用之有节耳。

**【附方】**旧十四,新六。

**阳水暴肿**面赤烦渴,喘急,小便涩,其效如神。甜葶苈一两半,炒研末,汉防己末二两,以绿头鸭血及头,合捣万杵,丸梧子大。甚者,空腹白汤下十丸,轻者五丸,日三四服,五日止,小便利为验。一加猪苓末二两(《经验方》)。

**通身肿满**苦葶苈炒四两,为末,枣肉和丸梧子大。每服十五丸,桑白皮汤下,日三服。此方,人不甚信,试之自验。

**水肿尿涩**梅师方:用甜葶苈二两,炒为末,以大枣二十枚,水一大升,煎一小升,去枣入葶苈末,煎至可丸如梧子大。每饮服六十丸,渐加,以微利为度。○崔氏方:用葶苈三两,绢包饭上蒸熟,捣万杵,丸梧子大,不须蜜和。每服五丸,渐加至七丸,以微利为佳。不可多服,令人不堪。若气发,服之得利,气下即止。此方治水气无比。萧驸马水肿,服此得瘥。○《外科精义》:治男妇大小头面手足肿。用苦葶苈炒研,枣肉和丸小豆大。每服十丸,煎麻子汤下,日三服。五七日小便多,则消肿也。忌咸酸生冷。

**大腹水肿**《肘后方》:用苦葶苈二升,炒为末,割鹍雄鸡血及头合捣,丸梧子大。每小豆汤下十丸,日三服。○又方:葶苈二升,春酒五升,渍一夜。稍服一合,小便当利。○又方:葶苈一两,杏仁二十枚,并熬黄色,捣。分十服,小便去当瘥。

**腹胀积聚**葶苈子一升熬,以酒五升浸七日,日服三合(《千金方》)。

**肺湿痰喘**甜葶苈炒为末,枣肉丸服(《摘玄方》)。

**痰饮咳嗽**含膏丸:用曹州葶苈子一两,纸衬炒令黑,知母一两,贝母一两,为末,枣肉半两,砂糖一两半,和丸弹子大。每以新绵裹一丸,含之咽津,甚者不过三丸(《箧中方》)。

**咳嗽上气**不得卧,或遍身气肿,或单面肿,或足肿,并主之。葶苈子三升,微火熬研,以绢袋盛,浸清酒五升中,冬七日,夏三日。初服如胡桃许大,日三夜一,冬月日二夜二。量其气力,取微利一二为度。如患急者,不待日满,亦可绞服(崔知悌方)。

**肺痈喘急**不得卧,葶苈大枣泻肺汤主之。葶苈炒黄捣末,蜜丸弹子大。每用大枣二十枚,水三升,煎取二升,乃入葶苈一丸,更煎取一升,顿服。亦主支饮不得息(仲景《金匮玉函方》)。

**月水不通**葶苈一升,为末,蜜丸弹子大,绵裹纳阴中二寸,一宿易之,有汁出,止(《千金方》)。

**卒发颠狂**葶苈一升,捣三千杵,取白犬血和丸麻子大。酒服一丸,三服取瘥(《肘后方》)。

**头风疼痛**葶苈子为末,以汤淋汁沐头,三四度即愈(《千金翼》)。

**䘌虫蚀齿**葶苈、雄黄等分,为末,腊月猪脂和成,以绵裹槐枝蘸点(《金匮要略》)。

**白秃头疮**葶苈末涂之(《子母秘录》)。

**瘰疬已溃**葶苈二合,豉一升,捣作饼子,如钱大,厚二分,安疮孔上,作艾炷灸之,令温热,不可破肉,数易之而灸。但不可灸初起之疮,恐荨苈气入脑伤人也(《永类方》)。

马汗毒气入腹。荨苈子一两炒研,水一升浸汤服,取下恶血(《续十全方》)。

# 车前《本经·上品》

【释名】当道(《本经》)、芣苢(音浮以)、马舄(音昔)、牛遗(并《别录》)、牛舌草(《诗疏》)、车轮菜(《救荒》)、地衣(《纲目》)、蛤蟆衣(《别录》)。〔时珍曰〕按《尔雅》云:芣苢,马舄。马舄,车前。陆玑《诗疏》云:此草好生道边及牛马迹中,故有车前、当道、马舄、牛遗之名。舄,足履也。幽州人谓之牛舌草。蛤蟆喜藏伏于下,故江东称为蛤蟆衣。又《韩诗外传》言:直曰车前,瞿曰芣苢,恐亦强说也。瞿乃生于两旁者。

【集解】〔《别录》曰〕车前生真定平泽丘陵阪道中,五月五日采,阴干。〔弘景曰〕人家及路边甚多。《韩诗》言芣苢是木似李,食其实宜子孙者,谬矣。〔恭曰〕今出开州者胜。〔颂曰〕今江湖、淮甸、近汴、北地处处有之。春初生苗,叶布地如匙面,累年者长及尺余。中抽数茎,作长穗如鼠尾。花甚细密,青色微赤。结实如荨苈,赤黑色。今人五月采苗,七月、八月采实。人家园圃或种之,蜀中尤尚。北人取根日干,

车前

作紫菀卖之,甚误所用。陆玑言嫩苗作茹大滑,今人不复啖之。〔时珍曰〕王旻《山居录》,有种车前剪苗食法,则昔人常以为蔬矣。今野人犹采食之。

子

〔修治〕〔时珍曰〕凡用须以水淘洗去泥沙,晒干。入汤液,炒过用;入丸散,则以酒浸一夜,蒸熟研烂,作饼晒干,焙研。

〔气味〕甘,寒,无毒。〔《别录》曰〕咸。〔权曰〕甘,平。〔大明曰〕常山为之使。

〔主治〕气癃止痛,利水道小便,除湿痹。久服轻身耐老(《本经》)。男子伤中,女子淋沥不欲食,养肺强阴益精,令人有子,明目疗赤痛(《别录》)。去风毒,肝中风热,毒风冲眼,赤痛障翳,脑痛泪出,压丹石毒,去心胸烦热(甄权)。养肝(萧炳)。治妇人难产(陆玑)。导小肠热,止暑湿泻痢(时珍)。

〔发明〕〔弘景曰〕车前子性冷利,《仙经》亦服饵之,云令人身轻,能跳越岸谷,不老长生也。〔颂曰〕车前子入药最多。驻景丸用车前、菟丝二物,蜜丸食下服,古今以为奇方也。〔好古曰〕车前子,能利小便而不走气,与茯苓同功。〔时珍曰〕按《神仙服食经》云:车前一名地衣,雷之精也,服之形化,八月采之。今车前五月子已老,而云七八月者,地气有不同尔。唐张籍诗云:"开州午月车前子,作药人皆道有神。惭愧文君怜病眼,三千里外寄闲人。"观此亦以五月采开州者为良,又可见其治目之功。大抵入服食,须佐他药,如六味地黄丸之用泽泻可也。若单用则泄太过,恐非久服之物。欧阳公常得暴下病,国医不能治。夫人买市人药一帖,进之而愈。力叩其方,则车前子一味为末,米饮服二钱匕。云此药利水道而不动气,水道利则清浊分,而谷藏自止矣。

〔附方〕旧七，新五。

小便血淋作痛。车前子晒干为末，每服二钱，车前叶煎汤下（《普济方》）。

石淋作痛车前子二升，以绢袋盛，水八升，煮取三升，服之，须臾石下（《肘后方》）。

老人淋病身体热甚。车前子五合，绵裹煮汁，入青粱米四合，煮粥食。常服明目（《寿亲养老书》）。

孕妇热淋车前子五两，葵根切一升，以水五升，煎取一升半，分三服，以利为度（梅师方）。

滑胎易产车前子为末，酒服方寸匕。不饮酒者，水调服。《诗》云：采采芣苢，能令妇人乐有子也。陆玑注云：治妇人产难故也（《妇人良方》）。

横产不出车前子末，酒服二钱（《子母秘录》）。

阴冷闷疼渐入囊内，肿满杀人。车前子末，饮服方寸匕，日二服（《千金方》）。

隐疹入腹体肿舌强。车前子末粉之，良（《千金方》）。

阴下痒痛车前子煮汁频洗（《外台秘要》）。

久患内障车前子、干地黄、麦门冬等分，为末，蜜丸如梧子大，服之。累试有效（《圣惠方》）。

补虚明目驻景丸：治肝肾俱虚，眼昏黑花，或生障翳，迎风有泪。久服补肝肾，增目力。车前子、熟地黄酒蒸焙各三两，菟丝子酒浸五两，为末，炼蜜丸梧子大。每温酒下三十丸，日二服（《和剂局方》）。

风热目暗涩痛。车前子、宣州黄连各一两，为末。食后温酒服一钱，日二服（《圣惠方》）。

## 草及根

〔修治〕〔敩曰〕凡使须一窠有九叶,内有蕊,茎可长一尺二寸者。和蕊叶根,去土了,称一镒者,力全。使叶勿使蕊茎,剉细,于新瓦上摊干用。

〔气味〕甘,寒,无毒。〔土宿真君曰〕可伏硫黄,结草砂,伏五矾、粉霜。

〔主治〕金疮止血,衄鼻,瘀血入血瘕,下血,小便赤,止烦下气,除小虫(《别录》)。主阴癀(之才)。叶:主泄精病,治尿血,能补五脏,明目,利小便,通五淋(甄权)。

〔发明〕〔弘景曰〕其叶捣汁服,疗泄精甚验。〔宗奭曰〕陶说大误矣。此药甘滑,利小便,泄精气。有人作菜频食,小便不禁,几为所误也。

〔附方〕旧四,新七。

小便不通 车前草一斤,水三升,煎取一升半,分三服。一方,入冬瓜汁。一方,入桑叶汁(《百一方》)。

初生尿涩 不通。车前捣汁,入蜜少许,灌之(《全幼心鉴》)。

小便尿血 车前草捣汁五合,空心服(《外台秘要》)。

鼻衄不止 生车前叶,捣汁饮之甚善(《图经本草》)。

金疮血出 车前叶捣傅之(《千金方》)。

热痢不止 车前叶捣汁一盏,入蜜一合,煎温服(《圣惠方》)。

产后血渗入大小肠。车前草汁一升,入蜜一合,和煎一沸,分二服(崔氏方)。

湿气腰痛 蛤蟆草连根七科,葱白连须七科,枣七枚,煮酒一瓶,常服,终身不发(《简便方》)。

**喉痹乳蛾** 蛤蟆衣、凤尾草擂烂，入霜梅肉、煮酒各少许，再研绞汁，以鹅翎刷患处，随手吐痰，即消也（赵潜《养疴漫笔》）。

**目赤作痛** 车前草自然汁，调朴硝末，卧时涂眼胞上，次早洗去。○小儿目痛，车前草汁，和竹沥点之（《圣济总录》）。

**目中微翳** 车前叶、枸杞叶等分，手中揉汁出，以桑叶两重裹之，悬阴处一夜，破桑叶取点，不过三五度（《十便良方》）。

## 狗舌草《唐本草》

**【集解】**〔恭曰〕狗舌生渠堑湿地，丛生，叶似车前而无文理，抽茎开花，黄白色。四月、五月采茎，暴干。

**【气味】** 苦，寒，有小毒。

**【主治】** 蛊疥瘙疮，杀小虫，为末和涂之，即瘥（苏恭）。

## 马鞭草《别录·下品》

〔校正〕并入《图经》龙牙草。

**【释名】** 龙牙草（《图经》）、凤颈草（《纲目》）。〔恭曰〕穗类鞭鞘，故名马鞭。〔藏器曰〕此说未近，乃其节生紫花如马鞭节耳。〔时珍曰〕龙牙凤颈，皆因穗取名。苏颂《图经·外类》重出龙牙，今并为一。又今方士谬立诸草为各色龙牙之名，甚为淆乱，不足凭信。

**【集解】**〔弘景曰〕村墟陌甚多。茎似细辛，花紫色，叶微似蓬蒿也。〔恭曰〕苗似狼牙及茺蔚，抽三四穗，紫花，似车前，穗类鞭鞘，都不似蓬蒿也。〔保昇曰〕花白色，七月、八月采苗叶，日干用。〔颂曰〕今衡山、庐山、江淮州郡皆有之。苗类益母而茎圆，高二三尺。又曰：龙牙草生施州，高二尺以来。春夏有苗叶，

狗舌草                                    马鞭草

至秋冬而枯。采根洗净用。〔时珍曰〕马鞭下地甚多。春月生苗,方茎,叶似益母,对生,夏秋开细紫花,作穗如车前穗,其子如蓬蒿子而细,根白而小。陶言叶似蓬蒿,韩言花色白,苏言茎圆,皆误矣。

苗叶

〔气味〕苦,微寒,无毒(保昇)。〔大明曰〕辛,凉,无毒。〔权曰〕苦,有毒。伏丹砂、硫黄。

〔主治〕下部䘌疮(《别录》)。癥癖血瘕,久疟,破血杀虫。捣烂煎取汁,熬如饴,每空心酒服一匕(藏器)。治妇人血气肚胀,月候不匀,通月经(大明)。治金疮,行血活血(震亨)。捣涂痈肿及蠼螋尿疮,男子阴肿(时珍)。

〔附方〕旧五,新十。

**疟痰寒热**马鞭草捣汁五合,酒二合,分二服(《千金方》)。

**鼓胀烦渴**身干黑瘦。马鞭草细剉,曝干,勿见火。以酒或水同煮,至味出,去滓温服。以六月中旬,雷鸣时采者有效(《卫生易简方》)。

**大腹水肿**马鞭草、鼠尾草各十斤,水一石,煮取五斗,去滓,再煎令稠,以粉和丸大豆大。每服二三丸,加至四五丸,神效(《肘后方》)。

**男子阴肿**大如升,核痛,人所不能治者。马鞭草捣涂之(《集验方》)。

**妇人疝痛**名小肠气。马鞭草一两,酒煎滚服,以汤浴身,取汗甚妙(《纂要奇方》)。

**妇人经闭**结成瘕块,肋胀大欲死者。马鞭草根苗五斤,剉细,水五斗,煎至一斗,去滓,熬成膏。每服半匙,食前温酒化下,日二服(《圣惠方》)。

**酒积下血**马鞭草灰四钱,白芷灰一钱,蒸饼丸梧子大,每米饮下五十丸(《摘玄方》)。

**鱼肉癥瘕**凡食鱼鲙及生肉,在胸膈不化,成癥瘕。马鞭草捣汁,饮一升,即消(《千金方》)。

**马喉痹风**深肿连颊,吐气数者。马鞭草一握,勿见风,截去两头,捣汁饮之,良(《千金方》)。

**乳痈肿痛**马鞭草一握,酒一碗,生姜一块,擂汁服,渣傅之(《卫生易简方》)。

**白癞风疮**马鞭草为末,每服一钱,食前荆芥、薄荷汤下,日三服。忌铁器(《太平圣惠方》)。

**人疥马疥**马鞭草不犯铁器,捣自然汁半盏,饮尽,十日内愈,神效(董炳《集验方》)。

**赤白下痢**龙牙草五钱,陈茶一撮,水煎服,神效(《医方摘要》)。

**发背痈毒**痛不可忍。龙牙草捣汁饮之,以滓傅患处(《集简方》)。

**杨梅恶疮**马鞭草煎汤,先熏后洗,气到便爽,痛肿随减(陈嘉谟《本草蒙筌》)。

**根**

〔气味〕辛、涩,温,无毒。

〔主治〕赤白下痢初起,焙捣罗末,每米饮服一钱匕,无所忌(苏颂)。

## 蛇含《本经·下品》

〔校正〕并入《图经》紫背龙牙。

**【释名】**蛇衔(《本经》)、威蛇(大明)、小龙牙(《纲目》)、紫背龙牙(《图经》)。〔恭曰〕陶氏《本草》作蛇合,合乃含字之误也。含、衔义同。见古本草。〔时珍曰〕按刘敬叔《异苑》云:有田父见一蛇被伤,一蛇衔一草着疮上,经日伤蛇乃去。田父因取草治蛇疮皆验,遂名曰蛇衔草也。其叶似龙牙而小,背紫色,故俗名小龙牙,又名紫背龙牙。苏颂《图经》重出紫背龙牙,今并为一。

**【集解】**〔《别录》曰〕蛇含出益州山谷,八月采,阴干。〔弘景曰〕蛇衔处处有之。有两种,并生石上,亦生黄土地。当用细叶有黄花者。〔颂曰〕出益州,今近处亦有。生土石上,或下湿地。蜀中人家亦种之,辟蛇。一茎五叶或七叶。有两种。八月采根阴干。《日华子》云茎叶俱用。五月采之。又曰:紫背龙牙,生蜀中,春夏生叶,采无时。〔时珍曰〕此二种:细叶者名蛇衔,大叶者名龙衔。龙衔亦入疮膏用。
〔敩曰〕蛇衔只用叶晒干，勿犯火。
根茎不用。勿误用有蘗尖叶者，
号竟命草，其味酸涩。误服令人
吐血不止，速服知时子解之。

蛇含

**【气味】**苦，微寒，无毒。
〔权曰〕有毒。〔颂曰〕紫背龙牙：
辛，寒，无毒。

**【主治】**惊痫。寒热邪
气，除热，金疮疽痔，鼠瘘
恶疮头疡（《本经》）。疗心
腹邪气，腹痛湿痹，养胎，
利小儿（《别录》）。治小儿
寒热丹疹（甄权）。止血协风毒，痈肿赤眼。汁傅蛇
虺蜂毒（大明）。紫背龙牙：解一切蛇毒。治咽喉中
痛，含咽之便效（苏颂）。

**【发明】**〔藏器曰〕蛇含治蛇咬。今以草纳蛇口中，纵伤人
亦不能有毒也。种之，亦令无蛇。〔颂曰〕古今治丹毒疮肿方通
用之。《古今录验》治赤疹，用蛇衔草，捣极烂傅之即瘥。赤疹由
冷湿搏于肌中，甚即为热，乃成赤疹。天热则剧，冷则减是也。
〔时珍曰〕按葛洪《抱朴子》云：蛇衔膏连已断之指。今考葛洪
《肘后方》载蛇衔膏云：治痈肿瘀血，产后积血，耳目诸病，牛领马
鞍疮。用蛇衔、大黄、附子、芍药、大戟、细辛、独活、黄芩、当归、
莽草、蜀椒各一两，薤白十四枚。右为末，以苦酒淹一宿，以猪膏
二斤，七星火上煎沸，成膏收之。每温酒服一弹丸，日再服。病
在外，摩之傅之；在耳，绵裹塞之；在目，点之。若入龙衔藤一两，

则名龙衔膏也。所谓连断指者,不知即此膏否?

**【附方】**旧三,新一。

产后泻痢 小龙牙根一握,浓煎服之甚效,即蛇含是也
(《斗门方》)。

金疮出血 蛇含草捣傅之(《肘后方》)。

身面恶癣 紫背草入生矾研,傅二三次断根(《直指方》)。

蜈蚣蝎伤 蛇衔挼傅之(《古今录验》)。

## 女青《本经·下品》

**【释名】**雀瓢(《本经》)。

**【集解】**〔《别录》曰〕女青,蛇衔根也。生朱崖,八月采,阴
干。〔弘景曰〕若是蛇衔根,不应独生朱崖。俗用者是草叶,别是
一物,未详孰是。术云:带此屑一两,则疫疠不犯,弥宜识真者。
又云:今市人用一种根,形状如续断,茎叶至苦,乃云是女青根,
出荆州。〔恭曰〕此草即雀瓢也。生平泽。叶似萝摩,两叶相对。
子似瓢形,大如枣许,故名雀瓢。根似白微,茎叶并臭。其蛇衔
都非其类。又《别录》云:叶嫩时似萝摩,圆端大茎,实黑,茎叶
汁黄白。亦与前说相似。若是蛇衔根,何得苗生益州,根在朱
崖,相去万里余也?萝摩叶似女青,故亦名雀瓢。〔藏器曰〕萝摩
是白环藤,雀瓢是女青,二物相似,不能分别,终非一物也。〔机
曰〕萝摩以子言,女青以根言,蛇衔以苗言,三者气味功用大有
不同。诸注因其同名雀瓢,而疑为一物;又因其各出州郡,而复
疑为二物。本草明言女青是蛇衔根,岂可以根苗异地而致疑?
如蘼芜、芎䓖所产不同,亦将分为二物乎? 如赤箭、徐长卿同名
鬼督邮,亦将合为一物耶?〔时珍曰〕女青有二:一是藤生,乃苏
恭所说似萝摩者;一种草生,则蛇衔根也。蛇衔有大、小二种:叶

细者蛇衔,用苗茎叶；大者为龙衔,用根。故王焘《外台秘要》龙衔膏,用龙衔根煎膏治痈肿金疮者,即此女青也。陈藏器言女青、萝摩不能分别,张揖《广雅》言女青是葛类,皆指藤生女青,非此女青也。《别录》明说女青是蛇衔根,一言可据。诸家止因其生朱崖致疑,非矣。方土各有相传不同尔,况又不知有两女青乎？又《罗浮山记》云：山有男青似女青。此则不知是草生藤生者也。

根

**【气味】**辛,平,有毒。〔权曰〕苦,无毒。蛇衔为使。

**【主治】**蛊毒,逐邪恶气,杀鬼温疟,辟不祥（《本经》）。

**【附方】**旧二新一。

人卒暴死捣女青屑一钱,安咽中,以水或酒送下,立活也（《南岳魏夫人内传》）。

吐利卒死及大人小儿,卒腹皮青黑赤,不能喘息。即急用女青末纳口中,酒送下（《子母秘录》）。

辟禳瘟疫正月上寅日,捣女青末,三角绛囊盛,系帐中,大吉（《肘后方》）。

## 鼠尾草《别录·下品》

**【释名】**莶（音勍。〔《吴普》〕）、山陵翘（《吴普》）、乌草（《拾遗》）、水青（《拾遗》）。〔时珍曰〕鼠尾以穗形命名。《尔雅》云：莶,鼠尾也。可以染皂,故名乌草,又曰水青。苏颂《图经》谓鼠尾一名陵时者,乃陵翘之误也。

**【集解】**〔《别录》曰〕鼠尾生平泽中,四月采叶,七月采花,阴干。〔弘景曰〕田野甚多,人采作滋染皂。〔保昇曰〕所在下湿地有之,惟黔中人采为药。叶如蒿,茎端夏生四五穗,穗若车前,

鼠尾草

花有赤白二种。〔藏器曰〕紫花，茎叶俱可染皂用。

花、叶

【气味】苦，微寒，无毒。〔藏器曰〕平。

【主治】鼠瘘寒热，下痢脓血不止。白花者主白下，赤花者主赤下（《别录》）。主疟疾水蛊（时珍）。

【发明】〔弘景曰〕古方疗痢多用之。当浓煮令可丸服之，或煎如饴服。今人亦用作饮，或末服亦得，日三服。

【附方】旧一，新三。

大腹水蛊方见马鞭草下。

久痢休息时止时作。鼠尾草花捣末，饮服一钱（《圣惠方》）。

下血连年鼠尾草、地榆各二两，水二升，煮一升，顿服。二十年者，不过再服。亦可为末，饮服之（《千金方》）。

反花恶疮内生恶肉，如饭粒，破之血出，随生反出于外。鼠尾草根切，同猪脂捣傅（《圣济总录》）。

## 狼把草 宋《开宝》

〔校正〕并入《拾遗》郎耶草。

【释名】郎耶草（《《拾遗》》）。〔时珍曰〕此即陈藏器《本草》郎耶草也。闽人呼爷为郎罢，则狼把当作郎罢乃通。又方士言此草即鼠尾草，功用亦近之，但无的据耳。

**【集解】**〔藏器曰〕狼把草生山道旁，与秋穗子并可染皂。〔又曰〕郎耶草生山泽间，高三四尺，叶似雁齿，如鬼针苗。鬼针，即鬼钗也。其叶有桠，如钗脚状。〔禹锡曰〕狼把草出近世，古方未见用者，惟陈藏器言之而不详。太宗皇帝御书记其主疗血痢，甚为精至。谨用书于《本草图经·外类》篇首。

狼把草

**【气味】**苦，平，无毒。

**【主治】**黑人发，令人不老。又云：郎耶草：主赤白久痢，小儿大腹痞满，丹毒寒热。取根茎煮汁服（藏器）。狼把草：主丈夫血痢，不疗妇人。根：治积年疳痢。取草二斤，捣绞取汁一小升，纳白面半鸡子许，和匀，空腹顿服。极重者，不过三服。或收苗阴干，捣末，蜜水半盏，服一方寸匕（《图经》）。可染须发，治积年癣，天阴即痒，搔出黄水者，捣末掺之（时珍）。

## 狗尾草《纲目》

**【释名】**莠（音酉。《说文》）、光明草（《纲目》）、阿罗汉草（《纲目》）。〔时珍曰〕莠草秀而不实，故字从秀。穗形象狗尾，故俗名狗尾。其茎治目痛，故方士称为光明草、阿罗汉草。

**【集解】**〔时珍曰〕原野垣墙多生之。苗叶似粟而小，其穗亦似粟，黄白色而无实。采茎筒盛，以治目病。恶莠之乱苗，即此也。

茎

【主治】疣目，贯发穿之，即干灭也。凡赤眼拳毛倒睫者，翻转目睑，以一二茎蘸水戛去恶血，甚良（时珍）。

### 鳢肠《唐本草》

【释名】莲子草（唐本）、旱莲草（图经）、金陵草（图经）、墨烟草（《纲目》）、墨头草（《纲目》）、墨菜（《纲目》）、猢孙头（《必用》）、猪牙草（〖《简便单方》〗）。〔时珍曰〕鳢，乌鱼也，其肠亦乌。此草柔茎，断之有墨汁出，故名，俗呼墨菜是也。细实颇如莲房状，故得莲名。

【集解】〔恭曰〕鳢肠生下湿地，所在坑渠间多有。苗似旋

狗尾草

鳢肠

覆。二月、八月采,阴干。〔颂曰〕处处有之,南方尤多。此有二种,一种叶似柳而光泽,茎似马齿苋,高一二尺,开花细而白,其实若小莲房,苏恭谓似旋覆者是也;一种苗梗枯瘦,颇似莲花而黄色,实亦作房而圆,南人谓之连翘者。二种折其苗皆有汁出,须臾而黑,俗谓之旱莲子,亦谓之金陵草。〔时珍曰〕旱莲有二种:一种苗似旋覆而花白细者,是鳢肠;一种花黄紫而结房如莲房者,乃是小连翘也,炉火家亦用之,见连翘条。

### 草

**【气味】**甘、酸,平,无毒。

**【主治】**血痢。针灸疮发,洪血不可止者,傅之立已。汁涂眉发,生速而繁(《唐本》)。乌髭发,益肾阴(时珍)。止血排脓,通小肠,傅一切疮并蚕痢(大明)。膏点鼻中,添脑(萧炳)。

**【附方】**旧一,新九。

金陵煎益髭发,变白为黑。金陵草一秤,六月以后收采,拣青嫩无泥土者。不用洗,摘去黄叶,烂捣,新布绞取汁,以纱绢滤过,入通油器钵盛之,日中煎五日。又取生姜一斤绞汁,白蜜一斤合和,日中煎,以柳木篦搅勿停手,待如稀饧,药乃成矣。每旦日及午后各服一匙,以温酒一盏化下。如欲作丸,日中再煎,令可丸,大如梧子,每服三十丸。及时多合为佳,其效甚速(孙真人《千金月令方》)。

乌须固齿《摄生众妙方》:七月取旱莲草连根一斤,用无灰酒洗净,青盐四两,淹三宿。同汁入油锅中,炒存性,研末。日用擦牙,连津咽之。○又法:旱莲取汁,同盐炼干,研末擦牙。○《寿亲养老新书》旱莲散:乌髭固牙。温尉云:纳合相公用此方,年七十须发不白,恳求始得。后遇张经历朝请,始传分两也。

旱莲草一两半,麻枯饼三两,升麻、青盐各三两半,诃子连核二十个,皂角三梃,五月蚕沙二两,为末,薄醋面糊丸弹子大,晒干入泥瓶中,火煨令烟出存性,取出研末。日用揩牙。

**偏正头痛**鳢肠草汁滴鼻中(《圣济总录》)。

**一切眼疾**翳膜遮障,凉脑,治头痛,能生发。五月五日平旦合之。莲子草一握,蓝叶一握,油一斤,同浸,密封四十九日。每卧时,以铁匙点药摩顶上,四十九遍,久久甚佳(《圣济总录》)。

**系臂截疟**旱莲草捶烂,男左女右,置寸口上,以古文钱压定,帛系住,良久起小泡,谓之天灸。其疟即止,甚效(王执中《资生经》)。

**小便溺血**金陵草一名墨头草、车前草各等分,杵取自然汁,每空心服三杯,愈乃止(《医学正传》)。

**肠风脏毒**下血不止。旱莲子草,瓦上焙,研末。每服二钱,米饮下(《家藏经验方》)。

**痔漏疮发**旱莲草一把,连根须洗净,用石臼擂如泥,以极热酒一盏冲入,取汁饮之,滓傅患处,重者不过三服即安。太仆少卿王鸣凤患此,策杖方能移步,服之得瘥。累治有验(刘松石《保寿堂方》)。

**疔疮恶肿**五月五日收旱莲草阴干,仍露一夜收。遇疾时嚼一叶贴上,外以消毒膏护之,二三日疔脱(《圣济总录》)。

**风牙疼痛**猢狲头草,入盐少许,于掌心揉擦即止(《集玄方》)。

## 连翘《本经·下品》

〔校正〕并入《有名未用》(《本经》)翘根。

**【释名】**连(《尔雅》)、异翘(《尔雅》)、旱莲子(《药性》)、兰华（《本经》)、三廉（《本经》),根名连轺（仲景)、折根（《本经》)。〔恭曰〕其实似莲作房,翘出众草,故名。〔宗奭曰〕连翘亦不翘出众草。太山山谷间甚多。其子折之,片片相比如翘,应以此得名耳。〔时珍曰〕按《尔雅》云:连,异翘。则是本名连,又名异翘,人因合称为连翘矣。连轺亦作连苕,即《本经·下品》翘根是也。唐苏恭修《本草》退入《有名未用》中,今并为一。旱莲乃小翘,人以为鳢肠者,故同名。

【集解】〔《别录》曰〕连翘生太山山谷,八月采,阴干。〔弘景曰〕处处有之。今用茎连花实。〔恭曰〕此物有两种:大翘,小翘。大翘生下湿地,叶狭长如水苏,花黄可爱,着子似椿实之未开者,作房翘出众草。其小翘生冈原之上,叶花实皆似大翘而小细。山南人并用之,今长安惟用大翘子,不用茎花也。〔颂曰〕今近汴京及河中、江宁、润、淄、泽、兖、鼎、岳、利诸州,南康军皆有

连翘

小连翘旱莲

之。有大小二种：大翘生下湿地或山冈上，青叶狭长，如榆叶、水苏辈，茎赤色，高三四尺，独茎，梢间开花黄色，秋结实似莲，内作房瓣，根黄如蒿根，八月采房。其小翘生冈原之上，花叶实皆似大翘而细。南方生者，叶狭而小，茎短，才高一二尺，花亦黄，实房黄黑，内含黑子如粟粒，亦名旱莲，南人用花叶。今南方医家说云：连翘有两种：一种似椿实之未开者，壳小坚而外完，无跗萼，剖之则中解，气甚芳馥，其实才干，振之皆落，不着茎也；一种乃如菡萏，壳柔，外有跗萼抱之，而无解脉，亦无香气，干之虽久，着茎不脱，此甚相异，此种江南下泽间极多。如椿实者，乃自蜀中来，入用胜似江南者。据本草则亦当蜀中者为胜，然未见其茎叶也。

**【气味】**苦，平，无毒。〔元素曰〕性凉味苦，气味俱薄，轻清而浮，升也阳也。手搓用之。〔好古曰〕阴中阳也。入手足少阳手阳明经，又入手少阴经。〔时珍曰〕微苦、辛。

**【主治】**寒热鼠瘘瘰疬，痈肿恶疮瘿瘤，结热蛊毒（《本经》）。去白虫（《别录》）。通利五淋，小便不通，除心家客热（甄权）。通小肠，排脓，治疮疖，止痛，通月经（大明）。散诸经血结气聚，消肿（李杲）。泻心火，除脾胃湿热，治中部血证，以为使（震亨）。治耳聋浑浑焞焞（好古）。茎叶主心肺积热（时珍）。

**【发明】**〔元素曰〕连翘之用有三：泻心经客热，一也；去上焦诸热，二也；为疮家圣药，三也。〔杲曰〕十二经疮药中不可无此，乃结者散之之义。〔好古曰〕手足少阳之药，治疮疡瘤瘿结核有神，与柴胡同功，但分气血之异尔。与鼠粘子同用治疮疡，别有神功。〔时珍曰〕连翘状似人心，两片合成，其中有仁甚香，乃少阴心经、厥阴包络气分主药也。诸痛痒疮疡皆属心火，故为十二经疮家圣药,而兼治手足少阳手阳明三经气分之热也。

【附方】旧一,新二。

瘰疬结核 连翘、脂麻等分,为末,时时食之(《简便方》)。

项边马刀 属少阳经,用连翘二斤,瞿麦一斤,大黄三两,甘草半两。每用一两,以水一碗半,煎七分,食后热服。十余日后,灸临泣穴二七壮,六十日决效(张洁古《活法机要》)。

痔疮肿痛 连翘煎汤熏洗,后以刀上飞过绿矾入麝香贴之(《集验方》)。

### 翘根

〔气味〕甘,寒、平,有小毒。〔普曰〕神农、雷公:甘,有毒。李当之:苦。〔好古曰〕苦,寒。

〔主治〕下热气,益阴精,令人面悦好,明目。久服轻身耐老(《本经》)。以作蒸饮酒病人(《别录》)。治伤寒瘀热欲发黄(时珍)。

〔发明〕〔《本经》曰〕翘根生嵩高平泽,二月、八月采。〔弘景曰〕方药不用,人无识者。〔好古曰〕此即连翘根也。能下热气,故张仲景治伤寒瘀热在里,麻黄连轺赤小豆汤用之。注云:即连翘根也。

〔附方〕新一。

痈疽肿毒 连翘草及根各一升,水一斗六升,煮汁三升,服取汗(《外台秘要》)。

## 陆英 《本经·下品》

【释名】解见下文。

【集解】〔《别录》曰〕陆英生熊耳川谷及冤句,立秋采。〔恭曰〕此即蒴藋也。古方无蒴藋,惟言陆英。后人不识,浪出蒴藋

陆英

条。此叶似芹及接骨花,三物亦同一类。故芹名水英,此名陆英,接骨名木英树,此三英也,花叶并相似。〔志曰〕苏恭以陆英、蒴藋为一物。今详陆英味苦寒无毒,蒴藋味酸温有毒,既此不同,难谓一种,盖其类尔。〔宗奭曰〕蒴藋与陆英性味及出产皆不同,治疗又别,自是二物,断无疑矣。〔颂曰〕本草陆英生熊耳川谷及冤句。蒴藋不载所出州土,但云生田野,今所在有之。春抽苗,茎有节,节间生枝,叶大似水芹。春夏采叶,秋冬采根茎。陶、苏皆以为一物。马志以性味不同,疑非一种,亦不能细别。但《尔雅》:木谓之华,草谓之荣,不荣而实谓之秀,荣而不实谓之英。此物既有英名,当是其花。故《本经》云:立秋采,正是其花时也。〔时珍曰〕陶、苏《本草》,甄权《药性论》,皆言陆英即蒴藋,必有所据。马志、寇宗奭虽破其说,而无的据。仍当是一物,分根茎花叶用,如苏颂所云也。

**【气味】**苦,寒,无毒。〔权曰〕陆英,一名蒴藋,味苦、辛,有小毒。

**【主治】**骨间诸痹,四肢拘挛疼酸,膝寒痛,阴痿,短气不足,脚肿(《本经》)。能�风毒,脚气上冲,心烦闷绝,水气虚肿。风瘙皮肌恶痒,煎汤入少酒浴之,妙(甄权)。

## 蒴藋 音朔吊。○《别录·下品》

**【释名】**葍草（《别录》）、芨（《别录》）、接骨草（《《卫生易简方》》）。

**【集解】**〔《别录》曰〕蒴藋生田野。春夏采叶，秋冬采茎根。〔弘景曰〕田野墟村甚多。〔恭曰〕此陆英也，剩出此条。《尔雅》云：芨，堇草。郭璞注云：乌头苗也。检三堇别名亦无此者。《别录》言此一名堇草，不知所出处。〔宗奭曰〕蒴藋花白，子初青如绿豆颗，每朵如盏面大，又平生，有一二百子，十月方熟红。〔时珍曰〕每枝五叶。说见陆英下。

**【气味】**酸，温，有毒。〔大明曰〕苦，凉，有毒。

**【主治】**风瘙隐疹，身痒湿痹，可作浴汤（《别录》）。浴瘑癞风痹（大明）。

**【附方】**旧十二，新七。

**手足偏风**蒴藋叶，火燎，厚铺床上，趁热眠于上，冷复易之。冬月取根，舂碎熬热用（《外台秘要》）。

**风湿冷痹**方同上。

**寒湿腰痛**方同上。

**脚气胫肿**骨疼。蒴藋根研碎，和酒糟三分，根一分，合蒸热，封裹肿上，日二即消。亦治不仁（《千金方》）。

**浑身水肿**坐卧不得。取蒴藋根去皮，捣汁一合，和酒一合，暖服，当微吐利（梅师方）。

**头风作痛**蒴藋根二升，酒二升，煮服，汗出止（《千金方》）。

**头风旋运**起倒无定。蒴藋、独活、白石膏各一两，枳实炒七钱半。每服三钱，酒一盏，煎六分服（《圣惠方》）。

**产后血运**心闷烦热。用接骨草（即蒴藋）破如算子一握,水一升,煎半升,分二服。或小便出血者,服之亦瘥(《卫生易简方》)。

产后恶露不除。续骨木二十两剉,水一斗,煮三升,分三服,即下(《千金方》)。

疟疾不止蒴藋一大握,炙令黄色,以水浓煎一盏,欲发前服(《斗门方》)。

卒暴癥块坚如石,作痛欲死。取蒴藋根一小束,洗净细擘,以酒二升,渍三宿,温服五合至一升,日三服。若欲速用,于热灰中温出药味服之。此方无毒,已愈十六人矣,神验。药尽再作之(《古今录验》)。

鳖瘕坚硬肿起如盆,眠卧不得。蒴藋根白皮一握,捣汁和水服(《千金方》)。

下部闭塞蒴藋根一把,捣汁水和,绞去滓。强人每服一升(《外台秘要》)。

一切风疹蒴藋煮汤,和少酒涂之,无不瘥(梅师方)。

小儿赤游上下游行,至心即死。蒴藋煎汁洗之(《子母秘录》)。

五色丹毒蒴藋叶捣傅之(《千金方》)。

痈肿恶肉不消者。蒴藋灰、石灰各淋取汁,合煎如膏,傅之,能蚀恶肉,亦去痣疵。此药过十日即不中用也(《千金方》)。

手足疣目蒴藋赤子,揉烂,涂目上(《圣惠方》)。

熊罴伤人蒴藋一大把。以水一升渍,须臾,取汁饮,以滓封之(张文仲《备急方》)。

## 水英宋《图经》

【释名】鱼津草(《《图经》》)。〔颂曰〕唐《天宝单方图》

言：此草原生永阳池泽及河海边。临汝人呼为牛茳草，河北信都人名水节，河内连内黄呼为水棘，剑南、遂宁等郡名龙移草，淮南诸郡名海荏。岭南亦有，土地尤宜，茎叶肥大，名海精木，亦名鱼津草。〔时珍曰〕此草不著形状气味，无以考证。芹菜亦名水英，不知是此否也？

水英

【气味】缺。

【主治】骨风（苏颂）。

【发明】〔颂曰〕蜀人采其花合面药。凡丈夫妇人无故两脚肿满，连膝胫中痛，屈申急强者，名骨风。其疾不宜针灸及服药，惟每日取此草五斤，以水一石，煮三斗，及热浸脚，并淋膝上，日夜三四度。不经五日即瘥，数用神验。其药春取苗，夏采叶及花，秋冬用根。肿甚者，加生椒目三升，水二斗。用毕，即摩粉避风。忌油腻生菜猪鱼等物。

## 蓝《本经·上品》

【释名】〔时珍曰〕按陆佃《埤雅》云：《月令》：仲夏令民无刈蓝以染。郑玄言：恐伤长养之气也。然则刈蓝先王有禁，制字从监，以此故也。

【集解】〔《别录》曰〕蓝实生河内平泽，其茎叶可以染青。〔弘景曰〕此即今染缲碧所用者，以尖叶者为胜。〔恭曰〕蓝有三种：一种叶围径二寸许，厚三四分者，堪染青，出岭南，太常名为木蓝子；陶氏所说乃是菘蓝，其汁抨为淀甚青者；《本经》所用乃是蓼蓝实也，其苗似蓼而味不辛，不堪为淀，惟作碧色尔。〔颂曰〕蓝处处有之，人家蔬圃作畦种。至三月、四月生苗，高三二尺许，叶似水蓼，花红白色，实亦若蓼子而大，黑色，五月、六月采实。但可染碧，不堪作淀，此名蓼蓝，即医方所用者也。别有木蓝，出岭南，不入药。有菘蓝，可为淀，亦名马蓝，《尔雅》所谓"葴，马蓝"是也。又福州一种马蓝，四时俱有，叶类苦荬菜，土人连根采服，治败血。江宁一种吴蓝，二月内生，如蒿，叶青花白，亦解热毒。此二种虽不类，而俱有蓝名，且古方多用吴蓝，或恐是此，故并附之。〔宗奭曰〕蓝实即大蓝实也。谓之蓼蓝者，非是。乃《尔雅》所谓马蓝者。解诸药毒不可阙也。实与叶两用。注不解实，只解叶，为未尽。〔时珍曰〕蓝凡五种，各有主治，惟蓝实专取蓼蓝者。蓼蓝：叶如蓼，五六月开花，成穗细小，浅红色，子亦如蓼，岁可三刈，故先王禁之。菘蓝：叶如白菘。马蓝：叶如苦荬，即郭璞所谓大叶冬蓝，俗中所谓板蓝者。二蓝花子并如蓼蓝。吴蓝：长茎如蒿而花白，吴人种之。木蓝：长茎如决明，高者三四尺，分枝布叶，叶如槐叶，七月开淡红花，结角长寸许，累累如小豆角，其子亦如马蹄决明子而微小，迥与诸蓝不同，而作淀则一也。别有甘蓝，可食，见本条。苏恭以马蓝为木蓝，苏颂以菘蓝为马蓝，宗奭以蓝实为大叶蓝之实，皆非矣。今并开列于下。

### 蓝实

〔气味〕苦，寒，无毒。〔权曰〕甘。

〔主治〕解诸毒，杀蛊蚑疰鬼螫毒。久服头不白，轻身（《本经》。○蚑音其，小儿鬼也）。填骨髓，明耳目，利五脏，调六腑，通关节，治经络中结气，使人健少

蓼蓝

大叶马蓝

蒿叶吴蓝

槐叶木蓝

睡,益心力(甄权)。疗毒肿(苏恭)。

蓝叶汁此蓼蓝也。

〔气味〕苦、甘,寒,无毒。

〔主治〕杀百药毒,解狼毒、射罔毒(《别录》)。〔弘景曰〕解毒不得生蓝汁,以青缯布渍汁亦善。汁涂五心,止烦闷,疗蜂螫毒(弘景)。斑蝥、芫青、樗鸡毒。朱砂、砒石毒(时珍)。

马蓝

〔主治〕妇人败血。连根焙捣下筛,酒服一钱匕(苏颂)。

吴蓝

〔气味〕苦、甘,冷,无毒。

〔主治〕寒热头痛,赤眼,天行热狂,丁疮,游风热毒,肿毒风疹,除烦止渴,杀疳,解毒药毒箭,金疮血闷,毒刺虫蛇伤,鼻衄吐血,排脓,产后血运,小儿壮热,解金石药毒、狼毒、射罔毒(大明)。

【发明】〔震亨曰〕蓝属水,能使败血分归经络。〔时珍曰〕诸蓝形虽不同,而性味不远,故能解毒除热。惟木蓝叶力似少劣,蓝子则专用蓼蓝者也。至于用淀与青布,则是刈蓝浸水入石灰澄成者,性味不能不少异,不可与蓝汁一概论也。有人病呕吐,服玉壶诸丸不效,用蓝汁入口即定,盖亦取其杀虫降火尔。如此之类,不可不知。○〔颂曰〕蓝汁治虫豸伤。刘禹锡《传信方》著其法云:取大蓝汁一碗,入雄黄、麝香二物少许,以点咬处,仍细服其汁,神异之极也。张荐员外在剑南为张延赏判官,忽被斑蜘蛛咬项上。一宿,咬处有二道赤色,细如箸,绕项上,从胸前下至心。经两宿,头面肿痛,大如数升碗,肚渐肿,几至不救。张公出钱五百千,并荐家财又数百千,募能疗者。忽一人应召,云可治。张公甚不信之,欲验其方。其人云:不惜方,但疗人性命尔。遂取大蓝汁一碗,以蜘蛛投之,至汁而死。又取蓝汁加麝香、雄黄,更以一蛛投入,随化为水。张公因甚异之,遂令点于咬处。两日悉平,作小疮而愈。

**【附方】**旧十一,新六。

**小儿赤痢**捣青蓝汁二升,分四服(《子母秘录》)。

**小儿中蛊**下血欲死。捣青蓝汁,频服之(《圣惠方》)。

**阴阳易病**伤寒初愈,交合阴阳,必病拘急,手足拳,小腹急热,头不能举,名阴阳易,当汗之,满四日难治。蓝一把,雄鼠屎二七枚,水煎服,取汗(《肘后方》)。

**惊痫发热**干蓝、凝水石等分,为末,水调傅头上(《圣惠方》)。

**上气咳嗽**呷呀息气,喉中作声,唾粘。以蓝叶水浸捣汁一升,空腹频服。须臾以杏仁研汁,煮粥食之。一两日将息,依前法更服,吐痰尽方瘥(梅师方)。

**飞血赤目**热痛。干蓝叶切二升,车前草半两,淡竹叶切三握,水四升,煎二升,去滓温洗。冷即再暖,以瘥为度(《圣济总录》)。

**腹中鳖瘕**蓝叶一斤,捣,以水三升,绞汁服一升,日二次(《千金方》)。

**应声虫病**腹中有物作声,随人语言,名应声虫病。用板蓝汁一盏,分五服,效(夏子益《奇疾方》)。

**卒中水毒**捣蓝青汁,傅头身令匝(《肘后方》)。

**服药过剂**烦闷,及中毒烦闷欲死。捣蓝汁服数升(《肘后方》)。

**卒自缢死**以蓝汁灌之(《千金方》)。

**毒箭伤人** 蓝青捣饮并傅之。如无蓝，以青布渍汁饮（《肘后方》）。

**唇边生疮** 连年不瘥。以八月蓝叶一斤，捣汁洗之，不过三度瘥（《千金方》）。

**齿蜃肿痛** 紫蓝烧灰傅之，日五度（《广济方》）。

**白头秃疮** 粪蓝煎汁频洗（《普济方》）。

**天泡热疮** 蓝叶捣傅之，良（《集简方》）。

**疮疹不快** 板蓝根一两，甘草一分，为末。每服半钱或一钱，取雄鸡冠血三二点，同温酒少许调下（《钱氏小儿方》）。

# 蓝淀《纲目》

**【释名】**〔时珍曰〕澱，石殿也，其滓澄殿在下也。亦作淀，俗作靛。南人掘地作坑，以蓝浸水一宿，入石灰搅至千下，澄去水，则青黑色。亦可干收，用染青碧。其搅起浮沫，掠出阴干，谓之靛花，即青黛，见下。

**【气味】**辛、苦，寒，无毒。

**【主治】**解诸毒，傅热疮，小儿秃疮热肿（藏器）。止血杀虫，治噎膈（时珍）。

**【发明】**〔时珍曰〕淀乃蓝与石灰作成，其气味与蓝稍有不同，而其止血拔毒杀虫之功，似胜于蓝。按《广五行记》云：唐永徽中，绛州一僧，病噎不下食数年，临终命其徒曰：吾死后，可开吾胸喉，视有何物苦我如此。及死，其徒依命，开视胸中，得一物，形似鱼而有两头，遍体悉似肉鳞。安钵中，跳跃不已。戏投诸味，虽不见食，皆化为水。又投诸毒物，亦皆销化。一僧方作蓝淀，因以少淀投之，即怖惧奔走，须臾化成水。世传淀水能治噎疾，盖本于此。今方士或以染缸水饮人治噎膈，皆取其杀虫也。

**【附方】**新四。

**时行热毒**心神烦躁。用蓝淀一匙,新汲水一盏服(《圣惠方》)。

**小儿热丹**蓝淀傅之(《子母秘录方》)。

**口鼻急疳**数日欲死。以蓝淀傅之令遍,日十度,夜四度(《千金翼》)。

**误吞水蛭**青靛调水饮,即泻出(《普济方》)。

# 青黛 宋《开宝》

**【释名】**靛花(《纲目》)、青蛤粉(《《圣济总录》》)。〔时珍曰〕黛,眉色也。刘熙《释名》云:灭去眉毛,以此代之,故谓之黛。

**【集解】**〔志曰〕青黛从波斯国来。今以太原并庐陵、南康等处,染淀瓮上沫紫碧色者用之,与青黛同功。〔时珍曰〕波斯青黛,亦是外国蓝靛花,既不可得,则中国靛花亦可用。或不得已,用青布浸汁代之。货者复以干淀充之,然有石灰,入服饵药中当详之。

**【气味】**咸,寒,无毒。〔权曰〕甘,平。

**【主治】**解诸药毒,小儿诸热,惊痫发热,天行头痛寒热,并水研服之。亦磨傅热疮恶肿,金疮下血,蛇犬等毒(《开宝》)。解小儿疳热,杀虫(甄权)。小儿丹热,和水服之。同鸡子白、大黄末,傅疮痈蛇虺螫毒(藏器)。泻肝,散五脏郁火,解热,消食积(震亨)。去热烦,吐血咯血,斑疮阴疮,杀恶虫(时珍)。

**【发明】**〔宗奭曰〕青黛乃蓝为之者。有一妇人患脐下腹上,下连二阴,遍生湿疮,状如马爪疮,他处并无,热痒而痛,大小便涩,出黄汁,食亦减,身面微肿。医作恶疮治,用鳗鲡鱼、松脂、黄丹之药涂之,热痛甚。问其人嗜酒食,喜鱼蟹发风等物。急令洗其膏药。以马齿苋四两,杵烂,入青黛一两,再研匀涂之。即时热减,痛痒皆去。仍以八正散,日三服之,分败客热。药干即上。如此二日,减三分之一,五日减三分之二,二十日愈。此盖中下焦蓄风热毒气也。若不出,当作肠痈内痔。仍须禁酒色发风物。然不能禁,后果患内痔。

**【附方】**旧六,新七。

**心口热痛**姜汁调青黛一钱服之(《医学正传》)。

**内热吐血**青黛二钱,新汲水下(《圣惠方》)。

**肺热咯血**青饼子:用青黛一两,杏仁以牡蛎粉炒过一两,研匀,黄蜡化和,作三十饼子。每服一饼,以干柿半个夹定,湿纸裹,煨香嚼食,粥饮送下,日三服(华佗《中藏经》)。

**小儿惊痫**青黛量大小,水研服之(《生生编》)。

**小儿夜啼**方同上。

**小儿疳痢**《宫气方》歌云:"孩儿杂病变成疳,不问强羸女与男。烦热毛焦鼻口燥,皮肤枯槁四肢瘫。腹中时时更下痢,青黄赤白一般般。眼涩面黄鼻孔赤,谷道开张不可看。此方便是青黛散,孩儿百病服之安。"

**耳疳出汁**青黛、黄檗末,干搽(谈野翁方)。

**烂弦风眼**青黛、黄连泡汤,日洗(《明目方》)。

**产后发狂**四物汤加青黛,水煎服(《摘玄》)。

**伤寒赤斑**青黛二钱,水研服(《活人书》)。

**豌豆疮毒**未成脓者,波斯青黛一枣许。水研服(梅师方)。

**瘰疬未穿**靛花、马齿苋同捣,日日涂傅,取效(《简便方》)。

**诸毒虫伤**青黛、雄黄等分,研末,新汲水服二钱(《古今录验》)。

**【附录】雀翘**〔《别录·有名未用》曰〕味咸。益气明目。生蓝中。叶细黄,茎赤有刺。四月实,锐黄中黑。五月采,阴干。一名去母,一名更生。

## 甘蓝《拾遗》

〔**校正**〕自《菜部》移入此。

**【释名】**蓝菜(《千金》)。

**【集解】**〔藏器曰〕此是西土蓝也。叶阔可食。〔时珍曰〕此亦大叶冬蓝之类也。按胡洽居士云:河东、陇西羌胡多种食之,汉地少有。其叶长大而厚,煮食甘美。经冬不死,春亦有英。其花黄,生角结子。其功与蓝相近也。

甘蓝

**【气味】**甘,平,无毒。

**【主治】**久食,大益肾,填髓脑,利五脏六腑,利关节,通经络中结气,去心下结伏气,明耳目,健人,少睡,益心力,壮筋骨。作菹经宿色黄,和盐食,治黄毒(藏器)。

子

〔**主治**〕人多睡(思邈)。

## 蓼《本经·中品》

〔校正〕自《菜部》移入此。

**【释名】**〔时珍曰〕蓼类皆高扬，故字从翏，音料，高飞貌。

**【集解】**〔《别录》曰〕蓼实生雷泽川泽。〔弘景曰〕此类多人所食。有三种：一是青蓼，人家常用，其叶有圆有尖，以圆者为胜，所用即此也；一是紫蓼，相似而紫色；一是香蓼，相似而香，并不甚辛，好食。〔保昇曰〕蓼类甚多，有青蓼、香蓼、水蓼、马蓼、紫蓼、赤蓼、木蓼七种。紫、赤二蓼，叶小狭而厚；青、香二蓼，叶亦相似而俱薄；马、水二蓼，叶俱阔大，上有黑点；木蓼一名天蓼，蔓生，叶似柘叶。六蓼花皆红白，子皆大如胡麻，赤黑而尖扁；惟木蓼花黄白，子皮青滑。诸蓼并冬死，惟香蓼宿根重生，可为生菜。〔颂曰〕木蓼亦有大小二种，皆蔓生。陶氏以青蓼入药，余亦无用。《三茅君传》有作白蓼酱方，《药谱》无白蓼，疑即青蓼也。〔宗奭曰〕蓼实即《草部》下品水蓼之子也。彼言水蓼是用茎，此言蓼实是用子也。春初以壶卢盛水浸湿，高挂火上，日夜使暖，遂生红芽，取为蔬，以备五辛盘。〔时珍曰〕韩保昇所说甚明。古人种蓼为蔬，收子入药。故《礼记》烹鸡豚鱼鳖，皆实蓼于其腹中，而和羹脍亦须切蓼也。后世饮食不用，人亦不复栽，惟造酒曲者用其汁耳。今但以平泽所生香蓼、青蓼、紫蓼为良。

蓼

实

〔气味〕辛，温，无毒。〔诜曰〕多食吐水，壅气损阳。

〔主治〕明目温中，耐风寒，下水气，面目浮肿痈疡（《本经》）。归鼻，除肾气，去疬疡，止霍乱，治小儿头疮（甄权）。

〔附方〕旧一，新三。

伤寒劳复因交后卵肿，或缩入腹痛。蓼子一把，水挼汁，饮一升（《肘后方》）。

霍乱烦渴蓼子一两，香薷二两。每服二钱，水煎服（《圣济录》）。

小儿头疮蓼子为末，蜜和鸡子白同涂之，虫出不作痕（《药性论》）。

蜗牛咬毒毒行遍身者。蓼子煎水浸之，立愈。不可近阴，令弱也（陈藏器《本草》）。

苗叶

〔气味〕辛，温，无毒。〔思邈曰〕黄帝云：食蓼过多，有毒，发心痛。和生鱼食，令人脱气，阴核痛求死。二月食蓼，伤人肾。扁鹊云：久食令人寒热，损髓减气少精。妇人月事来时食蓼、蒜，喜为淋。与大麦面相宜。

〔主治〕归舌，除大小肠邪气，利中益志（《别录》）。干之酿酒，主风冷，大良（弘景）。作生菜食，能入腰脚。煮汤拎脚，治霍乱转筋。煮汁日饮，治痃癖。捣烂，傅狐尿疮（藏器）。脚暴软，赤蓼烧灰淋汁浸之，以桑叶蒸罨，立愈（大明）。杀虫伏砒（时珍）。

〔附方〕旧四，新三。

蓼汁酒治胃脘冷，不能饮食，耳目不聪明，四肢有气，冬卧足冷。八月三日取蓼日干,如五升大,六十把,水六石,煮取一石,去滓,拌米饭,如造酒法,待熟,日饮之。十日后,目明气壮也(《千金方》)。

**肝虚转筋**吐泻。赤蓼茎叶切三合,水一盏,酒三合,煎至四合,分二服(《圣惠方》)。

**霍乱转筋**蓼叶一升,水三升,煮取汁二升,入香豉一升,更煮一升半,分三服(《药性论》)。

**夏月暍死**浓煮蓼汁一盏服(《外台》)。

**小儿冷痢**蓼叶捣汁服(《千金》)。

**血气攻心**痛不可忍。蓼根洗剉,浸酒饮(《斗门》)。

**恶犬咬伤**蓼叶捣泥傅(《肘后》)。

## 水蓼《唐本草》

水蓼

【释名】虞蓼(《尔雅》)、泽蓼(《《尔雅注》》)。〔志曰〕生于浅水泽中,故名水蓼。〔时珍曰〕按《尔雅》云:蔷,虞蓼也。山夹水曰虞。

【集解】〔恭曰〕水蓼生下湿水旁。叶似马蓼,大于家蓼,茎赤色,水挼食之,胜于蓼子。〔宗奭曰〕水蓼大概与水荭相似,但枝低耳。今造酒取叶,以水浸汁,和面作曲,亦取其辛耳。〔时珍曰〕此乃水际所生之蓼,叶长五六寸,比水荭叶稍狭,比家蓼叶稍大,而功用仿佛。故寇氏谓蓼实即水蓼之子者,以此故也。

茎叶

【气味】辛,无毒。〔大明曰〕冷。

【主治】蛇伤,捣傅之。绞汁服之,止蛇毒入腹心闷。又治脚气肿痛成疮,水煮汁渍捋之(《唐本》)。

## 马蓼《纲目》

【释名】大蓼(《纲目》)、墨记草(《《纲目》》)。〔时珍曰〕凡物大者,皆以马名之,俗呼大蓼是也。高四五尺,有大小二种。但每叶中间有黑迹,如墨点记,故方士呼为墨记草。

【集解】〔弘景曰〕马蓼生下湿地,茎斑,叶大有黑点。亦有两三种,其最大者名茏鼓,即水荭也。

茎叶

【气味】辛,温,无毒。〔时珍曰〕伏丹砂、雌黄。

【主治】去肠中蛭虫,轻身(《本经》)。

## 荭草《别录·中品》

〔校正〕并入《有名未用》(《别录》)天蓼。

【释名】鸿蔼(音缬。〔《别录》〕)、茏古(《《尔雅》》)。一作鼓,(《《尔雅注》》)、游龙(《诗经》)、石龙(《别录》)、天蓼(《别录》)、大蓼(《《拾遗》》)。〔时珍曰〕此蓼甚大而花亦繁红,故曰荭,曰鸿。鸿亦大也。《别录·有名未用》草部中有天蓼,云一名石龙,生水中。陈藏器解云:天蓼即水荭,一名游龙,一名大蓼。据此,则二条乃一指其实,一指茎叶而言也。今并为一。

【集解】〔《别录》曰〕荭生水旁,如马蓼而大,五月采实。〔弘景曰〕今生下湿地甚多,极似马蓼而甚长大。《诗》称"隰有游

荭草

龙"。郭璞云,即茏古也。〔颂曰〕茏即水荭也,似蓼而叶大,赤白色,高丈余。《尔雅》云:荭,茏古。其大者茏(音诡)。陆玑云:游龙一名马蓼。然马蓼自是一种也。〔时珍曰〕其茎粗如拇指,有毛。其叶大如商陆叶。花色浅红,成穗。秋深子成,扁如酸枣仁而小,其色赤黑而肉白,不甚辛,炊炒可食。

## 实

〔气味〕咸,微寒,无毒。

〔主治〕消渴,去热明目益气(《别录》)。

〔附方〕旧一,新一。

瘰疬水荭子不以多少,一半微炒,一半生用,同研末。食后好酒调服二钱,日三服。已破者亦治。久则效,效则止(寇宗奭《本草衍义》)。

癖痞腹胀及坚硬如杯碗者。用水荭花子一升,另研独颗蒜三十个去皮,新狗脑一个,皮硝四两,石臼捣烂,摊在患处上,用油纸以长帛束之。酉时贴之,次日辰时取之。未效,再贴二三次。倘有脓溃,勿怪。仍看虚实,日逐间服钱氏白饼子、紫霜丸、塌气丸、消积丸,利之磨之。服至半月,甚者一月,无不瘥矣。以喘满者为实,不喘者为虚(蔺氏《经验方》)。

## 花

〔主治〕散血,消积,止痛(时珍)。

〔附方〕新三。

胃脘血气作痛。水荭花一大撮，水二钟，煎一钟服。百户毛菊庄屡验方也（董炳《避水集验方》）。

心气疼痛水荭花为末，热酒服二钱。又法：男用酒水各半煎服，女用醋水各半煎服。一妇年三十病此，一服立效（《摘玄方》）。

腹中痞积水荭花或子一碗，以水三碗，用桑柴文武火煎成膏，量痞大小摊贴，仍以酒调膏服。忌腥荤油腻之物（刘松石《保寿堂方》）。

天蓼《别录》〔时珍曰〕此指茎叶也。

〔气味〕辛，有毒。

〔主治〕恶疮，去痹气（《别录》）。根茎：除恶疮肿，水气脚气，煮浓汁渍之（苏颂）。

〔附方〕新一。

生肌肉水荭花根煎汤淋洗，仍以其叶晒干研末，撒疮上，每日一次（谈野翁《试验方》）。

## 毛蓼《拾遗》

【集解】〔藏器曰〕毛蓼生山足，似马蓼，叶上有毛，冬根不死。〔时珍曰〕此即蓼之生于山麓者，非泽隰之蓼也。

茎叶

【气味】辛，温，有毒。

【主治】痈肿疽瘘瘰疬，杵碎纳疮中，引脓血，生肌。亦作汤，洗疮，兼濯足，治脚气（藏器）。

## 海根《拾遗》

【集解】〔藏器曰〕生会稽海畔山谷，茎赤，叶似马蓼，根似菝葜而小,胡人蒸而用之也。

根

【气味】苦,小温,无毒。

【主治】霍乱中恶心腹痛,鬼气疰忤飞尸,喉痹蛊毒,痈疽恶肿,赤白游疹,蛇咬犬毒。酒及水磨服,并傅之(藏器)。

## 火炭母草 宋《图经》

【集解】〔颂曰〕生南恩州原野中。茎赤而柔,似细蓼。叶端尖,近梗形方。夏有白花。秋实如菽,青黑色,叶甘可食。

叶

【气味】酸,平,有毒。

【主治】去皮肤风热,流注骨节,痈肿疼痛。不拘

毛蓼

火炭母草

时采,于坩器中捣烂,以盐酒炒,傅肿痛处,经宿一易之（苏颂）。

## 三白草《唐本草》

【释名】〔弘景曰〕叶上有三白点,俗因以名。又见下。

【集解】〔恭曰〕三白草生池泽畔,高尺许。叶似水荭,亦似蕺,又似菝葜。叶上有三黑点,非白也。古人秘之,隐黑为白尔。根如芹根,黄白色而粗大。〔藏器曰〕此草初生无白,入夏叶端半白如粉。农人候之莳田,三叶白则草便秀,故谓之三白。若云三黑点,苏未识矣。其叶如薯蓣,亦不似水荭。〔保昇曰〕今出襄州,二月、八月采根用。〔时珍曰〕三白草生田泽畔,三月生苗,高二三尺。茎如蓼,叶如商陆及青葙。

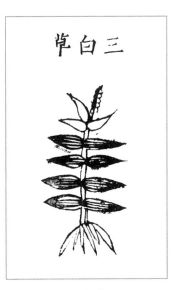

三白草

四月其颠三叶面上,三次变作白色,余叶仍青不变。俗云:一叶白,食小麦;二叶白,食梅杏;三叶白,食黍子。五月开花成穗,如蓼花状,而色白微香。结细实。根长白虚软,有节须,状如泥菖蒲根。《造化指南》云:五月采花及根,可制雄黄。苏恭言:似水荭,有三黑点者,乃马蓼,非三白也。藏器所说虽是,但叶亦不似薯蓣。

【气味】甘、辛,寒,有小毒。

【主治】水肿脚气,利大小便,消痰破癖,除积聚,消丁肿（《唐本》）。捣绞汁服，令人吐逆，除疟及胸膈热痰，小儿痞满（藏器）。根：疗脚气风毒胫肿，捣酒服，亦甚有验。又煎汤，洗癣疮（时珍）。

## 蚕蔺草《拾遗》

【集解】〔藏器曰〕生湿地，如蓼大，茎赤花白。东土亦有之。

【气味】辛，平，无毒。

【主治】诸虫如蚕类咬人，恐毒入腹，煮服之。亦捣傅诸疮（藏器）。

## 蛇蔺草《拾遗》

【集解】〔藏器曰〕生平地，叶似苦杖而小，节赤，高一二尺，种之辟蛇。又一种草，茎圆似苎，亦傅蛇毒。〔慎微曰〕按《百一方》云：东关有草状如苎，茎方节赤，按傅蛇毒，如摘却然，名蛇蔺草。又有鼠蔺草，即后莽草。

【气味】缺。

【主治】蛇虺毒虫等螫。取根叶捣傅咬处，当下黄水（藏器）。

## 虎杖《别录·中品》

【释名】苦杖（《拾遗》）、大虫杖（《药性》）、斑杖（《日华》）、酸杖（《《日华》》）。〔时珍曰〕杖言其茎，虎言其斑也。或云一名杜牛膝者，非也。一种斑杖似蒴头者，与此同名异物。

【集解】〔弘景曰〕田野甚多，状如大马蓼，茎斑而叶圆。〔保昇曰〕所在有之。生下湿地，作树高丈余，其茎赤根黄。二月、八月采根，日干。〔颂曰〕今出汾州、越州、滁州，处处有之。

三月生苗,茎如竹笋状,上有赤斑点,初生便分枝丫。叶似小杏叶。七月开花,九月结实。南中出者,无花。根皮黑色,破开即黄,似柳根。亦有高丈余者。《尔雅》云:蒤,虎杖。郭璞注云:似荭草而粗大,有细刺,可以染赤。是也。〔宗奭曰〕此草药也。《蜀本》言作木高丈余者,非矣。大率皆似寒菊,然花叶茎蕊差大为异。仍茎叶有淡黑斑。六七月旋旋开花,至九月中方已,花片四出,其色如桃花,差大而外微深。陕西

虎杖

山麓水次甚多。〔敩曰〕凡使勿误用天蓝及斑袖根,二味根形味皆相似也。〔机曰〕诸注或云似荭、似杏、似寒菊,各不相侔,岂所产有不同耶?〔时珍曰〕其茎似荭蓼,其叶圆似杏,其枝黄似柳,其花状似菊,色似桃花。合而观之,未尝不同也。

### 根

**【修治】**〔敩曰〕采得细剉,却用叶包一夜,晒干用。

**【气味】**微温。〔权曰〕甘,平,无毒。〔宗奭曰〕味微苦。今天下暑月多煎根汁为饮。不得甘草,则不堪饮。本文不言味。《药性论》云:甘。是甘草之味,非虎杖味也。

**【主治】**通利月水,破留血癥结(《别录》)。渍酒服,主暴瘕(弘景)。风在骨节间,及血瘀,煮汁作酒服之(藏器)。治大热烦躁,止渴利小便,压一切热毒(甄权)。治产后血运,恶血不下,心腹胀满,排脓,主

疮疖痈毒，扑损瘀血，破风毒结气（大明）。烧灰，贴诸恶疮。焙研炼蜜为丸，陈米饮服，治肠痔下血（苏颂）。研末酒服，治产后瘀血血痛，及坠扑昏闷有效（时珍）。

**【发明】**〔权曰〕暑月以根和甘草同煎为饮，色如琥珀可爱，甚甘美。瓶置井中，令冷澈如冰，时人呼为冷饮子，啜之且尊于茗，极解暑毒。其汁染米作糜糕益美。捣末浸酒常服，破女子经脉不通。有孕人勿服。〔时珍曰〕孙真人《千金方》：治女人月经不通，腹内积聚，虚胀雷鸣，四肢沉重，亦治丈夫积聚，有虎杖煎：取高地虎杖根，剉二斛，水二石五斗，煮取一斗半，去滓，入醇酒五升，煎如饧。每服一合，以知为度。又许学士《本事方》：治男妇诸般淋疾。用苦杖根洗净，剉一合，以水五盏，煎一盏，去滓，入乳香、麝香少许服之。鄞县尉耿梦得内人，患沙石淋，已十三年。每溲痛楚不可忍，溺器中小便下沙石剥剥有声。百方不效，偶得此方服之，一夕而愈。乃予目击者。

**【附方】**旧三，新三。

小便五淋苦杖为末，每服二钱，用饭饮下（《集验方》）。

月水不利虎杖三两，凌霄花、没药一两，为末，热酒每服一钱。○又方：治月经不通，腹大如瓮，气短欲死。虎杖一斤，去头暴干，切。土瓜根汁、牛膝汁二斗，水一斛，浸虎杖一宿，煎取二斗，入二汁，同煎如饧。每酒服一合，日再夜一，宿血当下（《圣惠方》）。

时疫流毒攻手足，肿痛欲断。用虎杖根剉，煮汁渍之（《肘后方》）。

腹中暴癥硬如石，痛如刺，不治，百日内死。取虎杖根，勿令影临水上，可得石余，洗干捣末，秫米五升炊饭，纳入搅之，好酒五斗渍之，封候药消饭浮，可饮一升半，勿食鲑鱼及盐。但取一斗干者，薄酒浸饮，从少起，日三服，亦佳，癥当下也。此方治癥，胜诸大药也（《外台秘要》）。

**气奔怪病** 人忽遍身皮底混混如波浪声，痒不可忍，抓之血出不能解，谓之气奔。以苦杖、人参、青盐、白术、细辛各一两。作一服，水煎，细饮尽便愈（夏子益《奇疾方》）。

**消渴引饮** 虎杖烧过、海浮石、乌贼鱼骨、丹砂、桔梗、人参等分，为末，渴时以麦门冬汤服二钱，日三次。忌酒色鱼面鲊酱生冷（《卫生家宝方》）。

# 菀 《拾遗》

〔校正〕并入《有名未用》（《别录》）马唐。

**【释名】** 马唐（《别录》）、马饭（《别录》）、羊麻（《别录》）、羊粟（《别录》）、蔓于（《尔雅》）、轩于（《《尔雅注》》）。〔藏器曰〕马食之如糖如饭，故名马唐、马饭。〔时珍曰〕羊亦食之，故曰羊麻、羊粟。其气瘯臭，故谓之菀。菀者瘯也，朽木臭也。此草茎颇似蕙而臭。故《左传》云：一熏一菀，十年尚犹有臭，是也。孙升《谈圃》以为香薷者，误矣。即《别录》马唐也，今并为一。

菀

**【集解】** 〔《别录》曰〕马唐生下湿地，茎有节生根，五月采。〔藏器曰〕生南方废稻田中，节节有根，着土如结缕草，堪饲马。又曰：菀生水田中，状如结缕草而叶长,马食之。

【气味】甘,寒,无毒。〔藏器曰〕大寒。

【主治】马唐:调中,明耳目(《别录》)。煎取汁,明目润肺。又曰:菇:消水气湿痹,脚气顽痹虚肿,小腹急,小便赤涩,并合赤小豆煮食,勿与盐。绞汁服,止消渴,捣叶,傅毒肿(藏器)。

## 萹蓄 音楄畜。○《本经·下品》

【释名】扁竹(弘景)、扁辨(《吴普》)、扁蔓(《吴普》)、粉节草(《纲目》)、道生草(《《纲目》》)。〔时珍曰〕许慎《说文》作扁筑,与竹同音。节间有粉,多生道旁,故方士呼为粉节草、道生草。

【集解】〔《别录》曰〕萹蓄生东莱山谷,五月采,阴干。〔弘景曰〕处处有之,布地而生,花节间白,叶细绿,人呼为扁竹。〔颂曰〕春中布地生道旁,苗似瞿麦,叶细绿如竹,赤茎如钗股,节间花出甚细,微青黄色,根如蒿根,四五月采苗阴干(《蜀图经》云:二月、八月采苗日干)。郭璞注《尔雅》云:似小藜赤茎节,好生道旁,可食又杀虫,是也。或云:《尔雅》王刍即此也。〔时珍曰〕其叶似落帚叶而不尖,弱茎引蔓,促节。三月开细红花,如蓼蓝花,结细子,炉火家烧灰炼霜用。一种水扁

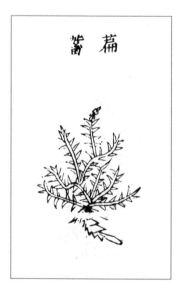

萹蓄

筑,名薄（音督）,出《说文》。

【气味】苦,平,无毒。〔权曰〕甘、涩。

【主治】浸淫疥瘙疽痔,杀三虫（《本经》）。疗女子阴蚀（《别录》）。煮汁饮小儿,疗蛔虫有验（甄权）。治霍乱黄疸,利小便,小儿魃病（时珍）。

【附方】旧六,新三。

热淋涩痛扁竹煎汤频饮（《生生编》）。

热黄疸疾扁竹捣汁,顿服一升。多年者,日再服之（《药性论》）。

霍乱吐利扁竹入豉汁中,下五味,煮羹食（《食医心镜》）。

丹石冲眼服丹石人毒发,冲眼肿痛。扁竹根一握,洗,捣汁服之（《食疗本草》）。

蛔咬心痛《食疗》:治小儿蛔咬心痛,面青,口中沫出临死者。取扁竹十斤剉,以水一石,煎至一斗,去滓煎如饧。隔宿勿食,空心服一升,虫即下也。仍常煮汁作饭食。○《海上歌》云:“心头急痛不能当,我有仙人海上方。萹蓄醋煎通口咽,管教时刻便安康。”

虫食下部虫状如蜗牛,食下部作痒。取扁竹一把,水二升,煮熟。五岁儿,空腹服三五合（杨氏《产乳》）。

痔发肿痛扁竹捣汁,服一升。一二服未瘥,再服。亦取汁和面作馎饦煮食,日三次（《药性论》）。

恶疮痂痒作痛。扁竹捣封,痂落即瘥（《肘后方》）。

## 荩草 音烬。○《本经·下品》

【释名】黄草（《吴普》）、绿竹（《唐本》）、绿蓐（《唐本》）、荩草（《纲目》）、鳌草（音戾。〔《汉书注》〕）、王刍（《尔

荩草

雅》)、鸱脚莎(《《尔雅注》》)。〔时珍曰〕此草绿色,可染黄,故曰黄、曰绿也。菉、盭乃北人呼绿字音转也。古者贡草入染人,故谓之王刍,而进忠者谓之菉臣也。《诗》云:"终朝采绿,不盈一掬。"许慎《说文》云:"菉草可以染黄。"《汉书》云:"诸侯盭绶。"晋灼注云:"盭草出琅琊,似艾可染,因以名绶。"皆谓此草也。〔禹锡曰〕《尔雅》:绿,王刍。孙炎注云:即绿蓐草也。今呼为鸱脚莎。《诗》云"绿竹猗猗",是也。

**【集解】**〔《别录》曰〕荩草生青衣川谷,九月、十月采,可以染作金色。〔普曰〕生太山山谷。〔恭曰〕青衣县名,在益州西。今处处平泽溪涧侧皆有。叶似竹而细薄,茎亦圆小。荆襄人煮以染黄,色极鲜好。俗名绿蓐草。

**【气味】**苦,平,无毒。〔普曰〕神农、雷公:苦。〔之才曰〕畏鼠负。

**【主治】**久咳上气喘逆,久寒惊悸,痂疥白秃疡气,杀皮肤小虫(《本经》)。治身热邪气,小儿身热(吴普)。洗一切恶疮,有效(大明)。

### 蒺藜《本经·上品》

**【释名】**茨(《尔雅》)、旁通(《本经》)、屈人(《本经》)、止行(《本经》)、豺羽(《本经》)、升推(《《本经》》)。〔弘景曰〕多生道上及墙上,叶布地,子有刺,状如菱而小。长安最饶,人行多着木履。今军家乃铸铁作之,以布敌路,名铁蒺藜。《易》云:据于蒺藜,言其凶伤。《诗》云:墙有茨,不可扫也,以刺梗秽。方用甚稀。〔时珍曰〕蒺,疾也;藜,利也;茨,刺也。其刺伤人,甚疾而利也。屈人、止行,皆因其伤人也。

【集解】〔《别录》曰〕蒺藜子生冯翊平泽或道旁。七月、八月采实,暴干。〔颂曰〕冬月亦采之,黄白色。郭璞注《尔雅》云:布地蔓生,细叶,子有三角,刺人,是也。又一种白蒺藜,今生同州沙苑,牧马草地最多,而近道亦有之。绿叶细蔓,绵布沙上。七月开花黄紫色,如豌豆花而小。九月结实作荚,子便可采。其实味甘而微腥,褐绿色,与蚕种子相类而差大。又与马薸子酷相类,但马薸子微大,不堪入药,须细辨之。〔宗奭曰〕蒺藜有二等:一等杜蒺藜,即今之道旁布地而生者。开小黄花,结芒刺。一种

蒺藜

沙苑蒺藜

白蒺藜,出同州沙苑牧马处。子如羊内肾,大如黍粒,补肾药,今人多用。风家惟用刺蒺藜也。〔时珍曰〕蒺藜叶如初生皂荚叶,整齐可爱。刺蒺藜状如赤根菜子及细菱,三角四刺,实有仁。其白蒺藜结荚长寸许,内子大如脂麻,状如羊肾而带绿色,今人谓之沙苑蒺藜。以此分别。

　　子

〔修治〕〔敩曰〕凡使拣净蒸之,从午至酉,日干,木臼舂令刺尽,用酒拌再蒸,从午至酉,日干用。〔大明曰〕入药不计丸散,并炒去刺用。

〔气味〕苦,温,无毒。〔《别录》曰〕辛,微寒。〔权曰〕甘,有小毒。〔志曰〕其性宣通,久服不冷而无壅热,当以性温为是。〔之才曰〕乌头为之使。

〔主治〕恶血,破癥结积聚,喉痹乳难。久服长肌肉,明目轻身(《本经》)。身体风痒,头痛,咳逆伤肺肺痿,止烦下气。小儿头疮,痈肿阴㿗,可作摩粉(《别录》)。治诸风疬疡,疗吐脓,去燥热(甄权)。治奔豚肾气,肺气胸膈满,催生堕胎,益精,疗水藏冷,小便多,止遗沥泄精溺血肿痛(大明)。痔漏阴汗,妇人发乳带下(苏颂)。治风秘,及蛔虫心腹痛(时珍)。

　　白蒺藜

〔气味〕甘,温,无毒。

〔主治〕补肾,治腰痛泄精,虚损劳乏(时珍)。

〔发明〕〔颂曰〕古方皆用有刺者,治风明目最良。《神仙方》亦有单服蒺藜法,云:不问黑白,但取坚实者,舂去刺用。〔时珍曰〕古方补肾治风,皆用刺蒺藜。后世补肾多用沙苑蒺藜,或以熬膏和药,恐其功亦不甚相远也。刺蒺藜炒黄去刺,磨面作饼，或蒸食，可以救荒。

【附方】旧九，新八。

服食法蒺藜子一硕，七八月熟时收取，日干，舂去刺，杵为末。每服二钱，新汲水调下，日三服，勿令中绝，断谷长生。服之一年以后，冬不寒，夏不热。二年，老者复少，发白复黑，齿落更生。服之三年，身轻长生（《神仙秘旨》）。

腰脊引痛蒺藜子捣末，蜜和丸胡豆大。酒服二丸，日三服（《外台秘要》）。

通身浮肿杜蒺藜日日煎汤洗之（《圣惠方》）。

卒中五尸蒺藜子捣末，蜜丸胡豆大。每服二丸，日三服（《肘后方》）。

大便风秘蒺藜子炒一两，猪牙皂荚去皮酥炙五钱，为末。每服一钱，盐茶汤下（《普济方》）。

月经不通杜蒺藜、当归等分，为末，米饮每服三钱（《儒门事亲》）。

催生下衣难产，胎在腹中，并包衣不下及胎死者。蒺藜子、贝母各四两，为末，米汤服三钱。少顷不下，再服（梅师方）。

蛔虫心痛吐清水。七月七日采蒺藜子阴干，烧作灰，先食服方寸匕，日三服（《外台秘要》）。

万病积聚七八月收蒺藜子，水煮熟，曝干，蜜丸梧子大。每酒服七丸，以知为度。其汁煎如饴，服之。

三十年失明补肝散：用蒺藜子七月七日收，阴干捣散。食后水服方寸匕，日二（《外台秘要》）。

牙齿动摇疼痛及打动者。土蒺藜去角生研五钱，淡浆水半碗。蘸水入盐温漱，甚效。或以根烧灰，贴牙即牢固也（《御药院方》）。

**牙齿出血**不止,动摇。白蒺藜末,旦旦擦之(《道藏经》)。

**打动牙疼**蒺藜子或根为末,日日揩之(《瑞竹堂方》)。

**鼻塞出水**多年不闻香臭。蒺藜二握,当道车碾过,以水一大盏,煮取半盏。仰卧,先满口含饭,以汁一合灌鼻中。不过再灌,嚏出一两个息肉,似赤蛹虫,即愈(《圣惠方》)。

**面上瘢痕**蒺藜子、山栀子各一合,为末。醋和,夜涂旦洗(《救急方》)。

**白癜风疾**白蒺藜子六两,生捣为末。每汤服二钱,日二服。一月绝根。服至半月,白处见红点,神效(《孙真人食忌》)。

**一切丁肿**蒺藜子一升,作灰,以醋和封头上,拔根(《外台秘要》)。

花

〔主治〕阴干为末,每温酒服二三钱,治白癜风(宗奭)。

苗

〔主治〕煮汤,洗疥癣风疮作痒(《千金》)。

〔附方〕旧二,新一。

**鼻流清涕**蒺藜苗二握,黄连二两,水二升,煎一升,少少灌鼻中取嚏,不过再灌(《圣济录》)。

**诸疮肿毒**蒺藜蔓洗,三寸截之,取得一斗。以水五升,煮取二升,去滓,纳铜器中,又煮取一升,纳小器中,煮如饴状,以涂肿处(《千金方》)。

**蠷螋尿疮**绕身匝即死。以蒺藜叶捣傅之。无叶用子(《备急方》)。

# 谷精草 宋《开宝》

【释名】戴星草（《开宝》）、文星草（《纲目》）、流星草（《《纲目》》）。〔时珍曰〕谷田余气所生，故曰谷精。〔志曰〕白花似星，故有戴星诸名。

【集解】〔颂曰〕处处有之。春生于谷田中，叶茎俱青，根花并白色。二月、三月采花用，花白小圆似星。可喂马令肥，主虫颡毛焦病。又有一种，茎梗长有节，根微赤，出秦陇间。〔时珍曰〕此草收谷后，荒田中生之，江湖南北多有。一科丛生，叶似嫩谷秧。抽细茎，高四五寸。茎头有小白花，点点如乱星。九月采花，阴干。云二三月采者，误也。

谷精草

花

【气味】辛，温，无毒。

〔藏器曰〕甘，平。〔大明曰〕可结水银成砂子。

【主治】喉痹，齿风痛，诸疮疥（《开宝》）。头风痛，目盲翳膜，痘后生翳，止血（时珍）。

【发明】〔时珍曰〕谷精体轻性浮，能上行阳明分野。凡治目中诸病，加而用之，甚良。明目退翳之功，似在菊花之上也。

【附方】旧一，新七。

脑痛眉痛 谷精草二钱，地龙三钱，乳香一钱，为末。每用半钱，烧烟筒中，随左右熏鼻（《圣济录》）。

**偏正头痛**《集验方》：用谷精草一两为末，以白面糊调摊纸花上，贴痛处，干换。○《圣济方》：用谷精草末、铜绿各一钱，硝石半分，随左右嗜鼻。

**鼻衄不止**谷精草为末，熟面汤服二钱（《圣惠方》）。

**目中翳膜**谷精草、防风等分，为末，米饮服之，甚验（《明目方》）。

**痘后目翳**隐涩泪出，久而不退。用谷精草为末，以柿或猪肝片蘸食。一方：加蛤粉等分，同入猪肝内煮熟，日食之。又方：见夜明沙（邵真人《济急方》）。

**小儿雀盲**至晚忽不见物。用羖羊肝一具，不用水洗，竹刀剖开，入谷精草一撮，瓦罐煮熟，日食之，屡效。忌铁器。如不肯食，炙熟，捣作丸绿豆大。每服三十丸，茶下（《卫生家宝方》）。

**小儿中暑**吐泄烦渴。谷精草烧存性，用器覆之，放冷为末。每冷米饮服半钱（《保幼大全》）。

## 海金沙宋《嘉祐》

**【释名】**竹园荽（《《百一选方》》）。〔时珍曰〕其色黄如细沙也。谓之海者，神异之也。俗名竹园荽，象叶形也。

**【集解】**〔禹锡曰〕出黔中郡，湖南亦有。生作小株，高一二尺。七月收其全科，于日中暴之，小干，以纸衬承，以杖击之，有细沙落纸上，且暴且击，以尽为度。〔时珍曰〕江浙、湖湘、川陕皆有之，生山林下。茎细如线，引于竹木上，高尺许。其叶细如园荽叶而甚薄，背面皆青，上多皱文。皱处有沙子，状如蒲黄粉，黄赤色。不开花，细根坚强。其沙及草皆可入药。方士采其草取汁，煮砂、缩贺。

**【气味】**甘，寒，无毒。

**【主治】**通利小肠。得栀子、马牙硝、蓬沙，疗伤寒热狂。或丸或散（《嘉祐》）。治湿热肿满，小便热淋、膏淋、血淋、石淋茎痛，解热毒气（时珍）。

**【发明】**〔时珍曰〕海金沙，小肠、膀胱血分药也。热在二经血分者宜之。

海金沙

**【附方】**旧一，新五。

**热淋急痛**海金沙草阴干为末，煎生甘草汤，调服二钱，此陈总领方也。一加滑石（《夷坚志》）。

**小便不通**脐下满闷。海金沙一两，蜡面茶半两，捣碎。每服三钱，生姜甘草煎汤下，日二服。亦可末服（《图经本草》）。

**膏淋如油**海金沙、滑石各一两，甘草梢二钱半，为末。每服二钱，麦门冬煎汤服，日二次（《仁存方》）。

**血淋痛涩**但利水道，则清浊自分。海金沙末，新汲水或砂糖水服一钱（《普济方》）。

**脾湿肿满**腹胀如鼓，喘不得卧。海金沙散：用海金沙三钱，白术四两，甘草半两，黑牵牛头末一两半，为末。每服一钱，煎倒流水调下，得利为妙（东垣《兰室秘藏》）。

**痘疮变黑**归肾。用竹园荽草煎酒，傅其身，即发起（《直指方》）。

# 地杨梅《拾遗》

**【集解】**〔藏器曰〕生江东湿地,苗如莎草,四五月有子,似杨梅也。

**【气味】**辛,平,无毒。

**【主治】**赤白痢,取茎、子煎汤服（藏器）。

# 水杨梅《纲目》

**【释名】**地椒（《《庚辛玉册》》）。

**【集解】**〔时珍曰〕生水边,条叶甚多,生子如杨梅状。《庚辛玉册》云:地椒一名水杨梅,多生近道阴湿处,荒田野中亦有之。丛生,苗叶似菊,茎端开黄花,实类椒而不赤。实可结伏三黄、白矾,制丹砂、粉霜。

地杨梅

水杨梅

【气味】辛,温,无毒。

【主治】疗疮肿毒（时珍）。

## 地蜈蚣草《纲目》

【集解】〔时珍曰〕生村落塍野间。左蔓延右,右蔓延左。其叶密而对生,如蜈蚣形,其穗亦长,俗呼过路蜈蚣。其延上树者,呼飞天蜈蚣。根、苗皆可用。

【气味】苦,寒,无毒。

【主治】解诸毒,及大便不通,捣汁。疗痈肿,捣涂,并末服,能消毒排脓。蜈蚣伤者,入盐少许捣涂,或末傅之（时珍）。

【附方】新一。

一切痈疽及肠痈奶痈,赤肿未破,或已破而脓血不散,发热

地蜈蚣草

疼痛能食者,并宜排脓托里散。用地蜈蚣、赤芍药、当归、甘草等分,为末。每服二钱,温酒下（《和剂局方》）。

## 半边莲《纲目》

【集解】〔时珍曰〕半边莲,小草也。生阴湿塍堑边。就地细梗引蔓,节节而生细叶。秋开小花,淡红紫色,止有半边,如莲花状,故名。又呼急解索。

【气味】辛,平,无毒。

半边莲

紫花地丁

【主治】蛇虺伤，捣汁饮，以滓围涂之。又治寒齁气喘，及疟疾寒热，同雄黄各二钱，捣泥，碗内覆之，待色青，以饭丸梧子大。每服九丸，空心盐汤下（时珍。○《寿域方》）。

## 紫花地丁《纲目》

【释名】箭头草（《纲目》）、独行虎（《纲目》）、羊角子（《秘韫》）、米布袋（《儒门事亲》）。

【集解】〔时珍曰〕处处有之。其叶似柳而微细，夏开紫花结角。平地生者起茎，沟壑边生者起蔓。《普济方》云：乡村篱落生者，夏秋开小白花，如铃儿倒垂，叶微似木香花之叶。此与紫花者相戾，恐别一种也。

【气味】苦、辛，寒，无毒。

【主治】一切痈疽发背，疔肿瘰疬，无名肿毒恶疮（时珍）。

【附方】新八。

黄疸内热地丁末。酒服

三钱（《乾坤秘韫》）。

稻芒粘咽不得出者。箭头草嚼咽下（同上方）。

痈疽恶疮紫花地丁，连根，同苍耳叶等分，捣烂，酒一钟，搅汁服（杨诚《经验方》）。

痈疽发背无名诸肿，贴之如神。紫花地丁草，三伏时收，以白面和成，盐醋浸一夜贴之。昔有一尼发背，梦得此方，数日而痊（孙天仁《集效方》）。

一切恶疮紫花地丁根，日干，以罐盛，烧烟对疮熏之，出黄水，取尽愈（《卫生易简方》）。

瘰疬丁疮发背诸肿。紫花地丁根去粗皮，同白蒺藜为末，油和涂神效（《乾坤秘韫》）。

丁疮肿毒《千金方》：用紫花地丁草捣汁服，危极者亦效。○《杨氏方》：用紫花地丁草、葱头、生蜜共捣贴之。若瘤疮，加新黑牛屎。

喉痹肿痛箭头草叶，入酱少许，研膏，点入取吐（《普济方》）。

# 鬼针草《拾遗》

【集解】〔藏器曰〕生池畔，方茎，叶有桠，子作钗脚，着人衣如针。北人谓之鬼针，南人谓之鬼钗。

【气味】苦，平，无毒。

【主治】蜘蛛、蛇咬，杵汁服，并傅（藏器）。涂蝎虿伤（时珍）。

【附方】新一。

割甲伤肉不愈。鬼针草苗、鼠粘子根捣汁，和腊猪脂涂（《千金》）。

## 独用将军《唐本草》

【集解】〔恭曰〕生林野中,节节穿叶心生苗,其叶似楠,不时采根、叶用。

【气味】辛,无毒。

【主治】毒肿乳痈,解毒,破恶血(恭)。

【附方】新一。

下痢噤口独将军草根,有珠如豆者,取珠捣汁三匙,以白酒半杯和服(《简便方》)。

【附录】留军待〔恭曰〕生剑州山谷,叶似楠而细长,采无时。味辛,温,无毒。主肢节风痛,筋脉不遂,折伤瘀血,五缓挛痛。

## 见肿消宋《图经》

见肿消

【集解】〔颂曰〕生筠州。春生苗叶,茎紫色,高一二尺,叶似桑而光,面青紫赤色,采无时。

【气味】酸、涩,有微毒。

【主治】消痈肿及狗咬,捣叶贴之(苏颂)。

【附方】新一。

一切肿毒及伤寒遗毒,发于耳之前后,及项下肿硬。用见肿消草、生白及、生白蔹、土大黄、生大蓟根、野苎麻根捣成饼,入芒消一钱,和贴留头,干即易之。若加金线重楼及山慈姑尤妙(《伤寒蕴要》）。

## 攀倒甑《图经》

【集解】〔颂曰〕生宜州郊野，茎叶如薄荷。一名斑杖，一名接骨。〔时珍曰〕斑杖名同虎杖，接骨名同蒴藋，不知是一类否？

【气味】苦，寒，无毒。

【主治】解利风热，烦渴狂躁，捣汁服，甚效（苏颂）。

## 水甘草《图经》

【集解】〔颂曰〕生筠州，多在水旁。春生苗，茎青，叶如柳，无花。土人七月、八月采。单用，不入众药。

攀倒甑

水甘草

【气味】甘,寒,无毒。

【主治】小儿风热丹毒,同甘草煎饮（苏颂）。

《本草纲目》第十六卷终